한국 한의학을 만든 사람들 1

집필진

안상우	한국한의학연구원
이선아	전 한국한의학연구원
강연석	원광대학교 의사학교실
김남일	경희대학교 의사학교실
김홍균	한국전통의학사연구소
박성규	예올한의원
신동원	한국과학기술원 인문사회과학과
유호석	전북대학교 한국학자료센터
이병욱	동국대학교 원전의사학교실
이희환	전북대학교 역사교육과
정재서	이화여자대학교 중어중문학과
차웅석	경희대학교 의사학교실
홍세영	한의사, 저술가

한국 한의학을 만든 사람들 1

2015년 1월 15일 초판 발행 ● 한국한의학연구원 편저 ● 펴낸이 김기창
기획 임종수 ● 표지디자인 정신영 ● 본문디자인 최은경
펴낸곳 도서출판 문사철 ● 서울 종로구 명륜동 2가 93번지 두리빌딩 207호(110-522)
전화 02 741 7719 ● 팩스 0303 0300 7719 ● 전자우편 lihiphi@lihiphi.com
홈페이지 wwww.lihiphi.com
출판등록 제300-2008-40호

ISBN 978-89-93958-90-4
ISBN 978-89-93958-89-8 (세트)

※ 값은 뒤표지에 있습니다.

한국 한의학을 만든 사람들 1

한국한의학연구원 편저

도서출판문사철

발간에 즈음하여

아아, "예가 상실되면 재야에서 구한다.[禮失而求諸野]"고 하더니 그 말이 틀림없지 않은가! 지금 중국 천하가 모두 머리 깎고 오랑캐 옷을 입어 한관漢官의 위의威儀를 알지 못한 지 이미 100여 년인데, 유독 연희演戲 마당에서만 오모烏帽와 단령團領과 옥대玉帶와 상홀象笏(상아로 만든 홀)을 본떠서 장난과 웃음거리로 삼고 있다. 아아, 중원中原의 유로遺老들이 다 세상을 떠났지만, 그래도 혹시 낯을 가리지 않고는 차마 보지 못할 이가 있겠는가? 아니면 혹시 이 연희 마당에서 그것들을 즐겁게 구경하면서 예로부터 전해온 제도를 상상하는 이라도 있겠는가?

연암 박지원의 유명한 「자소집서自笑集序」의 일부입니다. 위의 글에서처럼 중국에서는 청나라가 들어선 뒤 변발하고 여진족의 복장을 하게 되어 옛 중국 전통복장은 연희 마당에서나 보면서 웃음거리가 된 상황이었습니다. 그리고 연암이 글을 쓰던 당시 우리나라 아낙들은 고려시대 때 내려온 원나라 궁중에서 유입된 복장을 우아한 것으로 쳐서, 전아한 옛 복식은 기생에게서나 볼 수 있는 상황이었다고 합니다. 전통에 외부의 압박이 들어오자 사람들의 관심이 벗어난 변방에서 오히려 전통을 간직하게 된다는 아이러니입니다.

오늘날 한의학은 새롭게 각광을 받으면서도 대내외의 위협 속에 놓여 있습니다. 특히 근거주의라는 외부적 논리에 의해 우리 것이 타자화되어 위협당하고, 악화되는 시장 상황 속에서 온갖 해괴한 퓨전들이 난무하고 있습니다. 어쩌면 한 세대가 지나면 우리가 알고 있는 전통적인 한의학은 한의원에서 찾는 것이 아니라 민간의 설화 속에 숨어버릴지도 모른다는 자괴감마저 듭니다. 우리는 이럴 때일수록 우리 전통이 어떠한 기반 하에서 형성되었으며 그 기반을 다진 이들의 땀방울이 어떻게 맺혀졌는지에 대한 진지한 고민이 필요하다고 생각합니다.

　이 책에 소개되는 사람들은 익히 알려진『동의보감』,『의방유취』,『향약집성방』등 한의학이 한의학으로서의 특성을 뚜렷하게 가지게 한 서적들을 만들어낸 분들입니다. 다시 말해, 한의학을 만들어낸 사람들이라고 해도 과언이 아니라 할 것입니다. 저는 독자들께서 이 책을 읽어나가시면서 한 사람 한 사람의 구체적 개체로서의 사람이 구체적인 역사 속에서 어떻게 한의학을 자리매김하는지 알게 되시기를 간절히 바랍니다.

2014년 7월 필자를 대표하여
한국한의학연구원 안상우 쓰다

발간에 즈음하여 5

허 준 許浚
11
인간 허준: 환상과 현실 13 ▪ 허준의 출생 20 ▪ 허준의 의학 학습 27 ▪ 의관 출사 31 ▪ 순탄한 벼슬길과 만년의 위기 36 ▪ 허준의 의학적 성취 53 ▪ 연보 68

정 작 鄭碏
73
정작의 생애 75 ▪ 의학세계 76 ▪ 학문세계 78 ▪ 양생과 일화 80 ▪ 연보 85

정 렴 鄭𥖝
87
정렴의 생애 89 ▪ 의학세계 91 ▪ 학문세계 93 ▪ 양생과 일화 96 ▪ 연보 100

양예수 楊禮壽
101
양예수의 약력 103 ▪ 약력의 보정 104 ▪ 의학세계와 학문세계 111 ▪ 학술사상의 특징 141 ▪ 양생과 일화 164 ▪ 연보 177

윤지미 尹知微
179
들어가는 글 181 ▪ 윤지미의 생애 182 ▪ 의서 감교관으로서의 활동 185 ▪ 윤지미의 의학사상과 그 의의 204 ▪ 맺는말 217

이정구 李廷龜
219

들어가는 글 221 ▪ 전란과 역병, 그리고 당쟁의 시대 224 ▪ 문한가의 전통을 구축하다 229 ▪ 외교 전문가로 명성을 얻다 238 ▪ 예제를 놓고 국왕과 갈등하다 247 ▪ 병고에 시달리면서 전통의학과 만나다 257 ▪ 맺는말 270 ▪ 연보 272

권중화 權仲和
279

사시의 가문에서 태어나다 281 ▪ 권중화의 생애 286 ▪ 학문세계 288 ▪ 의학세계 295 ▪ 양생과 일화 311 ▪ 연보 315

조 준 趙浚
317

들어가는 글 319 ▪ 조준의 생애 321 ▪ 이성계와의 만남, 그리고 새 왕조의 건설에 나서다 326 ▪ 개혁가로서의 성공과 좌절 335 ▪ 의학세계 342 ▪ 맺는말 346 ▪ 연보 348

유효통 俞孝通
351

유효통의 가문 353 ▪ 유효통의 출생 356 ▪ 집현전의 잠룡이 되다 360 ▪ 유효통, 의학을 접하다 365 ▪ 유효통과 의서 368 ▪ 일화와 고사 376 ▪ 연보 379

박윤덕 朴允德
381

의서편찬에 뛰어난 능력을 발휘한 의원 383 ▪ 의학적 환경 385 ▪ 박윤덕의 진료기록 386 ▪ 의술로서의 영광과 실패 394 ▪ 『향약채취월령』 간행 참여 397 ▪ 맺는말 402 ▪ 연보 403

권 채 權採

405

명문장가 집안에서 출생 407 ▪ 집현전 학자로서 일생 412 ▪ 권채의 학문과 삶 415 ▪ 의학의 뿌리 420 ▪ 권채와 얽힌 일화들 425 ▪ 맺는말 427 ▪ 연보 428

변계량 卞季良

431

들어가는 글 433 ▪ 가계와 학통 434 ▪ 유학자로 국익과 군주를 앞세우다 439 ▪ 유·불·도를 넘나들며 관인문학을 정립하다 447 ▪ 향약의 정리와 보급에 노력하다 452 ▪ 맺는말 456 ▪ 연보 457

권 근 權近

461

들어가는 글 463 ▪ 가계 465 ▪ 관직생활 471 ▪ 학문세계 480 ▪ 실절을 둘러싼 논란 485 ▪ 「입학도설」을 통해서 본 권근의 의학관 492 ▪ 맺는말 500 ▪ 연보 501

노중례 盧重禮

505

들어가는 글 507 ▪ 노중례의 생애 508 ▪ 의원으로서의 인생역정 512 ▪ 조선산 약재와 중국산 약재의 비교검토 518 ▪ 의서 편찬에 참여 521 ▪ 맺는말 528 ▪ 연보 529

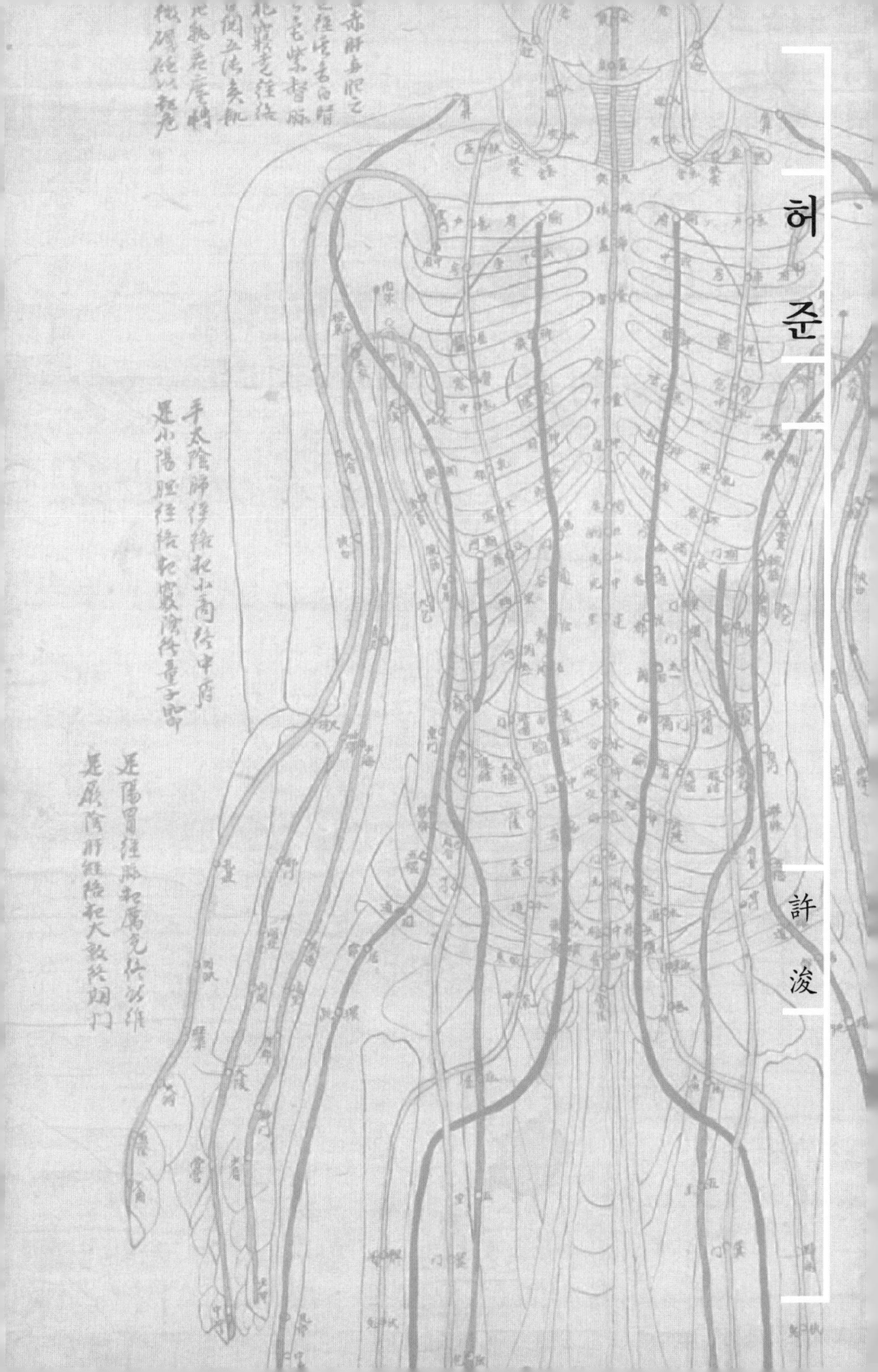

인간 허준: 환상과 현실

소설과 드라마에서 가장 풍부한 부분이 허준의 인간미에 관한 것이다. 하나의 인격체로서, 의사로서, 관리로서 그의 인간됨이 감동적으로 그려져 있다. 선한 존재, 열심히 노력하는 존재, 타인의 생명을 존중하고 사랑하는 존재, 남의 아픔을 차별 없이 어루만져주는 존재로 그려져 있다. 역사상 이런 인물을 찾는다면, 우리는 아프리카의 성자 슈바이처를 떠올리게 될 것이다. 허준의 생애보다도 더 사료가 부족한 부분이 허준의 인간성에 관한 것이다. 너무나 자료가 없기 때문에 소설가나 드라마작가는 더욱 용이하게 자신이 상상하는 인물인 성자 슈바이처의 상을 허준에 대입할 수 있었다. 반면에 역사학자는 너무나 자료가 적기 때문에 그의 인간성을 말할 때 곤혹감을 크게 느낄 수밖에 없다. 그래도 무엇인가를 말해야 한다는 의무감을 요구한다면, 그의 인간성을 말할 수 있는 극히 제한된 사료에 기대어 억지로 거칠게 밖에 추론할 수 없다. 또 많은 경우, 직접적인 사료의 해석을 통해서 그의 인간성을 설명해 내기보다는 그의 생애와 작업을 통해서 '동어반복적으로' 그의 인간성을 말할 수 밖에 없다. 이랬을 때, 그렇게 얻은 해석이 그다지 신빙할 만한 것이 못되는 게 대부분이다. 그렇다 해도 허준의 경우에는 어느 정도 유용할 수 있다. 소설이나 드라마에서 그린 것과 사뭇 다른 것을 말해줄 수 있고, 그것들을 통해서 형성된 인상을 어느 정도라도 씻겨줄 수 있다는 점에서.

허준의 성품을 직접 말해주고 있는 사료가 있다. 하나는 "그가 총민聰敏하면서 학문을 좋아했다."는 기록이다. 그는 경전과 사서에 두루 밝았고 의학에는 더욱 정통했다. 이런 사실은 그의 머리가 좋고 행동과 판단이 빠르며 지식에 대한 욕구가 매우 컸던 인물이었음을 말해준다. 두 번째 기록은 허준이 종1품 작위를 받았을 때 문관들이 그를 평가한 것이다. "허준의 위인됨이 왕의 총애를 믿고 교만하고 방자했다."거나 "양평군 허준이 우둔하여 위인이 어리석고 미련하였는데 은총을 믿고 교만했다."든가 "허준이 본시 음흉하고 범람한 사람으로"라든가 "허준이 본래 흉악하고 참혹하며 도리에 어긋난 악한 사람으로서……"라는 『선조실록』기사의 내용이 그것이다. 이런 비판은 단지 허준의 승승장구를 시샘하는 비방만은 아니었다. 실제 『낙전당집樂全堂集』이나 『백헌집白軒集』에 나오는 다음 두 기록은 누구에게나 차별없이 너그럽게 진료해 주는 소설과 드라마에 나타난 인간 허준의 상과 정반대의 모습을 띤다.

> 공(비안현감朴峻)은 가정嘉靖 기미년(1559) 10월 14일 생이다. 공이 14세 때(1574년, 즉 허준의 나이 36세-필자) 모친상을 당하고, 부친인 부사군府使君이 풍비병風痺病을 앓자 공이 옆에 붙어서 밤낮없이 의약으로 간호하였으나 차도가 없자 하늘에 호소하며 새벽녘에 어의 허준의 집에 찾아갔으나 허준이 매우 교만[亢]하여 들이지 않았다. 공이 날마다 닭이 울면 찾아가 사정하기를 계속하니 허준이 공의 지극한 효성에 감동하여 마침내 와서 부친의 병을 진료하였다. 〈신익성申翊聖, 『낙전당집樂全堂集』 10, 「비안현감박공묘지명比安縣監朴公墓誌銘」〉

공의 이름은 액諮이다. 공의 천성은 효우孝友하다. 청계공이 오랫동안 병을 앓으매, 공이 약시중을 밤낮없이 정성스럽게 했다. 의관 허준이 평소에 거만하여 객을 잘 들이지 않는데, 공의 지극한 효성에 감동하여 밤인데도 꺼리지 않고 와서 병을 돌보았다. 〈이경석李景奭, 『백헌집白軒集』 38, 「이조판서청송군심공시장吏曹判書靑松君沈公諡狀」〉

첫 기록에서는 허준이 36세 때, 비안현감인 박준朴峻이 삭주부사를 지낸 아버지 희성希聖이 풍질을 앓자 새벽녘마다 허준을 찾았지만 허준이 계속 문을 열어주지 않았다는 기록이다. 이 해는 1574년이며, 허준이 내의원의관으로 있었던 때이다. 둘째 기록은 정확한 연도를 알 수 없다. 심액沈諮(1571-1655)이 1571년생이기 때문에 허준이 의관으로 높은 지위에 있었던 때임을 짐작할 수 있다. 이 두 기록은 허준이 아무나 쉽게 진료해주지 않았고, 지극정성으로 부탁한 사람의 경우에만 겨우 진료에 임했다는 내용을 보여준다. 다른 의원들에게는 이런 기록이 흔치 않은데 허준의 경우에만 두 사람의 문집에 비슷한 내용이 나온다는 것은 『실록』에서 그의 인간성을 평가하던 것이 단순한 시샘 때문만이 아니었음을 짐작케 한다. 좋게 본다면, 허준은 어의에 들어 계속 당상관, 종2품, 종1품 지위가 올라가면서 그 지위에 걸맞은 행동을 했다는 점이다. 즉 서자출신으로 죽어지내지 않고, 자신의 목소리를 내고, 자기의 권한을 행사했다는 점이다. 신분 때문에 주눅이 들어있지 않은 그의 모습을 읽을 수 있다. 간접적인 사료로도 제법 괜찮은 것이 있다. 허준의 선조 피난길 호종扈從이 가장 좋은 예이다. 문·무관, 의관할 것 없이 거의 다 도망쳤지만,

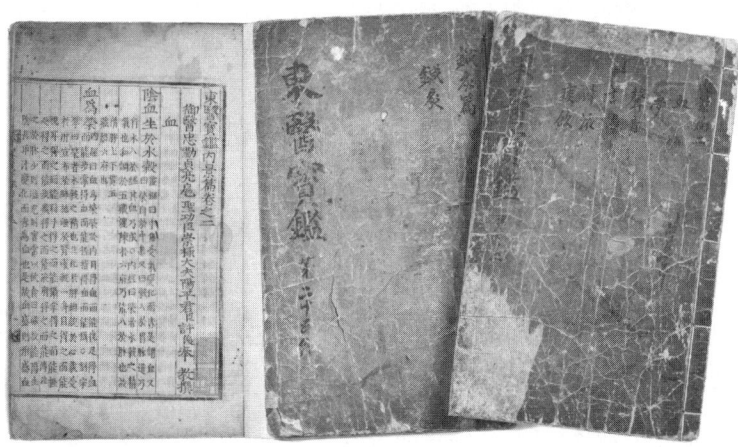

「동의보감」 초간본 (한독박물관 소장)

허준은 그 험한 길을 따라나섰다. 위기상황에서 사람의 본색이 드러나는 법! 허준은 강직하고도 충성스러운 모습을 보여주었다. "사대부들이 너희보다 못하구나."라는 선조의 안타까운 말에서 엿볼 수 있듯이, 허준은 대다수 사대부보다도 더 충성과 명분을 중시했다. 또 자신의 학문과 의술을 인정해준 군주에게 의리로 보답했다. 의리를 굳건히 지켰다는 점에서 허준은 늘 명분과 예의를 지킬 것을 부르짖던 보통의 사대부보다 도덕적 우위에 있었다. 그것은 이후 자신감의 표출로 이어졌을 것이고, 문신들의 질시를 받는 한 요인이 되었을 것이다. 그는 과감하고 솔직했던 인물이었던 듯하다. 두 가지 의학적 사례가 이를 시사한다.

첫째는 왕자가 두창에 걸렸을 때 아무도 나서는 이 없었지만 그는 과감하게 나섰다. 그것은 그가 두창을 고칠 수 있다는 자신감만

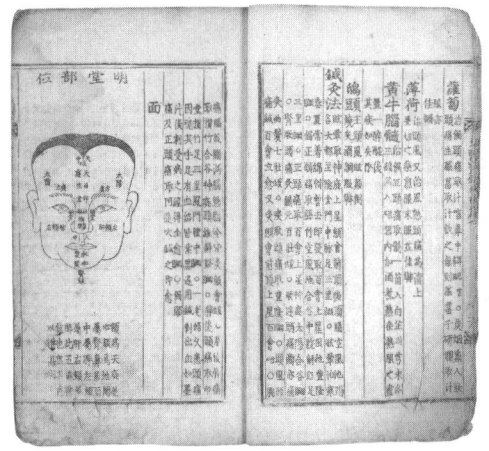

『동의보감』 초간본 (한독박물관 소장)

으로 설명할 수 없다. 실패했을 때 벌어질 참담한 결과를 염두에 둔다면 쉽게 나서기 힘든 것이었다. 비록 선조가 실패의 책임을 묻지 않는다고 했지만 실패했을 때에는 그가 왕자를 죽였다는 비난을 뒤집어써야할 형편이었다. 광해군의 두창 때의 경우와 비슷한 모습이 죽음을 앞둔 선조에 대해 처방을 내리는 데서 나타난다. 그는 계속해서 다른 의관과 문관의 반대에도 아랑곳하지 않고 센 약을 처방하고 있다.[1] 설사시키는 방법이 그것이다. 보통 보양하는 약들은 잘못이 잘 드러나지 않는다. 그렇기 때문에 의관들은 위기상황에서 책임을 모면하기 위해 두루뭉술한 처방을 선호하는 경향을 보인다. 그러나 허준은 선조의 병이 깊어지자 더욱 센 약을 처방하였다. 그는 선

1 『선조실록』, 1607. 11. 1.일자, 13일자, 12. 3일자

조의 병이 보통 약으로 고칠 수 없는 난치, 불치의 단계에 들어있음을 잘 알았다. 그렇지만 이후 광해군의 말처럼 '죽음도 두려워하지 않고' 선조의 병을 고치려고 최선의 노력을 다했다.

한 가지 더 살필 것은 그의 의서편찬과 관련된 것이다. 그는 『동의보감』을 편찬하라는 명령을 받아 일을 착수했으나 우여곡절 끝에 14년 만에 그 임무를 완수했다. 이것이 무엇을 말하는가? 나는 그의 학문에 대한 '집념'을 읽고자 한다. 소설과 드라마에서는 인생역정의 집념을 그렸지만, 그보다는 학문에 대한 집념이 좀 더 그의 인간상에 더 가깝다고 본다. 그는 고금의 의학 내용을 일일이 다 검토하면서 얼개를 짜고, 또 그것을 수정하는 방식을 통해서 좀 더 나은 '완벽'을 향해 나아갔다. 『동의보감』 이전에 저술된 내용과 『동의보감』 안에 담긴 해당 부분의 내용을 비교한다면, 상당한 유사점에도 불구하고 이전보다 한결 나아져 있음을 볼 수 있다. 또 『동의보감』의 역병관련 내용과 그 이후의 역병 전문서의 내용을 비교해 봐도 이 점은 마찬가지로 나타난다. 이는 그의 학문에는 휴식이 없었음을 뜻한다.

이상의 내용만으로 인간 허준을 평가한다는 것은 '장님이 코끼리 뒷다리 더듬는 격'이 될 것이다. 그 뒷다리를 만진 느낌이라도 적는다면 다음과 같다. "그는 총기를 가지고 태어났다. 공부하기를 좋아했다. 늘 책을 끼고 살았고 매일 책장을 넘겼다. 추구하는 문제에 대해서는 끈질겼다. 명분과 의리를 중시했다. 깐깐했다. 솔직하면서도 과감한 성품을 지녔다. 신분의 굴레 안에 찌들지 않고 당당하게 자신을 내세웠다." 이런 느낌은 『소설 동의보감』과 드라마의 작가가 읽어낸 인간 허준상, '의술을 향한 집념'과 다소 비슷하다. 그러나 또 다른 측면, '다정다감하고 인자스러웠다'는 인상과 제법 거리가 있다. 내 생각은 다음과 같이 정리된다. "작가는 오늘날 우리가 절실하게 필요로 하는 의사상을 역사적 인물인 허준에 가탁했다. 그와 달리 조선중기의 실존인물인 허준은 기술직 의원의 수준을 뛰어넘어 학문에 매진하고, 자신의 학문을 실천하는 꿋꿋한 학자의 삶을 살았다." 즉, 허준은 인술의 실현자라기보다는 뛰어난 과학자의 상으로 평가할 수 있다.

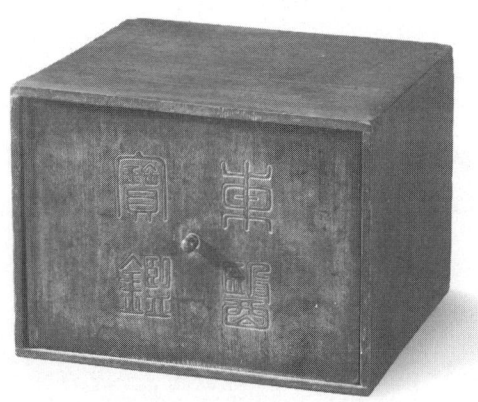

「동의보감」 책궤 (한독박물관소장)

허준의 출생

허준은 중종34년(1539) 아버지 허론許碖과 어머니 영광 김씨의 아들로 태어났다. 그의 아버지와 어머니가 몇 살때 그를 낳았는지는 아직 밝힐 자료가 없다. 다만 그보다 10년 늦게 그의 동생인 징澄이 태어난 것으로 미루어 볼 때, 최소한 그가 10살이 될 때까지 그의 부친이 살아있었음을 알 수 있다. 최근에 허준의 출생지가 전라도 장성인 것으로 드러났다.[2]

1927년에 편찬된 『장성읍지』의 '충절'조에서는 "허준은 양천인이다. 자는 청원이다. 내의관, 판서를 지냈다. 임진란 임금의 몽진 때 이항복, 정곤수 등과 함께 왕을 모셔 충근정량갈세효절협책호성공신에 책봉되었다. 『동의보감』을 지어 의학의 종정宗匠이 되었다."라 하여 허준이 그곳 출신인물 중 하나로 적어놨다. 이러한 사실은 그가 태어나서 어렸을 때 외가에서 자랐음을 의미한다. 당시에는 지방의 수령으로 온 인물이 소실을 얻어 아이를 낳으면, 그 아이는 외가에서 자라는 것이 일반적인 관행이었기 때문이다. 그가 얼마나 오래 그곳에서 자랐는지는 불분명하다. 허준의 아버지 허론의 생애에 대해서 알려져 있는 것은 단편적이다. 『양천허씨세보』에 따르면 무과에 급제하여 용천부사를 지낸 것만 적혀있을 뿐이다. 허준이 태어나기 직전인 1537년 허론은 현직인 부안군수직(품계는 봉렬대부 정4품)

---

[2] 『장성읍지』 (규장각, 古4797-1-1-3).

을 맡고 있다가 부모상(부친이 1523년에 사망했기 때문에 모친상일 것임)으로 인해 직을 그만두었다.[3]

또 함북 종성군의 읍지에는 그가 종성부사(종3품)를 지냈다고 한 것으로 보아 그의 생애 중 최소한 종3품 벼슬을 지냈음을 알 수 있다. 허준의 할아버지인 허곤(1468-1523)도 무과에 급제하여 경상우수사(정3품)를 지낸 바 있으니, 허준의 집이 뼈대있는 무관의 집안임을 알 수 있다. 또 큼직한 사화가 계속되던 시절에 거기에 휘둘리지 않고 관직을 계속 유지했음을 짐작할 수 있다. 그것은 허준이 태어나던 시절, 유년기에도 그의 집안이 괜찮았음을 뜻한다. 허준의 본가 쪽에서 주의깊게 보아야할 점 하나는 그의 5촌 당숙인 김안국(1478-1543)과 김정국(1485-1541)의 존재이다. 주지하다시피 이 두 인물은 비록 허준 생후 곧 세상을 떴지만, 둘은 유학자로 또 문관으로, 의학자로 이름이 높았다. 그의 부친이 소실을 둘 수 있었던 것 또한 그의 신분적, 경제적 안정을 시사한다. 허론은 먼저 해평 윤씨를 배우자로 맞이했고, 그녀의 사후 다시 밀양 손씨를 배우자로 삼았다. 이와 함께 소실로 영광 김씨를 두었다. 이 셋은 모두 허론의 집안과 통혼하기에 걸맞은 비교적 쟁쟁한 집안이었다. 첫째 부인인 해평 윤씨는 선조 때 영의정을 지낸 윤두수(1533-1601)의 재당고모이기도 하다. 둘째 부인인 손씨의 경우에는 그의 부친 손희조가 좌랑이고, 그의 오빠 엽燁이 사헌부감찰 벼슬을 지냈으며, 손씨 부인은 친가보다도 외가 쪽이 훨씬 쟁쟁하다. 손씨 부인의 외할아버지는 세

---

3 김호 『허준의 동의보감 연구』, 일지사, 2000, 100쪽.

조 때 이조판서를 지낸 한계희(1423-1482)였다.

한계희는 유의로 당대의술의 1~2인자를 다툴 만큼 의술에 밝았으며『의방유취』의 간행을 주관했다. 허준의 생모인 영광 김씨의 경우에도 그의 외할아버지 김유성이 부정(종3품)에 올랐고, 허준이 막 의관활동을 할 무렵 그의 외삼촌이 봉사(종8품)의 직에 있었다. 부정이 있던 기관을 보면 전의감을 비롯해서 사복시, 봉상시 등 여러 곳이 있었는데, 그가 어느 기관에서 부정을 맡았는지 추후 계속 확인해야 할 것이다. 만일 전의감의 부정 자리에 있었다면 의학을 전공한 허준의 삶에 직접적으로 지대한 영향을 끼쳤을 수도 있다.

허준의 형과 동생 또한 관직에 나아갔다. 허준의 적형인 허옥許沃은 내금內禁의 직책이었다. 내금위內禁衛는 궁궐수비와 임금의 신변보호를 위한 부대였는데, 3명의 내금위장(종2품) 아래 190명의 정병精兵으로 이루어져 있었다. 내금은 아마도 내금위장 또는 그에 소속된 병사를 가리키는 것일 텐데, 어느 것인지 잘 알 수 없다. 하지만 그가 왕을 지근거리에서 호위하는 중요한 직책에 있었음은 분명하다.

허준의 동생 허징許澄은 서자 출신(허준과 동복이거나 아니면 또 다른 소실 소생)이면서도 문과에 급제하여 봉상시 첨정(종4품), 승문원교검(정6품)·교리(종5품) 등의 내직과 영월·파주 등의 외관직을 맡았다. 허징은 선조 때 영의정을 지냈던 당대의 대학자인 노수신(1515-1590)의 서사위가 되었다. 또한 족보를 보면 누이가 2명 있는 것으로 나와 있다. 첫 누이는 권광택權光澤에게 출가하였으며, 또 한 누이는 손욱孫煜에게 출가하였다. 손욱은 역시 관향이 밀양이요 또한 손씨부인의 작은아버지 손희증孫熙曾의 아들이기도 하다. 이처럼 허준의 형제를 보면, 남자형제 셋 모두 관직에 나아갔음을 알 수 있다. 형은 왕을 호위하는 무관으로, 허준은 왕을 진료하는 의관으로, 동생은 문관으로 출세했음을 알 수 있다. 허준의 형제만 보더라도 그의 할아버지 때부터 계속 되어오던 현관가문의 맥을 계속 잇고 있음을 알 수 있다. 비록 대단한 권세의 가문이라고는 할 수 없었지만, 결코 만만치 않은 가세를 보이고 있었다. 허준의 출생이 그의 삶에 적지 않게 영향을 끼쳤으리라 여겨지는 점은 그가 서자출신이라는 것이다. 조선중기에 서얼에 대한 조치가 엄격해졌다. 허준이 태어나기 50여년 전에 확립된 『경국대전』에서 서얼의 문·무과 응시를 금지 명시하면서 서얼은 단지 역과·음양과·의과·율과 등 잡과에만 응시할 수 있게 되었다.

조선중기의 관을 비롯한 잡관의 관료사회에서의 위치는 조선 초에 확립된 큰 원칙, 곧 '문·무관보다 하등'이라는 틀을 벗어나지 못했다. 『성종실록』(성종15년)에서는 "의원은 처음부터 잡과雜科를 거쳐서 진출한 자이므로, 조종祖宗 때부터 사림士林의 반열에 끼지 못한 지 오래 되었습니다."라고 말하고 있다. 사림의 반열에 끼지 못했다는 것은 곧 의과출신인 의관이 동반東班과 서반西班의 양반 현직顯職에 나갈 수 없음을 뜻하는 것이다. 이는 의과출신의 의관이 원칙적으로 현직인의 정부나 육조의 요직이나 지방수령의 외관직에 나갈 수 없는 것만을 뜻하지 않는다. 잡관에만 그대로 머물러 있을 경우, 의관의 경우 실직實職으로서 최고로 올라갈 수 있는 직책이 내의원內醫院 정正인 당하관堂下官 정3품에 그침을 뜻한다.

물론 같은 의관이라고 해도 문과나 무과를 거쳤으나 의술이 뛰어나 의관이 된 자의 경우에는 이런 제한이 없었다. 이를테면 세조 때의 의관인 권찬은 관직이 판서에까지 이르렀으며, 성종 때의 유원로도 현관顯官에 제수되었다. 이런 차이는 의학이 유학보다 낮은 등급의 학문이기 때문만은 아니었다. 문과나 무과의 경우에는 초시와 복시 등 두 시험의 경쟁이 의과醫科보다 훨씬 높았기 때문에 의과출신을 현직에 내보낸다고 했을 때 형평성이 문제가 된다. 그렇게 된다면 '선비들의 마음만 게으르게 만들 것'이라는 주장은 일리가 있는 것이었다.

따라서 의학이 잡과의 영역이 된 이상 그것의 관직 내 위치는 문과나 무과를 통한 현직과 차이가 있을 수 밖에 없었다. 그렇기 때문에 사족들은 현직顯職이 아니며 관직의 승진에 제한이 있고 유학보다 한 등급 아래의 학문인 의학에 종사하는 것을 꺼리게 되는 현상이 벌어졌다.[4]

이런 상황에서 의학을 비롯한 잡관은 사족 출신 서얼들의 유일한 등용문이 되었다. 물론 조선중기 잡관직은 사족 신분의 서얼들을 위한 관직만은 아니었다. 문·무과가 아니라 그보다 좀 더 수월한 잡과를 통해 출세해보려는 새로운 계층이 생겨났다. 즉 중인신분이 그것이다. 중인집안은 16세기부터 형성되기 시작했으며 17세기 전반까지 약 50% 정도의 중인집안이 이때 형성되었다.[5]

---

[4] 이상의 내용은 김양수, 「조선후기사회변동과전문직중인의활동」, 『한국근대이행기중인연구』, 서신원, 1999, 178-179쪽에서 인용한 것임.

[5] 『경국대전』 권1, 「이전(吏典)」, '한품서용(限品敍用)'조

특히 1625년(인조3년) 서얼들이 문과와 무과에 대한 허통이 실시되면서 사실상 잡직에만 서얼을 서용한다는 법이 폐지되자 서얼들도 오히려 그것을 기피하는 현상을 보였다. 서얼출신의 경우 의과에 들어 의관이 되었다고 해도 사족출신과 다른 한품서용限品敍用의 제약을 받았다. 아버지가 문·무2품 이상 양첩의 자손인 경우 정3품까지 오를 수 있고, 천첩의 자손은 정5품까지만 오를 수 있었다. 또 6품 이상 양첩의 자손은 정4품까지만, 천첩의 자손은 정6품까지만 오를 수 있었다. 7품 이상에서 관직이 없는 자의 양첩자손은 정5품까지만, 천첩의 자손 및 천인에서 양인이 된 자는 정7품까지만 오를 수 있었다. 양첩자손의 천첩의 자손은 정8품까지만 오를 수 있었다.[6]

이에 따른다면 그의 부친이 4품 이상이고 모친이 천인이 아니었기 때문에 허준은 관직에 나간다면 정상적인 경우 최고관직이 정4품에 그치게 된다. 의관은 문관과 무관보다 낮은 위치인 잡관에 속했지만, 잡과내에서는 역과譯科와 함께 음양과陰陽科나 율과律科보다 높은 위치에 있었다. "국가에서 사대교린하는 일은 오로지 통역하는 말에 힘입고 있으니 그 책무가 가볍지 아니하고, 의술醫術은 사람의 생명을 구제하는 것이니 관계되는 바가 또한 중대하여 다른 잡과에 비할 바가 아니었다."[7]

의관을 잡과의 다른 전문직보다 우대한 이유는 생명을 구하는 것과 관련되어 있었기 때문이다. 임금이나 왕실, 대신들의 생명은

6 『성종실록』 140, 13년 4월 11일자
7 『성종실록』 173, 15년 12월 21일자

모두 의학에 좌우된다. 즉 '평시에는 사람들이 모두 의원을 천하게 여기다가도 병이 들면 모두 급급하게 의원에게 의지하여 살기를 구하니 그 임무가 가볍지' 않은 것이었다.[8] 이렇게 목숨을 건지는 일과 관련되었기 때문에 의관은 특별한 상을 받아 높은 품계를 받는 것이 다른 잡과의 전문직보다 높게 나타났다. 의학은 학문으로서도 매력 있는 분야였다. 그것은 병을 고치는 실천인 동시에 우주, 자연세계, 몸의 이해와 관련된 심오한 학문이었다. 그렇기 때문에 주희를 비롯한 중국과 조선의 무수한 유학자가 유학의 연장선에서 이 학문을 탐구했다. 비록 관료사회의 위치는 치세의 유학보다 떨어지기는 했지만, 의학은 유학의 중요한 일부분임에 틀림없었다. 허준의 경우, 사족출신으로 유학을 공부했으면서도 신분상 서자이기 때문에 문·무과 출세가 거의 불가능한 상황에서 자신의 재능과 관심을 꽃피울 수 있는 의학이라는 학문에 더욱 매력을 느껴 거기에 투신했음이 분명하다. 그가 이 학문을 성취하는데 그의 가문 네트워크가 유리한 환경을 제공했음도 분명하다.

---

[8] 『혜국지(惠局誌)』(규7361), 8장.

허준의 의학 학습

허준이 의관이 될 기초를 닦았을 학습기간에 대해 아직까지 그 내용을 일러줄 그 어떤 정보도 없다. 그렇기 때문에 허준 사후의 야담이나 현대의 소설과 드라마가 이 부분을 더욱 극화하는 것이 가능할 것이다. 양예수의 후인이 편찬한 것으로 보이는『의림촬요』「본국명의」에 나오는 짧은 언급이 그의 유년시기를 알려주는 거의 전부라 할 수 있다. "허준은 본성이 총민하고 어릴 때부터 학문을 좋아했으며 경전과 역사에 박식했다. 특히 의학에 조예가 깊어서 신묘함이 깊은 데까지 이르렀다. 사람을 살린 일이 부지기수이다." 이 언급은 그가 똑똑하다는 것, 의학만이 아니라 일반학문에도 조예가 깊었다는 것, 의학에 특히 관심이 높고 능력이 뛰어났다는 것 등 세 가지를 말하고 있다. 이 글을 쓴 사람이 강조한 것은 그의 학문이 특정 전문분야에만 치우친 것이 아니라 종합적인 것이었으며, 그것을 바탕으로 해서 의학을 보는 눈이 더 깊었다는 점이다. 아울러 그런 능력이 어렸을 때 학습을 통해서 길러졌다는 점이다. 앞서 말했듯이 허준이 태어나고 자란 곳이 장성이었다면, 그것과 연결해서 초년의 학습을 생각해야할 것이다. 비록 서자지만 허준은 명문가의 출신이었기 때문에 장성에 거하면서 그곳에서 글을 깨우치고, 향교교육 등을 통해 초년공부를 다져나갔으리라 짐작할 수 있다. 단편 기록이지만 그가 어렸을 때부터 총명했다는 것을 말하는 기록을 보면, 그가 경전과 사서 등 일반학문의 기초를 튼튼히 닦았고 그 가운데 자신의 재능을 발휘했었으리라는 점을 짐작할 수 있다. 또 같은 서자인 그의 동생이 양반에 허통하여 문과에 급제했다는 사실은 허준의 학습을 이해하기 위해서도 중요한 점이다. 이것은 그의 집안이 적자와 서자를 구별하지 않고 교육을 잘 시켰다는 점을 시사한다. 즉 허준은 본가와 외가의 탄탄한 혈연적, 경제적, 지적 네트워크 안에서 정상적인 교육을 제대로 받은 것이다. 그는 다른 형제와 마찬가지로 소아가 받아야할 교육과 과거시험을 치르기 위해 배워야할 과목을 두루 섭렵했을 것이고, 학문에 특히 재능을 발휘했을 것이다. 하지만 그의 동생이 시 짓고 글 짓는 문관으로 나간 것과 달리, 허준은 의학이라는 학문에 특별히 더 취향을 보여 매진했을 것이다. 비록 서자라는 신분의 제약 때문에 이후 출세를 위해 잡학을 공부해야만 하는 상황에 몰려있었다고 할지라도, 그가 역학譯學·음양학·율학을 택하지 않고 의학을 택한 데에는 자신과 집안의 선택이 크게 작용했을 것이다. 허준이 의관이 되기까지의 길은 세 가지 가설을 생각해볼 수 있다.

하나는 전의감과 혜민서처럼 의학을 전문적으로 가르치는 기관에서 의학을 학습하는 것이다. 둘째는 민간에서 가업을 잇거나 스승에게 배워 의원이 되는 것이다. 셋째는 독학하는 것이다. 관의 의원 양성은 조선시대 의원의 표준을 제시하는 동시에 조선의 의료전반을 주도했기 때문에 가장 중요하다고 할 수 있다. 또한 자료가 풍부하기 때문에 교육내용, 임용과 승진의 전모를 파악할 수 있다. 가업을 잇거나 스승에게 배워 의술을 펼치는 일은 민간에서 의원이 되는 가장 일반적인 양상이었을 것이다. 그렇지만 근대의 사설학원과 같은 집단적인 의학교육기관은 존재하지 않았다. 유의儒醫의 경우 유학 공부에서 한걸음 더 나아가 의학까지를 두루 공부하는 경우 독학이 가능했다. 의학이라는 학문의 성격이 성리학 공부의 연장선에 있었기 때문에 그것이 가능했다.

일반적으로 의관 지망생은 전의감과 혜민서에 학도로 들어가는 것이 가장 유리했다. 보통 10대 중반 이후의 지망생이 기본적인 학문을 마친 후 이 두 기관에 들어가 의학 이론과 임상을 학습했다. 『경국대전』에 따르면 전의감학도 정원이 50인, 혜민서 정원이 30인이었다. 이 두 기관이 의관 출세에 유리한 점은 두 가지였다. 첫째는 유능한 교수와 훈도가 학도를 가르쳤다는 점이다. 둘째는 학도로 있으면서 관직 임용시험인 취재를 통해 관직으로 나아갈 수 있었다는 점이다. 계속 시험을 치러 혜민서, 전의감, 정부 파견기관의 말단의관이나 지방의 심약직을 시발로 해서 7품 이하의 참하직 의원이 될 수 있었다. 또 의과에 합격했을 때에는 참상직으로 올라갈 수 있었고, 내의원의관으로 발탁되어 나갈 수 있었다. 생도의 학습은 정기적으로 체크되었다. 또 그들은 시험성적의 우열에 따라 상을 받거나 징계를 받았다. 시험과목은 『동인경』, 『찬도맥』을 비롯한 취재의서였는데, 이 두 과목은 책을 안보고 외우는 배송背誦이었고, 다른 의서는 책을 펼쳐놓고 뜻을 푸는 임강臨講이었다. 생도는 1년을 두 학기로 나누어 다달이 시험을 치렀다. 전의감과 혜민서의 전체생도 가운데 '나이가 어리고 총명한 자'로 인정받은 총민聰敏은 의관의 길로 들어설 수 있는 시험을 치를 수 있는 자격을 얻게 되었다. 이들은 이미 자격을 획득한 자인 전함前銜, 이미 벼슬길에 들어선 7품 이하의 참외參外 등과 함께 관직을 얻기 위한 각종 시험을 치를 수 있었다.

아직까지 허준이 어떻게 의학수업을 받았는지를 일러주는 자료는 하나도 없다. 다만 민간의 구비설화에서는 민간에서 뛰어난 스승에게 학습을 해서 훌륭한 의원이 됐다고 본다. 그것은 학교에 들어가 차근차근 수업을 받아 배움이 깊어지는 것보다 한결 극적인 효과를 자아낸다. 또한 『의림촬요』의 '허준'조에서 밝힌 허준의 의학서술은 보통 유의의 의학학습을 말할 때와 비슷한 서술구조를 가진다. 보통 유의는 "경전과 사서에 능했으며, 음양·복서·의약에도 밝았다"는 식으로 표현되는데, 허준의 서술이 이와 흡사하다. 그가 매우 총민했기 때문에 특별한 스승 없이도 높은 의학적 성취를 이뤄나갔을 수도 있다. 하지만 당시 의관이 되는 가장 분명하고 확률이 높은 길은 전의감 또는 혜민서의 학도가 되어 차근차근 학습을 쌓아나가는 것이었으니, 허준의 경우에도 그랬을 가능성이 적지 않았다고 볼 수 있을 것이다.

의관 출사出仕

허준이 어떻게 의관이 되었는지에 관한 자료도 부족하다. 그런 가운데에서도 두 가지 정도 쓸모있는 자료가 있다. 하나는 『양천허씨세보』에 보이는 것으로 그가 1569년(또는 1574년) 의과에 급제했다는 것이다. 다른 하나는 유희춘의 『미암일기』(1569년 윤6월 3일)의 기록으로 "유희춘이 이조판서에게 편지를 내어 허준을 내의원에 천거했다."는 내용이다. 그리고 이 일기 1571년 11월 2일자 기록에서는 허준의 벼슬이 내의원첨정으로 표시되어 있으므로 당시 그의 직책이 종4품 첨정직이었음을 분명히 알 수 있다.

『양천허씨세보』나 『미암일기』의 내용은 허준이 처음 어떻게 의관이 되었는지를 분명하게 일러주는 것은 아니다. 의과에 붙어서 처음의 관이 될 수도 있겠고, 대사성 유희춘의 추천으로 종4품 첨정으로 바로 입사入仕했을 가능성이 전혀 없는 것도 아니겠지만, 둘 모두 조선시대 일반적인 의관의 길과는 거리가 있는 것이다. 먼저 『미암일기』의 두 기록을 놓고 볼 때, 유희춘의 천거가 허준이 내의원에 들어가는데 결정적 구실을 했으리라는 것은 그다지 의심의 여지가 없다. 대사성을 비롯한 고위 대신은 좋은 인재를 천거할 수 있는 권한이 있었기 때문이다. 또 당시 유희춘이 왕의 큰 신임을 얻고 있었기 때문에 실제로 그럴만한 영향력을 행사할 수 있는 위치에 있었다. 문제는 '허준이 처음 입사부터 종4품을 받았나' 하는 점이다. 처음부터 종4품 첨정직을 받았다면 그것이 엄청난 파격이었기 때문에 사간원이나 사헌부에서 이 문제를 짚었을 것이며, 그것이 『선조실록』에 그 흔적이 남아있었으리라는 점이다. 조선왕조실록을 비롯한 여러자료로부터 명종-선조때 숨은 인재 천거자를 보면 모두 31명에 달하는데 이 명단에 허준은 빠져있다. 또 31명 중 절반 이상이 천거 전에 참하관직 전력을 가지고 있으며, 초시도 붙지않은 상태에서 관직을 얻게 된 이는 7인에 불과했다. 또 천거 후 그들이 받은 품계는 정6품 2명, 종6품 20명, 6품직이 4명, 7품직이 1명, 종9품 3명, 미상 1명과 같다. 이런 내용으로 볼 때 처음에 종4품을 받는 것은 유례가 없던 일이라 할 수 있다. 또 한실록에서 허준의 천거를 따로 언급하지 않은 것은 그것이 그다지 파격적인 수준에서 이뤄지지 않았음을 시사한다.

『경국대전』에서는 의관이 참하관에서 참상관으로 넘어갈 때에는 반드시 의과급제를 요구했다. 아무리 의관근무연한이 길다고 해도 의과를 통하지 않고서는 6품을 넘어설 수 없는 것이 조선의 법도였다. 그렇기 때문에 비록 관직에 나아갔다 해도 기를 쓰고 의과에 급제하려고 했던 것이다. 허준의 의과급제를 가장 분명하게 일러줄 수 있는 자료는 『의과방목』이다. 하지만 공교롭게도 허준의 의과급제 여부를 알 수 있는 1540년(중종 35)부터 1582년(선조 15) 사이의 방목이 현재 전하지 않는다. 『경국대전』의 규정이 허준에게도 지켜졌다고 본다면 허준은 이 시기 중 어느 식년시 또는 증광시에 급제했을 것이다. 훗날 허준의 의학식견을 특별히 칭송하는 것으로 볼 때 비교적 이른 나이에 급제했을 가능성이 높다. 비록 『양천허씨세보』에 과거합격연도가 정확히 기록되는 않았지만 전해져 내려오는 기록을 통해 그가 의과에 붙었다는 사실 자체를 잘못 알고 있었던 것은 아닐 것이다.

허준이 천거를 통해 처음 입사한 것이 아니라고 한다면, 그가 의과를 통해 처음 입사했는지 아니면 전의감이나 혜민서의 학도를 거쳐 입사했는지 여부 또한 추측의 영역을 벗어나지 못한다. 어느 것이 되었든, 그가 의과에 급제한 상태이고 종4품 벼슬을 얻을 만큼 취재를 통한 승진이 있었다는 것이 가정된다. 과거에 급제했다고 해도 이전에 근무한 적이 없다면 종8품 주부직을 받는 것부터 시작하기 때문이다. 현직에 있었다면 1계급 특진이 주어졌을 것이다. 1년에 두 차례 있는 취재도목에서 취재점수를 따져 응시자를 녹관에 임용했는데, 녹관에는 직장直長(종7품) 이하 8자리(종8품 봉사1원, 종9품 참봉4원과 종9품 활인서참봉1원)는 차례대로 승진했다.⁹

이같이 중앙의 실직이 먼저 채워진 후 다음 점수자를 차례대로 외관직과 다른 관아의 의관에 임용했다. 다음 성적인 자는 각도에 파견되는 심약審藥 관직을, 그 다음은 개성과 강화양도都에 파견되는 월령의月令醫 및 통영統營에 파견되는 구료관 관직을, 그 다음을 내의원·형조·사헌부에 파견되는 월령의月令醫 관직을 주도록 했다.¹⁰ 3년마다 한 번씩 있는 식년시와 나라에 경사가 있을 때 치러지는 증광시와 대증광시는 초시와 복시로 이루어져 있었으며, 초시에는 9명을 뽑았고, 복시는 이미 초시에 합격한 자를 대상으로 해서 최종적

---

9 『혜국지』(규7361), 15-16장.
10 『經國大典』「吏典」除授.

으로 3인을 뽑았다. 처음 1등으로 급제한 자에게는 종8품, 2등 급제자는 정9품, 3등 급제자에게는 종9품에 임명했다. 하지만 원래 품계를 가진 자는 모두 1계를 올려주고, 올려줄 품계가 응당 주어야 할 품계와 같을 경우와 미치지 못하는 자들도 1계 올려주도록 했다.[11]

만일 허준이 취재를 통해 종9품부터 시작했다고 한다면, 가장 말단인 종친부나 의정부 같은 곳에 설치된 약방의 의원부터 벼슬을 시작하거나 지방에 파견되는 심약으로부터 관직을 시작했을 수도 있다. 취재에서 성적이 뛰어났다면 바로 혜민서나 전의감, 또는 활인서의 참봉부터 시작했을 것이다. 과거에 급제해서 처음 입사했다면 이런 과정 없이 곧바로 전의감과 혜민서의 주부나 참봉부터 관직을 시작했을 것이다. 어떤 경우가 되었던 종4품까지 승진하는 데에는 적지 않은 기일이 필요했다. 한 단계 올라갈 때마다 최소한 450일의 근무연한이 필요했다. 취재에 우수한 자나 과거에 3등으로 합격한 자가 한 번도 쉬지 않고 순조롭게 승진하여 종4품까지 올라가는데 소요되는 시간은 4,500일 곧 12.3년이며, 2등인 경우 11.1년, 장원급제자인 경우 9.9년이 걸렸다.[12]

만일 허준이 32세 전후에 종4품에 임관되었음을 헤아려볼 때 승승장구 승진해왔다고해도, 20세 초반에 처음 관직에 입사한 것이 된다. 물론 이도 종6품을 뛰어넘는 과거합격이 늦어도 20대 중반에는 있었어야만 가능한 이야기이다. 이는 잡과 합격자가 문·무과 합격

---

[11] 손홍렬, 「한국의료제도사연구(고대-조선초기)」, 경희대대학원, 1986, 270쪽.
[12] 이남희, 『조선후기잡과중인연구-잡과입격자와그들의가계분석』, 이회, 1999, 24쪽.

자와 달리 10대 후반에서 20대 초반이 주류였다는 사실과 부합된다.

　이상의 내용을 참고할 때, 허준은 10대에 의학에 뜻을 두고 공부를 시작하여 20대에 의관이 되었거나 아니면 그에 걸맞은 의학적 실력을 갖추게 되었다고 추정할 수 있을 것이다. 즉 그것이 정상적인 승진의 결과였던, 아니면 천거가 계기가 되었던, 30대 초반에 내의원 첨정이 되는 것이 별로 문제가 되지 않는 조건을 갖췄던 것이다. 유희춘이 허준을 내의원에 천거했다는 것은 그가 의관을 역임했다 해도 이때까지는 내의원이 아닌 곳에서 근무했음을 시사한다. 외부의 뛰어난 의원이 바로 어의가 되기도 하지만, 내의원 첨정은 행정직으로서 내의원의 실무행정업무를 총괄하는 직책과 관련되기 때문에 단순히 의학실력만 능하다고 해서 가능한 것은 아니었다. 즉 관료로서 실무행정경력이 필요한 자리였다. 이런 점은 그가 이전에 전의감이나 혜민서, 활인서에서 행정경험을 쌓았음을 강력하게 암시한다.

　하지만 유희춘의 『미암일기』는 허준의 파격적 발탁을 시사해주기도 한다. 『미암일기』는 한 인물의 관직을 꼼꼼하게 챙기고 있다. 하지만 허준의 경우에는 내의원 첨정벼슬을 받기 이전의 기록 그 어디에도 그가 관의 의료기관에 속해있다는 인상을 전혀 내비치지 않았다. 단지 '허준'이라는 표현만 쓸 뿐이다. 이 명칭에서는 친한 아랫사람이라는 느낌이외에는 아무것도 풍기지 않는다. 이는 적어도 허준이 당시에는 관과 연관되어 있지 않음을 뜻한다. 이전에 전혀 관직에 나아가지 않았을 가능성도 있다. 이를 판단하기에는 좀 더 확실한 증거가 필요할 것이다.

순탄한 벼슬길과 만년의 위기

이름을 떨치고 훌륭한 의술이 옛날처럼 모름지기 3세三世를 통해 이루어지지는 않았지만, 임금의 총애가 잦아 이제 으뜸의 자리에 올랐네.[13]

이 시는 그의 동갑내기 최립이 허준의 만년을 읊은 것이다. 유희춘의 『미암일기』에서 처음으로 내의원 첨정의 직위(30대 초반)가 보인 이래 허준은 조선의료계의 정점을 향해 치닫게 된다. 그것은 소설에서처럼 '집념'의 소산이다. 정점은 하나이며 저절로 도달할 수 있는 것이 아니었기 때문이다. 정점에 서기 위해 허준은 병을 고쳐 의술능력을 과시하기도 했고, 책을 지어 학문적 능력을 뽐내기도 했다. 그러나 이런 것보다도 선조의 의주피난이라는 대사를 만나 임금을 좇을 것인가 아니면 자신의 안전을 도모하여 그곁을 떠날 것인가 하는 기로에서 내린 중대한 정치적 결단이 더 중요했을 수도 있다.

관직생활로 볼 때, 허준의 장년이후의 삶은 세 시기로 나뉜다. 첫째는 내의원관직을 얻은 1571년부터 임진왜란이 발발한 1592년까지이다. 이 21년은 허준이 어느 정도 내의內醫로서 이름을 얻기는 했지만, 가장 핵심적인 위치에 오르지는 못했던 시기이다. 둘째는 1592년 임진왜란 이후부터 선조가 승하하던 1608년 때까지다. 1592년 왜군이 한성을 향해 침공해오자 허준이 임금을 좇아 의주

---

13 최립, 『간이집』 권8, 「휴가록」.

까지 동행하여 생사를 같이 한 것을 계기로 허준은 선조의 절대적인 신임을 얻게 되었다. 이 16년 동안 허준은 어의로서 최고의 생애를 누렸고 그의 권세는 결코 다른 문무관보다 낮지 않았다. 셋째는 1608년부터 그가 죽던 해인 1615년까지다. 이 7년은 시련기로 선조 승하의 책임을 지고 벼슬에서 쫓겨나고 먼 곳으로 귀향을 가는 등 불운이 있었고, 귀향에서 돌아온 이후에도 권세가 없는 평범한 내의로 지내다 고요하게 삶을 마쳤다.

허준은 나이 31살에서 33살 사이에 내의원첨정에 있었다. 조선의 의료기구 중 왕의 건강을 책임지는 내의원은 최고의 위치에 있었다. 그래서 모든 의원지망생이 들어가기를 꿈꿨던 곳이 바로 내의원이다. 당시 의원지망생은 관직을 얻으려는 목표를 위해 매진했으나 그 관직이란 것은 제한되어 있었다. 아마도 전의감, 혜민서, 활인서, 의정부소속 의원, 세자궁 소속 의원, 내시부에 속한 의원, 육조六曹에 속한 의원, 각군軍에 속한 의원, 지방의부府, 목, 군, 현 등에 딸린 의원과 심약審藥들을 다 합친다면 전국적으로 몇백 명 정도 관직이 있었겠지만, 모든 의원희망자가 다 관직을 얻을 수는 없는 것이었다. 또 의원직을 얻는다 해도 중앙의 핵심기구 소속의원이 되기는 그만큼 힘들었으며, 그 가운데 내의원에 자리잡는 것은 여간 출중하지 않고는 불가능한 것이었다.

종4품 첨정이란 벼슬은 또 어떤가? 앞에서도 말한 바 있듯이 당시 의과醫科의 초시, 복시를 다 합격해서 얻는 관직이 1등인 경우가 종8품, 2등이 정9품, 3등이 종9품에 지나지 않았다. 내의원의 경우 종8품은 봉사奉事이며, 정9품은 부봉사副奉事, 종9품은 참봉參奉

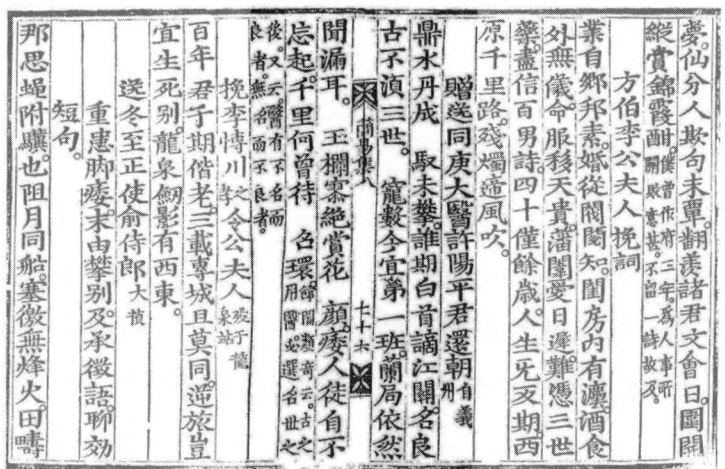

최립의 『간이집』에 나오는 허준의 만년 내용

이었다. 『경국대전』의 규정을 보면 내의원의 행정직은 모두 10명이며, 첨정僉正(종4품, 1명)은 정正(정3품, 1명)에 이어 고위행정직의 제2위 자리이다. 또 정1품에서 종9품까지 있는 조선 행정기구의 품계 중 종4품이란 결코 낮은 지위가 아니다. 억지로라도 오늘날과 비교한다면 보건복지부의 서기관(과장급) 또는 이사관(국장급) 정도에 비견되는 자리이다. 1573년 11월 3일자 미암일기를 보면 허준의 관직이 내의원정正이라고 되어 있는 것을 볼 때 허준은 30대 초반에 서자 출신으로 오를 수 있는 최고 지위에 도달해 있었다.

허준의 관직을 볼 때 우리가 헷갈리지 말아야 할 점 한 가지가 있다. 그것은 내의원의 업무가 행정직과 의사직으로 이원화되어 있었다는 점이다. 이전의 모든 학자들이 이 점에 주의를 기울이지 않아서 관직에 대한 세밀한 부분을 읽어내지 못했다. 심지어는 『경국대전』에 기록된 내의원의 관직 수를 내의원의 의원 수로 착각하는 경우도 많았다. 그래서 내의원 관직은 10자리에 불과한 것처럼 추계되곤 했다. 하지만 참봉, 부봉사, 봉사, 직장, 주부, 판관, 첨정, 정 등의 직책은 약의 관리, 첩약과 환약의 제조, 외부의 의원 파견 관리 따위의 사무를 관장하는 행정직이었다. 오늘날 병원과 비교하면 원무와 살림을 꾸리는 직책이다. 물론 이들이 모두 의원이기 때문에 진료에 참가하기도 했지만, 그것이 주임무는 아니었다.

내의원 운용의 전모를 알려주는 책은 『육전조례』(1866)이다. 이 책은 『경국대전』과 이후에 그 책을 보완해서 만든 『대전회통』(1865) 등이 실제 행정에서 불편한 점이 많아서 새로이 실제 행정의 세세한 측면까지를 더욱 자세하게 기록한 책이다. 허준이 살던 시대보다 200년 정도 후에 나온 책이기 때문에 그것이 이전의 상황을 그대로 반영하고 있는가에 대한 의심이 있을 수도 있다. 하지만 그럴 가능성은 별로 없는 듯 보인다. 『경국대전』에 규정된 행정직의 이름과 수, 품계가 모두 동일할 뿐만 아니라 『선조실록』 등에서 나오는 다른 관직명과 임무가 그대로 보이기 때문이다. 『육전조례』를 보면 내의원은 세 단계 조직으로 구성되어 있다. 내의원의 모든 일을 총괄하고 책임지는 고위급의 문관, 그들의 지휘를 받아 행정을 집행하는 사무관리, 의술을 담당하는 의관 등이 그것이다. 이 가운데 문관으로는 총책임자인 도제조都提調를 비롯하여 제조提調, 부제조副提調가 있다. 왕의 건강을 책임지는 기관이었기 때문에 도제조는 3정승 중 1인이 겸직으로 맡았고, 제조는 정2품의 당상관이, 부제조는 왕실의 살림을 관장하는 승지(겸직)가 맡았다. 행정직은 앞에서 말한 것처럼 정3품에서 종9품까지 10명이 있어서 의서의 편찬과 교정, 약재의 수납과 관리, 약의 제조와 조제, 허드레 인력의 관리 등을 맡았다.

병의 진료를 담당하는 의원으로는 산원散員 의관·침의鍼醫·의약동참醫藥同參 등 세 종류가 있었다. 침의는 침놓는 것만을 전문으로 하는 의원으로 12명 정원이었고, 의약동참은 의술에 밝은 사대부 또는 문관을 말하며 역시 정원이 12명이었다. 산원散員이란 실직實職이 없이 품계品階만 있는 의관을 뜻했으며 이에는 당상堂上 의관과 당하堂下 의관이 있었다. 당상 의관이란 품계가 정3품 통정대부 이상인 의원을 말하며 정원이 따로 없었고, 당하 의관이란 종3품 이하의 품계를 가진 의원으로 정원이 12명이었다. 이 중 이후 허준의 벼슬길과 관련해서 산원散員이란 직책에 주목할 필요가 있다. 의원에게도 실직이란 측면에서 승진이 없는 대신에 실직이 주어지지 않는 품계에서는 승진의 길을 열어 주었다. 이런 방식은 절묘하다. 그것이 높은 품계라는 명예를 수여함으로써 형식적으로나마 기술직인 의관을 고위 문무관과 대등한 차원으로 대접할 수 있는 장치였기 때문이다. 허준이 차례로 받은 정3품 통정대부니, 종1품 숭록대부니, 정1품 보국숭록대부니 하는 것은 모두 실직의 승진이 아니라 이런 품계 상의 승진이었다. 품계의 상하와 함께 의술 솜씨와 경력에 따른 서열도 있었다. 어의御醫와 수의首醫의 존재가 그것이다. 대체로 내의원에 봉직하는 의원과 관리는 모두 의관醫官이라 불렀으며, 의관 중 침의와 의약동참을 제외한 의관을 내의內醫라고도 불렀다. 내의 중 직접 임금의 진료에 참여하는 의원을 어의라고 불렀으며, 그 수가 일정하게 고정되어 있지 않았고 상황에 따라 달랐다. 모든 산원 의관이 다 임금의 진료에 참가한 것이 아니라, 그 중에서 적게는 3인에서 많게는 7인까지 선발되었을 뿐이다. 어의 가운데 으뜸이 수의首醫였다. 수의는 의료 책임자로 내의원 전체 책임자인 도제조와 함께 임금의 병을 진찰하고 치료하는 최종 책임을 졌다. 이후 살피겠지만 허준은 품계로서도 가장 높은 곳까지 올라갔고, 의원의 등급으로도 최고 자리인 수의首醫 자리까지 올랐으며 벼슬 중 최고 품계인 보국숭록대부까지 올랐던 조선의학계의 행운아였다.

허준의 관직 초반 행적에 관한 기록은 몇몇에 불과하다. 먼저 『미암일기』에서는 허준이 내의원 첨정 또는 정으로서 하는 일 한 가지가 보인다. 전라도의 약재 우황을 내의원에 들이는 행정적인 일이 그것이다. 내의원에 들어가 왕의 진료에 참여하는 모습은 내의원에서 벼슬을 얻은 지 4년이 지난 1575년에서야 처음으로 그 기록을 볼 수 있다. 허준이 어의 안광익을 보조하여 왕의 맥을 진찰한 것이 그것이다. 허준에 대한 세 번째, 네 번째 기록은 책에 관한 것이다. 허준은 1578년 6월, 선조로부터 『신간보주동인수혈침구도경』(5권)이라는 책을 하사받았다. 1581년에는 왕명을 받아 『찬도방론맥결집성』이라는 진맥학 책의 오류를 바로 잡아 책으로 편찬하는 작업을 했다. 그는 "떨리는 마음으로 이 작업을 수행해냈다."고 발문에서 밝히고 있다. 다섯 번째 기록은 1587년 다른 여러 어의와 함께 왕의 진료에 참가하여, 병의 쾌유에 대한 상으로 사슴가죽 하나를 받았다는 것이다.

이렇듯 학술적인 측면에서 어느 정도 두각을 보였고 간헐적으로 왕의 진료에 참여하고는 있지만, 내의內醫로서 허준의 위상은 아직 그다지 높은 편이 아니었다. 그러던 중, 1590년(선조 23) 허준에게 결정적인 기회가 찾아왔다. 이해에 그는 나중에 광해군이 된 왕자의 두창을 스스로 나서서 고쳤다. 그 사정을 허준은 『언해두창집요』 발문에서 다음과 같이 말하였다.

> 지난해 왕자가 두창에 걸려 증세가 좋지 않았으나 세속 금기에 얽매여 감히 약을 쓰려 하지 않고 의관들이 팔짱을 끼고 그저 그치기만을 기다렸습니다. 임금께서는 비명非命에 간 것을 가슴아파하시고 약을 쓰지 않은 것을 후회하셨습니다. 경인년(1590) 겨울 왕자가 또 이 병에 걸렸는데, 임금께서는 지난 일을 떠올리시고 신臣에게 특명을 내려 약을 써서 치료하라고 했습니다. 이 때 …… 그 증상이 매우 위험하였으나 모두들 약을 써서 허물을 얻을까봐 가만히 있었고 병세는 더욱 위험해졌습니다. …… 신이 성지를 받들어 영약 여러 개를 힘써 찾아 문득 세 번 약을 쓰니 세 번 효과가 있어서 금세 악증惡症이 없어지고 정신이 되돌아와 여러 날 지나지 않아 완전히 회복되었습니다.

이 내용을 보면, 그에게 기회가 찾아온 것이 아니라 그가 스스로 기회를 개척한 것이라고 볼 수 있다. 허준은 구속舊俗에 집착하는 다른 어의와 분명히 구별되는 태도를 보였고, 또 처방을 내어 병을 고쳐냄으로써 다른 어의, 명의의 콧대를 납작하게 눌렀던 것이다. 다른 어의의 수수방관과 허준의 힘쓰는 모습에 보이는 대조! 이 감동스러운 장면이 가상의 드라마가 아닌, 실제 허준의 삶에서 나타난 것이다. 만일 실패했다면 엄청난 비난이 그에게 쏠렸을 것이다. 그는 그것을 알면서도 모험을 강행하여 성공을 거두었다. 그의 나이 52세.

 왕자를 고쳐낸 대가로 큰 보상이 뒤따랐다. 선조는 그에게 당상관의 품계를 내렸다. 이전까지 그는 정3품이면서도 당하관인 통훈대부에 머물러 있었지만, 광해군의 두창을 완치함으로써 그것을 뛰어넘어 정3품 당상관인 통정대부에 올라선 것이다. 『실록』에서 통정대부란 명칭은 직접 보이지 않는다. 다만 "당상관의 가좌를 제수했다."는 표현이 보일 뿐이다.[14] 문맥으로 볼 때, 이는 당하관에서 당상관으로 올렸다는 뜻으로 해석된다. 즉, 1등급 올린 것이다. 만일 당상관 중에서도 종2품 이상이 되었다면 다른 표현을 썼을 것이다.

 허준에게 이 당상관의 의미는 매우 큰 것이었다. 이는 서얼 출신의 기술관인 허준이 당시의 신분구조상 정상적으로 올라갈 수 있는 최고 지위인 당하관 정3품 통훈대부라는 한계를 돌파한 것을 뜻하기 때문이다. 그것이 신분질서를 교란하는 것이었기 때문에, 당연히 사헌부와 사간원에서는 허준의 승급을 강력하게 반대했다. "그가 한 일이 임금과 중전의 병을 고친 것이 아니라 한 등급 아래인 왕자의 병을 고친 것이기 때문에 당하관에서 당상관으로 올리는 것이 가당치 않다."는 것이 반대하는 이유였다.

 비판이 빗발쳤어도 선조는 물러서지 않았다. "불과 열흘 사이에 위급해져 다시 살아날 가망이 없었는데 다행히도 다시 살아난 것은 허준의 공이니, 가자加資하지 않으면 그 공을 갚을 수 없다."는 의지

---

[14] 『선조실록』, 1591. 1. 3일자.

를 분명히 했다.

　허준과 선조의 관계는 이를 계기로 하여 다시 한 번 깊어졌다. 이전에는 『찬도방론맥결집성』을 교정하여 단지 학문 능력만을 인정받았으나, 두창의 치료를 계기로 이제는 남다른 의술을 인정받았다. 그 댓가로 그는 벼슬길에 나서는 모든 이가 꿈꾸는 당상관을 제수 받았다. 당하와 당상의 경계를 뛰어넘는 것은 특별한 계기가 없이는 성취될 수 없는 일! 허준은 두창이라는 악병에 맞서는 모험을 감행하여 그것을 훌쩍 넘었다. 대감 허준, 당상관에 제수 되던 날, 신분의 한계를 뛰어넘은 그 날은 그의 삶 중 가장 기쁜 날 중 하나였을 것이다.

　그러나 그것은 예고에 불과했다. 1592년 임진왜란의 발발은 어의로서 허준의 신임이 더욱 도타워진 계기가 되었다. 이미 잘 알려져 있듯이 허준이 선조를 따라서 의주 피난길에 올랐기 때문이다. 허준으로서도 임금의 피난길을 좇아간다는 것이 매우 어려운 선택이었다. 그 누구도 왕을 좇는 어려움을 택하지 않았다. 자신의 편안함과 목숨을 중히 여겼던 것이다. 선조를 끝까지 따라간 문·무관은 겨우 17명에 지나지 않았다. 의원 가운데에서도 임금을 좇은 사람은 겨우 2인이었으며, 그 중 한 명이 허준이었다.[15]

　"사대부가 너희보다 못하구나."라는 선조의 말은 내시와 노비들에게 한 것이지만, 의관인 허준에게도 그대로 적용되는 말이기도 하다. 피난이라는 위중한 상황은 늘 충효를 부르짖던 사대부들의 허위의식이 발가벗겨진 반면에 일부 내시와 종들, 허준 같은 의관의

---

[15] 『선조수정실록』 26권, 1592년 6월 1일자.

충심이 상대적으로 훨씬 더 돋보이는 계기가 되었다. 허준은 다시 한 번 선조의 확고한 신임을 사게 되었다. 그것은 나중에 공훈의 수여로 이어진다.

허준이 다시 한 차례 승진하는 것은 또 동궁(광해군)의 병을 고친 덕택이었다. 1596년 허준은 다른 의관과 함께 동궁의 병을 고쳤다. 그 공으로 선조는 허준을 동반東班에 올리는 한편, 품계와 가자의 승진이라는 상을 내렸다.[16]

이에 대해 사신史臣은 "중니仲尼(공자)가 이르기를 '부모는 오직 자식의 병을 근심한다.'고 하였다. 병이 있으면 근심하고 병이 나으면 기뻐하는 것인데, 기쁘기 때문에 말을 하사하고 작위를 승급하는 것이니, 이는 곧 그 공로를 포상하는 일이다."고 긍정적으로 평가하였다. 승진도 승진이지만, 허준에게는 '동반東班에 오르게 된 사실'이 더 기쁜 일이었을 것이다. 이 조치는 그가 서얼 출신의 기술관에서 벗어나 어엿한 양반이 된 것을 뜻하기 때문이다. 동반이란 양반 중 하나인 문관을 뜻한다. 이제 그와 그의 자손은 그 어떤 신분상의 굴레가 적용되지 않는 떳떳한 양반의 일원이 된 것이다. 허준의 나이 58세, 내의원에 들어온지 17년 만에.

이제 다시 승진했으니, 1등급 승진했다면 허준의 품계는 정3품 통정대부에서 종2품 가의대부에 해당한다. 가의대부는 문관의 경우 6조 참판, 홍문관·규장각의 제학, 8도 관찰사 등의 관직에 내려주던 작위이다. 그런데 2등급 승진했는지도 모르겠다. 1601년 8월에

---

16 『선조실록』, 1596. 3. 3일자.

허준이 쓴 『언해두창집요』 발문을 보면, 그의 작위가 '정헌대부(정2품)'로 나와 있기 때문이다. 물론 『실록』에는 기록되어 있지 않지만 1596-1601년 동안에 한 차례 더 승진이 있었다고 보는 것이 2등급 승진보다 더 타당한 듯하다.

1604년 6월, 왜란 때 공훈을 세운 인물에 대한 대대적인 공신 책봉이 있었다. 이 때 서울서부터 의주까지 임금이 탄 가마를 모신 사람을 호성공신扈聖功臣, 전투에서 공을 세운 장수와 명에 군량을 얻으러 간 사신을 선무공신宣武功臣, 민심을 선동하여 반란을 꾀한 이몽학의 난(1596년)을 토벌한 사람을 청난공신淸難功臣으로 삼아 각기 3등급의 상을 내렸다. 허준은 호성공신 3등에 책정되었으며 '충근정량忠勤貞亮(충성스럽고 근실하며 바르고 성실하다)'이라는 봉호封號(君을 책정하는 것)를 받았다. 임금이 내린 교서에서는 그 공을 다음과 같이 적었다.

> 때는 임진년 6-7월 사이에 하늘은 어둑하고 장마 가득한 땅을 따라 천리 먼 길을 갈 때 아침에서 저녁까지 달리고 또 달리는 것을 감당치 못해 자주 건강을 잃을 때마다 (그대의) 돌보는 힘에 의지했다. 이렇듯 급하고 어려운 때를 맞아 잠시도 떨어져 있지 않고 적전赤箭이나 청지靑芝 같은 약을 써서 병을 고치는 효험이 있었고, 그런 맘은 끝까지 변치 않았도다.[17]

---

[17] 『호성선무원종공신도감의궤』, 「충훈정량호성공신숭록대부양평군허준서(忠勤貞亮扈聖功臣崇錄大夫陽平君許浚書)」, 1604, 505-506쪽.

또한 그는 본관인 양천陽川(현 강서구·양천구 부근)의 읍호邑號를 받아 양평군陽平君이라는 이름을 얻었다. 따라서 그가 받은 작위의 온전한 명칭은 '호성공신 충근정량 양평군'이다. 그의 나이 66세. 나라와 임금을 지킨 훈공勳功의 대가는 봉호의 책정 이외에 품계의 1등급 승진이 주어졌다. 당시 허준이 정2품 가의대부에 있었으니까 그보다 1등급 위인 종1품 숭록대부가 된 것이다. 품계로만 따진다면 좌찬성·우찬성과 같은 지위에 오른 것이다. 종1품에 오른 당시 허준의 감회는 '허준이 임금의 건강을 돌보는 어의라는 막중한 직책임에도 불구하고 조상의 산소를 찾겠다고 휴가원을 낸 사실'로부터 어느 정도 확인된다. 어의는 병 치료 중인 임금의 곁을 여러 날 떨어져 있을 수 없도록 되어 있었다. 그러나 허준은 '공신에 책봉된 경사스러움'을 조상에게 고하기 위해서 휴가원을 냈다. 그의 선산은 파주 장단과 개성 주변에 있었다. 사간원에서는 그것을 불경죄로 여겨 파직, 국문할 것을 요청했다. 하지만 선조는 받아들이지 않았다. '허준은 공신에 봉해진 후라서 소분掃墳(조상에 경사스러운 일을 알리러 가는 것)하고자 하는 것은 정리에 당연하다는 것'이 그 이유였다.

허준이 종1품에 오른 것은 그로서는 대단한 경사였다. 반면에 서얼 출신의 의관이 1품에 오른 것에 대한 문관의 질시와 견제가 더욱 심해졌다. 종1품직 제수 이후에 『실록』에는 이전에 보이지 않던 사관史官의 악평이 보이기 시작한다. "허준은 성은을 믿고 교만을 부리므로 그를 시기하는 사람이 많았다."는 내용이 그것이다. 1606년 1월, 오랫동안 차도가 없던 선조의 병세가 호전되자, 선조는 수의首醫였던 허준에게 관직의 최고의 단계인 정1품 보국숭록대부를 내렸다.

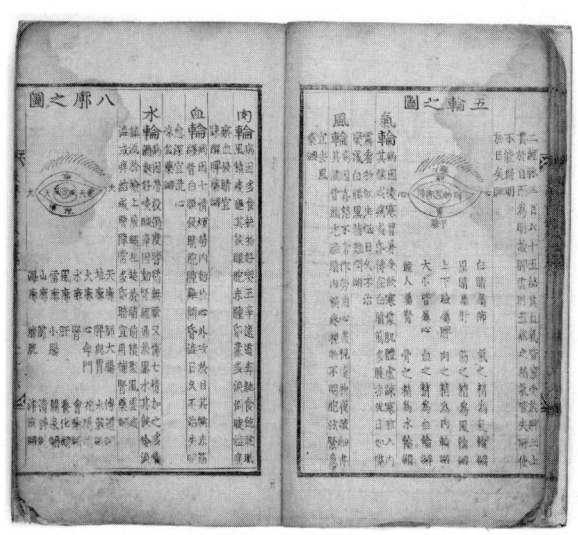

「동의보감」 초간본 안과부분 (한독박물관 소장)

이런 조치는 의원의 신분으로서는 조선 왕조의 개국 이래 처음 있는 경천동지할만한 사건이었다. 사간원에서는 그것이 신분질서를 그르치는 잘못된 조치라고 맹렬히 들고 나왔다. 사헌부에서도 다음과 같이 비슷한 요지의 글을 올렸다. "의관醫官이 숭록이 된 것도 전고에 없던 것으로 이것만도 이미 그지없이 외람한데, 더구나 이 보국은 대신과 같은 반열인데 말해 뭐하겠습니까. 이것이 어찌 허준이 부당하게 차지할 자리이겠습니까. 물정物情이 모두들 놀라워하고 있으니 속히 개정하게 하소서." 이런 간언에 대해 선조는 "허준이 높은 품계에 올랐어도 크게 방해로울 것이 없으니 개정할 필요 없다."는 입장을 보였다. 그러나 탄핵이 계속되자 선조는 정1품 '보국輔國' 품계만 주고 보통 정1품 보국숭록대부에 자동으로 따라 붙는 친공신親功臣의 표시인 부원군 봉호는 내리지 않는 것으로 절충하려고 했다. 그러다가 결국 '보국'마저 철회했다. 선조가 손을 든 것이다. 비록 좌절되기는 했지만, 허준은 의관으로서는 최초로 생전에 보국숭록대부의 문턱에까지 도달했다. 당시 작위를 남발하는 경향이 있어서 정·종 1품이 이전의 10명 정도에서 거의 50명 정도가 되었던 점[18]을 감안한다 해도, 의관으로서 그가 이룩한 성취는 진실로 놀라운 것이었다. 이 때 허준의 나이 68세. 영광은 잠시 뿐, 1608년 2월 1일, 허준에게 하늘이 무너졌다.

임진왜란 때 입은 엄청난 심리적 상처 때문에 이후 늘 병에 시달렸던 선조의 병환이 1606년 1월 잠깐 좋아졌다가 봄 이후에 많이 안 좋아졌다. 『선조실록』에는 이 시기 선조의 병환에 대한 기사를 매우 많이 싣고 있다. 1607년 10월, 왕의 병세는 급격히 악화되었고, 급기야는 '수의首醫 허준이 제대로 약을 쓰지 못해 그렇다'는 탄핵의 주장이 정가 일각에서 강하게 제기되었다. 임금이 사경에서 헤매고 있는데, 어의를 벌주는 것이 가당치 않다고하여 그런 주장이 당장 받아들여지는 않았다. 그러나 선조의 병세는 돌이킬 수 없는 것이 되어 1608년 2월 1일 세상을 떠났다.

선조의 병환 악화와 죽음은 단순한 의학상의 문제가 아니었다. 거기에는 소북파와 대북파 왕위계승의 정통성을 둘러싼 복잡한 권력투쟁이 묻어 있었다. 선조 만년에는 선조의 유일한 적자인 어린 영창대군을 미는 소북파의 거두 영의정 유영경이 권력을 쥐고 있었다.

---

18 이수광 저/남만성 역, 『지봉유설』 상, 을유문화사, 1998, 146쪽.

선조는 유영경에게 영창대군을 후임 왕으로 밀 것을 부탁했다. 하지만 당시에는 영창대군이 생기기 전에 이미 공빈 김씨의 소생인 광해군이 세자로 책봉되어 있던 상태였다. 선조가 살아 있을 때에는 적자인 영창대군이 왕위를 계승할 가능성이 높았으나, 선조의 갑작스러운 죽음으로 세자(광해군)와 그를 미는 대북파가 세력을 잡게 되어 광해군이 왕위에 오르게 되었다. 선조의 병환이 악화되어 정국이 혼미할 때부터 이미 대북파에서는 유영경을 비롯한 소북파의 세력 약화를 도모했는데, 그 세력 약화의 고리가 수의 허준이었다. 당시 내의원 의학책임자는 수의 허준이었고, 내의원 전체 책임자는 도제조 유영경이었다. 어의 잘못은 곧 그런 잘못이 있도록 한 도제조의 책임이다. 따라서 유영경을 치기 위해서 허준의 잘못을 물고 늘어진 것이다. "당시에 유영경이 약방 도제조였으므로 유경종 등이 먼저 허준의 잘못을 논한 다음에 유영경의 지위를 동요시키려 하였다."는 실록기사는 이를 말한다.

선조가 죽고 광해군이 즉위한 이후에 영창대군을 옹립하려고 했던 유영경은 사약을 받았으며, 소북파의 핵심 인물 또한 죽임을 당하거나 멀리 귀양에 처해졌다. 이미 문신들의 '미움'을 사고 있던 허준에게도 처벌이 따랐다. 허준은 정치적 소용돌이 안에 있었지만, 그가 어떤 정치적 동기에 따라 행동하지는 않은 듯하다. 소북파 일당들이 거세되어 나갈 때에도, 그에 대한 논죄거리가 '망령되이 약을 써서 선조를 죽게 했다'는 사실이었음이 이를 말해준다. 1608년 2월 이후 허준의 탄핵과 문초를 요구하는 간언諫言이 쏟아져 나왔다. 그런데 앞에서 살폈듯이 한 번은 생명을 구해주었고, 한 번은 중병을 고쳐주었던 허준은 광해군에게 특별한 존재였다. 광해군은 인간적인 도리 때문에 허준을 계속 감싸주었다. 또한 선조의 죽음이 그의 의술로도 어쩔 수 없는 상황에 있었다는 것도 잘 알고 있었다. 즉 그의 가 아니라 '허준이 의술이 부족하여' 그랬다는 것이다. 그렇게 감싸려고 했으나 처벌이 없지는 않았다. 사헌부와 사간원에서는 계속 그를 먼 곳으로 귀양 보낼 것을 요구하였으나, 광해군은 처음에는 단지 삭직의 조치만 내렸고 이어서 3월 17일, 마지못해 문밖으로 쫓아내는 조치를 취했다. 그래도 계속 먼 곳으로 귀양 보낼 것을 요구하자, 1608년 3월 22일, 먼 곳 유배지의 중간 정도에 위치한 곳으로 그를 귀양 보내도록 조치했다. 허준의 나이 69세. 바로 이런 조치로 해서 허준은 함경도 끝이나 남해 바다의 섬으로 유배당하지 않고 의주에서 유배 생활을 보내게 되었다. 허준이 의주에 유배되었다는 사실은 간이 최립의 '내 동갑내기 태의 허 양평군이 의주로부터 돌아온데 물건을 주어 보내며[贈送同庚大醫許陽平君還朝自義州]'라는 시로부터 알 수 있다. 허준의 귀양 이후에 사간원과 사헌부에서는 그를 '주거지인 집에 대나무로 울을 쳐서 밖으로 나가지 못하도록 위리안치'할 것을 줄기차게 요구했으나 이 요구는 수용되지 않았다.

한편, 광해군은 1608년 11월 허준을 귀양살이에서 풀어줄 것을 시도했다. "허준이 호성공신일 뿐 아니라 나를 위해서 수고가 많았던 사람이다. 근래에 내가 병이 많으나 내의원에 경험이 많은 훌륭한 의원이 적다."는 논리로 그를 풀어주려고 했다. 그러나 이는 중신들의 반대로 무산되었고 허준이 귀양을 산 지 1년 8개월이 지난 1609년 11월 22일에서야 귀양에서 풀려나는 조치가 있게 되었다.

허준의 나이 71세. 사간원의 극심한 반대에도 불구하고 이 조치는 철회되지 않았다.

 1608년 11월 이후 허준은 귀양에서 풀려나 내의원에 복귀하여 광해군의 병을 돌보았다. 그는 복직과 함께 복권되었다. 이것은 『동의보감』(1610)에서 편찬자로 '어의 충근정량 호성공신 숭록대부 양평군 신臣 허준'이라는 표현을 쓴 데서 확인할 수 있다. 만년에 그는 『동의보감』을 지어 바쳤고(1610), 역병에 관한 두 책(모두 1613년 출간)을 편찬하기도 했다. 또 다른 한편으로는 내의원에서 후학을 가르쳤다. 그러다가 1615년 가을 세상을 떴다. 향년 77세. 이 해 11월 13일, 그에게는 '정1품 보국숭록대부'의 작위가 추증되었다. (단, 9년 전의 경우처럼 봉호封號에는 변함이 없어서 부원군이 되지는 못했고, 계속 군君(양평군)에 머물러 있었다.) 30대 초반 내의원에 들어온 이후 40여 년 동안 선조와 광해군 두 임금의 병을 정성스럽게 돌본 공을 인정하여, 나라에서는 그에게 '의관의 역사상 최고의 지위'를 그에게 안겨준 것이다.

허준의 의학적 성취

허준의 저작 개관

조선의 역사상 어의는 무수히 많았고, 수의首醫 또한 언제나 존재했다. 의술의 공으로 당상관 지위에 오른 사람도 적지 않으며, 현종 때의 의관인 유후성柳後聖이란 인물은 살아 생전에 정1품 보국숭록대부를 받았다. 그럼에도 불구하고 우리가 허준에게 주목하는 이유는 그가 학문적으로 대단한 위업을 쌓았기 때문이다. 그는 오늘날까지도 한의학도에게 널리 읽혀지는 『동의보감』이라는 불후의 대작을 썼으며, 허준 이후 조선의학의 물꼬를 바꿔버렸다. 허준이 쓴 책으로는 7종이 있는것으로 알려져 왔다. 『찬도방론맥결집성纂圖方論脈訣集成』, 『언해태산집요諺解胎産集要』, 『언해구급방諺解救急方』, 『언해두창집요諺解痘瘡集要』, 『동의보감』, 『신찬벽온방新撰辟瘟方』, 『벽역신방辟疫神方』 등이 그것이다. 그런데, 최근에 발견된 한 자료에 따라 1종을 더 추가할 수 있을 듯하다. 역사학자 이우성이 중국에서 새로 발굴하여 국내에 영인, 소개한 『태의원선생안』(고종 초기 저술된 것으로 추정됨)에는 기존에 알려지지 않았던 허준의 저작 1종이 표기되어 있다. '허준'조에 적힌 『언해납약증치방諺解臘藥症治方』이 그것이다.[19]

이 책에는 편찬자에 대한 정보가 적혀있지 않기 때문에 그것을 곧바로 허준의 저작이라고 단정하기 힘들다. 또 『태의원선생안』이

---

19 「태의원선생안」, 『서벽외사(栖碧外史) 해외수집본』 78, 아세아문화사, 1997, 457쪽.

외에 다른 문헌에서 이 책이 허준의 저작이라고 말한 것은 아직 발견되지 않았다. 그렇지만 『언해납약증치방해』의 거의 모든 내용이 『동의보감』에 나오는 것으로 90퍼센트 이상의 동질성을 보이고 있다는 점, 또 언해 형식이 다른 언해본과 비슷하다는 점에서 허준의 작업이라고 보아도 무방할 듯하다. 다만 표기법이 17세기 것이 아닌데, 그것은 현존하는 『언해납약증치방』이 초간본이 아니라 영조 무렵에 찍은 판본이기 때문일 것이다. 우리는 현존하는 필사본 『언해구급방』에서도 표기법이 다른 경우를 볼 수 있다. 왜 허준이라는 이름을 밝히지 않았을까? 그 내용이 내의원에서 계속 쓰고 있었던 납약의 전통을 어느 정도 추보한 책이라서 그 정도의 일에 구태여 편찬자의 이름을 걸 필요가 없었기 때문이었던 듯하다. 허준의 저술은 크게 세 부류로 대별된다. 최초의 저작인 『찬도방론맥결집성』의 편찬, 『언해태산집요』·『언해 구급방』·『언해두창집요』·『언해납약증치방』 등 4종의 한글 번역 의서의 편찬, 『동의보감』의 편찬, 전염병 전문서인 『신찬벽온방』과 『벽역신방』의 편찬이 그것이다. 이 가운데 『찬도방론맥결집성』과 『벽역신방』을 제외하고는 모두 『동의보감』과 깊은 관계가 있다. 『동의보감』을 편찬하는 가운데, 일부 내용을 추려 별도의 책으로 엮었든지 아니면 『동의보감』의 내용을 중심으로 새로운 내용을 덧붙여 1책으로 편집한 것이다. 『동의보감』과 비교적 관계가 먼 『찬도방론맥결집성』은 젊은 허준의 첫 작품이며, '성홍열을 정확하게 관찰하고 있는' 『벽역신방』은 허준의 최후 저작이다.

『찬도방론맥결집성』(1581)

허준은 그의 나이 43세에 『찬도방론맥결집성』(1581)을 펴냈다. 이 책은 당시 전의감의 과거시험 교재로 쓰이고 있던 동일한 제목의 책의 잘못을 교정한 책이다. 원저는 6조 때 고양생이 쓴 진맥에 대한 노래책인 『맥결』이며, 그 노래의 출간 이후 여러 사람이 그 책에 주석을 달았으며, 원대의 어떤 인물이 그 주석을 모두 모아 책으로 묶은 것이 바로 『찬도방론맥결집성』(4권)이다. 『맥결』은 초보자의 진맥학 학습서로 뛰어난 것이었으나 자체 모순을 보이는 등 문제점이 계속 지적되어 왔었다. 허준은 왕명을 받아 자신의 의학적 지식으로 중국에서 편찬된 『맥결』의 오류를 바로 잡는 일을 했다.

이 책의 편찬으로 허준은 학의學醫로서 인정을 받게 되었다.

언해본의서: 『언해태산집요』·『언해구급방』·『언약증치방』·『언해두창집요』(1601)

『동의보감』을 집필하는 과정(1596-1610)에서 허준은 언해 의서 3종(여기에 『언해납약증치방』까지 보탠다면 4종이 된다)을 펴냈다. 이 모든 것은 1601년(63세 때) 봄부터 시작하여 8월까지 불과 몇 달 안에 이루어졌다. 짧은 기간 동안에 이 네 책이 나올 수 있었던 것은 아마도 그가 『동의보감』을 편찬하던 중에 있었기 때문에 가능했을 것이라 생각한다. 하지만 이 책들의 편찬 동기는 『동의보감』의 그것과 다른 데 있었다. 『동의보감』이 중국 의서의 잘못을 바로잡기 위한 데 주목적이 있었다면, 『언해태산집요』·『언해구급방』이 책들은 왜란으로 망실된 의서를 대체하는 데 주목적이 있었다. 허준은 이 세 책의 편집 동기에 대해 『언해두창집요』에서 다음과 같이 썼다.

신축년(1601년) 봄 임금께서는 신臣 허준에게 하교하시기를, "평시에는 『태산집』·『창진집』·『구급방』이 세상에 간행되었으나 왜란 후에는 모든 것이 없도다. 너는 마땅히 의론醫論과 처방을 찾아 다루어 3종의 책으로 만들어라. 그러면 내 그것을 몸소 볼 것이다. 또 왕실에 내장하고 있는 고금의 의서를 내줄 터이니 그것을 검토하여 편찬에 참고하라."고 하시어 겨우 해를 넘기지 않고 세 책을 모두 마쳐서 바쳤습니다.

『언해납약증치방』을 내게 된 까닭도 이 세 책과 같이 망실된 의서의 회복 차원에서 이루어졌을 것이다. 의서 회복 차원이라고 말을 하고 있지만, 실제 내용을 같은 제목의 것과 비교해서 볼 때 그 내용이 훨씬 체계적이고 잘 다듬어져 있다. 또 새로 수입된 명의 의서가 충분히 활용되어 있다.

이런 점을 감안할 때 이전 의서의 대체, 보완이라는 말보다는 그 분야에 대한 새로운 책을 썼다고 해야 할 것이다. 『언해태산집요』(1권, 81쪽)는 아이를 얻는 방법, 잉태에 관한 제반 사항, 임산부의 헛구역질 증상인 오조, 태를 편안하게 앉히는 방법, 제반 출산 방법, 출산 전 임산부의 각종 질병과 치료, 산후 각종 질병과 치료, 아이를 별 탈없이 낳게 하는 태살방위법, 소아구급법 등의 내용을 실었다. 세종 때 나온 『태산요록』과 비교해보면, 산모의 심리적 안정을 가져다주는 각종 방법보다는 의학적 처치, 즉 여러 증상에 대한 명확한 서술과 적절한 처방의 제시가 주종을 이루고 있다.

『언해구급방』(상하 2권, 185쪽)에서는 위급한 상황의 발생과 해결, 죽게되는 경우의 처치법, 여러 가지 부스럼과 외상에 대한 처치법, 중독과 해독 등의 내용을 다루었다. 세조 때의 『언해구급방』과 비교해서 본다면, 구급의 범위가 훨씬 넓고, 또 구급 방법으로 명대 이후의 저서에서 많은 내용을 채웠다. 대부분의 내용은 『동의보감』의 여러 군데에 나뉘어 설명되어 있다.

『언해납약증치방』(1권, 74쪽)에서는 납약, 곧 매년 12월(납월)에 내의원에서 만드는 각종 상비약을 말한다. 이 책에서는 우황청심환 등 27가지 상비약을 실었다. 증치症治라는 말에서 알 수 있듯이 그 약들로 고칠 수 있는 각종 증상을 언급하였으며, 약 먹을 때 조심해야 할 금기도 실었다. 납약들이 듣는 각종 증상과 금기를 일목요연하게 학문적으로 정리한 것이 이 책의 가장 큰 특징이다.

『언해두창집요』를 쓰게 된 동기는 위의 책들과 다르다. 망실된 의서를 회복하는 차원에서 편찬된 것이 아니라 두창에도 약을 써야 한다는 새로운 생각을 심어주기 위해서 편찬한 것이다. 즉, 허준이 왕자의 두창을 고친 것을 계기로 해서 두창에도 약을 써서 고칠 수 있다는 점을 세상에 널리 알리고, 또 그것을 언해하여 부녀도 쉽게 그것을 활용할 수 있도록 하는 데 그 목적이 있었던 것이다. 당시 두창은 약을 써서는 안되는 '절대적인' 금기의 대상으로서 의학계에서도 감히 이를 깰 엄두를 내지 못하던 질병이었다. 사람들은 두창이 두신痘神에 의한 것으로 인식하였고, 그를 노하게 하면 큰일난다고 생각했기 때문이다.

물론 의학적 접근이 전혀 없었던 것은 아니다. 세조 때 임원준이 편찬한 『창진집』에는 두창을 치료하기 위한 내용이 일부 실려 있다. 그러나 『언해두창집요』에서 말하고 있듯이 "백성들은 그것을 달갑게 여기지 않아 허문虛文에 지나지 않았다."고 여겼을 따름이다. 왜냐하면 아무도 효과를 신빙하지 않았기 때문이다. 이런 상황에서 선조는 허준이 광해군과 왕자, 공주 등을 고친 것을 계기로 강한 금기를 깨려고 했다. 허준의 '믿을만한 처방'을 계기로 책을 지어 대대적인 선전에 나섰던 것이다. 『언해두창집요』가 그 책이다.

『언해두창집요』(상하 2권, 285쪽)에는 두창이 생기는 이유, 두창과 유사 질환의 구별, 두창이 안 생기도록 하는 방법, 두창에 전염되지 않는 방법, 두창의 경과와 각 단계에 대한 적절한 처치법, 두창 때 죽는 증상과 안 죽는 증상, 두창 때 좋은 예후와 나쁜 예후, 두창 때 생기는 각종 합병증과 그것을 치료하는 법 등을 망라하였다. 명대에 나온 여러 문헌을 많이 참고하고 있는 것이 큰 특징이다. 『언해두창집요』의 대부분 내용을 『동의보감』「소아」문에서 볼 수 있다.

『동의보감』(1596-1610)

허준의 다음 책은 15년 후인 그의 나이 58세(1596)에 시작되었다. 그것이 14년의 시간을 들여 완성한 『동의보감』(1610)이다. 선조는 당대에 마구 쏟아져 나온 명나라의 의학에 불만이 많았다. 그것은 몸의 수양이라는 양생의 대의에 기초해 있지 않았고, 지엽말류 같은 내용이 마구 섞여 있었기 때문이다. 조선 중기의 대학자인 이정구李庭龜가 쓴 『동의보감』 서문을 보면 "우리 선조대왕께서 병신년간(1596)에 태의太醫 신臣 허준을 불러 하교하시기를 요즘 중국[中朝]의

방서方書를 보니 모두 자잘한 것을 가려 모은 것으로 참고하기에[觀] 부족함이 있다. 너는 마땅히 온갖 처방을 덜고 모아 하나의 책으로 만들라."는 대목에서 선조의 생각을 읽을 수 있다.

의학에 밝았던 선조는 새로 편찬할 책의 성격까지 규정해주었다. 그것은 첫째, '사람의 질병이 조섭調攝을 잘못해 생기므로 수양修養을 우선으로 하고 약물치료를 다음으로 할 것', 둘째 '처방들이 너무 많고 번잡하므로 그 요점을 추리는 데 힘쓸 것', 셋째 '벽촌과 누항의 사람들이 의원과 약이 없어 요절하는 자가 많은데도, 우리나라에서도 많이 생산되는 향약에 대해 사람들이 잘 몰라 약으로 쓰지 못하니 책에 우리나라 약 이름을 적어 백성들이 쉽게 알 수 있도록 할 것' 등 세 가지였다. 물론 이런 명령이 허준의 교감 없이 이루어졌다고 보아서는 안 될 것이다. 선조를 의주까지 따라갔던 어의 허준과 선조의 관계는 단순한 군신의 관계를 뛰어 넘어 인간적, 학문적으로 교감하는 단계에 있었을 것이다. 허준이 그런 일을 해낼 수 있다는 학문적 믿음이 없었다면 이런 '무모한' 명령은 휴지조각에 지나지 않았을 것이다.

허준은 왕명에 따라 유의 정작, 어의 양예수, 김응탁, 이명원, 정예남 등과 편찬국을 만들어 책을 편찬해나갔으나 이듬해인 정유년(1597)에 재란하였기 때문에 책의 뼈대만 잡은 채로 작업이 중단 되었다. 다시 난이 수습된 후 언제인지는 불분명하지만, 선조는 『동의보감』의 편찬을 허준 단독으로 편찬할 것을 지시했다. 그는 혼자 이 일을 맡아 처리했으나 진척이 더뎠다. 그가 귀양을 가기 직전(1608년 3월)까지 아직 절반도 끝나지 않은 상태였다. 바쁜 어의 일에 신경

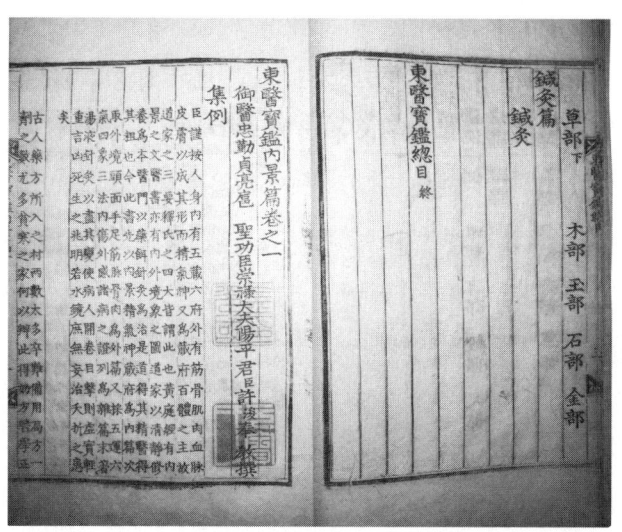

『동의보감』 갑술본 (전북대박물관 소장)

을 쓰느라 책에 전념할 시간을 가지지 못했기 때문이다. 그러나 그는 유배지에서 책 쓰는 일에 전념한 듯 보인다. 그는 이후 2년 5개월 동안 절반이 넘는 내용을 채워 1610년 8월(그의 나이 72세)에 그것을 조정에 바쳤다. 귀양살이 1년 8개월은 인생살이에서는 쓰라림이었 겠지만, 그의 학문에서는 더할 나위 없는 보약이었음을 알 수 있다. 그는 자신의 최대 후원자인 선조를 살려내지는 못했지만, 선조와 그 사이의 약속, 곧 중국의학을 능가하는 의서의 편찬이라는 유훈을 묵묵히 실천해냈다. 광해군은 그것을 잘 알고 있었다. 그렇기에 다음과 같이 말한 것이다.

양평군陽平君 허준許浚은 일찍이 선조先朝 때 의방醫方을 찬집撰集하라는 명을 특별히 받들고 몇 년 동안 자료를 수집하였는데, 심지어는 유배되어 옮겨 다니고 유리流離하는 가운데서도 그 일을 쉬지 않고 하여 이제 비로소 책으로 엮어 올렸다. 이어 생각건대, 선왕께서 찬집하라고 명하신 책이 과인이 계승한 뒤에 완성을 보게 되었으니, 내가 비감한 마음을 금치 못하겠다. 허준에게 숙마熟馬 1필을 직접 주어 그 공에 보답하고, 이 방서方書를 내의원으로 하여금 국局을 설치해 속히 인출印出케 한 다음 중외에 널리 배포토록 하라.

한의학사에서 볼 때, 『동의보감』(25권)의 구성은 이전의 그 어느 것과 다르다. 단순히 다를 뿐만 아니라 고도로 발달한 형태를 띤다. 한의학사에서 처음으로 『동의보감』은 대분류 방법을 통하여 전체 의학체계를 분류하였다. 「내경」편, 「외형」편, 「잡병」편, 「탕액」편, 「침구」편 등 다섯 가지 기준이 그것이다. 이렇게 편을 나누게 된 까닭을 허준은 「집례」에서 다음과 같이 말한다.

지금 이 책은 먼저 내경內景의 정, 기, 신, 장부로 내편內篇을 삼고, 다음으로 외경外境의 두頭, 면面, 수手, 족足, 근筋, 맥脈, 골骨, 육肉으로 외편外篇을 삼고, 또한 오운육기五運六氣, 사상四象(望, 聞, 問, 切), 삼법三法(吐, 汗, 下), 내상內傷, 외감外感, 제병諸病의 증상을 나열하여 잡편雜篇으로 삼고, 끄트머리에 탕액湯液, 침구鍼灸를 덧붙여 그 변통의 이치를 다 밝혔다.

이 글에서처럼 허준은 도교적 양생사상에 입각하여 『동의보감』의 큰 줄기를 세웠다. 먼저, 그는 "도가道家는 맑고 고요히 수양하는

「동의보감」 갑술본판본 (전북대박물관 소장)

것을 근본으로 하고, 의학에서는 약이藥餌와 침구鍼灸로 치료를 하니, 이에서 도가는 그 정미로움을 얻었고 의학은 그 거친 것을 얻었다."고 말하면서 몸의 생명력을 기르는 양생술이 단순히 병을 치료하는 의학보다 우선함을 천명하였다. 그렇기 때문에 병의 치료와 관련된 탕액湯液과 침구에 관한 내용을 끄트머리에 놓았으며, 몸을 기르는 행위와 그다지 관련이 없는 각종 병에 관한 내용을 중간에 놓았다.

다음으로, 양생과 관련이 있는 신체에 관한 내용을 안팎으로 나누어 책 앞에 차례대로 배열하였다. 그 중 정, 기, 신, 오장육부 등 몸 안의 존재하는 것들이 몸의 근본을 이루는 동시에 양생의 도와 밀접하므로 맨 앞에 놓았으며 근골, 기육, 혈맥 등 몸의 형체를 이루는 것을 그 다음에 배치하였다. 이렇게 함으로써 허준은 구체적인 질병의 증상과 치료법에 강한 의학 전통과 정·기·신을 중심으로 하는 신체관을 정립하여 양생 전통을 높은 수준에서 하나로 통합하였다. 그리하여 우리는 생명, 신체, 자연환경과 인간의 질병, 질병의 치료를 하나의 유기적인 체계 안에서 이해할 수 있게 된다.

이렇듯 양생과 의학 전통을 결합하여 신체관을 정립하고 그 신체관에 따라 각종 몸의 부위와 질병을 파악한다는 점에서 『동의보감』은 단순한 의서 이상의 의미를 지닌다. 그렇기 때문에 오늘날 사상사를 공부하는 사람들은 『동의보감』을 17세기 조선의 생명관 또는 신체관을 가장 잘 확립한 사상서로 높이 평가한다.

전염병전문의서:「신찬벽온방」과 「벽역신방」

1610년 『동의보감』이 완성된 이후에도 허준은 두 책을 더 썼다. 두 책 모두 1613년(75세 때)에 북쪽 지방에서 유행하던 열성 질환인 온역瘟疫에 대한 대책으로 쓰여진 것이다. 온역은 요즘의 급성 티푸스 질환으로 추정되는 질환이다. 『신찬벽온방』(1권, 40쪽)을 온역을 다룬 이전의 모든 의서와 비교해 볼 때, 허준의 『신찬벽온방』은 가장 체계적이다. 허준은 『의학정전』이나 『의학입문』 같이 당시 최신 서적들에 담긴 내용을 참고하면서, 이전의 온역 이론과 처방을 재정리했다. 이는 반드시 의학적 대응에 국한되는 것은 아니다. 예방과 기양祈禳이라는 측면에서 주술적인 방법도 다수 포함했다. 그리하여 온병이 생겨나게 된 주원인과 부수적인 요인, 온역이 생겼을 때의 맥의 상태, 계절에 따른 온역의 제반 증상과 각각의 치료법, 온역의 침투에 따른 여러 증상과 각각에 대한 치료법, 유사질환, 온역을 물리치기 위한 기도법과 약물처방, 온역을 예방하는 법, 침 치료법, 고칠 수 없는 증상, 온역에 걸렸을 때의 금기 등 모든 측면이 온전히 갖추어지게 되었다.

『벽역신방』(1권, 16쪽)은 1613년 겨울 북쪽 지방에서 유행했던 성홍열에 대한 책이다. 이 책에는 그 병의 원인과 증상, 병을 치료할 수 있는 여러 처방이 실려 있다. 매우 간단한 책이지만, 허준의 다른 의서와 뚜렷하게 구별되는 특징을 보인다. 다른 문헌이 이전의 문헌을 존중하여 '술이부작述而不作'의 전통에 충실했다고 한다면 이 책은 그렇지 않다. 자신의 관찰과 해석을 전면에 드러내고 있다. 유례가 없었던 새로운 질병에 대한 것이기 때문이다. 조선의 의학자가 특정 질병을 연구하여 이름을 붙이고 병의 증상과 원인을 탐구하여 책자로 정리한 것은 이 책이 최초이다. 전염병의 원인을 설명하면서 '귀신소행설'을 완전히 떨쳐버린 것도 이 책이 최초이다. 허준의 성홍열에 대한 세밀한 관찰은 한·중·일 동아시아 3국을 통틀어 성홍열과 유사질환을 구별해낸 최초의 것이었으며[20] 세계홍역사상世界紅疫史上으로도 가장 이른, 또 정확한 기록 가운데 하나라고 할 수 있다. 허준이 『동의보감』으로는 동아시아 한의학을 한 차원 높게 정리해냈다면, 그의 최후의 저작으로는 세계질병사에 한 획을 긋는 '성홍열' 감별의 모습을 제시하였다.

허준의 만년은 지지부진한 것이 아니라 최후까지 학문적인 열정을 태웠고, 그 불은 마지막에 가장 빛나는 광채를 띠었다.

의서의 발간

허준의 저술과 출간 시기에는 다소 차이가 존재한다. 서둘러 출간

---

[20] 三木榮, 『조선질병사』, 1962, 58쪽

된 『신찬벽온방』과 『벽역신방』을 제외한 모든 저작이 저술 시기보다 늦게 출간되었다. 전란의 혼란 때문에 인쇄, 발간이 어려웠기 때문이 아닌가 짐작된다. 그의 저작 가운데 『언해구급방』이 1607년(선조 40) 6월에 최초로 출간되었고, 이어서 『언해태산집요』(1601년 저술)와 『언해두창집요』(1601년 저술)가 1608년(선조 41) 정월에 출간되었다. 선조가 승하하기 2달 전의 일이다. 다음에는 허준의 최초 저작인 『찬도방론맥결집성』(1581년 저술)이 1612년(광해군 4)에 출간되었으며, 1613년 2월에 『신찬벽온방』이 저술과 동시에 출간되었다. 이어서 1610년에 완성된 『동의보감』은 1613년(광해군 5) 11월에 출간되었으며, 이 해 12월에 『벽역신방』이 저술과 동시에 출간되었다. 이상의 내용을 종합해보면, 허준의 저술이 1607년-1613년 6년 사이에 모두 출간되었음을 알 수 있다. 그가 귀양 가기 직전에 3책이 출간되었고, 그가 귀양에서 풀린 직후에 4책이 출간되었다.

조선의학의 전통을 우뚝 세우다

허준이 역사에 이름을 남기게 된 것은 그가 쓴 책에 담긴 그의 의학이 예사롭지 않기 때문이다. 우리는 그의 의학적 성취를 어떻게 평가해야 할까? 첫째는 조선의학사의 관점에서이다. 한마디로 허준은 조선의학사에서 독보적인 존재이다. 그는 그 이전의 조선의학을 모두 갈아 치우면서 그 이후 조선의학의 전범을 제시했다. 『동의보감』이 그것이다. 또 그가 정리한 『찬도방론맥결집성』은 이후 조선시대 내내 의과 시험의 교재로 활용되어 의학 초보자 학습의 길잡이 노릇을 하였고, 『언해구급방』, 『언해태산집요』, 『언해납약증치방』 등은 민간에서 가장 시급하고 요긴한 기본 의학 지식을 제공하는 원천이 되었다.『동의보감』이 고급 의학으로서 높은 수준의 의학의 통일을 가능케 했다면, 이런 의서는 낮은 수준에서 의학을 손쉽게 배우고 의료를 널리 확산시키는 촉진제가 되었다.

둘째는 동아시아 의학사에 대한 기여이다.『동의보감』은 출간 이후 현재까지 중국에서 대략 30여 차례 출간되었고, 일본에서도 두 차례 출간되었다. 특히 중국에서 대단한 인기를 누려서 중국 의서 가운데에서도 성격이 비슷한 종합의서로서『동의보감』보다 많이 출간된 책은 불과 몇 종에 불과하다. 이렇게 널리 읽힌 것은『동의보감』에서 이룩한 의학적 성취 때문이다.『동의보감』은 두 갈래로 흩어져 흘러온 양생과 의학의 전통을 높은 수준에서 종합하였다. 병의 치료와 예방, 건강 도모를 같은 수준에서 헤아릴 수 있게 한 것이다. 또『동의보감』은 병의 증상, 진단, 예후, 예방법 등을 일목요연하게 정리해냈다. 중국 의학서 중에서『동의보감』만큼 이런 내용이 잘 갖춰진 책은 거의 없다고 할 수 있다.『동의보감』의 성취 중 가장 놀라운 것은 한의학 전통의 핵심을 매우 잘 잡아냈다는 점이다. 허준은 거대한 한의학 전통에서 2천여 가지의 증상, 700종 남짓의 약물, 4천여 가지의 처방, 수백 가지의 양생법과 침구법을 뽑아냈는데, 의학 경전의 정신에 따라 그것을 취사선택하여 신뢰성을 높였다. 허준은 또 자신의 뛰어난 편집 방식과 임상 경험으로 그것을 엮어내어 자신의『동의보감』을 동아시아 의학사에서 주목받는 책 가운데 하나로 올려놓았다.

셋째는 세계질병사에 대한 기여이다. 허준은 성홍열 연구를 통해서 매우 면밀한 관찰 결과를 보고했는데, 그것은 동아시아 지역에서 최초, 세계적으로도 최초의 그룹에 속하는 것이었다. 허준은 두창, 수두, 홍역, 성홍열 등의 유사질병을 구별하여 하나의 '전염병학'을 세우는 것을 목표로 한 적이 없다. 다만 민간에 만연하는 무시무시한 역병에 대해 그 시대를 사는 의학자로서 주어진 임무를 성실히 수행했을 뿐이다. 하지만 그 이면에는 60여 년 동안 허준 개인이 이룬 의학적 식견과 경험이 깔려 있었다. 『동의보감』으로 허준은 조선의학계의 제왕이 되었다. 그러나 그의 학문이 의원들에게 고급 지식을 제공하는 데 그치지 않았다는 데 그의 가치가 더욱 빛난다. 애를 낳거나 산모를 관리하는 일, 의원이 없거나 의원을 부를 틈이 없을 때 벌어지는 온갖 구급상황에 대한 처치, 응급 상황에 대비하기 위한 가정상비약의 마련 등이라는 측면에서 전문적인 의학지식을 갖추지 못한 일반 백성들을 위한 지침을 만들어 널리 보급했다는 데 허준은 결정적 구실을 했다. 또 의학을 처음 배우는 생도들이 의학의 핵심인 진맥을 제대로 배울 수 있도록 올바른 진맥 교범을 낸 것도 그의 업적이다.

그는 조선사회에 만연했던 두창, 성홍열, 티푸스 등의 전염병을 이겨내려는 의학적 노력의 중심에 있었다. 특히 두창의 경우에는 민간의 강한 금기에 도전하는 불굴의 모습을 보이기도 했다. 그의 의학은 조선의학을 재정리하고 새로 전통을 세우는 것이 되었지만, 그렇게 함으로써 조선의학을 중국의학의 수준에 뒤처지지 않는 반열에 올려놓았다. 또한 그가 성홍열 연구에서 보인 예리한 관찰은 당시 세계의학계의 최고수준에 비해서도 손색없는 것이었다.

중종34년(1539)	(1세) 정확한 월일은 알 수 없으나 이 해에 태어나다. 아버지는 허론許碖이요 어머니는 영광 김씨이다.	
선조2년(1569)	(31세) 윤6월 유희춘이 이조판서 홍담洪曇에게 허준의 내의원직 천거를 부탁하다.	
선조8년(1575)	(37세) 허준은 명의名醫 안광익安光翼과 함께 선조의 병을 입진入診하였다. 실록에는 그 입진의 결과를 다음과 같이 말하고 있다. "왕께서는 전보다 더 야위셨으며 비위맥이 매우 약하고 심한 번열증이 있어, 날 것과 찬 것을 좋아하시고 방문을 자주 열어 바람을 쐬신다." 이때의 공으로 그는 안광익과 함께 왕으로부터 녹피鹿皮의 상사賞賜를 받고 또 가자加資의 특명이 있었다.	
선조11년(1578)	(40세) 내의원 첨정으로서 당시 새로 출판된 침구도경인 『신간보주동인맥혈침구도경新刊補註銅人脈血鍼灸圖經』을 하사下賜받다.	
선조14년(1581)	(43세) 고양생高陽生의 원저原著인 『찬도맥결纂圖脈訣』을 교정校訂하여 『찬도방론맥결집성纂圖方論脈訣集成』 4권으로 개편하다.	
선조20년(1587)	(49세) 12월 9일 이날 선조임금은 병환이 쾌유된 것을 기뻐하는 뜻에서 내의원 도제조都提調 유전柳㙉, 제조提調 정탁鄭琢 및 부제조副提調 김응남金應南에게 '아다개阿多介 일좌一坐' 씩을 내리고 또 허준을 포함한 어의御醫 7명에게는 각각 녹피鹿皮 1영領씩을 내리다. 이에 앞서 선조는 겨울 초부터 담증이 생겨 "주야심고晝夜甚苦"하였는데, 이것은 12월 1일의 실록기사를 통해서 알 수 있는 사실이다. 이제 그 증세가 쾌유된 것이다.	
선조23년(1590)	(52세) 12월25일 이날 승정원에서는 계를 올려 다음과 같이 진정하였다. "상감께서는 내의內醫 허준이 왕자의 병을 구료救療한 일로 그에게 가자를 내리도록 특명을 하셨으나, 비록 그에게 구활救活의 공이 있다고는 하나 그와 양전兩殿(왕이나 왕비), 시약청侍藥廳의 의원과는 그 격이 크게 다릅니다. 상감께서 일시적으로 느끼시는 기쁨에 따라 그에게 전례가 없는 과분한 상전賞典을 내리시는 것은 불가합니다. 따라서 이미 내리신 가자의 명을 거두어 주십시오." 그러나 왕은 위와 같은 승정원의 요청을 허락치 아니하다.	
선조24년(1591)	(53세) 1월 3일, 사헌부에서 계를 올려 말하기를, "허준이 왕자의 병환을 고치기 위하여 있는 힘을 다해 보살펴 올려 마침내 쾌유의 기쁨을 보시게 하였으니, 그 노고에 대해 응당 보답을 해야할 것입니다. 그러나 그에게 작爵과 질秩을 내리시는 것은 양전께서 시약청 의원에게 주는 최고의 은전恩典을 허준에게 내리시는 격이 됩니다. 국왕께서 신하에게 내리시는 작이나 질은 그 등급이 매우 엄격하여야 하며 따라서 함부로 다루어서는 안됩니다. 어찌 감히 그에게 과분한 은전을 베푸시어 후일에 폐단이 될 선례를 남기고자 하시옵니까? 허준에게 표창으로 품계를 올려 주	

신 지시를 철회하시기 바랍니다."라고 하였다. 이에 대하여 왕은 사헌부에 답하시기를 "허준의 일은 논할 필요가 없다."고 하다.

1월 4일, 사간원에서는 허준에게 당상관의 자품資品을 주는 것은 부당하니 취소하여 달라는 계를 올려 왕에게 요청한 바 있는데, 이날 또 그 문제를 가지고 다시 계를 올리다. 그런데 왕은 이에 대하여 아래와 같이 거절의 답을 내렸다. "오랫동안 짐을 가까이에서 시중 든 사람에게 자품 일계급을 올려준다 해도 그것이 불가한 것은 아니다. 지난 해에 두창병의 유행이 극심하여 어떤 민가에서는 온 가족이 다 죽었다고 한다. 이 아이(후일의 광해군)의 누이도 바로 그 두창 때문에 죽었으며, 그로부터 열흘이 못되어 이번에는 이 아이도 그 병에 걸려 그 상태가 매우 위급하여졌으며 다시는 살아날 것 같지 않았다. 그런데 다행히도 살아났으며, 이는 허준의 공이다. 그러니 그에게 가자를 하지 않으면 그의 공에 대하여 충분한 보답을 할 길이 없다. 그렇지 않다면야 무엇 때문에 조정신하들의 의견을 어기겠는가. 대저 국왕이 신하에게 상을 내리는 것은 은택을 베풀기 위해서이다. 거기에 어찌 전례의 있고 없음이 문제가 되며, 또 등급의 문제가 논의될 수 있겠는가? 조정은 마땅히 이를 허락하는 것이 옳을 것 같다." 하다. 이날 사헌부에서도 위 허준에 대한 가자의 문제에 관하여 사간원과 똑같은 입장에서 역시 똑같은 내용의 계를 올렸다. 그러나 선조는 이에 대하여도 '불윤不允'의 답을 내렸다.

1월 5일, 이날에도 사간원과 사헌부에서는 허준에 대한 가자의 문제를 가지고 또 계를 올려 그 취소를 요청하였다. 그러나 선조의 대답은 역시 '불윤'이었다.

1월 6일, 이날에도 사간원과 사헌부에서는 번갈아가며 허준의 가자 문제를 가지고 계를 올려 그 취소를 요청하였으나 선조는 역시 거절하다.

1월 7일, 이날에도 사간원에서는 역시 허준의 가자 문제를 가지고 선조께 계를 올렸다. 그러나 선조는 역시 거절의 답을 내렸다.

선조25년(1592)	(54세) 6월 24일, 이날 허준은 선조를 서울부터 의주(義州)까지 호종한 공으로 녹공을 받다. 이는 의주까지 가는 동안 곁에서 호위와 시중을 정성껏 들어준 유성룡柳成龍 등 24인의 신하들에게 그 공로에 대한 치하의 뜻으로 녹공祿功을 하였는데, 이때(위 24인 외에) 환관 및 의원 등에게도 주었으며 허준도 거기에 끼게 되었다. 당시 선조는 임진왜란으로 의주에 피난중이었으며 따라서 조정도 의주에 있었다.
선조28년(1595)	(57세) 4월 23일, 이날 허준은 별전에서 7인의 의관과 함께 임금의 침과 뜸灸 치료를 하다.
선조29년(1596)	(58세) 3월 3일, 이때 의관 허준에게 가자가 내려졌다. 3월 12일, 사간원이 선조에게 상소하여, 허준 · 정예남 · 김응탁 등에게 내린 동반직(즉, 문반직文班職)을 모두 개정改正하기를 청하였으나 따르지 아니하였다.

許浚年譜		5월 11일, 선조는 별전別殿에 어御하여 침치료를 받았다. 이 해에 선조가 허준에게 명을 내려 유의儒醫 정작鄭碏, 태의太醫 양예수楊禮壽, 김응탁金應鐸, 이명원李命源, 정예남鄭禮男 등과 함께 『동의보감』을 찬케 하다.
	선조30년(1597)	(59세) 정유재란으로 제의諸醫가 흩어지자 선조는 허준에게 단독으로 『동의보감』을 계속 편찬하도록 하다.
	선조34년(1601)	(63세) 3월 24일, 왕세자와 약방제조藥房提調 및 의관 허준 등이 입시入侍한 가운데 선조는 침 치료를 받았다. 4월 15일에도 선조는 내의 허준 및 견림堅霖에게 명하여 입진케 하다. 이 해에 왕명을 받아 『언해구급방』 편찬하다.
	선조37년(1604)	(66세) 6월, 허준은 호성공신扈聖功臣의 일인一人으로 뽑혔다. 호성공신이란 임란 중에 선조가 의주에까지 피난을 갔다가 돌아오는데 그 과정에서 선조임금을 가까이에서 모시고 호위하는 데에 공을 세운 사람들에게 내린 공신호(功臣號)이다. 모두 86명(1등 2명, 2등 31명, 3등 53명)이었는데 허준은 그 중 3등이었다. 이때 선조는 침을 자주 맞는 데에 대하여 허준에게 의견을 물으셨는데, 이에 대하여 허준은 "자기로서는 여러 번 수침受鍼하는 것이 죄송스럽게 여겨지나 침의鍼醫들이 꼭 그렇게 하여야만 통기痛氣가 갤 수 있다고 하니 그 의견에 좇을 수밖에 없다."고 아뢴다. 10월 23일, 지난 9월 선조는 편두통을 앓아 침을 맞고 낫게 되자 약 방도 제조 유영경에게는 내구마를, 어의 허준에게는 숙마 1필을 하사하다.
	선조38년(1605)	(67세) 9월, 허준은 조상의 묘에 예禮를 올리기 위하여 공식 휴가를 얻어 고향에 내려갔는데, 이에 대하여 일부 관원들이 그가 지위 높은 의관으로서 선조의 병환을 돌볼 생각을 하지 않고 개인적인 일을 이유로 자리를 떠났으니 우선 그를 파면하고 돌아오는 데로 죄인으로서 다스려야 마땅하다고 선조에게 요청한다. 그러나 선조는 그의 입장을 변호하고 저들의 요청을 거절하다.
	선조39년(1606)	(68세) 이 해에 선조는 허준에게 '양평군陽平君'이라는 작호爵號를 주고 아울러 정일품 '보국숭록대부輔國崇祿大夫'라는 최고의 품계를 주었는데, 이에 대하여 사간원에서 반대하고 나섰다. 의관출신인 그에게 그렇게 높은 관계官階를 주는 것은 불가不可하다는 것이었다. 그러나 선조는 저들의 의견을 들어주지 않았다. 1월 9일, 사간원과 사헌부의 가자 개정改正에 관하여 윤허하다. 4월 26일~9월 18일, 이 기간동안 허준 등이 자주 왕에게 침술치료를 하다. 10월 9일, 왕의 환후患候가 계속되니, 한편에서는 양평군 허준이 수의首醫로서 약을 잘못 썼다하여 허준의 논죄論罪를 청하고, 다른 한편에서는 갑자기 수의를 논죄하는 것은 부당하다고 하다. 왕이 답하기를 "논죄치 말고 그의 의술을 극진히 할 수 있게 하라." 하다.

선조40년(1607)	(69세) 내의원에서 허준이 언해 찬집한 『언해구급방』을 간행하다.
선조41년(1608)	(70세) 1월, 허준이 언해한 『언해태산집요』 1책을 내의원에서 개간하다. 또한 『언해두창집요』도 개간하다. 2월 1일, 선조가 승하하다.
광해즉위(1608)	(70세) 3월 10일-16일, 사간원과 사헌부에서 어의 허준의 죄를 법조문대로 정죄定罪하기를 청하다. 광해군은 허락하지 않는다. 3월 17일, 사헌부와 사간원에서 허준의 정죄를 간청하자 광해군은 "허준을 수도(首都) 밖으로 내쫓도록 하는 것이 좋겠다." 하다.
광해1년(1609)	(71세) 사간원이 허준을 가둘 것을 계속 청하자, 광해군은 답하기를 "허준은 내가 어렸을 적에 공로가 많고 근래에도 나의 병을 계속 고치고 있으니 죄를 가하지 말라" 하다. 11월 22일, 허준의 방환放還을 이미 명하였는데, 사간원에서 취소하는 계를 계속 청한다. 그러나 광해군은 허준은 호성공신일 뿐만 아니라 내의원에 숙의宿醫가 적다는 이유로 윤허하지 않는다. 11월 23일-12월 2일, 사간원에서 허준의 방환에 대해 제의하여 반대하다. 광해군은 "허준의 죄는 귀양살이에서 징벌되었고, 공로가 있으니 그 보답으로 풀어놓아야 한다."라고 승인하지 않는다.
광해2년(1610)	(72세) 8월 6일, 그간 허준이 편찬하여 오던 『동의보감』이 완성되었다. 모두 25권이다.
광해3년(1611)	(73세) 이정구李廷龜가 왕명을 받아 『동의보감』의 서문을 짓다. 11월 21일, 『동의보감』이 방대하여 하삼도下三道에서 인출하기가 어렵다는 보고를 하고 경국京局에서 인출을 하면 편리하겠다고 하다.
광해4년(1612)	(74세) 10월 2일, 광해군이 침을 맞다. 허준이 광해군에게 구환久患의 증證은 일침一鍼으로 효를 보지 못하므로 후일에 다시 맞으시라 하다. 윤11월, 허준이 발췌 교정한 『찬도방론맥결집성』을 내의원에서 4권 4책으로 개간하다.
광해5년(1613)	(75세) 2월, 『신찬벽온방』 1권卷을 내의원에서 간행하다. 11월, 『동의보감』을 내의원에서 간행하다. 12월, 허준이 『벽역신방』을 내의원에서 활자본 1책으로 간행하다.
광해6년(1614)	(76세) 2월, 『동의보감』을 반사頒賜하다.
광해7년(1615)	(77세) 8월 17일, 양평군 허준이 졸하다.
광해7년(1615)	(77세) 11월 10일, 내관內官 방준호의 예례에 따라 허준에게도 서하군西河君이라는 특전特典을 내리라고 지시하다.

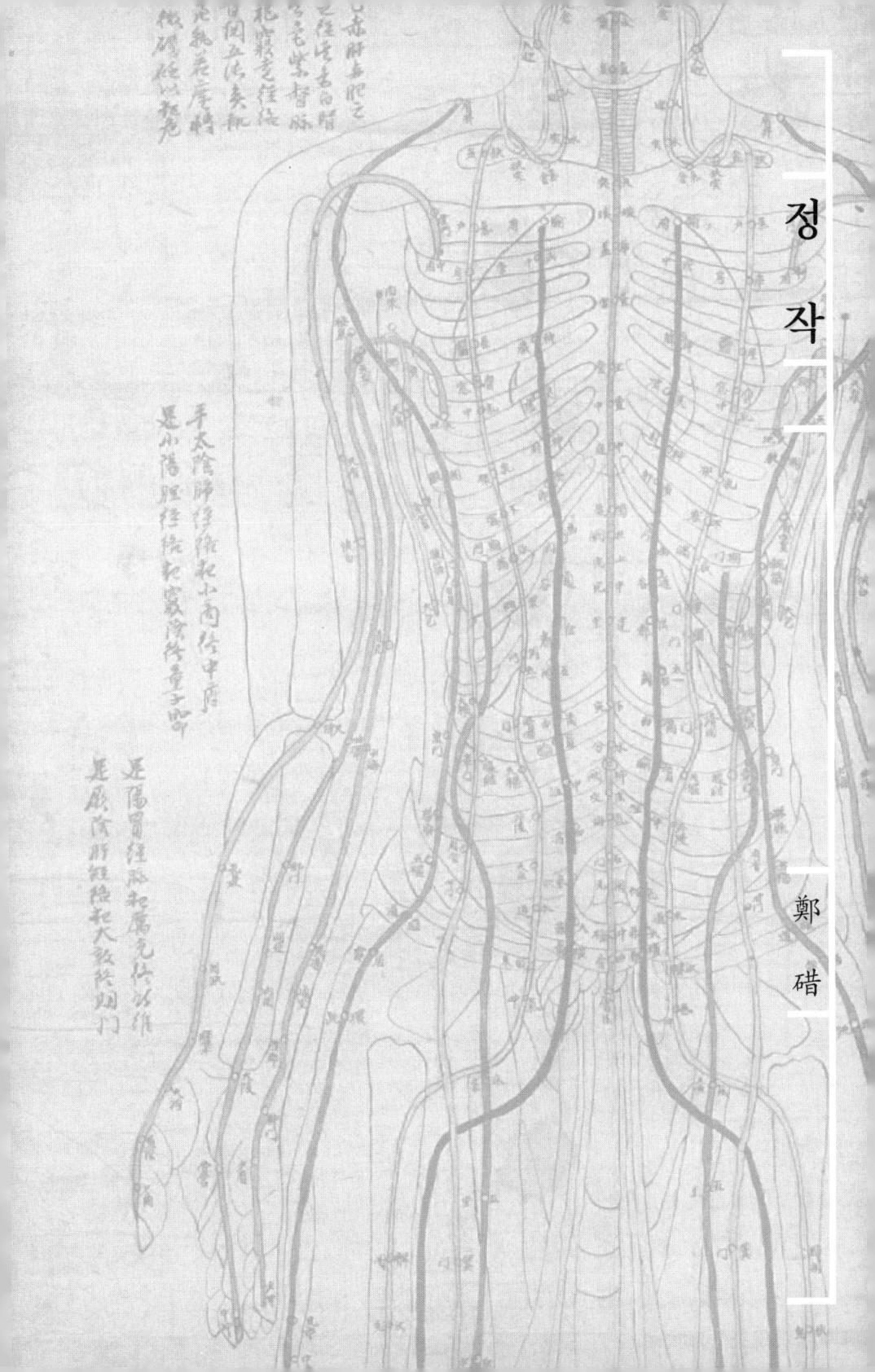

정작의 생애

정작鄭碏(1533-1604)은 자字가 군경君敬이고 호는 고옥古玉이다. 온양溫陽 정씨 출신으로 명종明宗 때 우의정을 지낸 정순붕鄭順朋의 막내아들로 태어났다. 북창北窓 정렴鄭磏은 그의 맏형이다. 그는 명종 7년(1522)에 사마시司馬試에 합격하였으나 이후 대과에 응시하지 않았고 혜민서 교수, 내자시內資寺 주부主簿, 해주감목海州監牧 등의 낮은 관직에 머물렀다. 선조宣祖 29년(1596)에는 교지에 따라『동의보감』편찬에 유의儒醫로서 참여한 바 있었다. 정작은 어려서 맏형 정렴과 박지화를 통해 선도 수련에 입문하였으며 박지화朴枝華를 비롯, 남사고南師古, 성혼成渾(1535-1598), 고경명高敬命(1533-1592), 이의건李義健(1533-1621) 등 당대의 명사들과 일평생 깊은 사우師友 관계를 형성하였다. 그는 술을 좋아하였으나 결코 흐트러진 모습을 보이지 않아 주선酒仙이라는 칭예稱譽가 있었고 중년에 상처하였으나 죽을 때까지 여색을 가까이하지 않았다고 한다. 정작은 시에 능하였고 초서草書와 예서隸書에도 뛰어났으며 의술과 풍감風鑑, 음률 등에도 조예가 깊었다. 71세에 큰 병 없이 좌화坐化하였다고 전해진다.

　정작의 문집으로는『고옥선생시집古玉先生詩集』이 있었는데 현재『온성세고溫城世稿』에 합본되어 있으며 240여 수의 시가 실려 있다. 그는 아들이 없고 딸만 한 명 두었는데 당시 외손봉사外孫奉祀의 국법에 따라 사위인 채충익蔡忠益의 후손들이 대를 이었으며 고양시에 있는 묘소 역시 지금까지 평강平康 채씨蔡氏 문중에서 관리해오고 있다.

의학세계

정작은 의술에 조예가 깊었는데 이것은 그의 맏형 정렴으로부터 영향을 받았고 그 자신도 선도 수련을 통하여 양생에 일가견이 있었기 때문으로 생각된다. 정작의 고명한 의술은 이미 당시 명사들 사이에서 정평이 나있었다. 성혼은 선조 27년(1594) 7월에 보낸 편지에서, 비위脾胃가 한랭寒冷하여 먹은 것이 소화가 안된다고 이에 대한 처방을 정작에게 요청한 바 있으며,[1] 같은 해 8월에 보낸 편지에서는 친구인 이의건이 걸린 학질을 낫게 해달라고 정작에게 처방을 부탁하고 있다. 그 편지의 내용은 다음과 같다.

> 그날 가서 의중宜仲(이의건의 字)을 보니 죽을 것으로 여겨졌소. 의중이 스스로 말하길 "고옥이 몸소 와서 약을 달여 먹이니 그날 밤 학질이 일어나질 않았는데 오늘 밤 또 통증이 있으니 걱정입니다."라고 하오. 곰곰이 생각건대 내 경우에도 직접 와서 약을 달여 주자 그 약효가 용해서 탄복을 금치 못한 적이 있소. 이 사람은 실로 어진 이이니 죽는다는 것은 너무나 안타까운 일이오. 제발 바라건대 형께서 힘써 구해주시오.
> [其日往見宜仲, 以爲長訣, 仲也自言, 古玉親臨煮藥飮我, 其夜瘧疾不作, 今夜則又痛可悶云. 渾竊思親視煮藥, 藥力神效, 不覺敬服. 此老眞賢者, 其死極可痛惜, 敢願尊兄極力相救.][2]

---

1 成渾, 『牛溪先生集(續集)』, 卷5, 「與鄭君敬」: "近日脾胃寒冷所食不下, 蓋因烹飪無當者而或食不化之物而致, 伏願商量書示藥錄之末."
2 위의 책

이의건은 이후 학질이 완쾌되어 장수하게 된다. 편지의 내용으로 미루어 정작의 의술이 당시 명사들 사이에서 상당한 신망을 얻고 있음을 알 수 있다. 결국 정작은 조정으로부터도 의학 방면의 능력을 인정받아 혜민서의 교수를 지내고 『동의보감』 편찬에 유의로서 참여하게 된다. 그가 『동의보감』의 내용에 구체적으로 어떻게 영향을 미쳤는지에 대해서는 현재 남아있는 자료로는 상고^{詳考}하기 어렵다. 대강 추리해본다면 『동의보감』 「내경편^{內景篇}」에서는 신형^{身形}과 정^{精}, 기^{氣}, 신^{神}에 대해 도서^{道書}를 많이 이용해 설명하고 의자^{醫者}는 무엇보다도 이것들을 보양^{保養}, 치료할 것을 강조하였다. 그리고 후생^{厚生}과 실용을 존중하는 도교의 특성이 의약의 본의^{本義} 천명에 적용되어져 있는 것 이외에 도교의 부적이나 방위법 같은 것까지 소개되어 있다.[3]

『동의보감』에서의 이러한 도교적인 의학관 및 지식은 정작의 영향이 아닐까 추측해볼 수 있다.

---

[3] 차주환, 『한국도교사상의연구』 서울대출판부, 1986, pp.72-74.

학문세계

鄭碏

정작의 학문은 맏형 정렴의 단학丹學을 중심으로 한 삼교합일적 입장을 계승하였을 것으로 추측된다. 그의 학문을 사우師友 관계를 통해 살펴보면 도교 쪽으로는 정렴, 박지화, 남사고 등의 선도 인물이 있고, 유교 쪽으로는 성혼, 고경명 등의 유학자가 있으며, 불교 쪽으로는 풍악상인楓嶽上人 등의 승려가 있다.

박세채朴世采(1621-1695)에 의하면 정작은 "성품이 고요하고 욕심이 적었다."고 하며 "어려서 정렴과 박지화를 따라 금강산에 들어가 도서를 읽고 금단金丹 수련법을 닦았다."고 하니[4] 일찍부터 선도 수련에 전념하였음을 알 수 있다. 다음의 시는 그의 이러한 정황을 잘 말해준다.

> 昔年隨伯氏 　옛적에 큰형님을 좇아,
> 相與鍊丹砂 　함께 단사를 구었었지.
> 鼎有淮王藥 　솥에는 회남왕의 단약이 있었거니,
> 人傳許椽家 　사람들이 신선 허연의 집이라 말들 했네.[5]
> (하략下略)

4 　朴世采,「墓表」: "公天資恬澹寡慾, …… 少從伯氏北窓先生磏朴守庵枝華, 入楓嶽洞天. 讀道家書, 試金丹修鍊之法."
5 　『溫城世稿』「題楓嶽上人軸」.

이경석李景奭(1595-1671) 역시 그에 대해 "평생 금욕하고 고요함을 지켰으며 혼자가 된 30여 년 동안 산에서 수련하였다."고 평하여[6] 정작이 도교에 침잠하였음을 엿볼 수 있다. 아래의 시는 그의 도인으로서의 삶을 잘 보여준다.

少小日逐高陽徒	젊어서 날마다 술꾼들을 쫓아다녔으나,
中歲沈冥仍不止	중년에는 질병이 끊이지를 않았네.
晚知靜坐眞有味	만년에 정좌의 참맛을 깨달아,
傍舍酒熟呼不起	옆집에서 술익어 불러도 일어나질 않는다네.
頭流楓嶽入夢想	지리산과 금강산을 꿈속에도 그리거니,
金碧參同共奧旨	용호경과 참동계는 모두 깊은 뜻이 있구나.
圖南思邈是我師	진단과 손사막은 나의 스승이거니,
却老住世猶可期	불로장생을 아직도 기약할 수 있다네.[7]

젊었을 때 그는 술에 탐닉하였으나 만년에는 내단 수련에 전념하여 상당한 경지를 깨달았음을 술회한다. 시구에서 '금벽'은 『금벽용호경金碧龍虎經』을, '참동'은 『참동계參同契』로서 모두 내단 방면의 저명한 도서들이다. 아울러 '도남圖南'은 북송北宋 화산파華山派의 도인 진단陳摶을, '사막思邈'은 당대唐代의 도인이자 명의인 손사막孫思邈을 가리킨다. 정작 시의 이러한 취지는 그가 김시습으로부터 정렴, 박지화에까지 이어지는 조선 단학파의 도맥 및 학맥을 계승하였음을 말해준다.

---

6 李景奭, 『溫城世稿』, 「北窓古玉兩先生詩集序」: "先生平生儉欲守靜, 處獨餘三十年, 仙山鍊形."
7 『溫城世稿』「偶題」

양생과 일화

정작은 도인으로서 내단 수련과 더불어 시, 서예, 음률, 의술, 풍감, 점술 등에도 뛰어나 많은 일화를 남기고 있다. 평생을 선도 수련에 바쳤던 그는 풍채가 뛰어났는데 그의 탈속한 자태는 세상 사람들이 우러러 보는 바가 되었다. 예컨대 해숭위海嵩尉 윤신지尹新之(1582-1657)는 정유재란 때 피란하다가 수양산首陽山 아래에서 정작을 만나 3년 동안 함께 생활하였는데 그때 정작의 학같이 고고한 모습이 마치 신선과도 같았고 마음이 고결하여 자신도 모르게 존경하게 되었다고 그 풍모를 기록하고 있다.[8]

그는 만년에 병 없이 혹은 작은 병으로 좌화하였다고 전해진다. 좌화는 고승이나 도인들의 죽음의 방식으로 일상적인 죽음을 초월하여 보다 높은 깨달음의 경지에 진입한 것을 상징한다. 도교에서는 이러한 경우 시해선尸解仙이 된 것으로 간주한다.

정작은 시인으로서의 재능 또한 뛰어나 윤신지는 그가 시율에 노련하고 음조音調가 맑아 당대唐代 대시인들의 경지에 근접했으며 당시 시인들 중에서 으뜸이었다라고 격찬하고 있다.[9] 아닌게 아니라 정작의 다음 시는 청대淸代의 대시인 왕사정王士禎에 의해 선록選錄되

---

[8] 尹新之, 『溫城世稿』「北窓古玉兩先生詩集序」: "丁酉亂避地首陽山下, 逢古玉先生於逆旅中, 隣並三年朝暮獲陪詩酒. 時先生已老鶴形銀髮宛如神仙中人, 胸襟澄澈類有道者, 自不覺欽息起敬."

[9] 尹新之, 윗 글: "古玉老於詩律, 音韻淸源. 逼唐名家, 近世詩人自當讓一頭矣."

기도 하였다.

> 遠遠沙上人　멀리멀리 모래 위의 사람이,
> 初疑雙白鷺　처음에는 한 쌍의 해오라비인가 했네.
> 臨風忽橫笛　바람결에 홀연히 들려오는 피리소리,
> 寥亮江天暮　쓸쓸한 그 소리에 강이 저물어가네.[10]

그의 시명詩名은 선조에게도 알려져 선조가 당시 유행하던 그의 시구를 암송하고 친히 벽에 쓸 정도였다고 한다.[11]

정작은 술을 좋아하였는데 취한 후에 혹 노래를 부르면 음조가 맑고 빼어나 술에 취한 기색이 없었다고 한다.[12] 그리하여 세상 사람들은 그를 주선酒仙이라고 불렀다.

도인으로서 정작은 초자연적인 능력의 소유자이기도 했다. 그의 맏형 정렴도 그러했지만 그는 앞일을 예견하는 데에 뛰어났다. 정작은 평소 교분이 두터웠던 병사兵使 강찬姜燦(1557-1603)에게 선조 때 일어났던 대역모 사건인 정여립鄭汝立의 난에 연루되지 않도록 미리 알려주어 대비하도록 했다고 한다.[13]

10　王士禎,「池北偶談」『朝鮮採風錄』.
11　洪萬宗,『小華詩評(上)』: "宣廟曰, 聞鄭碏近在海州, 此人嗜酒, 其能得飮否. 仍頌梨花古寺月一聯曰, 佳作, 恨不見全篇, 汝或記否. 順命頌之, 御筆卽書壁."
12　朴世采,「墓表」: "晚而喜飮酒, 專事麴糵. 醉後或放歌, 音調淸越, 終不爲酒困."
13　李恒福,『白沙文集』「記聞錄」: "己丑八九月間, 鄭敎官碏一日乘醉來訪, 勸姜乞郡居外曰, 不過數月朝廷大禍作, 縱不及汝, 鄕隣之鬪, 亦之須親見不如遠避."

또한 정작은 의술에도 조예가 깊어 의학저술에 참여하였을 뿐만 아니라, 특이한 치료법으로 신기한 효험을 보기도 하였다. 소개하고자 하는 내용은 이원명李源命의 『동야휘집』에 나오는 이야기이다.

　　어떤 사람이 수 개월 동안 사수邪祟의 고질을 앓자 정작은 약을 지어 치료하여 주었다. 그러면 또 다른 증세로 바뀌기를 다섯 번이나 반복되었고, 치료하는 처방 역시 그때마다 달리하여 완치시켰다. 그러자 정작의 꿈에 어떤 사람이 나타나 말하기를, "내가 그 사람과 누대에 걸친 깊은 원한이 쌓여 상제에 고하여 반드시 그를 죽이고자 계속 시도 하였으나 공이 다섯 번이나 약을 바꾸어 치료하였으니 내가 공을 이기지 못하였다. 내가 마땅히 여섯 번째로 증세를 바꾸어 그를 죽이고자 하는데 만약 이번에도 공이 새로운 처방으로 치료하고자 한다면 나는 반드시 원수를 공에게로 옮겨 귀신이 들도록 할 것이다."라고 하였다. 정작이 깨어난 후 이상히 여겼는데, 잠시 후 그 병자의 집에서 또 사람이 와서 증세가 바뀌었다고 하였다. 이에 정작은 꿈에서 있은 일에 구애받지 않고 증세에 따라서 약을 처방하니 마침내 그 사람은 치료가 되었다. 하지만, 정작은 보통을 뛰어넘는 신이함이 있었으므로 사수邪祟가 침입해 오지 못하였다.

　　또 다른 신묘한 처방의 사례는, 어느 무더운 여름날 친구 서너 명과 함께 모여 담소를 나누고 있는데 한 명이 말하기를, "만약 호수 위 높은 누각에서 옷을 벗고 탁족을 하면 더위를 잊을 듯 싶다."라고 하였다. 이에 정작이 "그것은 어려운 일이 아니다. 당장 자네를 위해서 할 수 있도록 하겠다." 하고는 밖에서 세수대야에 물을 담고 부적을 붙이고 주문을 외운 후, 창문을 열고 친구들에게 밖을 보라고 하였다. 갑자기 호수가가 펼쳐지는데 수면이 아득히 멀리 끝이 없었으며 푸른 물결과 잔잔한 파도가 이는 가운데에 섬이 있고 고운 빛의 누각이 아름다운 무지개다리로 연결되어 육지와 통하고 있었으니 마치 그림 속의 한 장면이었다. 친구들과 함께 다리를 건너 누각에 오르니 물에 잠긴 연꽃 향기가 퍼져 나오고 느릅나무와 버드나무 사이에서 바람이 솔솔 불어오는데, 마치 향원香園에 오른 듯 하고 시원한 바람이 부는데 날아가지도 않고 청량하였다. 잠시 후에는 선녀들이 쟁반에 좋은 안주와 술을 담아와서 흥겹게 마시고 담소하며 화기한 분위기 속에서 술잔이 몇 번 돌았다. 따라서 눈은 물밑 경치에 두고 서로 베개삼아 누워 있다가 해가 저무는 것도 알지 못하고 있다가 깨어나서 아래를 보니 낮에 앉아 있었던 작은 집이었으므로 모두들 웃고 헤어졌다.

 또 한 번은 형인 북창 정렴을 따라 고향을 가다가 한 마을에 있는 인가에 이르자 어떤 기운을 보고 말하기를, "참으로 저 집은 애석하게 되었다."라고 하였다. 정렴이 어찌하여 너는 그 말만 하고 마는가. 그냥 지나치는 게 좋을 것 같다고 하였다. 이에 정작은, 지금 말을 하고 말았으니 재앙을 그치도록 하지 않으면 그 또한 인仁을 베풀고 세상을 구한다는 의로움을 가진 군자가 아니다고 하고 그 집을 방문하여 날은 저물고 길을 잃어버렸으니 하룻밤 유숙하기를 청하였다. 집주인은 신선의 풍모가 있어 즉시 허락하였다. 정작이 밤사이에 주인에게 말하기를, 잠시 귀댁의 문 앞을 지나가는데 마침 본 바로는 재앙이 올 것이다. 공을 해치는 일이 없도록 하고자 하니 믿기지 않으면 쫓아내던지 시키는 대로 하던지 하라고 하였다. 주인이 놀래서 말하기를 고맙다고 하였다. 정작은 반드시 상자에 흰 숯 수십 개와 큰 나무상자를 갖고 오라고 하여 뜰 가운에 흰 숯을 쌓고 옆에 궤짝을 놓고 소나무에 불을 붙이니 불꽃이 위로 솟구쳤다. 이때 집안사람과 인근의 사람들이 모여서 그 광경을 보고 있었는데, 당시 예닐곱 살 먹은 주인의 아들도 무리들과 같이 있었다. 정작이 즉시 그 아이를 잡아 궤짝안에 넣고 뚜껑을 덮으니 주인과 구경꾼이 모두 놀랐다. 그렇지만 정작은 즉시 그 궤짝을 들어 불길에 던지니 주인과 그 아내가 가슴을 치고 발을 구르며 애통해 하였다. 잠깐 사이에 불은 맹렬하게 타올라서 궤짝이 벌어지고 냄새가 코를 찌르는데, 한 마리 큰 이무기가 불타고 있는 모습이 보였다. 얼마 후 재만 남자 정작은 노비에게 명하여 불을 끄고 탄을 쓸게 한 다음에 거기서 한 개의 낫과 같은 몇 개의 촌철寸鐵을 주인에게 보여주며 이 물건을 아냐고 묻자 주인이 안다고 하면서 그것은 10년 전에 못을 파서 고기를 길렀는데 고기가 점점 줄어들어 자세히 살펴보니 이무기가 고기를 잡아먹고 있어 화가 나서 이무기를 없애고자 큰 낫으로 그것을 치니 이무기 역시 덤비어 낫으로 이무기 몸을 잘랐는데 이때 그 낫의 끄트머리가 잘려나가고 이무기도 역시 죽었다고 하였다. 종을 시켜서 창고에 있는 낫을 가져오게 하여 합쳐보니 과연 맞았다. 정작이 말하기를, 주인의 아들은 이무기가 원수를 갚고자 변한 자이므로 며칠만 더 지났으면 그대의 집은 흉측한 화를 만났을 것인데 악기가 먼저 노출되어 있는 것을 보고 그냥 지나칠 수가 없어 이런 조치를 취하였다고 하였다.

중종33년(1538)	(1세) 이 해 3월 6일에 태어나다. 아버지는 정순붕鄭順朋이요 어머니는 봉양도정鳳陽都正 종남終南의 딸이다.
선조22년(1589)	(52세) 8월 9일, 이 날 공은 강덕휘姜德輝에게 며칠 내로 조정에 큰 화가 미칠것이니 외직을 청해서 나가있으라고 하였다. 그리고 관상학으로 볼 때 머지않아 재상에 오를 것인데, 그러나 재상이 되면 큰 난리를 당하게 되어 있다고도 말하다. 이 해 겨울에 정여립 옥사가 일어났다.
선조29년(1596)	(59세) 이 해에 선조가 허준에게 내린 명을 받들어 태의太醫 양예수楊禮壽, 김응탁金應鐸, 이명원李命源, 정예남鄭禮男 등과 함께 『동의보감』 찬집에 참여하다.
선조30년(1597)	(60세) 정유재란으로 허준이 단독으로 『동의보감』을 계속 편찬하게 되다. 이때 수양산 아래에서 피란하며 해숭위海嵩尉 윤신지尹新之(1582-1657)와 함께 3년동안 생활하다. 이때 공의 모습을 윤신지는 학같이 고고한 모습이 마치 신선과도 같았고 마음이 고결하여 자신도 모르게 존경하게 되었다고 그 풍모를 기록하다.
선조36년(1603)	(72세) 3월 19일 졸하다. 자는 군경君敬이고 호는 고옥古玉이다. 풍채가 청아하고 재주와 식견이 뛰어났으며 당시唐詩를 숭상했고 초서와 예서에도 뛰어났다. 부인은 용천정龍川正 수붕壽鵬의 딸로 성종대왕의 증손녀이다.

정작연보

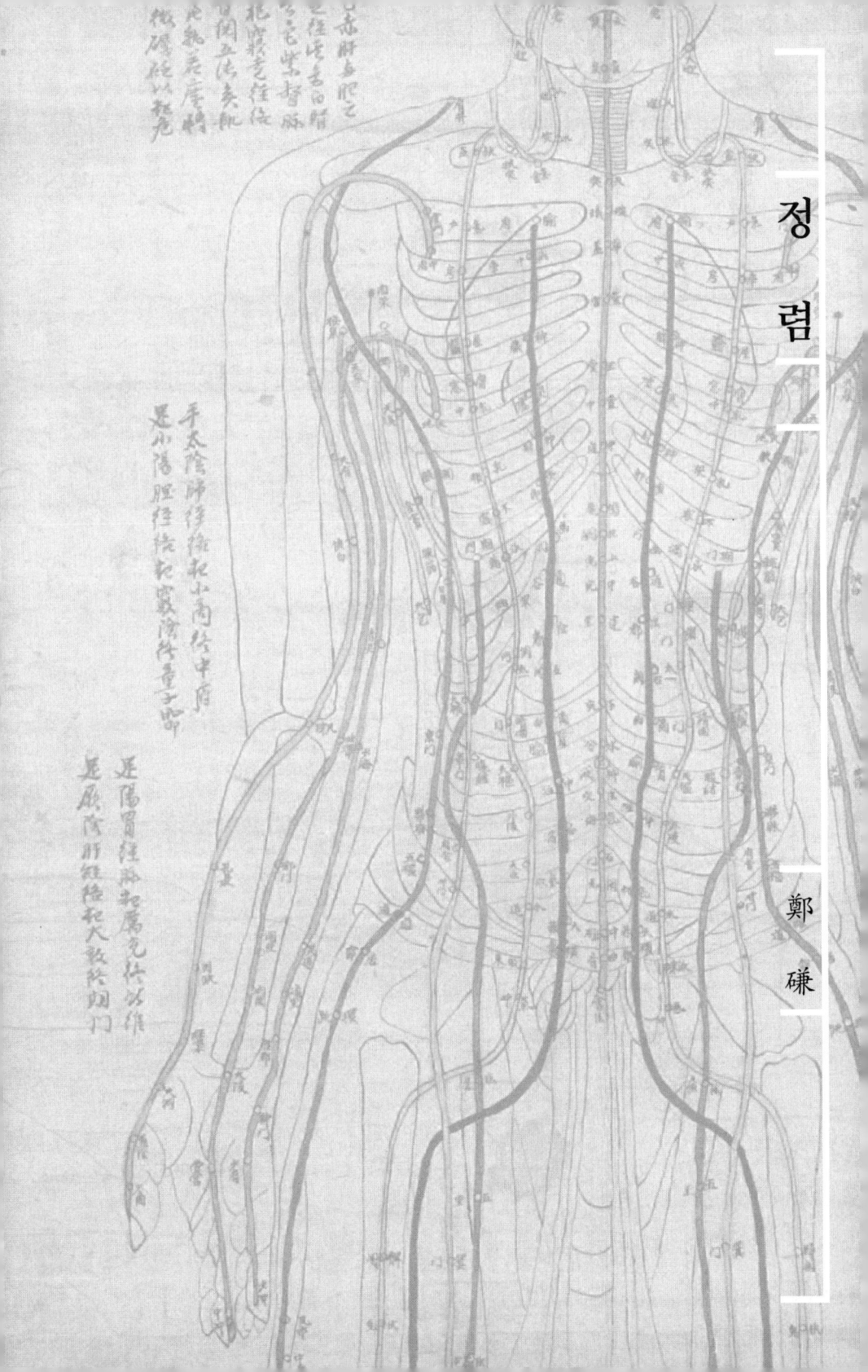

정렴의 생애

정렴鄭磏(1506-1549)은 자가 사결士潔, 호가 북창北窓, 청계淸溪, 청파靑坡 등인데 주로 북창으로 불린다. 조선 중종中宗 원년(1506) 온양溫陽 정씨 집안에서 태어났다. 후일 부친인 정순붕鄭順朋(1484-1548)이 우의정, 중부仲父인 정백붕鄭百朋이 형조판서의 지위에까지 올랐으니 전형적인 사대부 가문 출신인 셈이다. 그러나 그는 벼슬길에는 본래부터 관심이 없어서 중종 32년(1537)에 사마시司馬試에 합격하였을 뿐, 대과大科에 응시하지 아니하였고 주위의 추천에 의해 마지못해 관상감觀象監 · 혜민서惠民署의 교수敎授와 장악원掌樂院 주부主簿 등을 지냈는데 이는 그가 천문天文 · 의약醫藥 · 음률音律 등에 정통했기 때문이었다. 그는 포천抱川 현감을 끝으로 더 이상 관직에 있지 않고 이후 과천果川 청계산淸溪山과 양주楊州 괘라리掛蘿里에 은거, 선도仙道 수련에 전념하다가 세상을 뜨니 향년 44세, 때는 명종明宗 4년(1549)이었다.

오늘날 전해지는 정렴의 대표적 저작으로는 이능화李能和의 『조선도교사朝鮮道敎史』에 부록된 『용호비결龍虎秘訣』을 비롯, 온양 정씨 문집인 『온성세고溫城世稿』에 실린 45수首의 시와 「가훈家訓」이 있다. 그의 묘소는 생시에 그가 집안의 장지로 친히 잡아두었던 경기도 양주군 사정동砂井洞 산록에 있는데 이 산은 온양 정씨의 선영(先塋)으로 현재까지 5백여 년간 잘 관리되고 있다. 그리고 남양주군에는 그가 은거, 수련했던 장소가 지금도 정씨골이라는 명칭으로 흔적을 남기고 있다.

『동의보감』에 나오는 북창방 중의 하나인 '보신양비환'

『동의보감』에 나오는 북창방 중의 하나인 '가감진심단'

의학세계

정렴은 선도에 대한 깊은 체득을 바탕으로 한의학에도 뛰어난 능력을 지녔다. 그는 이 때문에 사대부 가문 출신으로는 보기 드물게 혜민서의 교수를 지냈다. 그의 의술은 당시 정평이 나있어서 중종이 위독했을 때 내의원內醫員과 제조提調 등이 명의로서 천거했을 정도였다. 『중종실록中宗實錄』을 보면 그가 "약의 이치에 깊어 조정에서는 약을 쓰는데 참여토록 하자는 것이 중론이었다."고 했으며 중종도 이에 대해 "의원들이 아뢰어 청하지 않더라도 불러들여 보려했다."고 하였다.[1]

이후 인종仁宗이 위독했을 때도 그는 궁중에 들어가 진맥을 하였다 하나[2] 당시 의술에 대한 정렴의 명망이 매우 높았던 것을 알 수 있다. 정렴에 대한 이러한 인식은 당대에 그치지 않고 후세에도 회자되었다. 선조宣祖 28년(1595) 정월에 선조가 이항복李恒福, 정경세鄭經世 등과 별전別殿에서 『주역周易』을 강론할 때에도 신하들이 정렴을 타심통他心通을 터득한 인물로 거론하자 선조 자신도 정렴이 의술에 뛰어났다는 소문을 들었다고 언급하였다.[3]

그의 이러한 뛰어난 의술은 막내 동생인 고옥古玉 정작鄭碏과 사위

---

1 『中宗實錄』, 卷105, 39년 11월 3일: "精於藥理, 朝議欲使參論用藥, 醫員雖不啓請, 已欲引見."
2 『仁宗實錄』, 卷2, 원년 7월 4일: "鄭碏將入診脈, 就引其手, 碏於是診之."
3 『宣祖實錄』, 卷59, 28년 정월 8일: "古有鄭碏者, 得他心通之術云, 上曰, 予聞此人, 善醫術, …… 以善碏推占善醫術名世云."

인 김윤신金潤身에게 전해진 것으로 보인다. 그의 의학 방면의 저술로는 『동원진주낭東垣眞珠囊』과 『유씨맥결劉氏脈訣』 등의 중국 의서醫書에 대한 주석이 있었던 것으로 추정되나 아쉽게도 현재 전하지 않는다. 우리는 선도 수련 방면의 저술로 남겨진 『용호비결龍虎秘訣』을 통해 그의 의학세계를 살펴볼 수 있다. 이 책에서 전개된 정精, 기氣, 신神론은 조선의 의학사상 특히 허준許浚의 『동의보감東醫寶鑑』의 의학체계 형성에 큰 영향을 미친 것으로 추리된다. 『동의보감』의 기획에 정렴의 막내 동생 정작이 유의儒醫로서 참여하여 중심적인 의학이론을 제공한 것으로 여겨지기 때문이다.

학문세계

정렴의 학문의 중심에 선도가 있다는 것은 주지의 사실이다. 『해동전도록海東傳道錄』에 의하면 그는 김시습金時習에서 중 대주大珠로 이어진 조선 도교의 도맥을 계승하였다고 한다. 그가 산사山寺의 고승들과 교유交遊하기를 즐겨했던 것을 보면 그의 선도 수행에는 불문佛門과의 관계도 적지 않았음이 엿보인다. 그러나 무엇보다도 그가 소시부터 수련에 마음을 두게 된 것은 온양 정씨의 가학家學 배경 때문이었을 것이다. 당시 온양 정씨 문중에서는 정렴뿐만 아니라 그 보다 9세 연장인 종형 계향당桂香堂 정초鄭礎 역시 선도 인물로서 높은 명망을 지니고 있어서 선도 수행은 정렴 개인의 취향이 아니라 가학의 한 경향이었음을 알 수 있다. 그러나 그의 학문세계는 선도만으로 이루어진 것이 아니다. 사대부 집안에서 태어났기 때문에 그에게 있어 유교는 기본적인 소양이라고 할 수 있다. 그가 남긴 「가훈家訓」에서 초학자는 『소학小學』과 『근사록近思錄』을 반드시 학습해야 한다고 역설한 것은 그가 유교를 생활원리로서 중시했기 때문이다. 그는 유교와 더불어 불교도 멀리 하지 않았는데 자주 산사에 가서 수련을 하거나 불승佛僧들과 교유한 사실이 그의 시문詩文에 나타난다. 그는 유학자로서는 그보다 선배인 서화담徐花潭을 존경하였고 도인으로서는 수암守庵 박지화朴枝華와 친하게 사귀었다. 박지화 역시 당시 도계道界의 저명한 인물로 후일 수선水仙으로 추앙받았다. 그는 정렴 사후 정렴의 막내 동생 정작의 사상 형성에 많은 영향을 미치게 된다.

결국 학문내용, 교유관계 등을 종합해 볼 때 정렴은 유·불·도 삼교합일三教合一의 입장에 섰던 도인이었음을 알 수 있다. 후세인들의 정렴의 학문에 대한 평가는 대체로 이 점에 주목하여 그를 삼교에 박통博通한 인물로 자주 표현하는데 한학漢學 사대가四大家 중의 일인이었던 계곡谿谷 장유張維의 다음과 같은 언급을 들어보자.

> 북창은 태어날 때부터 신령스러워 널리 삼교에 통달하였는데 수련은 도교와 비슷하고 깨달음은 불교와 흡사하나 윤리는 우리 유교를 근본으로 하였다.
> [北窓生而靈異, 博通三教, 其修攝似道, 解悟類禪, 而倫常行誼一本吾儒.]

그러나 정렴은 삼교에 널리 통달하였지만 궁극적으로는 진인의 경지를 추구하였던 수련인이었다. 그의 선도 이론은 그가 남긴 저작 『용호비결龍虎秘訣』을 통해 파악해 볼 수 있다. 『용호비결』은 당시 수련인들이 중국 도서道書에만 의존해 어렵게 공부하던 실정에서 탈피하여 한국 선도의 입장에서 새롭고 쉽게 쓰여진 도서로서 정렴의 한국 선도에 대한 자부심의 표명이라 할 수 있다. 정렴이 소시에 중국에 갔을 때 한 중국 도사를 만났는데 그가 조선의 선도를 깔보자 정렴이 청산유수로 선도 이론을 설파하여 그를 굴복시켰다는 일화 역시 정북창이 평소 한국 선도에 대해 주체적인 의식을 지니고 있었다는 사실을 뒷받침한다. 아무튼 『용호비결』은 현존하는 한국 최초의 도서이자 중국 이외의 지역에서 창작된 최초의 도서로서 큰 의미를 지닌다.

정렴은 이 책의 첫머리에서 우선 단경丹經의 왕이라 칭하는 『참동계參同契』의 난삽함을 비판하고 초학자를 위하여 쉽게 선도에 입문할 수 있는 수련법을 제시한다. 그리고 이어서 폐기閉氣・태식胎息・주천화후周天火候 등 각 수련 법식에 따른 수련의 효과, 즉 신체적 징후 및 정신적 경지에 대해 명쾌히 해설하고 있다. 이러한 『용호비결』이 한국 도교사에서 차지하는 지위는 매우 높다. 우선 『용호비결』은 정렴 당대 뿐만 아니라 후세의 선도 수행자들의 기본 텍스트가 되었다. 이능화李能和는 『조선도교사朝鮮道教史』에서 정렴을 비롯한 조선의 선도 수행자들을 단학파丹學派라고 불렀는데 『용호비결』은 바로 이 조선 단학파의 교과서였던 것이다.

양생과 일화

정렴 전설에 의하면 그는 "나면서 말을 할 줄 알았다.[生而能言]"고 하니 어렸을 때부터 뛰어난 자질의 소유자였던 것 같다. 어린 시절부터 총명한 자질로 수련에 몰두했던 정렴이 일찍이 그 신통력으로 도계에서 두각을 나타냈을 것임은 쉽사리 추측할 수 있다. 한 때 그는 산사에 들어가 선가禪家의 육통법六通法을 연마, 사흘 만에 산 아래 백 리 바깥의 일을 가만히 앉아서 모두 아는 경지에 이르렀다고 한다. 이와 관련된 일화 중의 하나로 다음과 같은 이야기가 있다. 정씨 집안에서 종을 시골로 심부름 보냈는데 귀가할 때가 훨씬 지났는데도 오질 않아 걱정하다 못해 정렴에게 어찌된 일인지 알아보라고 했다. 그 때 정렴이 잠시 명상에 잠겼다가 말하기를, 그 종이 아무 고개를 넘어오다가 양반 행차에 불경한 짓을 해서 붙들려 맞고 있는 중이라고 하였다. 한참 후 종이 도착하여 사실을 확인한 즉 과연 정렴이 말한 바와 같아서 온 집안이 탄복했다는 이야기이다. 정렴은 또한 새·짐승의 말을 알아듣기로 유명하였다. 어느 날 잔칫집엘 갔다가 새 소리를 듣고 그 집술이 무덤가에서 거둔 밀로 빚은 것임을 간파한 일, 그리고 이로 인해 고을 원님에게 붙들려갔다가 고을 원님이 사생아라는 내력을 역시 새소리에 의해 알아낸 일 등은 민간에 널리 유행하였던 설화이다. 정렴은 예언 능력도 뛰어났다. 그는 6형제 중 장남이었는데 유독 셋째인 십죽헌十竹軒 정첨鄭礂의 부인인 구씨具氏를 존중함이 유별났다. 사람들이 그 이유를 물으니 "우리 집안은 모두 제수씨의 자손이 될 것이니 내가 어찌 존중하지 않을 수 있겠는가?"라고 대답하였다. 과연 손자 대에 이르러 형제들이 무후無後하게 되자 십죽헌의 자손이 출계出系하여 대를 이었다. 정렴은 음률에도 조예가 깊었는데 특히 휘파람불기 즉 소법嘯法에 뛰어났다. 소법은 선도 수행에서 깊은 내단의 공력을 바탕으로 발휘될 수 있는 것으로 중국의 경우 일찍이 위진魏晉 시기의 선인 손등孫登이 이 방면의 대가로 손꼽혔었다. 언젠가 정렴의 부친인 정순붕鄭順朋이 강원감사로 있을 때 금강산엘 놀러갔었는데 갑자기 계곡을 진동하는 큰 휘파람 소리가 들려 시중들던 산사의 중들이 놀라 용의 울음소리인가 여겼는데 알고 보니 정렴이 낸 소성嘯聲이었다는 일화가 있다.

정렴의 이런 신이한 행적은 당시 조선 국내에서 뿐만 아니라 국외에서도 주목의 대상이 되었다. 일찍이 부친 정순붕이 명나라에 사신으로 갔을 때 그가 어린 나이로 수행하였다. 북경에 도착하자 유구국琉球國의 사신이 찾아와 "고국에서 점을 치니 진인眞人을 만나리라 했는데 당신이 바로 그 분"이라며 가르침을 청하였다. 이 때 소문을 듣고 사신으로 왔던 각국 사람들이 객관客館으로 찾아왔는데 정렴이 각 나라의 말로 응대하니 모두들 경탄하고 천인天人이라 칭하였다. 정렴은 짧은 생애동안 그의 도력道力과 관련한 수많은 일화를 남겼지만 만년에는 세상에 조금도 뜻을 두지 않고 고고한 은일군자隱逸君子로서의 삶을 지켰다. 그의 풍채는 마치 구름을 탄 학처럼 탈속한 모습이었고 대낮에도 그림자가 없었다고 한다. 아울러 그의 고결한 인품, 심오한 학문에 대해서는 당시에도 칭송이 자자하여 인종仁宗이 세자 때에 그의 명성을 듣고 즉위하면 화담花潭 서경덕徐敬德과 더불어 정승을 시켜야 할 인물로 손꼽았다고 한다. 그러나 인종이 즉위 후 급서急逝하는 바람에 성사되지 않았다는 일화가 전한다. 그는 44세 되던 해 세상에 오래 있지 않을 뜻을 굳힌 듯 주위에 미리 이승을 떠날 날짜를 말하고 스스로 만사輓詞를 지었다. 그 내용은 다음과 같다.

一生讀破萬卷書 　평생에 만 권의 책을 읽었고,
一日飮盡千鍾酒 　하루에 천 잔의 술을 마셨다네.
高談伏羲以上事 　복희씨 이전의 일만 얘기하고,
俗說從來不卦口 　속된 얘기는 입에 담지도 않았지.
顔回三十稱亞聖 　안회는 삼십에도 성인에 버금갔거늘,
先生之壽何其久 　선생의 삶은 어찌 그리 길었던고.

이 시는 그의 도인으로서의 삶의 요약이라고 해도 과언이 아니다. 44세의 수명을 어찌 그리 길었느냐고 자문自問하는 그의 마음 계제는 이미 삶과 죽음의 경계를 초월하여 절대의 시공간을 노닐고 있는 경지인 것이다. 그가 조용히 좌화坐化한 날 부근의 주민들이 그가 구름을 타고 승천하는 모습을 목격하였다는 백일비승白日飛昇의 설화가 후일담처럼 전한다.

이 밖에도 정렴은 각 방면에 걸친 그의 탁월한 도력으로 인하여 후대에 이르러 점술·풍수학風水學의 대가, 의술의 달인達人 등으로 평가되기도 하며 근세에는 신종교 측에 의해 말세를 예언한 도통자로서 추앙되기도 한다. 아울러 온양 정씨 일문에서는 정렴과 그의 종형 정초鄭礎 이후에도 정작鄭碏 · 정지승鄭之升 · 정회鄭晦 · 정돈시鄭敦始 · 정두경鄭斗卿 등 조선도교사상 저명한 선도 인물들이 연속 배출되었는데 이는 사실상 정렴이 그의 일문에 미친 영향으로 보아도 좋을 것이다.

정렴의 친필

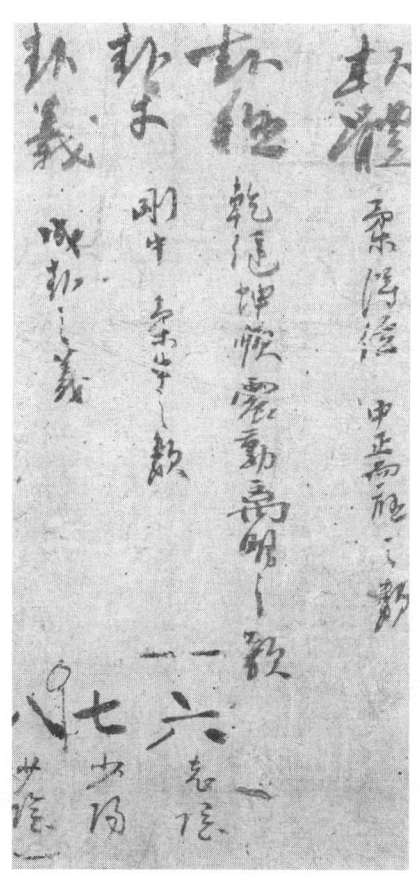

鄭 磏 年 譜	연산12년(1506)	(1세) 3월에 아버지 순붕順朋과 어머니 전주 이씨의 장남으로 태어나다.
	중종14년(1519)	(14세) 태어나면서 신령스럽고 기묘하여 삼교三敎에 박통하였다. 부친을 따라 중국에 갔을 때 중국인을 만나서는 외국말을 자유자재로 구사하다. 또한 유구국琉球國 사람이 이상한 기운을 느껴 공에게 다가와서 보고는 절을 하며 말하기를, "제가 일찍이 천명을 보니 모년 모월 모일에 중국에 들어가는데 반드시 진인眞人을 만날것이라 하였는데 그대가 진인이 아닌가?"라고 하면서 배움을 청하니 그 때에 외국사람 모두가 다투어 와서 공을 만났는데 공이 유구국 말로 응대를 하였다.
	중종31년(1536)	(31세) 1월 23일 아들 지임之臨이 태어나다.
	중종32년(1537)	(32세) 진사에 입격하다. 이후로 양주 괘라리에 복거하다.
	중종조	장락원 주부로 제수하니 공의 뛰어난 음률이 현금 등의 악기에 맞게 하였고 나아가서는 관청에서 쓰는 가곡의 장단도 친히 가르쳤다.
		일찍이 입산하여 마음을 다스리다. 이때 산 아래에서 벌어진 일을 마치 겪은 듯이 알다.
		천문학과 의학에 조예가 깊어 관상감과 혜민서 교수를 겸하다.
		포천현감을 지내다.
	인종조	의술에 정통하여 인조를 진찰하다.
	명종즉위(1545)	(40세) 8월28일. 북창은 성품이 명민하고 선을 좋아하여 마음속으로 자기 아버지의 처신을 그르게 여겨 일찍이 아버지에게 그치도록 울면서 권하여서 아버지 정순붕이 그동안 악행으로 모반하려 한다고 주장했던 윤임 유인숙의 치죄를 사하여 주도록 다시 상소하게 하다.
	명종4년(1549)	(44세) 졸하다. 묘는 양주 사정리, 자자원이다. 자는 사결士潔(호는 북창北窓), 유훈을 남기기를 "시절이 좋을 때는 벼슬 길에 나가도 좋을 것이지만, 세상이 어지러울 때는 물러나 산야에서 살면서 농사에 힘써 스스로 자급해야 한다."고 하다.
	광해2년(1610)	북창선생의 많은 서책을 간직하여 두었던 문의현에 노봉서원을 세우다.
	효종10년(1659)	정렴, 송인수를 제향하는 노봉서원에 액호가 내려지다.

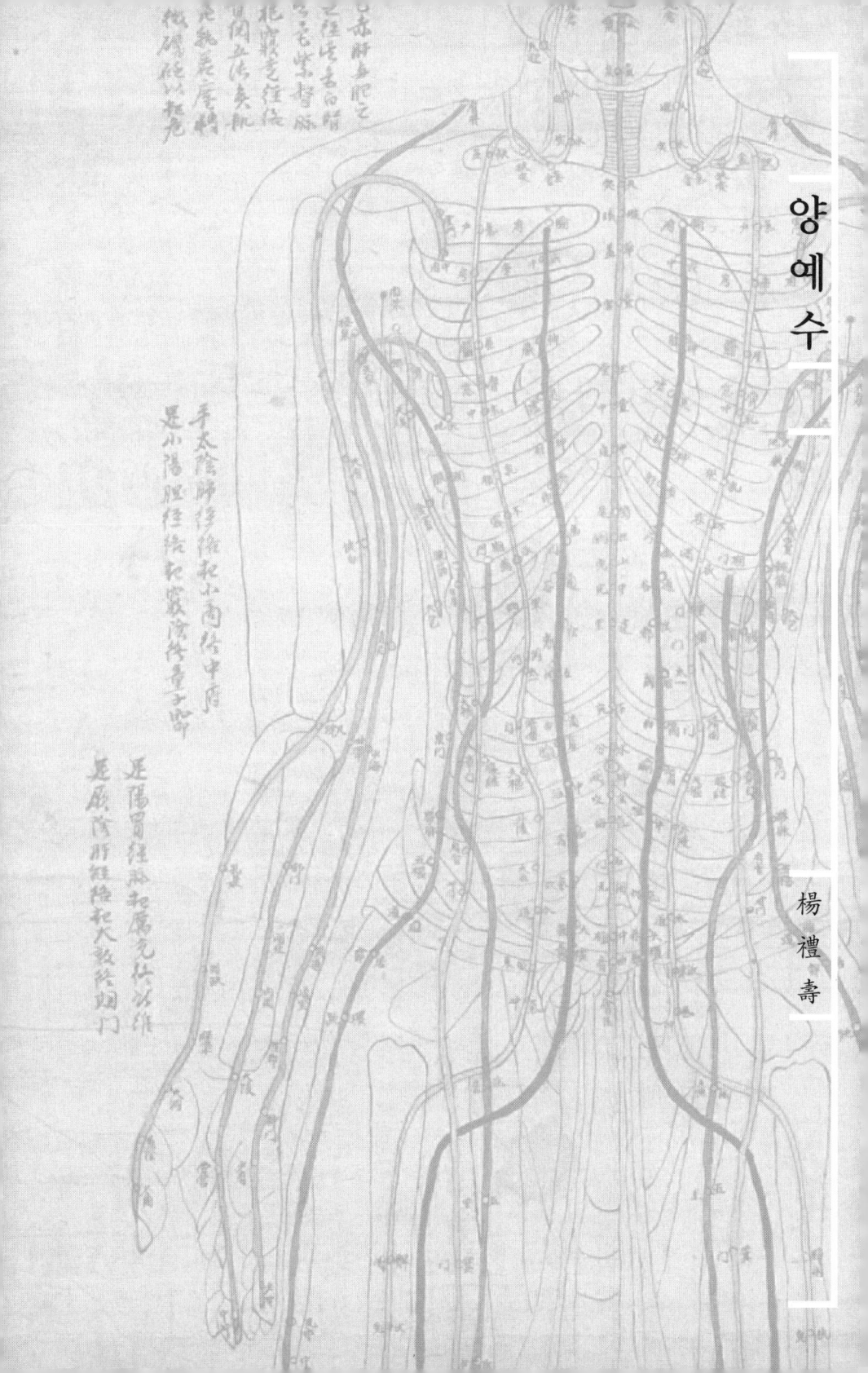

양예수

楊禮壽

양예수의 약력

양예수楊禮壽의 호는 퇴사옹退思翁이고, 자는 경보敬甫이며, 시호는 청계군淸溪君이다. 태어난 연대가 확실치는 않으나 대략 중종 25년(1530)에 태어나 선조 33년(1600)에 약 71세의 나이로 그의 고향인 강화도 하음河陰 땅에 묻혔다. 본관은 청주(또는 서원西原)인데 고려 때 귀화한 양기楊起의 9대손이다. 양천현감陽川縣監과 경기도 부평도호부사富平都護府使를 지내기도 했으며, 품계는 자헌대부資憲大夫에 올랐고, 관계官階가 지중추부사知中樞府事에까지 이르렀으며, 광국원종공신光國原從功臣으로 공훈을 세웠다. 저작으로는 『의림촬요醫林撮要』를 교정校正하여 찬집撰集하였으며, 뒤에 허준許浚 등과 함께 『동의보감東醫寶鑑』의 찬집에 참여하기도 하였다.

약력의 보정補正

楊禮壽

양예수의 호號와 자字 그리고 시호諡號

양예수의 약력이 실제로는 위와 같이 인적사항이 그렇게 뚜렷하지 아니하여 여기저기서 혼재되어 전해지고 있는 형편이다. 가령, 양예수의 호에 대해서는 '퇴사옹退思翁'으로 일치하지만, 자는 '경백敬伯'[1] 과 '경보敬甫'[2] 또는 '경남敬南'[3]의 세 가지가 여러 군데에서 혼용[4]되어 현재까지도 인용되는 문헌에 따라 서로 다른 표기를 해왔다. 이 모두가 양예수의 자字로써 다 쓰였을 가능성도 전혀 배제할 수는 없지만, 이러한 '보甫'와 '남南'그리고 '백伯' 등이 붓으로 글을 썼던 당시에 글자의 유사성으로 인하여 오기誤記되어 전해진 것으로 보인다. 따라서, 이 가운데 연대가 가장 빠른 『의림촬요』[5]를 근거로 해서 양예수의 자는 '경보'라고 보는 것이 그가 살았던 때와 가장 근접한 문헌이기에 타당성이 높다. 왜냐하면, 시간적으로 와전될 가능성이 가장 적기 때문이다.

또한 시호諡號에 대해서는 이제껏 다른 문헌적 근거가 없었기 때

---

[1] 李成茂, 『朝鮮時代雜科合格者叢覽』, 96쪽.
[2] 三木榮, 『朝鮮醫書誌』, 86쪽. 琵巖, 『朝鮮人名辭書』, 1,577쪽.
[3] 李奎象, 『幷世才彦錄』, 368쪽.
[4] 朴熙永・金南碩, 『韓國號大辭典』, 478쪽. 여기서는 아예 楊禮壽의 字 '敬南'과 '敬甫'를 다 같이 倂記하였다.
[5] 禮楊壽, 『醫林撮要』, 63쪽. "楊禮壽字敬甫號退思翁弘農人撰醫林撮要八卷"

문에 알려지지 않았었는데, 다행스럽게도 『태의원선생안太醫院先生案』에 이 내용이 있어 다시 생각해볼 만하다. 이에 따르면 "본관이 홍농弘農인 양예수는 자는 경보敬甫이고, 고향은 양천陽川이며, 품계는 정이품의 자헌대부에 올랐으며, 시호는 청계군으로 하사받았고, 호는 퇴사옹退思翁이었는데, 내의원의 수의首醫였으며, 『의림촬요』를 찬집하였다.[弘農, 楊禮壽, 敬甫, 陽川, 資憲, 淸溪君, 號退思翁, 首醫, 撰醫林撮要]"라고 되어 있어서 그의 시호가 뚜렷이 '청계군'이었음을 알 수 있다.

양예수의 품계에 대해서는 선조 33년(1600) 12월 1일에 "지사 양예수를 조제弔祭하는 예조禮曹의 공사公事에 대해 우승지 김시헌金時獻에게 부의賻儀를 보내라고 전교傳敎하였다.[以禮曹, 知事楊禮壽弔祭公事, 傳于右承旨金時獻, 曰: 致賻]"는 기사[6]로 보아, 예조의 공사로 지사인 양예수의 조제를 치르고 있었다는 얘기니 국가적인 예장禮葬을 치렀음을 알 수 있다. 즉, 『대전회통大典會通』「예전禮典」치제致祭에 의하면 "문관·무관·음관으로서 일찍이 2품 이상의 실직을 지낸 자에게는 모두 조제한다.[文武蔭, 曾經二品以上實職者, 並弔祭]"는 경우를 봐서 2품 이상에 해당하는 예우를 다하고 있는 것이니, 지사라는 직함으로서 있을 수 있는 대우를 하고 있는 것이며, 그 정도에서 정2품에 해당하는 자헌대부에 올랐음도 어색하지 않은 것이니, 임금과 왕비, 종친, 실직에 있었던 정2품 이상의 문무관과 공신에게만 주어지던 시호를 양예수가 받았다 하여 이상할 것이 없다. 그러므로, 『태의원선생안』에 표현된 '청계군'이란 시호는 기록의 정확함을 입증하는 자료이자

---

6 『선조실록』132, 선조 33년 12월 1일 경오 기사. "知事楊禮壽의 弔祭에 賻儀를 보내다."

楊禮壽

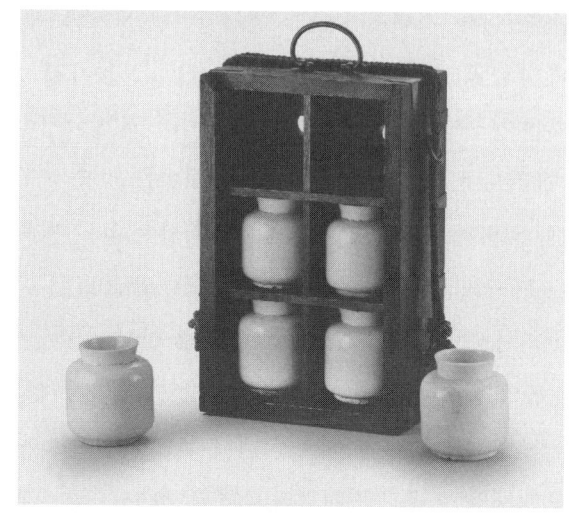

왕실 휴대용 약상자 (한독박물관소장)

양예수에 관한 보정자료로서 의미가 크다 할 것이다.

양예수의 생몰년대

또한 그의 생존 시기도 엄밀히 말하여 분명하게 기록된 자료가 하나도 없다. 다만, 비록 불명확하긴 해도 대체적인 연대를 추정할 수 있는 기록들이 있어 다소 짐작할 수 있으니 그나마 다행인 셈이다. 즉, 『의과방목醫科榜目』[7]에 따르면 명종 4년(1549)에 양예수는 을유乙酉년

---

[7] 실제로 조선총독부에서 보관되던 규장각 자료의 『의과방목(醫科榜目)』에는 하필 이 부분이 빠져 을묘식년식(乙卯式年試)의 기록이 없어서 확인할 수 없다. 다만 『의과방목』에 의거했다는 『조선시대잡과합격자총람(朝鮮時代雜科合格者叢覽)』의 기록에 의한 것이다.

식년시式年試에 급제를 하였는데, 당대의 입신양명立身揚名하는 선례로 보아 대체로 20살 전후해서 과거에 급제하여 출사出仕하는 경우가 일반적이므로, 이때를 20살로 치면 양예수의 출생 연대를 대충 중종 25년(1530)으로 잡을 수 있다. 또한, 선조 33년(1600) 12월 1일에 "지사 양예수를 조제하는 예조의 공사에 대해 우승지 금시헌에게 부의를 보내라고 전교하였다.[以禮曹, 知事楊禮壽弔祭公事, 傳于右承旨金時獻, 曰: 致賻]"는 기사[8]로 보아 양예수의 조제에 선조의 치부가 있었으니, 이때를 양예수의 사망일로 보아야 할 것이다. 그러므로, 이러한 『의과방목』과 『선조실록宣祖實錄』에 의해 비록 간접적 자료이지만 이를 토대로 생몰 시기는 대략 중종 25년(1530)에 태어나서 선조 33년(1600)에 생을 마칠 때까지 71세를 일기一期로 잡아 무리가 되지는 않을 것이다.

양예수의 본관

또한 양예수의 본관에 대해서는 '청주淸州'를 제외하고도 '하음河陰'[9]과 '서원西原'[10]이 혼용되어 쓰이고 있다. 여기서 '서원'이란 지명은 '청주'의 옛 지명이므로 결국 '청주 양씨'를 이르는 별칭일 뿐이다.

    맨 처음 양예수의 선조 양기楊起는 귀화한 인물로 충렬왕비 제국대장공주를 따라 고려에 들어와 상당백에 봉하여졌으며 이로 인해

---

8 『선조실록』 132, 선조 33년 12월 1일 경오(庚午).
9 李奎象, 上揭書, 368쪽. 朴熙永・金南碩, 上揭書, 478쪽.
10 李成茂, 上揭書, 같은 쪽.

본관을 청주로 하였다.

이렇게 양예수의 본관이 서원이라고 불리는 것은 별 문제가 되지 않지만, '하음河陰'이 또 다른 본관으로 불리는 것은 쉽게 풀리지 않는다. 하지만 양예수의 표가 강화 하음면 홍해에 있고 또 성장도 이곳에서 했기에 하음인이라고 한 것이다.

이에 대한 가장 확실한 뒷받침이 될 수 있는 문헌으로 정조 7년(1783)에 발간된 『강화부지江華府志』를 들 수 있다. 이 책의 「인물人物」편에 양예수楊禮壽에 대한 언급이 있는데, 그 내용은 다음과 같다.

> "양예수는 하음河陰에서 살았었는데, 보고 들고 한 것이 많아 지식이 넓고 아울러 의방醫方의 실력도 좋아 능히 사람의 생사가 한 달 전에 달려 있다면 백에 하나도 놓침이 없었다. 『동의의감』의 서문에 '태의太醫'라고 일컬어지나 그 때를 지금은 평가할 수 없다. 벼슬이 지중추부사知中樞府事에 이르렀다 한다.[楊禮壽, 居河陰, 多聞博識, 兼善醫方, 能處人死生, 於朞月之前, 百不一失也. 醫鑑序稱, 爲太醫, 而其世今不可評. 官至知中樞府事云]"

이상의 『강화부지』의 내용으로 보아 원래 조상 때부터 살아왔던 관향貫鄕인지는 몰라도, 최소한 '하음'은 양예수가 살았던 고장임을 알 수 있다. 그래서 그가 "보고 들고 한 것이 많아 지식이 넓고 아울러 의방의 실력도 좋아, 능히 사람의 생사가 한 달 전에 달려 있다면 백에 하나도 놓침이 없었다."는 얘기는 그가 그 고장에 살면서 재주가 널리 알려졌다는 얘기가 된다. 즉, 양예수가 과거에 급제하여 내의원에서 근무하는 동안에는 강화의 하음에 살 수 없는 것은 너무나 당연하기 때문에 결국 양예수가 하음에서 살 수 있는 시기는 과거에 합격하기 이전이어야 가능하다는 얘기가 된다.

또한 최근 1931년에 편찬된 『속수증보강도지續修增補江都誌』에 따르면, 청주淸州 양씨楊氏의 가지家誌에 출전근거를 두고 양예수에 대해 다음과 같이 표현하고 있다.

"양예수는 청주사람이니 봉래蓬萊 양사언楊士彦[11]의 후後이다. 하음의 금성산錦城山 아래쪽에 살았었는데 어릴 때에 뒷산인 금성산에 올라 나무하러 다니다가 노루바위 위에서 신침神針을 얻어 집으로 돌아와서, 사람의 질병을 다스림에 손에 닿는 대로 곧바로 나았으니, 이런 연유로 그의 이름이 온 나라에 떨쳤다. 선조조宣祖朝에 중전의 환후患候가 아주 심하여 임금께서 양예수를 불러 치료를 명命하시니 중전의 병세가 과연 회복되었다. 임금께서 그의 의술醫術을 기뻐하시어 특별히 부평부사富平府使를 제수除授하시고, 나중에는 동지중추부사同知中樞府事의 녹을 하사下賜하셨으며, 광국원종光國原從의 공훈功勳을 기록하였다.[楊禮壽淸州人 蓬萊士彦 後居河陰錦城山下 少時 登後山採薪 於獐巖上 得神針而歸 治人疾病 應手立差 由是 名聞一國 宣廟朝 坤殿患候尤篤上命召試之玉候果平復上嘉其術特除富平府使未幾 移同中樞賜祿錄光國原從勳]"

---

11 봉래(蓬萊)는 양사언(楊士彦)의 호이다. 양사언은 중종 12년(1517)-선조 17년(1584)에 살았던 조선 중기의 문관이자 명필가로써 이름이 높았다. 그가 남긴 "태산이 높다하되 하늘아래……"는 유명하다.

楊禮壽

　　이상의 기록에 따르면 양예수에 대해 몇 가지 사실을 짐작할 수 있게 된다. '하음의 금성산 아래쪽에 살고 어릴 때에 뒷산인 금성산에 올라 나무하러 다녔다'는 것으로 보아 양예수는 이곳에서 태어나 자랐다는 얘기임을 알 수 있다. 또한 '노루바위 위에서 신침을 얻어 집으로 돌아와서, 사람의 질병을 다스림에 손에 닿는 대로 곧바로 나았다'는 얘기는 이미 의과고시에 합격하기 전에 의학에 뜻을 두어 일반인에 대한 침술치료를 하고 있었으니, 그에게는 의과고시에 응시할 분명한 명분이 있었던 셈이다. 즉, 기술적 능력이 어느 정도 되었기에 널리 알려져 많은 사람에게 의술의 혜택을 줄 수 있었지만 체계적인 의학연구를 계속하기 위해서는 당시 최고의 길인 과거에 합격하여 내의원에서 자신의 실력을 더욱 갈고 닦고 싶었을 것은 당연한 일이다. 결국 '하음'이라는 것이 양예수와 관련이 없는 것은 아니지만, 그 전해짐에 있어서 잘못되어 엉뚱하게 본관本貫이 된 것임을 알 수 있다. 따라서 양예수의 본관은 청주이며, 하음은 본관이 아니라 강화도에 있는 그의 '고향'임을 충분히 짐작할 수 있는 것이다.

의학세계와 학문세계

내의원에서의 양예수, '시련을 넘어 새로운 도약으로'

양예수가 의학을 궁구하는데 그에게 직접적 영향을 준 사람은 없는 것 같다. 다만, 학문의 방향설정을 했으리라는 짐작이 될 수 있는 호음湖陰 정사룡鄭士龍의 얘기가 유몽인柳夢寅의 『어우야담於于野談』에 전해질 뿐이다. 따라서, 과거에 합격하여 내의원에 들기 전까지는 거의 독학으로 학문에 대한 동경을 가지고 꿈을 이뤄나갔다고 보아야 할 것이다. 그러한 측면에서 그의 학술계통을 찾자면 아무래도 내의원에서의 선후배 관계나 『의림촬요』를 통한 인용사항으로 연결하는 것이 올바른 추적이 될 것이다.

하지만, 내의원의 생활에 있어서도 다른 사람들과 교분이 돈독하거나 의론을 상의해서 일을 처리하는 편은 아닌 것 같다. 이를 알 수 있는 대목이 『조선왕조실록』에 언급되어 있는데 그 최초의 기록이라 할 수 있는 『명종실록』의 예를 보자.

> 정원에 전교하기를, "세자가 병으로 괴로움을 당할 때에 조종조에서 특별히 대사大赦를 행한 일이 있었는가? 『일기日記』를 상고하여 아뢰도록 하라."하고, 조금 있다가 또 전교하기를, "세자의 병세가 위중하니 옥문을 활짝 열어주는 것이 어떻겠는가? 내 마음이 망극하여 말하는 것이니 사관을 나누어 보내어 대신들에게 의논케 하여 아뢰도록 하라."하니, 영중추부사 상진, 영평 부원군 윤개, 영의정 윤원형, 좌의정 이준

경, 우의정 심통원 등이 아뢰기를, "상의 마음이 망극하신데 신들이 어찌 감히 다른 말씀을 올리겠습니까."하였다. 이때에 동궁이 편찮은지 오래 되었는데 내의 양예수楊禮壽가 모시고 진찰하고 약을 쓰면서 다른 의원은 알지 못하게 한 것은 그 공을 독차지하려고 한 짓이었다. 그러다가 위독한 지경에 이르러 일이 어쩔 수 없게 되어 버리니 사람들이 다 통분스러워 했다.

이 글은 당시에 양예수의 나이 34세였고, 종6품의 내의원 주부主簿로서 순회세자順懷世子의 병을 담당하고 있었던 상황을 얘기하고 있다. 여기서 그는 동궁의 병을 홀로 담당하면서 다른 의원의 근접을 하지 못하도록 하였음을 알 수 있다. 물론 질병치료의 일관성을 유지하고자 하는 점에 있어서는 당연한 조치이기도 하지만, 사관의 말대로라면 내의원의 수장에게 마땅히 있어야 할 보고조차도 없었다는 얘기가 된다. 이는 두 가지로 해석된다. 하나는 왕실의 의료진인 어의御醫의 활동이 제대로 통제되지 않아 기강이 문란해졌다는 얘기가 된다. 다른 하나는 양예수의 실력이 그만큼 뛰어나서, 왕실의 안위가 좌우되는 중요한 동궁의 병을 혼자서 맡을 만큼 상당한 수준의 의술이었다는 것이다. 그러나 전자는 왕실의 엄정한 규율이나 내의원의 조직으로 보아 있을 수 없는 얘기이고, 후자의 경우처럼 양예수의 실력이 뛰어났기 때문에 혼자서 맡을 수 있었다고 보아야 할 것이다.

특히나, 열 남자를 치료하기보다 한 여자를 치료하기 어렵고, 열 여자를 치료하기보다 한 아이를 치료하기 어려운 점을 감안하면, 13

세의 어린 동궁의 치료를 위해 선뜻 나설만한 어의가 있기 어렵기 때문에 모두를 대신해서 양예수가 나선 것일지도 모른다. 더구나, 영아사망율이 지금보다도 훨씬 높았던 과거의 상태를 보아서도 동궁의 질병에 대해서는 어쩌면 이미 내의원의 의원에게 있어서는 알고 있는 또는 예견되어 있는 것이기에 양예수가 대표되었는지도 모를 일이다. 평소의 실력있는 치료성과가 있어왔기에 종6품의 내의원 주부로 다음 세기의 한 국가를 담당할 세자의 치료에 그가 선정되었을 것이다. 그러나 순회세자가 불과 사흘 만에 사망하니 이 사건으로 인하여 결국 투옥되고, 칭송받던 그의 능력 발휘는 한 풀 꺾이게 된다. 의과고시에 합격하여 궁중에 들어온 지 14년 뒤이니, 그의 나이 대략 30대 중반쯤이다.

　왕자를 치료하지 못한 죄책감은 물론이고, 전도양양했던 그에게 젊은 나이에 겪는 좌절감은 대단히 컸을 것이다. 궁중에 들어갈 수 있었다는 것은 그로서는 최고의 길을 걷는 것이었기에 그 충격은 더욱 컸을 것이다. 당시에 세자를 깨끗이 치료했다면 승승장구할 수 있는 좋은 기회였기 때문에, 그 역시 동궁을 치료함에 최선을 다했을 것이다. 하지만, 결과는 자기의 뜻대로 좋게만 이루어지지 못했기 때문에, 양예수는 자기 생애 최초이자 최대의 실의에 빠졌을 수도 있을 것이다. 실제로 진료하던 환자가 죽게 되는 경우 그 충격은 말로 설명하기 어려울 정도로 대단하다. 자신이 가지고 있는 기량을 최대한 발휘하여 최선을 다함에도 불구하고 꺼져가는 생명체를 눈앞에서 그냥 보고 있을 수밖에 없을 때, 무력하기 짝이 없는 자신에 대한 실망과 좌절이 있게 되며, 머리에 스쳐가는 수많은 처방들이 모두 소용없는 것이며 부질없는 것이다.

　세상 속에 홀로 남겨진 듯한 그 순간의 공포와 무력감만이 남아 있는데, 죽어가는 환자는 나만 바라보고 자신의 생명을 잃어가는 것이다. 이제까지 그 순간순간마다 최선을 다했다곤 하지만, 행여 그 말을 뇌까릴 수는 있어도 자신의 가슴에선 최선이란 아무데도 존재하지 않는 것이다. 다른 어떤 것도 다시 해볼 수 있는 여지가 있지만 사람의 목숨을 놓고서는 두 번의 기회란 절대로 있을 수 없는 것이기에 어떠한 변명도 통할 수 없다. 그저 미안하다. 눈물이 왈칵 쏟아지고 통곡을 하여도 시원찮을 그 순간이지만 주변의 가족을 위해 그저 담담한 표정으로 가족 앞에 멀거니 서있어야 할 자신에게는 숨어버릴 쥐구멍조차도 없다.

　특히나 어린 생명을 두고 진료를 담당하게 될 때엔 어린애의 마음이 되지 않으면 치료의 요점을 잡기가 어렵기에 그 착잡함은 더욱 크다. 그 작은 손과 똘망한 눈망울을 접하면서 치료시기가 길어질수록 환자는 어느새 내 아들이 되고 딸이 되어 버린다. 그리하여 그 숨결 하나마다 진단의 증후를 잡아내고 쳐다보는 눈초리에 아픈 자리를 찾아낼 수 있는 부모의 마음으로 아픈 상태를 어루만질 수 있게 되는 것이다. 그런데 눈에 넣어도 아프지 않을 그 아이가 바로 내 눈앞에서 생명이 꺼져갈 때, 그리고 내가 할 수 있는 모든 것을 다하고 있는데도 더 이상의 희망이 보이지 않을 때, 차라리 내 심장을 꺼내어 대신하고 싶을 그 생명의 움직임을 더 이상 들을 수 없고 볼 수 없을 때의 심정을 진료를 담당한 의사가 아니고서는 아무도 알 수 없는 일이다. 더구나, 내 자식보다 소중해야 할 왕실의 대통을 이은 세자에 있어서랴! 양예수는 그렇게 꺼져가는 생명의 촛불을 눈앞에서 어쩔 수 없었던 자신을 자책하며 커다란 실의에 빠졌을 게다.

하지만, 그러한 실의와 자책은 투옥되는 긴 시간동안 충분히 생각되고 곱씹어졌을 것이며, 새로운 각오와 의지를 조금씩이나마 다져왔으리라고 본다. 그리하여 그 후에 자신은 더욱 분발하여 의술에 정진하였고, 이로부터 더욱 훌륭한 치료를 위하여 여러 서책을 뒤지게 되었을 것이며, 이 때 우연찮게 정경선鄭敬先이 초안草案한 『의림촬요』를 발견하게 되었던 것이다. 그 편篇의 분류가 새롭고 의론醫論의 정리가 잘되어 간단하게 활용하기가 편리하므로, 눈여겨 보아두었을 터이다. 그러나 제방諸方의 종류가 질병에 적용하기에 부족하고, 의론도 아직은 충실하지 못하여 이를 보충하고 교정한다면 좋을 것이라고 생각했을 것이다. 아마도 이 무렵부터 양예수는 『의림촬요』를 교정校正하기로 마음먹기 시작했을 것으로 보인다.

정경선鄭敬先과의 조우, '조선의학의 학통과 계승을 이루다'

『의림촬요』가 정경선이 짓고 양예수가 교정하였다는 것은 『동의보감東醫寶鑑』[12]에도 있지만 삼목三木[13]도 이에 따르고 있다. 더구나, 일본의 성대도서관城大圖書館에 소장되어 있는 예각책도록藝閣冊都錄과 서고

12　許浚, 『東醫寶鑑』, 71쪽. 內景篇의 卷頭에 있는 「歷代醫方」의 맨 끝에 "醫林撮要本國內醫鄭敬先所撰 楊禮壽校正"이라 되어 있다.
13　三木榮, 『朝鮮醫書誌』, 84쪽. 畑黃山의 『醫學院學範』에 "『醫林撮要』 內醫鄭敬先所撰楊禮壽校正"이라 되어 있다고 한다.

장서록西庫藏書錄14에도 '본조本朝 정경선鄭敬先 저著'라고 밝히고 있어,15 적어도 원찬자原撰者가 정경선인 것은 사실인 것 같지만, 만일 그것이 8권본이라면 아쉽게도 이 책은 일실佚失되고 없다. 하지만, 정경선이란 인물에 대해서는 여전히 의문이 제기되고 있고, 여기서 양예수가 과연 교정자로써 어디까지 관여했는지도 의문으로 남는다. 단어의 의미상, '찬撰'이란 말도 본인이 직접 글을 지었다는 뜻이 되지 않기도 하려니와 '교정校正'이란 말도 틀린 글자의 수정이란 정도의 의미밖에 가지지 않기 때문에, 당대의 명의名醫로 알려진 양예수가 과연 글자교정만 하지는 않았으리라고 보인다. 여기서 주도적인 역할을 누가 했는지가 밝혀지지 않는 이상, 정경선의 주도하에 양예수가 보조적인 역할로써 교정을 보았다고 볼 수도 있으며, 오히려 그 반대로 양예수의 지도 아래 정경선이 책을 만들고 양예수는 만들어진 책을 손질해 주는 정도로 그쳤을 가능성도 있기 때문이다.

이러한 관계 속에서 서로와의 역할규명을 위해서도 그 『의림촬요』를 초안했다는 정경선은 과연 누구인지 고려해보지 않을 수 없다. 정경선과 가장 쉽게 접근할 수 있는 것은 앞에서도 잠깐 보았듯이 허준의 『동의보감』이다. 『동의보감』의 「역대의방歷代醫方」 맨 끝에 "醫林撮要本國內醫鄭敬先所撰楊禮壽校正"이라 되어있는 것이 그것이다. 여기서 '내의內醫'는 '내의원內醫院, 또는 내의원에 속한 의관醫官'을 의미

---

14 이는 일본에 있는 城大圖書館에 소장되어 있는 도서목록이다
15 三木榮, 『朝鮮醫書誌』, 86쪽. "……城大圖書館藏するところの『藝閣冊都錄』に「醫林撮要」伍卷、また『西庫藏書錄』に「醫林撮要」十三冊本朝鄭敬先著とある. この『撮要』の存佚は不明で. ……"

한다. 즉, "『의림촬요』는 우리나라 내의원에서 정경선이 지은 것이고 양예수가 교정하였다."는 얘기다. 이것은 『의림촬요』의 원찬자가 정경선이라는 점에서 중요하기도 하지만, 정경선과 양예수가 내의원에서 함께 근무하였었다는 정황증거이기도 하기에 주목하지 않을 수 없다. 그리하여 내의원에서 함께 근무하였다면 내의원 어의御醫들의 명단이 실려 있는 『내의선생안內醫先生案』이나 훗날 명칭이 바뀐 『태의원선생안太醫院先生案』에서 찾아볼 수 있을 것이다.

『내의선생안』에 양예수와 정경선을 찾을 수 있었다. 양예수는 앞에서 살펴보았듯이 '품계는 자헌대부이고, 관직은 동지중추부사였다[資憲, 同樞]'고 되어 있는데, 정경선은 오로지 '정正'으로만 표시되어 있으니 곧 정3품의 '내의원 정'을 지냈다는 얘기다. '정'은 제조提調와 종4품의 첨정僉正 사이의 직급인데 그 외엔 아무런 표시가 없기 때문에 여기서는 정경선에 대해 더 이상 이렇다 할 정황을 이끌어내기가 쉽지 않다. 게다가 『태의원선생안太醫院先生案』에도 역시 똑같이 기록되어 있어 아쉽다.

그러나 이것만으로는 정경선에 대해 알 수도 없으려니와 양예수와의 관계를 이해할 수 없으므로 좀 더 살펴보지 않을 수 없다. 이홍식[16]과 유홍렬[17]은 "조선 중기의 의관. 명종 때 전의典醫로 있었으며, 학문도 깊어 양예수의 스승이었고 『의림촬요』를 저술했다."고 하였다.

---

16 李弘植, 『증보새국사사전』, 1,177쪽.
17 柳洪烈, 『國史百科事典』, 1,241쪽.

삼목[18]은 『조선의서지朝鮮醫書誌』에서 "정경선鄭敬先, 내의內醫라고 되어 있으나 전해짐이 확실하지 않다."고 하였다. 이경화[19]는 『광제비급廣濟秘笈』의 서문에서 "이 태조太祖가 개국開國하던 처음에 정경선鄭敬先이 『향약방鄕藥方』을 집輯하다."라 했다. 류희영[20]은 『동의보감』과 『제중신편濟衆新編』의 근거를 들어 "『의림촬요』의 찬자撰者가 정경선鄭敬先으로 명시되어 있다."고 했다. 따라서 이를 종합하여 요약하면, 『의림촬요』와 관계되어 약간의 기록들이 있는데, 정경선은 다만 내의로서 양예수와 같은 시대 또는 조금 앞선 시대의 사람으로 조선 중기 명종 때 전의였으며, 양예수의 스승으로 『의림촬요』와 『향약방』을 저술했지만 전해짐이 확실하지 않다는 것이 전부이다.

『향약방』은 현재 『의림촬요』[21] 외에 다른 곳에 인용되어 있는 것도 없고 존재하지도 않기 때문에, 그 모습이나 내용에 관해서 어떠한지 또는 실제로 언제 만들어졌는지 알 수는 없다. 따라서 남아있는 모습은 결국 『의림촬요』에서 살펴볼 수밖에 없으므로 거기에 대해서라도 잠시 언급하고 넘어가도록 하자. 인용된 『향약방』의 모습이 『의림촬요』에 3군데 나타나 있는데, 「정충경계건망문怔忡驚悸健忘門」

---

18 三木榮, 朝鮮醫書誌, 84쪽.

19 李景華, 廣濟秘笈, 3쪽. "… 我聖祖龍興之初鄭敬先輯鄕藥方以壽窮鄕之民 …" 여기서 '聖祖'는 임금을 뜻하고, '龍興之初'는 '용'의 표상이 임금을 뜻하는 것이기 때문에 조선개국을 의미하는 것으로 판단된다. 예를 들면, 조선시대 태조 건국의 이유를 합리화하기 위하여 이성계의 고조부를 穆祖로 추존하고 이후 太宗에 이르기까지 그들의 사적을 기록한 『龍興聖蹟』이란 책명을 통해서도 이 말은 조선시대 건국초기를 지칭하는 것임을 알 수 있다.

20 柳熙英, 醫林撮要의 醫史學的價値, 東醫病理學會誌創刊號, 71쪽. "……許(浚)·康(命吉)이 引用書中에 鄭敬先이라 명시하였다. ……"

21 楊禮壽, 醫林撮要, 黑潮社刊, 245, 265, 324쪽.

과「삼소문三消門」, 그리고「면병문面病門」에 있지만 여기서 말하고 있는『향약방』인지는 확실하지 않다. 하지만, 우리 의학의 특징이라 할 수 있는 단방요법單方療法의 의미를 갖고 있는 모습을 하고 있다. 왜냐하면, 우리의 전통적인 의학의 특징이 단방單方의 다양한 활용이라 할 수 있겠는데, 그러한 특징적 모습이 우리 고유의 의방서醫方書에 자주 등장하기 때문이다. 실제로 예를 든다면, 단군신화檀君神話에 등장하는 약물의 사용법이 그러하고,『백제신집방百濟新集方』이나『신라법사방新羅法師方』·『고려노사방高麗老師方』 등이 그러하며, 이후로 등장하는 우리 고유의 모습을 하고 있는 여러 치방治方들이 그러한 모습을 하고 있으니,『향약집성방鄕藥集成方』·『동의보감東醫寶鑑』·『의문보감醫門寶鑑』·『광제비급廣濟秘笈』·『제중신편濟衆新編』·『단방신편單方新編』·『본초부방편람本草附方便覽』·『의종손익醫宗損益』 등이 모두 단방의 치법을 중요하게 다루고 있는 것이다.

　　이러한 측면에서『의림촬요』에 인용된『향약방』의 모습은 우리 의학의 맥脈을 이어가고 있는 단방치법에 충실한 의서醫書임에는 틀림없다고 하겠다. 비슷한 이름으로『향약집성방』을 들 수는 있겠지만, 같은 치방이 존재하지 않기 때문에『의림촬요』에 인용된 서적은 정경선의『향약방』일 가능성이 상당히 높다. 하지만, 다른 의서에서『향약방』을 인용한 것이 없고 다만 이경화李景華의『광제비급』에서 언급됨이 있을 뿐이므로, 이것만 가지고 원래의 모습을 추측해 내기란 어렵기 때문에, 실제로 어떠한지 알 길이 없음이 아쉽다.

　　이렇듯, 정경선 혼자이든 양예수와 공동이든『의림촬요』와는 분명히 관계되기 때문에, 그 인물의 존재 시기는 이경화가『광제비급』

의 서문에서 언급[22]한 조선개국 초(1392년)부터 양예수가 사망한 때라고 추정되는 정유재란(1597년)까지의 약 200년 사이의 인물일 것이므로, 이 시기를 추적하면 될 것이다. 또한 만일, 허준이 『동의보감』에서 언급한 것처럼 『의림촬요』가 "정경선찬 양예수교정鄭敬先撰楊禮壽校正"이라 한다면, 양예수와 어떤 형식으로든 서로 관련이 있는 인물임에는 틀림없으므로, 그의 생존연대는 양예수와 비슷한 시기나 아니면 조금 앞선 시대를 추적하면 될 것이다. 따라서 이를 근거로 그의 족보를 찾아보았다. 조선시대에 각 성씨를 모아 편찬하였던 『청구성씨靑丘姓氏』에 정씨鄭氏는 28개 본本이 있는데, 이 가운데 정경선은 경주慶州 정씨鄭氏로 양경공파良景公派에 속한다. 이렇게 단정하기는 어렵지만 앞에서 언급한 조선중기의 약 200년 사이에 정씨 28본 가운데 '경선敬先'이라 이름한 것은, 바로 경주 정씨 양경공파에 속해 있는 이 한 사람뿐이다. 우선 『경주정씨양경공파세보慶州鄭氏良景公派世譜』[23]를 근거로 해서 정경선을 찾아본다면 다음과 같다.

정경선은 자가 계원繼元이고, 중종 31년 병신(1536) 10월 29일생이며, 선조 17년 갑신(1584) 7월 13일에 사망하니, 그의 나이 49세이다. 또한 생존 시에 통훈대부通訓大夫에 올랐으며, 평해군수平海郡守를 지내기도 했다. 그의 조부는 연산군 4년(1498) 소위 무오사화戊午士禍에 연루되어 김종직金宗直의 「조의제문弔義帝文」의 사실을 알고도 고하지 않았다는 죄로 귀양을 가기도 했는데, 성종成宗 갑인별시甲寅別

---

22 李景華, 『廣濟秘笈』, 3쪽. "…… 我聖祖龍興之初鄭敬先輯鄕藥方以壽窮鄕之民 ……"
23 慶州鄭氏良景公派修譜委員會, 『慶州鄭氏良景公派世譜』, 卷之四, 4-5쪽.

試(1494)에서 문과文科에 장원급제하여 황해도어사黃海道御使를 지내고 통훈대부에 올랐으며, 사헌부司憲府 감찰監察에 뽑히기도 했던 정승조鄭承祖이며, 자는 술이述而이고 호는 미암微菴이다. 무오사화의 영향은 후대까지 미쳤는데, 영남사림의 한 사람으로서 피해갈 수 없었던 이 사건은 후대의 정경선에겐 당시 성리학을 공부하기보다는 기술직인 의과로 빠지게 하는 원인으로 작용한 것으로 보인다.

또한 그의 부친 희소希韶 정종호鄭從濩는 무오사화의 영향으로 외가에서 컸는데, 임오壬午년(1522) 26세에 생원시生員試에 합격하고, 무자戊子년(1528) 32세에 문과를 통하여 덕랑德郎이 되었으며, 승문원承文院에 들어가 정자正字에 재선되고, 예문관藝文館 검열檢閱을 거쳐 대교待教와 봉교奉教에 올랐고, 사간원司諫院 정언正言에서 병조좌랑兵曹佐郎과 사헌부司憲府 지평持平, 그리고 예조禮曹와 병조兵曹의 정랑正郎이 되었고, 헌납獻納 · 문학文學 · 장령掌令 · 필선弼善 등을 차례로 거쳐 홍문관弘文館 교리校理 겸 경연經筵 시독관試讀官을 지내다, 춘추관春秋館의 기주관記注官 · 한림翰林 등을 두루 지냈는데, 41세에 병을 얻어 일찍 사망하였으니, 그 해가 중종中宗 32년 정유丁酉(1537) 정월 22일이다. 이렇듯 그가 일찍 이 세상을 등지게 되니 아비없는 자식으로 크게 된 정경선으로서는 그로 인해 어려운 세상을 겪게 되는 직접적 원인이 되었을 것이다.

정종호에게 늦게 본 아들이 하나 있는데 그가 바로 정경선이며, 이때 경선의 나이가 어려 보는 이로 하여금 모두 애처로워했다고

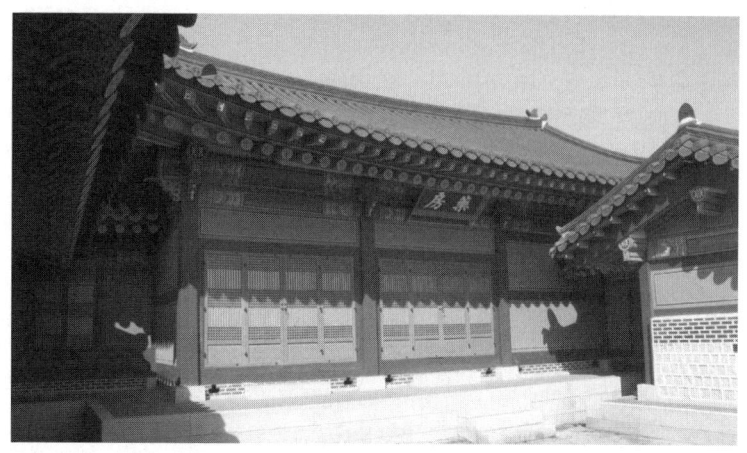

창덕궁 내에 있는 내의원 약방

기록[24]하고 있다. 이는 경선의 나이 채 3개월도 되지 않은 갓난아기였음을 두고 표현한 것임을 짐작할 수 있겠다. 이렇듯 경선에게 삶의 고통의 직접적 원인은 부친의 조기早期 병사病死에 있는 만큼, 어쩌면 그가 내의원內醫院에 지망하여 근무하게 된 것이 당연할지도 모른다. 부친의 나이가 늦고 아들의 나이가 어렸던 것으로 보아, 첫째 부인인 숙부인淑夫人 전주 이씨와의 사이에서는 자손이 없다가 둘째 부인인 안동 권씨 사이에서 경선을 얻은 것으로 보인다. 그 후의 경선의 행적은 위에 언급한대로 통훈대부와 평해군수를 지낸 것과 부인인 숙인淑人 안동 김씨 사이에 인남仁男 · 의남義男 · 예남禮男 · 지남智男 · 신남信男의 다섯 형제를 두었다[25]는 것이 전부이며, 다른 행적이 없음

---

[24] 慶州鄭氏良景公派修譜委員會, 上揭書, 卷之一, 校理公諱從護墓碣銘 및 墓碑銘, 319-325쪽.
[25] 慶州鄭氏良景公派修譜委員會, 上揭書, 卷之四, 4-5쪽.

은 문헌이 없기 때문[26]이라 하였다.

『내의선생안』에는 정경선이 정3품의 내의원 정正을 지냈음이 기록으로 남아 있다. 게다가, 그의 다섯 아들 가운데 인남과 예남도 이 『내의선생안』에 같이 기록되어 있다. 이러한 부자와 형제가 나란히 내의원에 근무하는 것은 세습의 의미가 있을 것으로 여겨진다. 그뿐만 아니라 또한 양예수의 동생 양지수도 함께 기록되어 있는 것을 보면 이들도 같은 내의원에서 서로 친숙하게 지냈으리라 여겨진다. 헌데, 정경선과는 달리 그 아들은 모두 본관이 기성인箕城人으로 되어 있다. 기성은 평안도 평양平壤, 전라도 영광군靈光郡, 함풍현咸豊縣, 그리고 경상도 평해군平海郡의 다른 명칭인데, 그 가운데서 정경선이 평해군수平海郡守를 지냈던 것으로 보아 여기서 말하는 기성은 경상도 평해이며, 아마도 이때부터 본관本貫을 기성으로 하지 않았나 생각한다.

그런데 어떤 연고로 그리되었는지 『태의원선생안』에는 정인남은 본관의 표시가 없어져서 알 수 없게 되었고, 정예남이 함평으로 되어 있어서 전라도 함평이 본관일 가능성도 배제할 수 없게 됐다. 이에 『의과방목醫科榜目』을 살펴보니 정인남은 아예 없고 정예남이 세 사람이나 되었다. 『의과방목』은 의과고시醫科考試에 급제한 사람을 기록한 것이니 이에 기록이 없다면 의과고시를 거치지 않았다는 것이지만, 여러 사람이 있다는 것은 동명이인同名異人이란 얘기가 된다. 더구나 정예남의 경우는 나중에 『동의보감』의 편찬작업이 이뤄지는 초기에 함께 했던 인물이므로 이는 제대로 구분하여야 할 문제이기

---

26 慶州鄭氏良景公派修譜委員會, 上揭書, 卷之一, 平海公諱敬先墓碣銘, 433-435쪽.

도 하다. 이 세 사람은 『의과방목』에 제각기 다른 본관으로 기록되어 있는데 연대미상年代未詳의 경주인慶州人, 정축년생丁丑年生의 함평인咸平人, 무인년생戊寅年生의 온양인溫陽人의 순서이다.

순서상, 먼저 경주 정씨 예남은 선조9년(1576) 병자식년시丙子式年試에 급제하였는데, 자는 사공士恭이고 그 아비가 정경선이라고 기록되어 있다. 정경선의 아들이란 점에서 내의원 의관으로서 가장 유력하지만, 다른 자료가 없어 기록이 자세치 않음이 흠이다. 그러나 그의 가지家誌인 『경주정씨양경공파세보慶州鄭氏良景公派世譜』에 의하면 "품계品階는 통정대부通政大夫에 이르고 관계官階는 첨지중추부사僉知中樞府事를 지냈는데 묘소는 양천陽川에 있는 조상의 무덤 아래이다[通政大夫, 僉知中樞府事, 墓陽川先塋階下]."라고 되어 있어,[27] 그가 정3품 당상관의 통정대부의 품계를 받았고 정3품의 중추부 첨지사를 지낸 사실을 알 수 있을 따름이다.

다음으로, 함평 정씨 예남에 대한 『의과방목』의 기록은 선조 15년(1582) 임오식년시壬午式年試에 급제하였는데, 자는 선여善餘이고 정축丁丑생이며 품계는 통정대부를 받았고 관직은 내의원의 의관이자 전생서典牲署 주부主簿였는데, 아비 억億은 중추부 첨지사를 지냈다고 되어 있다. 그런데 이는 기록상 모순이 있다. 정축생이면 이와 가장 가까운 때를 잡아 앞뒤로 시간을 따져 보아야 할 것이다. 임오 식년시와 가장 가까운 출생년도는 선조10년(1577)이 되는데, 겨우 5살에 과거시험을 보았다는 얘기가 되므로 이는 아무리 천재적인 경우라

---

[27] 慶州鄭氏良景公派修譜委員會, 『慶州鄭氏良景公派世譜』, 卷之四, 別提公派, 7쪽.

도 정축년인 선조 10년에 태어났다고 볼 수 없다. 또한 그 뒤는 태어나기도 전에 과거시험을 보았다는 얘기는 있을 수 없으므로 역시 제외된다. 그렇다면 60년을 앞당겨 중종 12년(1517)에 태어난 것으로 보아야 하므로, 예남은 그의 나이 66세에 과거에 합격한 것이 된다. 물론 늦은 나이에 과거에 합격할 수는 있다. 하지만, 『동의보감』의 편찬작업이 시작되는 선조 29년(1596)에는 그의 나이 80세가 되고 이 책이 완성되는 광해 2년(1610)에는 95세가 되니 거의 살아있기 어려운 사항이다. 게다가, 이러한 사실은 함평 정씨 족보를 뒤져봐도 나타나지 않으며 심지어 정예남의 이름조차 없다.

그 다음으로 온양 정씨 예남은 광해 7년(1615) 을묘식년시乙卯式年試에 급제하였는데, 자는 자화子和이며 무인戊寅생이고 관직은 교수敎授이자 상의원尙衣院 주부主簿였으며 통정대부의 품계를 받았고 그 아비 기麒는 중추부中樞府 동지사同知事였다. 그러나 이 또한 『동의보감』의 편찬작업에 참여했던 정예남은 아닌 것 같다. 이미 편찬이 끝나고 출판이 이뤄진 때를 지나서 의과고시에 합격하였기 때문이다. 의과고시에 합격하였다고 다 내의원에 들어오는 것도 아니지만, 나중에 들어온 사람이 먼저 일을 할 수는 없는 노릇이므로 『동의보감』의 편찬작업과는 아무런 상관이 없는 사람이다. 그러나 온양 정씨의 대동보大同譜를 보면 16세世 부사공파府使公派에 예남이 있는데, 1608년에 『동의보감』 편찬에 참여하고 『의방신서醫方新書』를 집필하였다고 기록[28]하고 있어 대동보의 참람僭濫되기가 그지없다. 왜냐하면, 일단 『의

---

[28] 溫陽鄭氏大宗會, 『溫陽鄭氏大同譜』, 卷之一, 20쪽, 回想社, 大田, 2000년.

과방목』의 내용대로 온양 정씨임을 따른다 하더라도 『동의보감』과 아무런 관련이 없을뿐더러, 『동의보감』의 편찬시기와 1608년이란 시기도 아무런 연관이 없다. 게다가, 온양 정씨의 이전의 발간된 대동보에 따르면 12세世 득전得全에겐 아들이 없어 대가 끊어진 것으로 기록되어 있기 때문이다. 이는 2000년 대동보를 새로 꾸미면서 요즘 『동의보감』이 사람들의 입에 오르내리며 인기를 얻자 없던 300년을 새로 만들어 넣은 것에 불과하다. 아마도 임란壬亂 이후 난리통에 흩어진 가문이 어쩌다 조상을 찾지 못하고, 겨우 정씨라는 사실 하나만 알고 명맥을 이어가고 있었는데, 대가 끊긴 온양 정씨의 한 부분을 찾아내 최근에 입적시킨 것으로 보인다. 가문의 영광을 얻기 위하여 그리하였겠지만, 득전 이후의 300년간의 사람을 위해서도 온양 정씨 가문을 위해서도 하루 속히 정정을 하여야 할 것이며, 아울러 후손에게도 부끄럽지 않을 수 있으리라.

이리하여 결과적으로 함평 정씨 예남과 온양 정씨 예남을 모두 인정한다 하더라도 『동의보감』과 관련한 정예남으로는 둘 다 모순되기 때문에, 결국 경주 정씨 예남만이 『동의보감』의 찬집에 관여한 인물일 수 밖에 없다. 최근에 인터넷을 위시한 여러 곳에서 함평 정씨 예남과 온양 정씨 예남이 모두 『동의보감』의 찬집에 관여한 사람으로 제대로 검증없이 실려있는 것들은 모두 오류이니 검토되고 수정되어야 할 사항이다. 그러므로 경주 정씨 예남이 선조 9년(1576) 병자식년시丙子式年試에 합격한 정경선의 아들이며 그가 곧 선조 29년(1596)에 『동의보감』 편찬사업에 참여한 인물이 되는 것이다. 비록 『의과방목』이 어떤 까닭으로 어지럽게 기록되었는지는 알 수 없어도 『내의선생안』에 등장하는 정경선과 그 아들인 정인남, 정예남의 두 아들은 양예수의 형제들인 양인수와 양지수 사이의 돈독한 관계를 내의원에서 유지할 수 있었을 것임은 분명한 사실이다. 이리하여 조선의학의 계통은 내의원에서 그 체계를 잡아갈 수 있었던 것이고, 그것이 정경선과 양예수의 학문적 시선을 같이 할만한 기초가 될 수 있었으리라고 본다. 이와 같은 체계는 나중에 류희춘柳希春의 추천으로 내의원에 들어온 허준에게도 영향을 미치어 내의원의 질서와 학문적 계승이 이루어질 수 있었던 것이며, 이러한 사실을 바탕으로 『동의보감』에 "『의림촬요』는 정경선이 만들고 양예수가 교정하다.[『醫林撮要』, 鄭敬先撰, 楊禮壽校正]"라고 기록될 수 있었던 것이다.

그러나 한편으론 정경선의 태생이 양반의 서출庶出이고 보면, 조선시대의 상황에서 별다른 행적이 없이 간단하게 기록할 법도 하다. 그러하기 때문에 정경선은 당하관堂下官의 통훈대부通訓大夫에 머무를 수밖에 없었던 것이고, 한직閑職인 지방의 수령 정도인 평해군수를 할 수 있었을 것이다. 또한 홀어머니 밑에서 당시에 공부를 하기란 쉽지 않았을 터이나, 그의 재주가 워낙 빼어나 당하관이라도 정3품의 통훈대부까지 오를 수 있었던 것이고, 그러한 처지이기 때문에 그가 별다른 공부를 할 수 있었다면, 송나라 때 범중엄范仲淹의 "훌륭한 재상이 되지 못할 바에야, 마땅히 훌륭한 의원이 되겠다[不爲良相, 當爲良醫]."고 한 말[29]처럼 의학醫學에 정진할 수도 있었을 것이다. 그의 아들 5형제의 이름을 '인의예지신仁義禮智信'으로 삼아 유가儒家에서

---

[29] 洪元植, 『中國醫學史』, 151쪽.

말하는 오상五常의 덕목으로 삼은 것을 보아도, 당시의 공자孔子에 의해 숭상된 유학儒學에 상당히 심취하여 있음을 알 수 있으며, 이러한 빼어난 실력과 능력을 가졌다면 제가諸家의 서적을 두루 섭렵할 수 있었을 것이다. 물론 그의 가문이 영남의 사림으로서 무오사화의 피해를 입어 귀양을 갈 정도로 성리학에 깊은 조예가 있었음도 빼놓을 수 없는 바탕임은 분명하다. 또한 이러한 실력을 양성하기 위하여 그의 어머니인 숙부인淑夫人 전주 이씨도 어느 정도 영향을 주었겠지만, 실제로는 '아비 없는 자식'을 두 어머니가 모두 거둬들였다고 보기는 어려우며, 다만 생모 안동 권씨의 역할이 상당히 컸을 것으로 생각된다.

이러한 가통家統 속에서 자란 정경선이 얼마나 오랫동안 머물렀는지는 알 수 없지만, 평해군수를 지내면서 자신은 물론 백성의 고통을 실지로 많이 겪고 보았을 터이다. 그리하여 백성에게 실질적으로 도움을 줄 수 있는 일을 생각했을 것이며, 이로써 비록 전문가는 아니라 하더라도 『의림촬요』를 지을 수도 있었을 것으로 생각된다. 왜냐하면, 이러한 예가 조선시대에 가끔 등장한 경우[30]도 있기 때문이다. 이렇게 본다면, 정경선이 만든 『의림촬요』는 그의 나이 마흔이 넘은 만년晩年에나 가능했을 것으로 보이며, 그러한 이유는 위에 열

---

[30] 예를 들면, 세조 9년(1463)에 세조 자신이 직접 지은 『의약론(醫藥論)』이 그러하며, 정조 때 정조 자신이 친히 찬한 『수민묘전』이 또한 그러하다. 이러한 제왕(帝王)의 경우만이 그러한 것이 아니라, 함경도 관찰사로 있었던 이병모(李秉模)의 경우도 마찬가지다. 즉, 본인이 비록 의학을 전공하지 않았다 하더라도, 이경화(李景華)를 시켜 정조 14년(1790)에 완성시켰던 『광제비급(廣濟秘笈)』의 경우가 그러하다.

거한 이유 외에도 13권본이 아닌 8권본 『의림촬요』라 하더라도, 그 내용의 자세함이나 방대한 인용서목引用書目과 논論에서 밝힌 각 이론의 비교분석 및 고찰, 게다가 각 문門의 분류양식이 결코 그 후에 나온 조선후기의 여러 방서方書들에 비해 뒤지지 않을 뿐만 아니라, 오히려 모범이 되는 것이기 때문이다. 그리하여 『의림촬요』는 뒤이어 나온 허준의 『동의보감』의 모태母胎가 되는 역할을 할 수 있었던 것이며, 그 후 우리나라뿐만 아니라 이웃나라 일본에도 간행본이 전달되거나 필초筆抄[31]되기도 하였던 것이다.

이렇게 양예수가 내의원에서 정경선을 만난 것은 마치 운명적인 예고가 있었던 것 같은 극적인 요소를 지닌다. 그리하여 그것은 서로에게 상당한 영향을 주면서 여러 가지 측면에서 친밀감을 가졌으리라고 본다. 우선 위에서 살펴보았듯이 성장과정상 어렵고 힘들게 자랐던 과거의 일치감이 서로를 가깝게 만들었을 것이다. 부사용副司勇을 지냈던 아버지를 따라 강화江華에서 양천陽川으로 이사 온 이래 예전의 가난함을 서울에서도 벗어날 수 없었던 양예수나, 아비 없이 어머니 손으로 커올 수밖에 없는 정경선의 성장과정 또한 가난과 멸시 속에 비참하기는 마찬가지였을 것이다. 이미 호음 정사룡을 통해서도 양예수의 재주가 뛰어남을 입증하였듯이, 그런 실력으로 공부를 더 계속하고 싶어도 생계를 위해 어쩔 수 없이 기술직인 의과고시에 뛰어들어 내의원에 들어온 양예수나, 조부와 부친이 이미 학문이 깊었어도 부친의 요절로 그 뒤를 잇지 못하고 홀어머니 밑에서

---

[31] 三木榮, 『朝鮮醫書誌』, 352-353쪽.

어렵게 지내느라 역시 일찍이 내의원으로 들어온 정경선이 서로에게 동질감을 주었을 것이다. 하지만, 이들이 일찍이 갈고 닦았던 유가적인 학문적 역량은 의학을 더욱 깊고도 넓게 볼 수 있는 기초가 되었고, 그것이 곧 내의원에서 일하면서 선배 의관들로부터 빠른 의학적 습득을 익히고, 아울러 임상적 바탕을 이루게 되었으리라 여겨진다.

그러한 것은 양예수의 형제가 유가의 덕목인 오상에 따라 그 이름이 인수仁壽·예수禮壽·지수智壽·신수信壽였던 것처럼 정경선의 아들 이름이 인남仁男·의남義男·예남禮男·지남智男·신남信男이었던 것으로 보아도 정경선은 양예수의 여러 가지 됨됨이를 흠모하여 왔던 것으로 여겨진다. 그러하기에 양예수도 그의 실력과 학덕을 바탕으로 학문적 기량이 상당한 정경선을 쉽게 알아보고 그를 통해 상당히 오랫동안 의학적 담론을 나눴을 것이며, 그들이 이룩한 결실인『의림촬요』는 바로 이들의 의학적 담론이 얼마나 오랫동안 지속되어 왔는지를 여실히 보여주는 것이다. 그러기에 양예수의 형제들이 의학적 기량을 발휘하듯이 정경선의 아들들도 의과고시를 통하여 내의원에 들어온 이래 그 학문적 계통을 이어갈 수 있었으리라고 본다. 그것은 곧 이후에 있었을『의림촬요』의 편찬을 통하여 정경선과 양예수는 서로의 역량을 보여줄 수 있었던 것이며, 이를 통해 조선 중기의 의학적 담론은 눈을 들어 세상을 넓게 보면서 의료천하를 통일할 자신감을 가질 수 있었으리라.

그리하여 양예수를 중심으로 더욱 강한 응집력으로 작용되었고, 일찍 작고한 정경선을 생각해서라도 그 아들인 정인남·예남 형제들은 더욱 각별한 사이로 양인수·예수·지수 형제들과 지냈으리라. 뿐만 아니라, 이러한 결집력은 조선의 내의원 활동을 활발하게 만드는 중요한 요소가 되었을 것이며, 당시 내의원의 표상이 되어 우수한 인재들이 모일 수 있는 터전으로 작용하였으리라 본다. 그것은 뒷날 내의원의 수장이었던 태의 양예수와 함께 허준의 『동의보감』이 편찬될 때 이명원李命源을 위시하여 유의儒醫 정작鄭碏, 내의內醫 김응탁金應鐸과 더불어 정예남鄭禮男이 이 프로젝트에 참여하는 것으로 보아 충분히 짐작할 수 있는 일이다. 그리하여 조선의 의학은 천하에 내놓아 가장 으뜸이 될 수 있는 위치에 놓이는 모범이 되었고, 이후 우리나라를 위시하여 중국과 일본에 이르기까지 동아시아 의학의 바탕이 되는 역할을 할 수 있게 된 것이다. 이렇듯 동아시아의 의료강국으로 급부상하게 되는 그 단초가 이미 내의원에서 계통적으로 마련되고 있었던 것이다.

세계의학과 접한 양예수, '조선의학의 중흥을 이루다'

한때 양예수는 왕실에 대한 의료과실로 인하여 순회세자順懷世子를 잃고 실의에 빠지기도 했지만, 그동안 옆에서 함께 고락을 같이하던 정경선이 내의원에 있었기에 쉽게 좌절감에서 회복할 수 있었던 것이다. 게다가 어진 임금의 은혜로움은 이러한 양예수에게 커다란 도움이 되기도 했다. 즉, 세자에 대한 책임이 아직 가셔지지 않았음에도 불구하고, 오랫동안 종6품의 주부主簿에 체직되어 있던 터라 양예수의 출중한 실력을 인정하여 명종은 이듬해 종5품의 예빈시禮賓寺 판관判官으로 승직시켰다. 그 뿐만 아니라 이듬해 4월 대왕대비의 승하로 양사兩司가 모두 추국推鞠을 청하였지만 이를 물렸고, 그해 10월에는 도리어 내의원에 상을 내리고 양예수에게도 정3품 상上에 해당하는 통정대부를 가자加資하여 중신들에게 지나치다는 상소를 받기도 하였다. 그러던 차에 2년 후인 명종22년(1567) 6월에 명종이 승하하자 이에 대한 책임으로 결국 치죄治罪를 받기도 하였다. 이러한 일련의 사태들이 그에게 시련을 주기도 하였지만, 이제는 그 때마다 실의에 빠지고 있을 수 없었으며 도리어 비온 뒤의 땅이 굳어지듯 강인하게 마음을 굳히고 더욱 의학연구에 박차를 가하곤 하였다.

그것이 그의 실력을 한층 높이는 결과를 가져왔기에 사람들은 그를 어느덧 '명의名醫'라고 부르기 시작했다. 왕실의 질병을 다스림에 열성을 다하기도 하였지만, 때로 대신들의 집안 질병도 보아주기도 하면서 자신의 입지를 굳혀나가고 있었다. 게다가 새롭게 내의원에 천거되어 들어온 허준도 활약이 대단하여 기쁜 마음으로 내의원의 전반을 다스려 나갈 수 있었다. 후배들이 마음놓고 활약할 수 있는 길도 닦고 자신은 내의원 도서를 섭렵할 수 있는 시간을 가질 수 있었다. 게다가 창덕궁 내의 규장각 도서도 바로 옆에서 구경할 수 있어서 이제는 의서편찬의 학문적 역량을 갈고 닦는데 만전을 기하고 있었던 것이다. 그러던 그에게 종2품에 해당하는 가선대부嘉善大夫의 품계도 받게 되니 지난 가선대부에 가자되고 무려 15년만인 셈인데, 어느덧 그의 나이 51세이다.

그러던 그에게 드디어 기회가 찾아 왔다. 국초國初부터 말썽이 있어왔던 종계변무宗系辨誣의 주청사奏請使를 수행함에 보조인력 가운데 의관으로 참여하게 된 것이다. 선조 당시 중국과 교류하는 것은 왕실의 큰 짐이었다. 그것은 명나라 『태조실록太祖實錄』과 『대명회전大明會典』에 태조 이성계가 고려 권신權臣인 이인임李仁任의 아들로 되어 있기 때문이다. 그것이 뭐 그렇게 중요한 일인가 하고 생각할 수 있겠지만, 조선왕조로서는 심각한 문제가 아닐 수 없는 것이다. 왜냐하면 고려 권신으로써 조선왕조를 개국하였다는 것은 바로 '역성혁명易姓革命'이니 요즘말로 '쿠테타'인 것이기 때문이다. 조선왕조가 정통성 있음을 그 동안 온 백성에게 알려왔고, 당시의 세계적 중심이라 할 수 있는 중국에도 알려왔지만, 도무지 이를 받아들이는 기색이 별로 없었다. 유가적 전통을 수립한 대내외적 분위기가 쿠테타를 인정할 수 없을 것이며, 왕통이 인정되지 않는 왕은 그 임무를 수행하기도 어렵고 백성의 존경을 받기도 어려웠을 것이다.

　국초부터 조선왕조는 이를 극복하기 위하여 많은 노력을 기울여 왔다. 민심을 수습하기 위하여 태종 때 관제를 정비하고 신문고申聞鼓를 설치함으로써 민정民情을 들을 수 있도록 하였으며, 특히 세종 때는 북으로는 6진을 개척하고 남으로는 쓰시마를 정벌하였고, 무엇보다 백성의 생활에 가장 불편했던 언어소통을 위해 한글을 제정하면서, 한편으로는 『용비어천가龍飛御天歌』를 지어 조선왕조가 정통성 있음을 널리 알리려고 노력하였다. 이러한 백성에 대한 회유책과 더불어 한편으로는 국초부터 배불숭유排佛崇儒정책을 펴왔다. 그리하여 위로는 조상을 숭상하고 아래로 관청은 물론 만백성까지 위에 대한 명령에 복종하고 지시에 이행할 수 있는 자연스런 교육을 수행해 갔던 것이다. 이러한 교육을 위해, 일찍이 주자소鑄字所를 설치하여 유가적 도덕교범이 될 수 있는 여러 서책들을 발간함으로써, 가급적 빠르고 널리 이런 뜻을 펼쳐왔던 것이다.

특히나 도덕적 규범을 어릴 때부터 익히도록 하기 위하여 간행했던 중종 때의 『동몽선습童蒙先習』은 앞서 얘기했듯이 학문을 시작하는 모든 어린아이들이 먼저 익혀야 했다. 아울러 이러한 도덕적 규범을 한층 강화시키고 윤리규범으로서 실천적 가치를 높일 수 있는 주자朱子의 『소학小學』을 간행하여 보급하였다. 이는 당시의 사림士林들이 자기를 수양하는 것[修己]에서 출발하는 실천적 가치규범으로서 성리학을 체득하기 시작하였는데, 『소학』의 규범과 윤리를 몸에 익혀 실천함으로써 학문이 시작된다고 보았다. 그리하여 중종 때의 사림은 먼저 『소학』을 간행하여 널리 보급하고 『구결소학口訣小學』이나 『소학편람小學便覽』등을 만들어 그 이해를 도왔다. 이런 맥락에서 『소학』의 번역이 이루어져 중종19년(1518) 『번역소학翻譯小學』이 간행되었으나, 후에 너무 의역意譯에 흘렀다는 비판을 받았기 때문에 직역을 원칙으로 한 『소학언해小學諺解』가 간행되었다. 그리하여 이 책은 『소학』의 윤리가 서민의 생활까지 깊숙이 침투하고 성리학의 질서가 정착되어 가는 데 크게 기여하였다. 선조19년(1586) 교정청校正廳에서 처음으로 간행하였고, 이를 저본으로 하여 몇 차례의 재간행이 이루어졌다. 이 경진자庚辰字본인 교정청본이 안동 도산서원陶山書院에 전질로 간수되어 있다.

이렇게 도덕적 규범을 윤리적 실천을 통해 국가의 기강을 세우고 왕실의 정통성을 세우기 위해 부단한 노력을 하였음에도 불구하고, 선조에 이를 때까지 왕실의 종계가 바로 잡히자 않아 조선왕조의 정통성은 인정되지 못하였기 때문에, 이제까지 여러 차례 해왔던 종계변무의 주청사를 이번에도 중국에 보내게 되었던 것이다. 여기에 양예수가 끼이게 되었으니 그는 선진의학을 받아들일 수 있는 절호의 기회를 얻었던 것이다. 예전에 호음 정사룡과 처음 만났을 때도 동지사로써 중국으로 떠나는 그를 보아왔던 기억이 선명한데, 이젠 본인이 다녀오게 된 것이다. 실제로『의림촬요』에는『제중입효방濟衆立效方』·『향약간이방鄕藥簡易方』·『향약집성방鄕藥集成方』·『의방유취醫方類聚』·『간이벽온방簡易辟瘟方』등의 우리나라 의약방서醫藥方書들도 많이 있지만『단계심법부여丹溪心法附餘』·『의방집략醫方集略』·『명의잡저名醫雜著』·『의학입문醫學入門』·『고금의감古今醫鑑』·『종행선방種杏仙方』·『만병회춘萬病回春』등의 이제까지 볼 수 없었던 새로운 의방서醫方書들이 인용되고 있다. 또한『의림촬요』에 인용된『중조질문방中朝質問方』이나『중조전습방中朝傳習方』도 이 무렵에 만들어진 것으로 여겨진다. 즉, 종계변무의주청사를 수행하는 의관으로 중국에 들어감으로써 중국의 새로운 의학들이 담겨있는 여러 의방서를 수입해 들어올 수 있었고 그곳 중국의 의인醫人들과도 활발한 교류를 통하여 그 동안 자신이 어렵게 생각하던 것들에 대한 해답을 얻기도 하여,『중조질문방』이나『중조전습방』도 만들게 되었던 것이다.

그렇기 때문에 양예수가 한순간에 갑자기『의림촬요』의 모든 것을 완성시켰으리라고 보이지는 않는다. 정경선의 기초작업이 있은 이후로, 새로운 중국의 의방서들이『의림촬요』에 들어있는 부분은 최소한 양예수의 몫이라고 보이므로, 양예수는 종계변무의 주청사를 따라 중국으로 왕래하면서, 그것들이 양예수의 손에 의해『의림촬요』로 정리되었을 것으로 보인다. 그러므로, 여러 차례 주청사를 중국에 파견했던 가운데 몇 번인가를 양예수가 수종의관으로 참여했을 것이다. 이 가운데 가능성이 있는 것은 양예수가 의과고시에 합격하여 내의원에서 근무하기 시작한 명종 4년(1549) 이후가 될 것이므로, 그 때 이후로 주청사가 중국에 파견되었던 명종 12년(1557), 18년(1563), 선조 6년(1573), 8년(1575), 10년(1577), 14년(1581), 17년(1584) 등의 7차례가 될 것이다. 만일 여기에 정경선이 관여했다면, 그의 나이 22세 때인 명종 12년(1557)에서 그의 사망 때인 선조 17년(1584)까지 7차례 모두 가능하다.

그러나 중국의 의학을 『의림촬요』에 담아내는 것은 의관으로서 당시에 명성이 높았던 양예수가 했을 것이라고 생각된다. 예를 들면, 명종 18년에 내의원 주부로서 종6품에 불과하던 그는 명종 19년(1564)에 종5품의 내의원 판관判官이 되고 곧이어 명종 20년(1565) 통정대부에 자資하여 정3품 당상관으로 껑충 뛰어오르게 되니, 불과 2년 만에 종6품에서 정3품 당상관으로 직급이 올라 출세가 빠르게 되었는데, 모두 명종 18년(1563)에 종계변무의 일로 주청사를 중국에 파견했던 이후의 일이다. 이러한 명성은 그 후에도 계속되어 18세기의 이규상李奎象은 그의 『병세재언록幷世才彦錄』에서 허준과 더불어 '신의神醫'라고 떠받들어졌고,32 최근의 삼목영33 또한 그의 『조선의서지朝鮮醫書誌』에서 "생사구별을 한 달 전에 알아서 그 다스림에 백에 하

---

32 李奎象, 上揭書, 300쪽. "內局醫陽平君許浚, 著東醫寶鑑. 楊判官禮壽, 皆以神醫傳名."
33 三木榮, 朝鮮醫書誌, 86쪽. "多聞博識兼ねて醫方に精しく、人の生死を昔の月前に處し百に一失なしといわれる. 明宗朝から宣祖中期に及ぶ著名の醫官で、官は知中樞府事に至る."

나도 놓침이 없다."고 극찬하고 있다. 이러한 그의 명성은 사후에도 끊임없이 이어지고 있었음을 알 수 있는데, 유네스코에 세계문화유산으로 등재된 바 있는 『승정원일기承政院日記』는 조익趙翼이 『의림촬요』의 재간행을 주청奏請하면서 '선조조宣祖朝의 명의'로 일컫고 있음을 볼 수 있다. 조익의 얘기를 함께 들어보자.

조익趙翼이 내의원內醫院의 말로 아뢰기를, "의원이 병을 살핌은 증상에 따라 약을 맡겨야 하는데 약 이름이 여러 처방에 흩어져 있고 역대의 의방서적이 가득해도 권질이 호번하니, 반드시 여러 처방을 마땅히 모아서 한권의 책으로 만든 연후에야 □□□□이 참고하고 열람하기에 빈틈이 없게 해야 할 것입니다. 또한 기후가 변화하고 풍토가 각기 달라 옛날에 마땅한 것이 지금에는 적합하지 아니하고 중원에서는 쓸 수 있는 것이 동쪽 땅에서는 쓸 수 없을 수가 있으니, 그 적절히 쓰임을 취하고 그 적절치 못한 것을 버리는 것이 가히 책을 온전히 하는 시작일 것입니다. 이에 지난 선조조宣祖朝에 명의 양예수에게 명하시어 『의림촬요』를 찬하였으니 이 책이 한 번 나오자 오직 약을 의론하고 약을 짓는 사이에"……(趙翼, 以內醫院言啓曰, (一字缺)家審病, 隨證命藥, 藥名散在諸方, 而歷代(四字缺)充棟, 卷帙浩繁, 必須裒集諸方, 作爲一書, 然後(二字缺)便於考閱, 靡有遺漏. 且氣化遷變, 風土各異, 有宜於古, 而不宜於今, 可用於中原, 而不可用於東土者, 取其適用, 捨其乖宜者, 始可爲全書. 以是往在宣祖朝, 命故名醫臣楊禮壽, 撰醫林撮要, 此書一出, 非但議藥劑藥之際 ……)
[『승정원일기』 인조 4년 4월 5일]

楊禮壽

 이러한 양예수의 뛰어난 능력을 바탕으로 그는 우리나라 의서들을 섭렵하고 중국에 다녀오면서 새로운 의학서적을 접하고, 중국의 여러 의관들과 토론을 함으로써 제반의 지식들이 쌓여, 드디어 오랫동안 소원하던 『의림촬요』를 깔끔히 정리할 수 있었던 것이니, 이때가 대략 선조 22년(1589) 이후가 될 것이다. 그러나 실제적으로 임진왜란으로 양예수가 황해도 해주海州로 중전中殿을 호종扈從하고 있었을 무렵[34]에는, 전쟁의 와중에서 『의림촬요』의 찬집에 집념하기는 어려웠을 것으로 생각된다. 그러므로 임란 전까지인 선조 25년(1592)까지 사이가 될 것이므로, 그의 나이 대략 환갑을 전후한 때가 될 것이다. 따라서, 『의림촬요』의 완성은 주청사奏請使 황정욱黃廷彧에 의해 종계변무宗系辨誣의 목적이 달성되고, 그 후 성절사聖節使 윤근수尹根壽에 의해 수정된 『대명회전大明會典』을 중국으로부터 받아왔던 선조 22년(1589) 이후부터 선조 25년(1592) 사이의 3년간에 해당할 것이다. 아마 이러한 공로로 양예수는 종이품 당상관의 관직인 지중추부사知中樞府事에 올라 태의太醫가 되었을 것이고, 그러한 자격 때문에 선조가 처음 『동의보감』의 편찬을 명命하였던 선조 29년(1596)에는 시의장侍醫長이자 태의로서 책의 편찬을 위한 진두지휘를 하게 되었을 것이

---

[34] 임진왜란이 발발하자 바로 다음 날로 급박하게 선조는 피난길에 오르게 된다. 4월의 밤바람이 아직 차가운데 쏟아지는 빗속에 파주에 도착하여 어렵게 임진강을 지나자 허준은 선조를 모시고 평안도의 의주로 피난을 가고, 양예수는 중전을 모시고 황해도의 해주로 피난을 가게 되었다. 해주에서는 선조27년(1594) 1월 6일부터 선조28년(1595) 11월 14일까지 거의 2년 동안 머무르게 되는데, 이때는 해주사람들에게 가뜩이나 어려운 때에 여러모로 민폐를 끼치게 되므로 해서 왕실의 어려움이 말이 아니었음을 『선조실록』을 통해서 엿볼 수 있다. 따라서, 이때는 扈從醫官으로 있으면서 楊禮壽가 『醫林撮要』에 대한 생각을 차분히 정리할 수 있는 경황이 아니었을 것으로 생각 된다.

라고 추측할 수 있다.

만일, 양예수가 『의림촬요』를 만드는 이러한 과정을 옆에서 허준이 지켜봤다면, 그가 선조 2년(1569)에 나이 31세로 내의원에 들어온 이후[35]일 터이므로, 선조 29년(1596) 나이 58세에 『동의보감』 편찬을 착수하게 될 때까지의 27년간일 것이다. 왜냐하면, 『동의보감』의 「역대의방歷代醫方」에 "醫林撮要, 本國內醫鄭敬先所撰楊禮壽校正"이라고 분명히 못 .박고 있기 때문이다. 즉, 허준은 정경선이 『의림촬요』를 지은 것을 알고 있었으며, 이를 양예수가 종계변무 이후에 일일이 교정 작업을 했던 것을 자기 눈으로 직접 보았기 때문일 것이다. 그것도 아니라면, 허준이 『동의보감』의 편찬작업을 할 당시에 '정경선찬 양예수 교정'본의 『의림촬요』가 존재했기 때문일 것이다. 어찌되었던지 간에 허준이 활동하던 그 사이에 종계변무로 주청사가 활동했던 것은 선조 6년(1573)부터 선조 17년(1584)까지 5차례이고, 종계변무의 목적이 달성되던 마지막해인 선조 17년(1584) 7월에 정경선은 죽게 되며, 이때까지 『의림촬요』가 완성되지 않았다면 그 후 양예수 혼자서 교정작업을 완료하게 되었을 것이다. 그것은 이제까지 조선에서는 볼 수 없었던 당시의 중국의 의방서들[36]이 참조된 것으로 보아 짐작할 수 있는 일이다. 그러므로, 정경선이 사망한 이후에도 『의

---

35 柳希春 저, 李海覽 역, 上揭書, 제 2집, 66쪽. 許浚과 柳希春은 眉巖日記에 의하면 그전부터 꽤 여러 차례 접촉이 있어 왔다. 그것이 언제부터였는지는 알 수 없지만 미암일기가 시작되는 宣祖1년(1568) 정월의 기록으로 보아 이미 그 이전부터 서로 알고 지내는 사이였음을 짐작케 해주고 있다. 아무튼 宣祖2년(1569) 윤 6월 3일에 柳希春이 당시 吏曹判書에게 內醫院으로 천거를 함으로써 許浚이 內醫院에 근무하기 시작한 것으로 되어 있다.

36 위에서 얘기했던 『古今醫鑑』, 『種杏仙方』, 『萬病回春』, 『醫學入門』 등을 말한다.

림촬요』의 교정작업은 계속되었을 것이며, 그 후에 완성된 『의림촬요』가 세상에 빛을 보게 되었을 것이다. 따라서, 그렇게 가정해 본다면 앞서 얘기한 대로 선조 22년(1589) 이후부터 선조 25년(1592) 사이의 3년간에 『의림촬요』의 교정작업이 끝났을 것이다. 그리하여 다만 이러한 사실을 허준은 그의 『동의보감』에서 '鄭敬先所撰楊禮壽校正'이라고 담아냄으로써, 정경선이 끝까지 완성할 수 없었다 하더라도 처음부터 『의림촬요』의 제작과정에 참여했던 그의 공을 잊지 않고 있었던 것이다. 이렇게 볼 수 있는 가장 확실한 증거는 『의림촬요』에 인용된 문헌 중에 명대明代 공정현龔廷賢에 의해서 1587년에 찬집撰輯된 『만병회춘萬病回春』이 들어있다는 것이다. 더구나 그것은 후인後人에 의해서 보정補訂되지 않은 권지일卷之一에서부터 여러 차례 발견된다는 것이 중요한 단서가 되는 것이다. 이때까지 정경선이 살아있었다면 모르거니와 엄연히 이 책이 만들어지기 전에 그는 사망하였으므로, 아주 확실하게 『의림촬요』에 대한 교정작업은 정경선이 사망한 이후에 완성이 되어졌다는 것이 입증되는 셈이다. 그것이 나중에 『동의보감』으로 『의림촬요』의 내용이 전해지는 것임을 충분히 짐작할 수 있는 일이다.

학술사상의 특징

향약의학鄕藥醫學의 계승과 발전

언제나 그러하듯이 새 나라의 임무는 민생안정에 최선의 목표를 두어야 할 것이다. 특히나 위민爲民과 애민愛民을 중요하게 여기는 왕도정치에서 민생안정은 가장 중요한 과제이다. 그리하여 조선은 개국 이래로 교육을 통해 학자를 양성하고 과거를 통해 관리를 육성하여 풍부한 인적자원 속에서 학문과 기술을 보급하고 장려하였다. 이러한 바탕에서 조선 성리학性理學의 발전이 이루어졌고, 이후 사림士林은 조선 전기를 통하여 개혁을 주도하고, 훈구勳舊의 끊임없는 제제 속에서도 점진적 발전을 통하여 붕당정치의 근간을 마련하기도 하였다. 그리하여 왕도정치의 이념에 따른 위민정책의 철학적 바탕을 가지고 깊고 넓은 학문의 발전이 이루어진 것과 마찬가지로, 의학의 발전도 그 가운데 포함되어 점진적인 향상이 있어 왔으니, 고려 말부터 자주적인 의학적 평가를 통해 새로운 발전을 꾸준히 꾀하여 왔다. 그것은 직간접적으로 이웃의학의 영향을 주고받는 과정에서 자연발생적으로 나타난 결과이기도 했지만, 약재수급의 무역의존도가 적지 않았기에 독자적 의학발전의 필요성이 대두되기도 하였기 때문이다.

그리하여 고려말에서부터 있어왔던 향약鄕藥의 발전은 우리 약재의 수급과 조절을 위해 새로운 의학의 시도가 있었으니, 고려 고종 23년(1236)에 편찬한 『향약구급방鄕藥救急方』이 그 시작이다. 주위에 있는 흔한 우리 약재로 간단한 치료와 응급시의 질환으로부터 신속하게 대응하고자 하였던 역작이다. 물론, 이름에서 보다시피 구급의 필요성은 몽고침입에 의해 강화로 피신했을 당시의 응급처치를 목적으로 하고 있다. 그러므로 이때에 강화도의 대장도감大藏都監에서 이 책을 간행한 것은 피난을 위해 천도했던 당시의 상황을 얘기하고 있으니, 상당히 급박하고 필수적인 것들을 주 내용으로 삼고 있음을 쉽게 짐작할 수 있다. 그러하기 때문에 3권이라는 간략한 분량이 얘기해 주듯이 그 내용이 당시 의료실정에 적합한 수준이 되지 않았을 것으로 생각되기 쉽다. 그러나 비록 3권짜리 정도의 얄팍한 분량이긴 하나 그것이 80년 가까이 지난 조선 태종 17년(1417)에 다시 간행되는 것을 보면, 의료수급이 원활하지 않았던 조선시대에 들어와서도 이는 상당히 의미있게 쓰였을 것으로 여겨진다. 그렇다는 것은

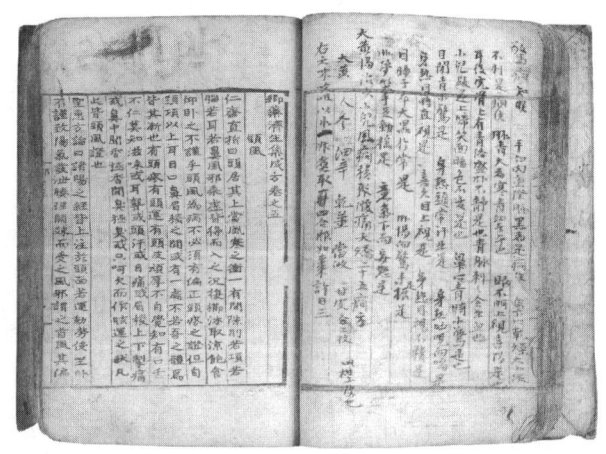

양예수의 『의림촬요』에 인용된 우리 의서 『향약제집성방』(한독박물관소장)

결국 비록 작아도 당시의 질병 퇴치에 적잖이 위력을 발휘했을 것이며, 전후의 상황에 대처하기에 용이한 자료로 쓰였을 것은 충분히 짐작하고도 남음이 있다. 이는 당시의 의료수준이 높았음을 보여주는 중요한 자료라고 생각한다.

이를 뒷받침할 수 있는 사례가 충렬왕 때의 설경성薛景成의 예에서 찾아볼 수 있다. 뛰어난 그의 의술은 고려에서뿐 아니라 원元나라의 세조 쿠빌라이忽必烈, Khubilai을 위시한 황실의 질병을 몇 년간 돌보아왔음을 통해서도 고려의 의료수준을 알 수 있다. 즉, 당시의 금원사대가金元四大家가 의학의 획기적인 전기를 가지게 할 정도로 일대 회오리를 일으키고 있는 상황에서, 변방의 고려라는 작은 나라에서 온 의관醫官이 당시 세계제국을 이루고 있는 대국의 황실의 질병을 다스리고 있다는 것은 우리 의료수준이 굉장했음을 보여주고 있는 광경이라 할 것이다.

이렇듯 뛰어난 의료수준과 불필요한 것을 제외시켜 꼭 필요한 것들로 정리된 『향약구급방』의 의료실적의 결과는 임상적 가치를 가지고 새롭게 정리되었으니, 이것이 곧 공민왕恭愍王 20년(1371)에 편찬된 『향약혜민경험방鄕藥惠民經驗方』이다. 책의 제목에서도 언급되었다시피 이는 그동안 고려의 의료기관인 혜민국惠民局에서 향약鄕藥에 의한 우리 의학의 축적된 경험을 의서로 편찬한 것이니, 결과적으로 그 성과가 좋았기에 본격적으로 향약의 연구와 임상적 쓰임은 이로부터 가열되었던 것이다. 그 이후의 『동인경험방東人經驗方』·『향약고방鄕藥古方』·『삼화자향약방三和子鄕藥方』·『향약간이방鄕藥簡易方』 등이 이러한 고려 말의 향약을 중심으로 한 우리 의학의 왕성한 발전을 보여주는 일련의 증거물인 셈이다. 그것은 오랜 세월동안 원나라의 영향을 받던 과거의 반원反元정책과 무관하진 않겠지만, 결과적으로 약재 수급이 가까운 곳에서 이루어질 수 있어서 내 나라의 약으로 내 나라사람을 다스릴 수 있다는 것은 약재에 관한 새로운 시각을 갖는 것이라 하겠다.

    결과적으로, 고려말의 우리 의학에 관한 관심이 비록 약재 수급의 불균형에 의해 비롯되었다 할지라도, 원나라와의 전쟁을 통하여 전시체제하의 의료상황에 대처하기 위한 의학의 발달이 있었던 것이다. 우리 약재에 대한 관심이 증대됨으로써 더불어 향약의 발전을 가져왔으니 향약을 중심으로 한 의방서의 간행은 이후 조선에도 그 영향을 미쳤다고 할 수 있다. 혜민국惠民局의 향약에 대한 연구와 임상적 성과가『향약혜민경험방』을 통해서 정리되었듯이 이러한 노력은 조선으로 넘어와서도 계속되었다. 태조 6년(1397) 조준趙浚의 건의에 따라 일반 백성을 위한 제생원濟生院을 설치하여 이를 통해 가난한 자와 떠돌이들의 치료 및 미아의 보호를 맡아보았다. 이러한 제생원은 수도 한양을 중심으로 특히 동소문東小門 밖의 동활인서東活人署에 수용된 빈한한 환자의 치료를 맡았으며, 창고궁사倉庫宮司의 동녀童女 수십 명을 뽑아『맥경脈經』·『침구경鍼灸經』을 가르쳐 부인들의 질병을 치료하는 의녀醫女를 양성하는 한편, 각 도에서 올라오는 향약재鄕藥材의 수납과 비치 등의 일도 맡아보았다. 나중에 세조 6년(1460) 혜민서惠民署에 병합되었지만 이를 통한 향약의 연구와 임상적 결과는 태조 7년(1398)에 제생원濟生院에서 편찬한『향약제생집성방鄕藥濟生集成方』을 통하여 여실히 드러난다. 우리나라 의서로서는 이제까지 볼 수 없었던 총 30권의 방대한 분량도 그러하지만, 그 임상적 가치는 세종 13년(1431)에 간행된 『향약집성방鄕藥集成方』에서 388개 증상과 2,803개 처방을 인용하였다는 기록에서 알 수 있듯이, 그 내용의 풍부함은 물론 우리나라에서 자생하는 약초로 우리나라 사람에게 맞는 향약을 개발하였다는 데 의의가 있다.

이처럼 『향약제생집성방』을 통해 얻어진 향약에 의한 처방과 임상결과는 한층 우리 약재의 효용성을 증대시키기 위한 필요성으로 이어졌다. 이제까지의 향약으로 약재를 구성하고 치료에 투여했던 경험으로 미루어 향약의 효과가 우수했음을 보여주었기 때문에, 보다 효과적인 약효를 갖기 위해서는 제 때에 채취하여 신선한 약초로 제대로 쓰는 것이 필요하다는 것을 인식한 것이다. 당연한 결과지만 제때 필요한 약재를 수급할 수 있는 것은 치료효과를 제대로 올릴 수 있는 전제조건이므로 이들 약재들의 지역별 특성과 채취시기의 적절성과 약재보존을 위한 수치나 건조의 방법들에 대한 조사가 필요했던 것이다. 그리하여 세종13년(1431)에 이에 대한 조사를 끝내고 이를 기록하여 정리하였으니 바로 『향약채취월령鄕藥採取月令』이 그것이다. 비록 1권 1책의 작은 책이지만 약용식물의 채취에 적합한 월령月令들을 배치하고, 그 약초 이름 아래에는 향명鄕名을 낱낱이 기록하였다. 그러나 초간본은 망실되었고 그 가운데 부분적으로 발췌한 사본만이 전해져 오고 있어 제대로 알기는 어렵지만, 이제 우리 약재의 재배와 산지별 관리기준까지 우리 손에 의해 정리되어 체계적인 약재의 수급과 양질의 질병관리가 이루어질 수 있게 된 셈이다.

이제 그동안의 여말선초麗末鮮初의 향약鄕藥에 관한 연구와 임상실적 및 치방治方의 확보는 민생안정을 위한 가장 기본적인 측면에서 질병치료의 손쉽고 효과 빠른 우리 약재를 통해 우리 의학의 발전을 꾀하였다는 점에서 높은 가치를 지니고 있다고 보아야 할 것이다. 그리하여 이들 향약에 관한 모든 결과를 이제 하나의 서책으로 총정리하고, 우리 약재로 치료할 수 있는 국내외의 처방을 대폭 확대하여 85권 30책의 『향약집성방』을 만들었으니, 이때가 세종 15년(1433)이다. 1236년에 처음 『향약구급방鄕藥救急方』이 나오고 무려 200년이 지난 때이니, 고려와 조선을 거치면서 우리 의학의 새로운 전통이 이루어진 순간인 셈이다. 그래서일까? 우연일지 몰라도 그로부터 다시 꼭 200년 만인 인조 11년(1633)에 『향약집성방』이 중간重刊되었으니, 400년간의 향약의학鄕藥醫學[37]에 관한 전통은 이 땅의 민초를 위한 의료시책으로 결코 사라지지 않고 지속되었음을 보여주고 있다.

민생안정을 위한 지속적인 위민정책爲民政策의 결과라고 할 수 있을 만큼 수록내용 또한 풍부해졌는데, 959개의 병증과 1만 706종의 처방과 1,416종의 침구법鍼灸法이 있고, 무엇보다 효과 면에서 검증된 우리 약재 703종에 대한 본초지식을 총정리한 향약본초鄕藥本草와 211종의 약재에 대한 포제법炮製法을 따로 모아 재정리[38]하고 있다. 분량이 풍부할 뿐만 아니라 질적인 정밀함도 보다 높아졌는데, 모든

---

[37] '향약의학(鄕藥醫學)'이란 용어의 설정은 맨 처음 姜延錫의『鄕藥集成方의 鄕藥醫學硏究』라는 논문(경희대, 2006년)에서 처음 쓰였는데, 그 개념은 중국같이 멀리서 가지고 와서 기운이 빠져버린 약보다 가까이 우리 주변에서 신선한 우리약(鄕藥)을 쓰는 것이 약효가 더 우수하여 높은 치료효과를 갖는 의학적 방법을 얘기한다.

[38] 姜延錫,『鄕藥集成方』의 鄕藥醫學硏究, 49쪽.

질병을 57개 대강문大綱門으로 분류하고 다시 그것을 959조의 소목小目으로 나누어 각 강문과 조목에 해당되는 병론病論과 처방을 출전과 함께 일일이 논거하고 있다. 이러한 체계는 질병을 중심으로 해당 처방을 쉽고도 빠르게 찾아볼 수 있게 하는 장점이 있으니, 이는 학습을 위해서도 그렇지만 임상에 있어 훨씬 용이하게 꾸며져 있음을 알 수 있다. 그렇다고 근거없이 함부로 처방을 논하는 것이 아니라 반드시 그 처방이 왜 필요했는지 충분히 살필 수 있도록 출전을 명시하고 있다. 이 출전 가운데는 한漢 · 당唐 · 송宋 · 원元 등의 의서醫書와 고려 후기 이후에 발전되어 온 우리나라 향약방서들이 거의 포함되어 있다. 그 밖에 책머리에는 『자생경資生經』에서 가려 뽑은 침구목록을, 책 끝에는 『향약본초鄕藥本草』의 총론과 각론을 각각 첨부하고 있는데, 특히 총론 중에는 제품약석포제법諸品藥石炮製法이 실려 있어서 약물의 수치 및 보존법에 대한 일관된 지식을 쉽게 체득할 수 있게 하였다. 이런 향약의학의 전통은 『의림촬요』에 이어져 그 처방들이 복방複方 30개와 단방單方 92개, 도합 122개가 이용되었고, 또한 『동의보감』의 탕액편湯液篇에는 『향약본초』의 활용에 관한 구체적인 서술과 상세한 포제법이 되어 있어 후대의 『방약합편方藥合編』과 같은 의서에도 영향을 주고 있으니, 향약의학의 구체적인 실현이 조선후기 및 근현대에 이르기까지 이루어졌다고 할 수 있다. 이렇게 고려 말부터 이어져 왔던 향약의학의 전통은 그동안 당시 최고의 의료진인 내의원 의관들에 의해 연구되었으며, 임상적으로 확인하고 검증하여 입증된 효과를 각 병증과 처방으로 정리하고, 당시의 여러 향약방서들을 결집시켜 『향약집성방』이란 커다란 종합의서에 담았다.

여기서 또다시 122개의 엄선된 『향약집성방』의 처방을 『의림촬요』에 인용하였는데, 『의림촬요』의 전체 13권 가운데 권지칠卷之七과 권지십삼卷之十三의 2권을 제외하고 거의 전편에 걸쳐서 비교적 고르게 참고하였으니 『향약집성방』의 기본 정신을 계승하고 발전하였음을 알 수 있다. 『의림촬요』에 인용된 『향약집성방』은 대부분 원문에 충실하게 인용하였지만, 금원사대가金元四大家 이후의 자음강화滋陰降火라는 새로운 시각으로 수정하였는데, 특히나 금원사대가의 의학이 결집되어 있는 우단虞摶의 『의학정전醫學正傳』에 바탕을 두고 수정이 가해졌다. 이렇게 해서 수정된 처방은 곧바로 『동의보감』에 인용됨으로써 『향약집성방』에서 『의림촬요』로, 『의림촬요』에서 다시 『동의보감』으로의 향약의학鄕藥醫學의 계승과 발전은 조선의학의 규범이 되었다. 이것은 『향약집성방』에서 『동의보감』으로 직접 인용되는 것이 아니라, 『의림촬요』에서 『동의보감』으로의 정제된 새로운 시각이 새롭게 전승된다는 측면에서 단순한 계승이나 전승이 아니라 발전적 방향을 갖는다는 측면에서 의의가 있다. 그러한 전통은 『동의보감』 이후에 나온 수많은 『동의보감』의 아류작이 그러하고, 오늘날 현대 한의학의 대부분에 영향을 미치고 있는 『동의보감』의 영향이 그것을 증명하는 셈이다.

구급의학救急醫學의 융성과 확대

향약의학鄕藥醫學의 가장 큰 특징은 주변의 가깝고도 신선한 약재를 사용하여 손쉬운 질병치료를 함에 있다. 즉, 실용적인 의학이라는 점에서 일반 백성의 민생안정에 다대한 기여를 할 수 있다는 것이다.

그것은 오랜 몽고와의 전쟁 덕분이기도 하지만 고려시대의 질병관리의 체계가 훨씬 실용적인 노선을 선택하고 있다는 점에서 중국의학과 차별화된 의학적 특징을 갖고 있다고 할 수 있다. 이미 의학자체가 실용적인 학문이지 않느냐고 생각할 수 있지만, 학문적인 논리의 전개가 합리적이기 이전에 임상은 실용적이어야 한다는 명제가 있다. 그것은 동양의학의 학문적 바탕이 경험의학이라는 점에서도 부인할 수 없는 사실이다. 그리하여 아무리 학문적으로 화려한 이론을 갖고 있다 하더라도 우선 치료효과가 있는 것이 곧 타당한 것이며, 그 경험적인 치료가 바탕이 되어서 나중에 이론적인 체계를 갖춰왔던 것이 동양의학의 전승된 형태인 것이다. 이러한 점에서 조선의 의학은 고려에서부터 내려온 새로운 가닥이 있었으니 바로 구급의학救急醫學[39]이 그것이다. 간편하면서도 효과 빠른 치료는 오늘날에도 절대적으로 요구되는 사항이다. 게다가 안정성과 재연성이 구축된 것이라면 금상첨화인 것은 당연하다. 그것은 경험의학이 갖는 가장 큰 특징이기도 하다. 경험에 의해서 전승된 것들은 효과면에서 입증된 것이라는 점에서 준비된 사항에서 치료법을 바로 시행할 수 있는 장점이 있을뿐더러, 다른 병으로 전이되어 어렵게 될 치료를 예방할 수 있다는 장점도 있다. 이러한 경험에 의한 안정성과 재연성이 구축된 준비된 치료법이 예방과 치료에 있어 효과 빠르게 작용할 수 있다는 것은 전란 속에서는 군진의학으로 구급의학의 효과

---

[39] 우리 의학의 특징으로서의 '구급의학(救急醫學)'이라는 개념은 鄭順德의 『許浚의 諺解救急方에 대한 研究』라는 논문(경희대, 2004년)에서 맨 처음 언급되었다.

를 입증하는 것이기도 하지만, 민간의료의 차원에서도 복잡한 과정을 거치는 것이 아닌 간편함도 가지게 된다는 점에서 한층 일반백성에게 다가갈 수 있는 의료체계로의 전환을 의미하는 것이다. 그러한 국민의료의 확충이 계층간의 차별을 두지 않고 대중화될 수 있다는 것은 사회와 국가의 복지혜택이 확산될 수 있는 것이므로 국가적인 차원에서 의료기반의 구축이라는 가시적이고도 역동적인 효과를 거둘 수 있는 것이다. 그리하여 고려 고종 23년(1236)에 이제까지 중국에서조차 구경할 수 없는 구급의학이 이 땅에 처음으로 시도되었으니 바로 『향약구급방』이 그것이다. 주변에서 쉽게 구할 수 있는 약재를 쓰면서도 특별한 변증시치辨證施治를 구사하지도 않은 것을 보면, 상비약처럼 준비하여 누구나 손쉽게 즉각적인 효용성을 발휘하도록 구성되었음이 역력하다. 게다가 상·중·하권 각각에서 보이는 병증문病症門들은 한결같이 흔하게 발생할 수 있는 것이면서도 응급한 경우에 관한 것들로 이루어져 있다. 예를 들면 식중독食中毒이나 주독酒毒과 같은 경우, 각종 창상瘡傷이나 탕화상湯火傷, 옹저癰疽나 출혈제증出血諸症, 급박한 이비인후질환, 부인과 소아의 간단한 잡병雜病, 그리고 약을 복용함에 주의사항인 복약법服藥法과 약물의 상호작용에 따라 피해야할 사항을 적은 약성상반藥性相反 등과 같이 흔하게 있을 수 있는 것이면서도 주의하지 않으면 위태롭게 하거나 때론 목숨까지 앗아갈 수 있는 중요한 것들이다. 구급의학에 관한 시도가 마침 우리 약재에 의한 향약의학의 출발점과 궤를 같이 한다는 것도 실용의학을 지향한다는 점에서 공통되는 고려의학이 가진 특징이기도 하다. 그런 점에서는 고려 말에 간행된 『향약간이방鄕藥簡易方』도 같은 의미를 갖는 구급의학에 속한다고 할 수 있겠으나 아쉽게도 현재 망실되어 그 모습을 알기 어렵다. 하지만,『향약집성방』에 13개 병증문에 걸쳐 50여 개 처방이 인용[40]되어 그 약간의 모습을 가늠할 수 있을 정도다. 대개『향약집성방』에 인용된 이 내용이 풍병風病, 적열積熱, 각기脚氣, 요통腰痛, 곽란霍亂, 제기諸氣, 치아齒牙, 옹저癰疽, 창상瘡傷, 중독中毒, 제구급諸救急, 부인난산婦人難産, 소아小兒 등으로 분포되어 있는데, 이는 당시의 요긴한 질병과 처치의 수준을 알 수 있는 단서가 되며,『향약집성방』에 인용된 것을 보면 거의 고른 분포를 이루고 있으므로 다른 구급의서와 같은 비중을 갖고 다루고 있음을 알 수 있다. 따라서『향약간이방』도 구급의학의 성격을 지닌 고려 말의 실용의학의 범주에 속한다 할 것이다.

 이렇게 구급의학의 필요성이 실용의학의 바람을 타고 고려 말에 들어서 자생적으로 일어났는데,『향약구급방』의 효과는 혜민국의 활발한 임상응용의 결과를 담은『향약혜민경험방』을 통해서 입증되니, 이 모든 결과를 담아 조선이 개국되자『향약제생집성방』에 담아냈다. 이와는 별도로『향약구급방』은 조선에서도 지속적인 쓰임의 가치를 인정받아 태종 17년(1417)에『향약구급방』을 중간重刊하게 된다. 이것은 구급방에 관한 관심이 끊이지 않았음을 나타내며, 그 실용성에 있어서 인정받을 만한 가치가 있다는 것을 의미한다. 그러한 측면에서 보다 긴요하고도 간편하게 쓰일 수 있는 구급의학의 출현이 요구되자 세종 때는 1권1책의 간결한『구급방救急方』이 등장한다.

---

40 漢醫學大辭典編纂委員會, 漢醫學大辭典(韓國醫史文獻編), 77쪽.

내용에 있어서는 『향약구급방』의 축소판으로 여겨질 정도로 간단하지만, 일상에서 흔히 발생할 수 있는 것들의 위급한 병증 들을 중심으로 편집되어 있다. 즉, 늘 손 가까이에 두고 즉각적인 대응을 할 수 있도록 필수적인 것만 모아서 간편하게 만든 것이다.

하지만, 여기서 짚고 넘어가야 할 것은 이전의 『향약구급방』에서는 중풍문中風門이 하권下卷의 부인과 소아의 잡병雜病에 관한 얘기가 끝나고서야 등장했는데, 『구급방』에서는 맨 처음에 등장한다. 게다가 중한中寒과 중서中暑가 뒤이어 나란히 등장한다. 즉, 『향약구급방』에서 문제 삼았던 중풍이 『구급방』으로 넘어와서는 중풍中風 · 중한中寒 · 중서中暑가 나란히 놓임으로써 외감外感에 의한 육음六淫의 침습으로 묶여지게 된다. 이와 같은 현상은 후대에 더욱 심화되어 연산 4년(1499)에 발간된 『구급이해방救急易解方』에는 중풍中風 · 중한中寒 · 상한傷寒 · 상풍傷風 · 중서中暑 · 중습中濕 등으로 세분화되기도 하였다. 그리하여 『향약집성방』에서 극대화되어 풍병문風病門에 분류되어 있는 것만 무려 40가지나 되며, 대체적인 분류로 크게 본다면 역시 풍風 · 한寒 · 서暑 · 습濕 · 열熱의 상황으로 분류하고 있다. 이렇게 보았을 때 『의림촬요』는 외감에 의한 육음의 침습을 고려하는 전통적인 구급의서의 형식을 따르고 있는 셈이다. 즉, 『의림촬요』에는 풍風 · 한寒 · 서暑 · 습濕 · 조燥 · 화열火熱의 형식을 가짐으로써 그동안 구급방들에서 발전되어온 양식을 고수하면서 조금 더 진일보한 것이라 할 수 있다. 그것은 곧바로 『동의보감』에 영향을 주게 되어 풍風 · 한寒 · 서暑 · 습濕 · 조燥 · 화火의 틀을 형성하게 되니, 이후의 여러 방서方書들은 이를 기준으로 삼고 발전해 나갔다. 구급의학救急醫學은 이와 같은 형태를 갖춰나감으로써 응급의료체계를 구축하는 밑바탕이 되었으며, 세종때 발간했던『구급방』은 이렇게 간결하기 때문에 대중화하기도 용이하였다. 즉, 세조12년(1466)에는 이를 중간重刊하여 전국의 팔도八道에 각각 2권씩 내려주게[41] 되니, 이로써 각 도에 배포된『구급방』은 제 역할을 톡톡히 하고도 남은 것 같다. 그 효용성은 계속적으로 증대되어 그 뒤 성종 10년(1479)에도 병조참판兵曹參判 김순명金順命은『구급방』의 간행을 건의하게 된다. 조선왕조실록에 기록된 이때 당시의 얘기를 들어보자.

상참을 받고 정사를 보았다. 병조 참판 김순명이 아뢰기를, "세조조에『구급방』을 찬집하였으나, 그 약재 중에서 중국에서 나는 것은 백성이 쉽게 얻을 수 없으니, 향약의 의방을 찬집하여 민간에 널리 펴기를 청합니다."하니, 임금이 말하기를, " 우리 나라 백성의 성질은 중국과 다르니, 향약의 효험이 더욱 속하지 않겠는가?"하자, 승지 이경동이 아뢰기를, "『향약집성방』이 전에 이미 찬집되었으나, 근자에는『화제방』을 즐겨 쓰기 때문에 행해지지 않습니다. 또 우리 나라 사람이 찬집한『본초』에는 그 이름만을 적고 그 형상을 그리지 않았으므로 사람들이 알수 없으니, 당본에 따라 다시 찬집하기를 청합니다."하니, 임금이 말하기를, "그리하라."하였다.[受常參, 視事. 兵曹參判金順命啓曰: "世祖朝, 嘗撰『救急方』, 其藥材出於中國者, 民不易得, 請撰『鄕藥醫方』, 廣布民間." 上曰: "我國

---

[41] 8도에 구급방을 각기 2건씩 하사하였다.[賜八道救急方各二件]『세조실록』39, 세조 12년 6월 13일(임자) 첫 번째 기사

民性異於中國, 鄕藥之效無乃尤速乎?" 承旨李瓊仝啓曰: "『鄕藥集成方』曾已撰集, 近者好用 『和劑』, 是以不行. 且東人 『本草』 止錄其名, 不圖其形, 人不得知, 請更依唐本撰集." 上曰: "然."『성종실록』성종 10년 2월 13일 경자]

이러한 향약에 의한 의방서의 필요성을 언급하고, 향약에 의한 것이 더욱 빠른 효과가 있음을 모두들 인식하고 있는 상황임을 짐작할 수 있는 대목이다. 그리하여 성종 때는 구급방의 새로운 모델이 제시되기도 했었는데 윤호尹壕 등에 의해 언해본諺解本의 구급의서가 편찬되었으니 『구급간이방救急簡易方』이 그것이다. 한글의 해설이 곁들여 있는 새로운 편찬방식이므로 『신찬구급간이방新撰救急簡易方』이라고도 하고 그냥 언해諺解가 되어 있으므로 『언해구급간이방諺解救急簡易方』 또는 『구급간이방언해救急簡易方諺解』라고도 한다. 여기서는 『성종실록成宗實錄』에 따라 『신찬구급간이방』이라 칭하기로 한다. 기왕이면 실록을 통해 당시의 얘기를 들어보자.

내의원 제조 영돈녕 윤호 등이 『신찬구급간이방』 9권을 바치자, 전교하기를, "많이 인출하여 중외 모든 고을에 두루 반포함이 가하다. 또 민간의 소민들도 모두 인출한 것을 얻도록 하라." 하니, 윤호 등이 아뢰기를 "모든 고을에 두루 반포하기는 어려우니, 모든 도의 감사로 하여금 본도에서 개간하여 계수관이 찍어내도록 하소서." 하니, 전교하기를 "가하다." 하였다.[內醫院提調領敦寧尹壕等, 進 『新撰救急簡易方』 九卷. 傳曰: "宜多印遍頒中外諸邑. 且令閭閻小民, 皆得印出." 壕等啓曰: "諸邑難以遍頒, 請令諸道監司開刊于本道, 界首官印行." 傳曰: "可"『성종실록』 228, 성종 20년 5월 30일 丁亥]

이때의 일로 내의원에 상을 내리게 되고, 그로부터 5일 후에는 각 도의 관찰사觀察使에게 책을 내려 보내고 도착하는 즉시 개간開刊하여 인출印出해서 널리 펴도록 하고 있다. 그만큼 국가적으로 기쁜 일이기도 하면서 또한 화급한 일이기도 하다. 한글로 된 구급방이 편찬되었다는 것은 두 말할 필요없이 그 보급이 빠르고 널리 알려지게 되는 효과를 가지게 된다. 따라서, 구급의학은 전국적으로 확산되고 보다 많은 사람들에게 손쉽게 의료혜택을 받을 수 있는 길이 열리게 되는 것이다. 그런 의미에서 『신찬구급간이방』은 국가적인 시책으로 가장 알맞은 형태를 갖추게 되고 아울러 민생안정에 커다란 도움이 될 수 있는 중요한 역할을 하는 셈이다. 말 그대로 주변에서 구할 수 있는 간이한 처방들이 한글과 원문이 나란히 병기되어 있으니 누구라도 보고 익힐 수 있다. 구급방서로는 『신찬구급간이방』이 가장 완비된 책으로, 질병을 중풍中風과 두통頭痛 등 127종으로 나누어 그 치료방문을 모아 엮었다. 시골에서도 이 책만 있으면 치료할 수 있도록 방문마다 한글로 언해를 덧붙여 놓았다. 원간본은 전하지 않고, 현재 을해자乙亥字본의 복각復刻인 중간본重刊本만 전한다. 따라서 원간본은 을해자로 되었으며, 지방에서 복각한 것임을 알 수 있다. 임진왜란 전의 『고사촬요』에 나타난 책판 목록에 의하면 원주·전주·남원·합천·곤양·해주 등에 책판이 있었던 것으로 되어 있다.[42] 여하간, 구급의서의 한글화는 곧 구급의학의 대중화를 의미하는 것이며, 의학지식의 보편적 확산으로 얻는 경험의학의 발전을 꾀

[42] 두산동아 백과사전

할 수 있게 되는 것이다.

　이러한 한글화를 통한 대중화의 노력뿐만 아니라, 성종 때는 간결화를 통한 대중화를 꾀하기도 하였으니『의문정요醫門精要』나『의방요록醫方要錄』이 그러하다. 이 두 책이 모두 현재는 망실되어 전해지지 않으므로 정확한 판단을 내리기 어려움이 있으나,『의문정요』는 숙종8년(1682) 신용개申用漑의 문집인『이락정집二樂亭集』의 권8에 있는「의문정요발醫門精要跋」에 의하여 그 개요를 알 수 있다. 즉, 성종 때에 허종許琮이 찬撰한 것을 권건權健과 김심金諶이 교정하고, 연산군燕山君 때에 다시 내의원에서 교정을 하여 연산군 10년(1504)에 간행하였다. 이는『의방유취醫方類聚』가 266권으로 너무나 방대하므로 성종 24년(1493)에 내의원 도제조都提調 허종이 왕명을 받아 그 정요精要를 뽑아 놓기는 하였으나, 미처 그 일을 다 마치지 못하고 죽자 성종이 다시 권건과 김심에게 교정을 시켰다. 그러나 성종 때도 또한 이 일을 마치지 못하였으므로 연산군조에 이르러 내의원에서 교정하여 50권 87개 병증문으로 간행하여 광포廣布하였다고 한다.

　『의방요록』 또한 현재 망실되어 전해지지 않으나 성종실록의 기록으로 보아 성종 때에 허저許䃴가 지어서 성종24년(1493)에 2월에 간행되었음을 알 수 있다. 실록을 통해 직접 확인해 보자.

　　내의원 주부 허저가『의방요록』3권을 지어서 바치니 전교하기를, "보기에 매우 편리하다. 내의원으로 하여금 교정하여 인쇄하게 하라." 하였다.[內醫院主簿許䃴撰進『醫方要錄』三卷. 傳曰:"甚便於觀覽, 令內醫院校正印之"]

"보기에 심히 편리하다." 이 한 마디로 성종의 마음을 읽을 만하다. 앞에서 보았던 구급방의 필요성을 절실히 느끼고 있었던 것처럼 보다 많은 사람에게 실용성 있는 의서를 보급하여 의료혜택을 골고루 받을 수 있도록 하고 싶은 것이 그의 마음이다. 그리하여 『의방유취』의 266권이 단지 3권으로 축약될 수 있었다는 것이 얼마나 그의 가슴에 기쁨을 줄 수 있었겠는가. 그러므로, 『의문정요』나 『의방요록』이나 그것이 갖는 의미는 '요要'자 한 글자에 압축되어 있고, 그것은 또한 구급의서가 갖는 목적과 다를 바 없다. 그러기에 성종은 곧바로 "내의원으로 하여금 교정하여 인쇄하게 하라.[令內醫院校正印之]"고 할 수 있었던 것이다. 이렇게 보았을 때 후대에 나오는 『의림촬요』나 『창진방촬요瘡疹方撮要』, 그리고 『의감산정요결醫鑑刪定要訣』 등은 같은 맥락에서 그 궤를 같이한다고 볼 수 있으니, 소중한 우리 의학자산醫學資産의 가치를 이를 통해 음미해 볼 수 있겠다.

이리하여, 이후로 구급방은 하나의 전통으로 내려오게 되었으니 연산 4년 『구급이해방救急易解方』이 그러하다. 이는 일상생활에서 흔히 발생하는 여러 가지 질병들의 구급처방을 알기 쉽게 풀이한 책이다. 활자본으로 1권 1책이다. 연산군의 명으로 내의원 도제조都提調 윤필상尹弼商, 제조提調 홍귀달洪貴達, 부제조副提調 정미수鄭眉壽, 내의內醫 김흥수金興壽 등이 한글로 번역하여 각 도道에서 발간하였다. 책머리에는 홍귀달의 서序와 권건의 발跋이 적혀 있다. 내용으로는 중풍中風 · 중한中寒 · 상한傷寒 · 상풍傷風 · 중서中暑 · 중습中濕 · 안질眼疾 · 치통齒痛 · 인후구설咽喉口舌 · 이병耳病 · 협통脇痛 · 요각腰脚 · 비위脾胃 · 구토嘔吐 · 열격噎膈 · 현훈眩暈 · 적취積聚 · 해역咳逆 · 해수咳嗽 · 성음불출聲音

不出 · 학질瘧疾 · 소갈消渴 · 부종浮腫 · 창만脹滿 · 황달黃疸 등을 위시하여 총 82항목이 실려 있다. 그 당시 산촌의 향가鄕家들에게 많이 이용되었을 것으로 짐작된다.[43]

이렇게 지방의 궁촌벽지窮村僻地에 이르기까지 고른 혜택을 배려하여 중종33년(1538)에는 『촌가구급방村家救急方』이 등장했는데, 이는 가난한 촌민들이 발병했을 때 손쉽게 이용할 수 있도록, 흔히 널려 있는 약재와 노인들의 경험에서 나온 여러 가지 질병치료법을 수록한 것이다. 이 책에 실려 있는 김정국金正國의 자서自序에 의하면, 궁촌민窮村民들의 질병치료에 손쉽게 이용할 수 있도록 여러 가지 의방약서醫方藥書 중에서 민간이 쉽게 얻을 수 있는 약재와 향촌부노鄕村父老들의 문견聞見에서 효력있는 것들을 채집하여 1권으로 만들었다고 얘기하고 있다. 내용을 대방과大方科 · 부인과婦人科 · 소아문小兒門으로 나누고, 대방과에서는 일상생활에서 자주 보는 질병 70여 종에 대한 치료법을 기술하고, 부인과에서는 여성의 질병 24종에 대하여, 소아문에서는 질병 24종에 대한 치료법을 각각 기록하였다. 본문에 나오는 200여 종의 약재 이름을 한글로 적은 본초지부本草之部를 책머리에 싣고, 책 끝에 익수溺水 · 자액自縊 · 실결함거차후失缺頷車蹉候 · 파상풍破傷風 · 괴질怪疾 · 육독肉毒 등의 치료법을 덧붙인 후, 저자의 지識를 수록하였다.[44] 모두 1권 1책의 간단한 분량이니 누구나 쉽게 볼 수 있으며, 이렇게 간단하고 얇은 두께로 응급상황에 대처할 수 있는 요

---

43 두산동아 백과사전
44 두산동아 백과사전

점이 기록되어 있으니, 이는 또한 베껴서 전하기도 쉬운 체제이다. 그리하여 글을 아는 사람이면 이를 상비의서常備醫書로 간직하기도 쉬워 각 가정마다 전파하기도 쉬웠을 것이다.

이후 명종14년(1559)에 나온 『구급양방救急良方』은 안위安瑋가 전라도 관찰사로 발령이 나자 당시의 좌상左相이 안위를 위하여 내의원으로 하여금 여러 처방 중에서 뽑아 모으게 해서 준 것을 안위가 전라도 관찰사로 있으면서 『치종비방治腫秘方』을 간행할 때 합본한 것[45]이라고 안위의 발문跋文에 기록되어 있다. 이 책은 4매로 되어 있는 1권 1책의 간단한 책으로 상풍한삼일이전傷風寒三日以前 · 심복협통지제心腹協痛之劑 · 산기상충지제疝氣上衝之劑 · 요슬산통지제腰膝酸痛之劑 · 천수지제喘嗽之劑 · 복창지제腹脹之劑 · 노열곤권지제勞熱困倦之劑 · 식체불하지제食滯不下之劑 · 곽란토하지제霍亂吐下之劑 · 낙상지제落傷之劑 · 대변비삽지제大便秘澁之劑 · 소변불통지제小便不通之劑 · 정종육독이질지제丁腫六毒痢疾之劑 · 중서지제中暑之劑 등의 여러 가지 증세를 알기 쉽게 기술하였다. 즉, 흔히 볼 수 있는 식체食滯 · 상풍傷風 · 상한傷寒 · 곽란霍亂 · 변비便秘 등에 관한 처방으로 응급한 경우에 간단히 처리할 수 있는 속효방들을 기록한 것이다. 이렇게 지방관이 임지로 향하기 전에 미리 준비해 두는 여러 비책 가운데 구급의서는 필수적인 것이 되기도 하였다.

구급의서들은 이렇게 백성을 위한 통치자의 마음이 담겨 전해지는 것이 대부분이며, 그것은 가정상비의서로 간직되기도 하고 관리의 임지에서 숙독하고 있어야 하는 상황이기도 하다. 이처럼 긴요하

---

45 漢醫學大辭典編纂委員會,『漢醫學大辭典』, 韓國醫史文獻編, 5쪽.

게 쓰이는 중요한 서책이 전쟁을 통해 보다 활발하게 사용되어야 할 것임에도 오히려 없어져서 전후의 처참한 상황에 불편함이 여간 아니었다. 그러므로 임진왜란 뒤에 사라진 구급방의 복원을 위해 선조 41년(1608)에 편찬한 『언해구급방諺解救急方』과 같은 경우는 특별히 전후의 복구를 위해 허준許浚에게 명하여 새로 발간하는 경우에 해당한다. 그밖에도 편찬연대와 저자를 알 수 없는 『박시양방博施良方』과 같은 것이 있는데, 이것 역시 구급이란 표현은 쓰지 않았지만, 내용에 있어서는 구오절救五絶 · 안태최생약방安胎催生藥方 · 이전불출천화경험기방異傳不出天花經驗奇方 · 경험학질기방經驗瘧疾奇方 · 속부경험구급양방續附經驗救急良方 · 오상구급誤傷救急 · 일체중독구급양방一切中毒救急良方 · 예방담병요결預防痰病要訣로 구성되어 있어 이 또한 구급의서임이 분명하다.

이렇게 하여 구급의서들이 고려시대 이후로 조선시대 중기까지 끊임없이 발간되어, 궁촌벽민에게 이르도록 민생안정에 힘쓴 역대 제왕들의 노력은 이 땅의 응급환자를 구함에 더없이 큰 힘이 되었을 것으로 생각한다. 바로 이러한 측면에서 이 땅에서 발간된 구급의서들이 풍부하게 인용되어 있는 『의림촬요』는 응급상황에 합당할 수 있는 체계로 구성이 되었으며, 이것이 전통이 되어 『동의보감』을 위시하여 조선후기의 우리나라 구급의학으로서 그 역할을 담당했으리라고 본다. 구급의서의 인용에 있어서나 기타 우리 의서의 인용이 『의림촬요』에는 풍부하지만, 『동의보감』에는 적은 것을 보면, 고려시대 이후의 구급의학의 전통은 『의림촬요』가 이어온 것으로 보아야 하겠다. 그러기 때문에 조선중기의 종합의서로 『동의보감』이 있다면 구급의서로 『의림촬요』가 있어 굳건하게 우리 의료현장을 지켜나가는 역할을 했으리라.

새로운 의서가 의미를 갖게 되는 것은 그것이 갖는 총체적 필요성이 그 사회가 갖는 시대적 욕구를 반영하는 것이어야 한다. 그러므로, 의서의 간행에 있어서 사회적 필요성은 두 가지로 집약된다. 하나는 새로운 질병의 만연으로 이에 대한 대책이 필요할 때이고, 다른 하나는 새로운 의학지식의 확충이다. 『의림촬요』가 만들어질 당시에는 새로운 질병에 대한 대책보다, 새로운 의학지식의 확충이라는 측면이 『의림촬요』의 성립을 부추기는 중요한 요인으로 추측된다. 물론, 『의림촬요속집』의 경우는 전자의 경우에 따른 것이다. 그것은 임진란 이후에 만연한 여러 가지 질병들이 화급하게 다루어져야 할 부분들이고, 앞서 만들어진 『의림촬요』만으로 질병에 대한 대책을 세우기가 부족하므로 이에 대한 새로운 지식의 도입이 필요했기 때문이다. 어찌되었던 『의림촬요』나 『의림촬요속집』은 새로운 의학지식의 필요에 따라 만들어진 것임은 분명하다.

이때의 새로운 의학지식이란 중국의 의서로는 방광方廣의 『단계심법부여丹溪心法附餘』, 곽감郭鑑의 『의방집략醫方集略』, 손응규孫應奎의 『의가필용방醫家必用方』, 왕륜王綸의 『명의잡저名醫雜著』, 이천李梴의 『의학입문醫學入門』, 공신龔信의 『고금의감古今醫鑑』, 공정현龔廷賢의 『종행선방種杏仙方』 및 『만병회춘萬病回春』 등이 될 것이다.

또한 우리나라의 의서로는 이제까지 고려시대부터 내려왔던 향약방鄕藥方의 이용과 『의방유취醫方類聚』나 『향약집성방鄕藥集成方』의 응용, 그리고 급질急疾에 간단히 쓸 수 있는 여러 가지 『구급방救急方』

과 『창진집瘡疹集』이나 『간이벽온방簡易辟瘟方』, 기타 잘 알려져있지 않던 긴요한 치방治方이나 전래되어 오던 것으로 새롭게 개발된 『하중추방河中樞方』·『위생방衛生方』·『정북창방鄭北窓方』 및 양예수楊禮壽 자신의 창방創方인 『본국퇴사옹소제방本國退思翁所製方』 등이 『의림촬요』를 구성하는데 중요한 몫을 하였음이 틀림 없다. 여기에 덧붙여 우리나라 고유의 경험방經驗方 등의 수집이 『의림촬요』를 이루는데 또 다른 몫을 하고 있다. 결국 이것은 새로운 지식과 우리나라 고유경험들의 결합이 만들어낸, 새로운 치방서治方書로서의 그 역할을 충실히 할 수 있도록 꾸며졌다는데 그 의의가 있는 것이다.

게다가 『의림촬요』는 이러한 새로운 의학지식이 증보되어야 할 필요성이 대두될 때 즉각적으로 새롭게 확충하였는데, 광해군光海君 즉위년(1608)에 나온 『의림촬요속집醫林撮要續集』이 그것이다. 이는 근자에 들어온 중국의 새로운 의학지식을 우리 의학의 특성에 맞추어 새로이 꾸미게 되었으니 『만병회춘萬病回春』·『고금의감古今醫鑑』·『의학입문醫學入門』·『단계심법부여丹溪心法附餘』 등의 새로운 의학정보를 취사선택하여 2권 1책으로 만들었다. 아쉽게도 '권1'이 망실되고 현재 '권2'만 남아있어 정확하게 언급하기는 어렵지만 남아있는 것으로 어느 정도 짐작은 간다. 그 체계는 역시 기존의 구급의 새로운 충당에 주로 쓰였음을 알 수 있는데, 이는 전후에 질병으로부터 빠른 회복을 위해 『의림촬요』가 긴요하게 쓰였을 것이나, 새로운 치법과 처방들이 전래되므로 곧바로 적용하여 기존의 치법에 활력을 불어넣게 되었을 것이다. 그리하여 이는 『의림촬요』가 기존의 8권에서 13권으로 보충될 수 있는 기틀이 되었던 것으로 여겨진다.

의료현장에서의 구급의학은 지금도 긴요하게 적용될 수 있는 것이고 보면, 당시의 구급방은 오늘날에 있어서 보다도 더 절실하고 긴급하였을 것이니,『의림촬요』의 필요성과 당시의 사회적 기여는 커다란 족적으로 남겨지게 되었던 것임을 확신한다. 그러하기에 임진왜란과 정유재란 그리고 병자호란을 겪을 때까지『의림촬요』는 최전선에 나서서 용병의 역할을 훌륭히 수행하였고, 그럼으로써 계속적인 증보와 중간이 이루어졌으며, 이웃나라 일본에까지 전해져서 재간행됨은 물론이고 소중하게 지켜져 왔던 것이다. 그러므로 전쟁시와 전후복구에『의림촬요』와 같은 구급의서가 역할을 담당하였다면, 평화시에는『동의보감』이 그 역할을 담당하여 체계적인 학문연마를 할 수 있도록 종합의서가 역할담당을 하였다고 할 수 있다. 따라서, 이와 같은 응급의료 체계를 갖추어 발달하였던 우리 의학의 한 갈래가 구급의학임을 인식하고 이제는 지속적 연구에 박차를 가하여야 할 것이다.

양생과 일화

의학중흥을 이루고 저녁노을에 스러지다

앞의 '양예수의 생몰년대生沒年代'에서는 비록 양예수의 사망 시기를 잡기위해 조제弔祭를 들추어내긴 하였지만, 이러한 조제가 치러지는 규모를 생각하면 양예수란 인물이 당시에 어느 정도의 영향을 주는 사람이었던지 생각해 볼 수 있다.

구체적으로 살펴보면, 『대전회통大典會通 · 예전禮典 · 치제致祭』에 의하면 "문관 · 무관 · 음관으로서 일찍이 2품 이상의 실직을 지낸 자에게는 모두 조제한다[文武蔭, 曾經二品以上實職者, 並弔祭]."하였고, 『경국대전經國大典 · 예전禮典 · 상장喪葬』에는 "종친과 대신이 졸하여 계문하면 조회를 정지하고 치부조제하고 예장을 행한다[宗親大臣卒, 啓聞輟朝, 致賻弔祭, 禮葬乃行]."하였고, 또한 『태종실록太宗實錄』에는 "종1품 이상은 예장과 증시하고, 정2품은 증시 · 치부하고, 종2품은 치부만 하고 ……"라 하였으며, 정2품은 쌀 · 콩을 합하여 50석을 치부致賻하고 종2품은 40석을 치부하였던 경우에 비추어, 양예수의 치부조제致賻弔祭는 중추부中樞府 지사知事로서 종2품에 해당하는 벼슬과 종계변무宗系辨誣를 수행했던 공훈으로 광국원종공신光國原從功臣을 수여하였기에 받을 수 있는 국가적인 예장禮葬이었으니, 임진왜란과 정유재란을 거치면서 국토가 처참히 초토화되었던 점을 고려하면 오히려 생략할 수도 있을 법한데도, 예조禮曹의 공사公事로 조제가 치러지고 정3품의 당상관직에 속하는 우승지右承旨 김시헌金時獻을 통하여 부의

賻儀를 전교한 것을 보면, 그 규모가 다른 어느 때보다 상대적으로 성대하였다고 볼 수 있다.

더구나, 임진·정유 양란을 거친 이후의 상황이라면 이러한 조제에 대해서 문무백관들뿐만 아니라 백성들에게 있어서도 행여 원성을 살 수 있기가 쉬울 터인즉 조심하거나 저마다 논란이 일 수 있겠으나, 그러한 흔적은 어디에도 찾아보기 어려우니 당시의 모든 사람들이 그에 대한 예장에 대해 긍정적이었음을 짐작할 수 있다.

특히나, 당시의 조제에 선조임금의 부의를 전교하였던 김시헌이 나중에 춘추관동지사로서 『선조실록宣祖實錄』의 편찬에 참여하였으니, 복수사復讐使의 종사관從事官으로 신립申砬이 전사한 탄금대彈琴臺를 돌아보고 임진왜란 뒤의 민심을 순무巡撫하였던 그로서는 당시의 실상을 잘 알고 있었을 터인데도, 『선조실록』에 이렇다 할 말이 없는 걸 보면 어려운 형편에서도 모두에게 양예수의 예장이 부담스럽지 않은 자연스런 행사였던 것 같다. 현재 『청주양씨대동보淸州楊氏大同譜』에 따르면 그가 태어나서 자랐던 현재의 경기도 강화군 하음면河陰面 홍해리弘海里에 묘소를 두었다고 하나, 3차례의 답사에도 불구하고 군사작전지역이라는 어려움과 더불어 오랜 세월의 풍화로 아직까지 흔적조차 찾을 수 없어 못내 아쉬움이 남는다.

인간 양예수, 신화로 부활하다

의학인물에 관한 치험례治驗例나 양생養生, 그리고 일화逸話 등을 찾아보기는 사실상 쉽지 않은 것이 우리 의학사醫學史가 떠안고 있는 난제難題 중에 하나다. 그것은 조선중기 이후에 있었던 중인계급에 대한 편견이 작용하였던 것이 기록을 남기기 어렵게 하였으며, 행여 남아 있는 기록이라 하더라도 임진왜란과 한일합방 이후에 겪었던 이 땅의 왜인들의 침탈, 그리고 동족상잔의 참혹한 한국동란과 전후의 가난 속에 어쩔 수 없는 우리의 무지에 의해 사라진 것이 대부분인 실정이다. 그러다 보니 여기저기 흩어진 개인문집 같은 곳에서 미약하나마 그 흔적들을 찾아 자료로 삼을 수밖에 없다. 그렇게 뒤져본다 해도 문집에서조차 대부분은 흔적을 알 수 없지만, 양예수의 경우는 다행스럽게도 이런저런 문집들 속에 약간 남아 있어 소개할 내용이 있다.

『미암일기』 속의 양예수

그 가운데 우선 유희춘柳希春의 『미암일기眉巖日記』 속에 다소간의 이야기가 남아 있어 이를 도표화하여 아래와 같이 소개한다.

연도	날짜	내용	비고(권쪽)
선조3년 경오 (1570)	4/29	명의 양예수가 왔다. 내가 부른 것이다. 나는 폐에 열이 있어 침이 끈끈하고 조금 갈증이 나므로 여기에 합당한 약을 구했더니 양예수가 말하기를 "이는 심폐에 열이 있어서 조금 갈증이 난 것입니다. 마땅히 강심탕(降心湯)을 먹어야 하는데 그 방문은 『득효방(得效方)』 소갈문(消渴門)에서 나왔으니 여기에 들어가는 재료는 숙지황(熟地黃), 백복령(白茯苓), 원지(遠志), 천화분(天花粉), 감초(甘草), 맥문동(麥門冬) 등입니다. 이제 여기에다 천문동(天門冬), 지골피(地骨皮), 오미자(五味子)를 첨가하여 매 첩마다 물 1승(升) 반(半)을 붓고 다려서 1승이 되거든 찌꺼기를 짜고 약간 따뜻하게 마시되 때에 구애됨이 없이 마시면 10첩을 넘지 않아 반드시 효과를 볼 것입니다. 또 오미자, 과루근(瓜蔞根), 인삼을 가미한 고본원(固本元)을 먹으면 좋은데 그 재료는 천문동, 맥문동, 숙지황, 생건지황(生乾地黃) 각 2량(兩),	Ⅱ-263

연도	날짜	내용	비고(권쪽)
선조3년 경오 (1570)		인삼 1량이니 이것을 가루로 만들어 끓인 꿀에 환을 짓되 오자대(梧子大)로 만들어 매양 1전(錢) 반(半)을 묘되 하루에 두 번씩 미음으로 먹습니다. 일명 이황원(二黃元)이라고도 합니다."하였다.	
	5/1	사인(舍人) 가의(可依)가 김언봉(金彦鳳)으로 하여금 천문동, 지골피, 오미자를 가미한 강심탕 10첩을 정제케하여 보내왔다. 아주 기쁘다.	II-267
	5/3	파루 후에 노비가 정화수를 떠다가 강심탕을 달여줘서 마셨다.	II-268
	5/4	이때에 날마다 아침이면 강심탕 1첩씩을 달여먹었다.	II-273
	5/5	이른 아침에 강심탕을 마시고 묘시(卯時)에 조반을 먹고……신시(申時)에 강심탕을 다시 먹었다. 청풍(淸風, 부채)을 양예수에게 보냈다.	II-273 II-274
	5/6	날마다 강심탕을 두 번씩 먹는다.	II-276
	5/8	8일까지 강심탕 10첩을 먹었더니 약간의 갈증이 퍽 줄어든 것을 느끼겠다.	II-278
	5/11	농어 1미(尾)를 양예수에게 보내 사례를 했다. 이는 금월 초 3일부터 강심탕을 먹기 시작하여 하루에 1첩씩 먹기를 2일을 했고, 5일부터 8일까지는 매일 두 번씩을 먹었는데 모두 열 번을 먹고 효과를 보아 전번의 작은 갈증이 점점 나아감을 느끼니 양의(楊醫)의 공이 적지 않아 고마운 생각이 들어서 물건으로 사례를 한 것이다.	II-282
	6/12	양의가 와서 말하기를 "이황원(二黃元) 한 제는 두 달이면 다 먹을 수 있고 경옥고(瓊玉膏) 한 제는 하얀 항아리로 하나가 되는데 일 년 동안에 먹을 수 있습니다. 매일 아침에 은수저나 혹은 뽕나무 숟가락으로 가득 한 수저씩을 떠서 묵은 쌀의 미음으로 함께 마셔서 복중(腹中)을 따뜻하게 하면 기혈을 보하고 살갗을 윤기나게 하며 대변을 통하고 갈증을 멎게 합니다. 식초, 무, 새우를 피해야 하는데 그 효과가 이황원보다 훨씬 낫습니다."하였다. 이 고(膏)는 10월이나 3월에 지을 수 있으니 10월은 지황(地黃)의 진액이 뿌리로 가기 때문에 보름께 지을 만하고, 3월에는 지황의 진액이 지엽(枝葉)으로 오르지 않기 때문에 처음 싹틀 무렵에 지을 만하고, 그 맛은 달다고 하며 황해감사나 전주부윤이 이 고를 지어줄 만 하다고 한다. 다만 초인삼(草人參, 산삼)이나 석청밀(石淸蜜)은 관동백(關東伯, 강원감사)에게 구하는 것이 좋은 것이라고 한다.	II-408

연도	날짜	내용	비고(권쪽)
선조3년 경오 (1570)	6/28	나중부(羅仲孚) 아들의 습열(濕熱)병을 양예수에게 물어봤더니 위령탕(胃苓湯) 20첩을 먹으면 된다고 하고, 또 술, 면, 구이, 볶음, 생강, 파, 마늘, 겨자, 오이 모든 젓갈을 피해야 하고 방실(房室)을 금해야 한다고 한다.	Ⅱ-437
	7/28	식후에 일회(一會)를 하기 위하여 문을 나서 풍저창후동(豊儲倉後洞)의 박판서가 피해 있는 집으로 찾아가 손을 잡아보고 가슴을 만져보니 모두 열이 심하다. 이는 위열(胃熱)과 노열勞熱에다 감기의 열까지 겹쳐서 발한 것이다. 입술이 타고 입안이 헐어져 음식이 목구멍에 넘어가지 않으니 기가 거슬러올라 받지를 않아 증세가 심히 위태하다. 걱정을 금할 수가 없다. 나는 마땅히 명의 양예수를 불러다가 보여야한다고 안타까워하며 나왔다.	Ⅱ-487
	7/29	(아침)식후에 문을 나서 박판서 화숙(和叔)을 찾아갔다. 어제 양예수가 나의 청으로 인하여 가서 보고 응신산(凝神散)의 약을 쓰게 하여 어제 저녁에 한 첩을 먹고 다소 땀을 내고 열도 감해졌으며 또 내가 보낸 수박을 먹고 기운이 조금 회복되어간다고 하니 아주 기쁘다.	Ⅱ-488
	8/1	양예수가 와서 나의 맥을 짚어보고 가라앉고 늘어지게 뛴다면서 장수할 징조라고 했다. 그리고 이황원을 보더니 곰팡이가 끼어서 못 먹는다고 했다.	Ⅱ-490
선조4년 신미 (1571)	3/11	임정회(林正誨)와 허정랑(許正郎) 진(晉)이 왔다가 가고 양예수가 부름을 받고 왔다가 갔다.	Ⅲ-84
선조6년 계유 (1573)	1/5	양예수가 왔기에 내가 부인의 병과 약을 물었다.	Ⅲ-496
	8/28	밤 축시에 소비(小婢) 돌금이가 딸 방의 문밖에서 직숙(直宿)을 하다가 잠자는 중에 잘못 마당으로 나가떨어져 머리가 장독에 부딪쳐 깨지는 바람에 온 집안이 놀라서 살펴봤다.	Ⅳ-138
	8/29	부인이 28일 장독이 깨진데 놀라 냉기(冷氣)를 받았는지 오늘 저녁에는 심복(心腹)이 아프다며 토했다.	Ⅳ-143
	8/30	양의를 청해다가 보였더니 부인은 차고 짠 것을 마시고 먹어 비위를 상했고 냉기와 냉식을 먹어 냉수를 토한 것이라고 했다. 양(楊)이 말하기를 평위원(平胃元)을 먹어야 하는데 적복령(赤茯苓), 향부자(香附子), 패모(貝母), 맥아초(麥芽炒), 정향(丁香)으로 200환을 짓되 의정부(議政府)와 중추부(中樞府)에서 각기 100환씩을 짓게 하여 매양 2환씩을 따뜻한 술이나, 혹 묵은 쌀의 죽이나, 혹 율무죽으로	Ⅳ-143

楊禮壽

연도	날짜	내용	비고(권쪽)
		넘기는 것이 좋다고 했다. 중추부의 약방고직(藥房庫直) 천이(天伊)가 가장 많이 약재를 저장했고 약을 알며 의정부에는 약방금사(藥房金泗)가 있는데 약방고직도 있어 불러다가 짓게 할 수가 있다고 한다.	

 이상에서 유희춘의 『미암일기』를 통해 살펴본 양예수는 진단과 처방에 있어 상당히 정확하고 신중히 처리함을 알 수 있다. 무릇 임상에서 환자를 대함에 충실히 사진四診을 다하여야 하고, 이후 사치施治함에 정확한 처방과 용량과 복용법에 이르기까지 모두가 주의하여야 올바른 효력을 발휘할 수 있음은 당연하다. 그런 측면에서 양예수는 진단후의 원인 설명과 처방의 근거와 용법 등에 관해서 상세함을 보이고 있으니, 환자로서도 만족스러워 이미 치료 전에 신임을 얻어 환자로서의 성실한 태도를 유도하고 있으며, 결과에 대한 예후를 분명히 제시함으로써 그 명성에 버금가는 진료를 행하고 있음이 역력하다. 가벼운 질환에도 신중하고도 상세한 처치를 하고 있음은 의자醫者로서 귀감이 가는 부분이기도 하다. 또한 때에 맞춰 약을 준비하고 복용을 시키는 것이나 복용량에 있어서도 1첩에서 10첩까지 다양한 상황에 따라 투여함이 상당히 정밀함을 보여주고 있다.

『강화부지江華府志』의 양예수

 "양예수는 하음에서 살았었는데, 보고 들고 한 것이 많아 지식이 넓고 아울러 의방의 실력도 좋아, 능히 사람의 생사가 한 달 전에 달려 있다면 백에 하나도 놓침이 없었다. 『동의보감』의 서문에 '태의太醫'

라고 일컬어지나 그 때를 지금은 평가할 수 없다. 벼슬이 지중추부사知中樞府事에 이르렀다 한다.[楊禮壽, 居河陰, 多聞博識, 兼善醫方, 能處人死生, 於朞月之前, 百不一失也. 醫鑑序稱, 爲太醫, 而其世今不可評. 官至知中樞府事云]"

楊禮壽

『속수증보강도지續修增補江都誌』의 양예수

"양예수는 청주사람이니 봉래蓬萊 양사언楊士彦의 호后이다. 하음河陰의 금성산 아래쪽에 살았었는데 어릴 때에 뒷산인 금성산에 올라 나무 하러 다니다가 노루바위 위에서 신침神針을 얻어 집으로 돌아와서, 사람의 질병을 다스림에 손에 닿는 대로 곧바로 나았으니, 이런 연유로 그의 이름이 온 나라에 떨쳤다. 선조 조에 중전의 환후가 아주 심하여 임금께서 양예수를 불러 치료를 명하시니 중전의 병세가 과연 회복되었다. 임금께서 그의 의술을 기뻐하시어 특별히 부평부사富平府使를 제수除授하시고, 나중에는 동지중추부사同知中樞府事를 내리셨으며, 광국원종光國原從의 공훈功勳을 녹하였다.(출전; 江華府,續修增補江都誌, 卷下, 人品, 方技, 醫術, 版心六十九面, 275-276쪽, 1931년)

『어우야담於于野談』의 태의 양예수의 신술

양예수楊禮壽는 소경대왕昭敬大王(선조宣祖) 때의 태의太醫이다. 어린시절 정사룡鄭士龍을 숙직하는 곳[直廬]에서 만났는데, 호음湖陰이 『양절반씨역대론陽節潘氏歷代論』을 읽고 있다가 그에게 물었다.

"너도 학문에 뜻이 있느냐?"

그러고는 자신이 읽고 있던 논論을 가르쳐 준 뒤, 책을 치우고 암송하도록 했다. 양예수가 입으로 줄줄 외우는데 편이 끝날 때까지 틀리는 곳이 없었다. 호음이 크게 놀라며 말했다.

"너 같은 재주로 문장을 배운다면 마땅히 의발衣鉢을 전해줄 것이다." 양예수는 한미한 가문의 출신으로 녹봉을 받는 벼슬자리가 다급했던지라, 드디어 의과醫科에 응시하여 명의가 되었다. 그의 처방은 패술覇術을 써서 온갖 병을 치료했는데 신속하게 효험을 보는 것이 마치 신과 같았다.

어떤 여자가 출산 후에 심장병[心火]을 앓았는데, 미친 소리를 늘어놓으며 늘 "흰옷 차림의 어린 계집아이가 나타난다"라고 하며 그때마다 미친 짓을 하곤 했다. 양예수에게 그 까닭을 물으니, 그가 대답했다. "귀신의 빌미가 아니오. 태兌는 소녀를 상징하고 폐肺는 흰것을 숭상합니다. 이는 바람의 나쁜 기운이 폐에 들어간 것이니, 오직 폐에 든 바람만 치료하면 병이 나을 것이오."

또 어떤 사람이 종양을 앓았는데, 문을 닫은 밀실 안으로 버들개지 같은 물체가 방안 가득히 날아다니다 몸에 떨어지면 피부를 뚫고 들어와 곧 종기가 생겼다. 양예수에게 물으니, 그가 대답했다.

"이 병은 의서에는 나와 있지 않소. 필시 버들개지 같은 해충의 기운이 귀신을 끼고 사악한 짓을 하는 것이오. 벌레를 죽이고 사귀邪鬼를 쫓는 약제를 쓰면 즉시 효험이 있을 것이오."

양예수는 구변이 무척 좋았다. 어떤 사람이 와서 자신의 병에 대해 다음과 같이 말했다. "한기가 도는 듯하다가 금방 열이 나고, 피곤해 눕고 싶은 생각만 듭니다. 기운이 달리고 식은땀이 많이 나는데 날마다 점점 심해집니다."

楊禮壽

그때는 봄에서 여름으로 바뀌는 시기로, 낮이 길어지고 입맛이 떨어지는 시절이었다. 그 병을 살펴보니 대개 굶주림에서 나온 것이기에 양예수가 말했다.

"새로 찧은 쌀로 밥을 지어 상추잎에 싸서 주먹만 하게 만든 뒤, 그 위에 구운 소어蘇魚(밴댕이)를 얹어 매일 한낮에 열다섯 덩어리씩 삼키면 틀림없이 나을 것이오."

이 말을 듣는 사람들이 배를 움켜쥐고 웃었다.(출전; 柳夢寅, 於于野談, 학예편, 태의 양예수의 신술, 486쪽, 돌베개, 2006년)

「진휘속고農彙續考」의 태의 양예수

양예수楊禮壽는 자가 경남敬南, 호는 퇴사옹退思翁이다. 태의太醫인데 산인山人 장한웅張漢雄에게서 배웠다. 의리醫理에 신통하여 『의림촬요』를 지었다.

일찍이 사신을 따라 북경에 가는 길에 강을 건너서 노숙하고 있는데, 호랑이가 나타나 그를 업고 가서는 높은 언덕 위에 내려놓고 여러 마리 새끼들을 끌어내어 그의 앞에 두고 절하면서 땅에 엎드려 애걸하는 모양을 지었다.

그가 그 새끼에 병이 있는 것을 알아차리고 두루 살펴보니 그 중 한 마리가 다리가 부러져서 곧 죽을 지경이었다. 이에 주머니 속에서 환약을 꺼내 붙여 주고, 또 송진을 갈아 붙이는 모습을 보여 주면서 손으로 소나무를 가리키니 호랑이가 고개를 끄덕이었다. 그리고 꿇어앉아 감사한 표시를 그치지 않더니 한 조각의 검은 돌을 꺼내 앞에 놓는 것이었다.

양예수가 그 돌을 집어 간직하니 호랑이가 다시 그를 업고 원래 자리로 데려다 주었다. 북경에 도착하여 박물자博物者에게 그 돌을 보이니 그가 놀라 말하였다.

"이것은 주천석酒泉石이다. 물에 담그면 물이 술로 변하는 것으로, 진실로 다시없는 보배다."

시험하여 보니 과연 그러하였다.(출전; 劉在建, 里鄉見聞錄, 429쪽, 태의 양예수, 민음사, 1997년)

허균許筠의 『성소부부고惺所覆瓿藁』에서 보이는 「장산인전張山人傳」

장산인張山人의 이름은 한웅漢雄, 어떠한 내력을 지닌 사람임은 알 수 없다.

그의 할아버지로부터 3대에 걸쳐 양의瘍醫 업무에 종사했었다. 그의 아버지는 전에 상륙商陸(한약재 이름)을 먹고서 귀신을 볼 수도, 부릴 수도 있었다 한다. 나이 98세 때 40세 정도로 보였는데, 출가出家하여 가신 곳도 알지 못했다. 그분이 집을 떠날 때, 2권의 책을 아들에게주었으니 바로『옥추경玉樞經』과『운화현추運化玄樞』였다.

산인山人 장한웅張漢雄이 그걸 받아 수만 번을 읽고 나자, 역시 귀신을 부릴 수 있었고 학질도 낫게 할 수 있었다. 그런데 갑자기 하던 일을 그만두고는, 마흔 살에 출가出家하여 지리산智異山으로 입산하였다. 그곳에서 곧 이인異人을 만나 연마법煉魔法을 배웠고, 또 도교道教의 진리에 관한 10권의 책을 읽었다. 빈 암자菴子에 앉아 거의 먹지도 않으면서 3년을 보냈다.

하루는 계곡을 지나는데, 두 사람의 중[僧]이 그를 따랐다. 우거진

楊禮壽

　숲 사이에 이르자, 두 마리의 호랑이가 나타나 엎드려서 맞아 주고 있었다. 산인이 꾸짖자, 호랑이들은 귀를 내리고 꼬리를 흔들며 살려달라고 애걸하는 태도를 보였다. 산인 자신이 한 호랑이에 올라타고, 두 중으로 하여금 함께 다른 하나에 타게 하여 절[寺] 문 앞에 이르자 호랑이들이 내려놓고 물러가 버렸다.

　산에서 머문 지 18년 만에 서울로 돌아와 흥인문興仁門 밖에서 살았다. 나이가 60세였으나 용모는 정정하였다.

　이웃에 비워둔 집이 있는데 흉측하여 거처할 수가 없자 그 집의 주인이 귀신을 물리쳐 달라고 그에게 청했다. 산인이 밤에 그 집으로 가보았다. 두 명의 귀신이 와서 꿇어 앉아 말하기를,

　"우리는 문門 귀신과 부엌 귀신입니다. 요사스러운 뱀이 이 집을 차지하고서 간사한 짓을 하고 있으니 제발 그것을 죽여주십시오."

하면서 곧 뜰 가운데의 큰 홰나무 밑둥을 가리켰다. 산인山人이 주술呪術의 물을 뿜어내자 조금 뒤에 사람 얼굴 모습의 큰 뱀이 번쩍거리는 눈빛으로 꿈틀거리며 절반도 나오지 못한 채 죽어버렸다. 그것을 태워버리게 하자 집은 마침내 깨끗해졌다.

　사람들과 어울려 놀면서 화살로 물고기를 잡으면 산인이 죽은 것만 골라서 물동이에 넣고는 숟갈로 약을 떠 넣는다. 그러면 물고기가 다시 살아나 유유히 헤엄치곤 하였다. 사람들이 죽은 꿩으로 시험해 보라고 하자 또 숟갈에 약을 묻혀 입 속으로 넣으면 훨훨 날개를 치며 살아났다. 사람들이 모두 이상스럽게 여겨, "죽은 사람도 다시 살려낼 수 있습니까?" 물으면 산인山人은, "일반 사람들이란 태어나면서 그 정情이 방자하여 삼혼三魂과 칠백七魄이 택사宅舍에서 떠

난 사람도 3년이 지난 뒤에야 끊어지니 약으로써는 살려낼 수가 없다."고 대답하였다.

　산인山人은 사실과는 다르게 글자를 해독하지 못한다고 했지만 글만 잘 지어 냈고, 또 밤눈이 어둡다고 말하며 밤에 바깥출입을 않으면서도 어두운 곳에서 잔글씨도 읽을 수 있었다. 그 이외의 잡기雜技 놀이로, 베로 만든 병에 술을 담거나 종이로 만든 그릇에 불을 피우는 것과 같은 일 등 세상 사람의 눈을 휘둥거리게 한 것들이 기록할 수 없이 많았다.

　점쟁이[卜人] 이화李和란 사람이 점 잘 치기로 한창 유명했었는데, 산인은 자기보다 아랫수로 여겼다. 그가 점치는 것을 볼 때마다 잘 맞히지 못하면 산인이 고쳐서 말해주는데 모두 적중되는 말이어서 이화가 한마디도 감히 보태질 못했다. 이화가, "산인山人의 좌우에는 항상 3백 명의 귀신들이 호위하고 있으니 참으로 이인異人이다." 하였다.

　임진왜란이 일어났을 때 산인의 나이는 74세였다. 그는 가산家産을 처리하여 조카들에게 나누어 주고는 승복僧服에 지팡이 하나만 짚고 5월에 소요산逍遙山으로 입산하였다. 그곳의 중에게, "금년은 나의 명命이 다하는 해이니 반드시 화장火葬해 달라."고 말하였다. 오래지 않아 적군이 들어와 앉은 채로 칼에 찔렸는데, 그의 피는 하얀 기름 같았으며 시체가 엎어지지도 않았다. 잠시 후에 큰 뇌성을 치며 비가 내리자 적군은 겁이 나서 가버렸다. 산승山僧이 다비茶毗를 하자 서광瑞光이 3일 동안 밤낮으로 하늘에 잇대어 있었고 사리舍利 72개를 얻었다. 그 중에서 큰 것은 가시연[芡] 열매만큼 컸었고, 감청紺靑의

빛깔을 띠었다. 모두를 탑塔 속에 매장해 두었다.

　이 해 9월에 산인山人은 강화도江華島에 사는 정붕鄭鵬의 집에 왔었는데, 정붕은 그의 죽음을 몰랐으며 3일이나 머물다가 가면서 금강산으로 간다고 말하더란다. 다음 해에야 비로소 그가 죽었음을 알았는데 사람들은 죽은 뒤에 신선神仙이 되었다고 하였다. 정붕이란 사람 또한 이인異人을 만나서 점占을 잘 치고 관상을 잘보던 상률가象律家였다. 하는 말마다 대부분 기이하게 적중하였으며 재랑齋郎(참봉參奉)을 제수除授했으나 받지를 않았다. 혹자는 그가 귀신을 부릴 수 있었는데 젊어서 죽었다고 하였다.

이규경李圭景의 오주연문장전산고五洲衍文長箋散稿

[신선골神仙骨] 『명사明史』에 "예부禮部에서 말하기를 '대서양大西洋 사람 이마두利瑪竇(마테오리치)가 갖고온 것이라 하며 또 신선골이 있다 하는데 이미 신선이라고 칭한다면 스스로 하늘로 날아 올라갈 수 있습니다. 어찌 뼈가 있겠습니까?' 했다." 하였다. 이는 당나라 때의 불골佛骨 석가여래의 사리舍利와 다름이 없는 것이다. 『해동이적海東異蹟』에 "장한웅張漢雄이 수련하여 도道를 얻었었는데 임진왜란壬辰倭亂에 소요산逍遙山에 들어갔다가 적에게 잡혀 작살斫殺되자 흰 기름과 같은 피가 나왔다. 다비茶毗(화장火葬)하였더니 삼주야三晝夜 동안 서광瑞光이 하늘에 비치었다. 사리舍利 72알을 얻었는데 크기가 감실苁實만하고 색깔이 감벽색紺碧色이었다. 이것을 탑 속에 보관해 두었다." 하였다. 도가에도 사리가 있다면 이것은 신선골이라 하는가 보다.

중종 25(1530)	(1세 추정) 강화 하음에서 출생
중종조	부친을 따라 양천으로 이사하다
중종 39(1544)	(15세) 9월 정사룡鄭士龍을 따라 중국에 가다
명종 4(1549)	(20세) 의과醫科에 급제하다
명종조	동생 양지수楊智壽가 내의원 주부로 근무하다.
명종 18(1563)	(34세) 순회세자順懷世子를 치료하다. 하지만 9월 20일 졸하다.
명종 19(1564)	(35세) 12월 21일 예빈시禮賓寺 판관判官에 제수되다.
명종조	양천현감을 지내다.
명종 20(1565)	(36세) 양사兩司가 대왕대비의 승하로 양예수를 비롯하여 의원 유지번柳之蕃·손사균孫士鈞·김세우金世佑 등과 의녀 서씨西施·선복善福 등의 추국推鞠을 청하는 상소가 올려졌으나 허락되지 아니하다. 10월 9일에 통정대부通政大夫 가자를 받다.
명종 22(1567)	(38세) 6월 28일 명종이 승하하자 영의정 등이 어의 양예수 및 유지번, 김윤은金允誾, 손사균孫士鈞, 영수담延壽聃 등의 치죄治罪를 청하니 허락하다.
선조 4(1571)	(42세) 3월 11일 유희춘柳希春의 부름을 받다.
선조 6(1573)	(44세) 1월 5일 유희춘 부인의 병을 진료하다. 8월 30일에도 유희춘 부인의 병을 진찰하다.
선조 13(1580)	(51세) 가선대부를 받다.
선조 19(1586)	(57세) 가의대부를 받다.
선조 20(1587)	(58세) 12월 9일 선조가 건강이 회복됨으로 내의원 의관들에 상을 내림으로써 녹피를 하사받다.
선조 22(1589)	(60세) 광국원종공신光國原從功臣에 녹훈되다.
선조 27(1594)	(65세) 중전을 해주 호종하다.
선조 28(1595)	(66세) 4월 25일 약방藥房 도제조都提調 김응남金應南이 동궁東宮의 치료를 위해 양예수禮壽를 부르도록 건의하다. 6월 11일 세자의 이질을 치료한 공으로 어린 말을 하사받다. 11월 4일 해주에서 중전을 호종하고 환도하다.

楊禮壽年譜	선조 29(1596)	(67세) 5월 11일 선조의 이명증耳鳴證 및 관절통關節痛 치료에 허준 등과 함께 입시하다. 이해 선조의 명으로 『동의보감東醫寶鑑』 편찬사업에 참여하다.
	선조 30(1597)	(68세) 4월 14일 선조의 이명증耳鳴症 및 편허증偏虛症으로 허준 등과 함께 입시入侍하다. 11월 8일 정유재란으로 중전을 호종하고 수안으로 향하다.
	선조 32(1599)	(70세) 윤4월 25일 중전을 모시고 수안遂安에서 환도還都하다. 이 공으로 숙마 한 필을 하사받다.
	선조 33(1600)	(71세) 졸하다. 조제弔祭에 선조가 치부致賻하다.
	광해 2(1610)	『동의보감』이 완성되다.
	광해 5(1613)	『동의보감』이 간행되다.

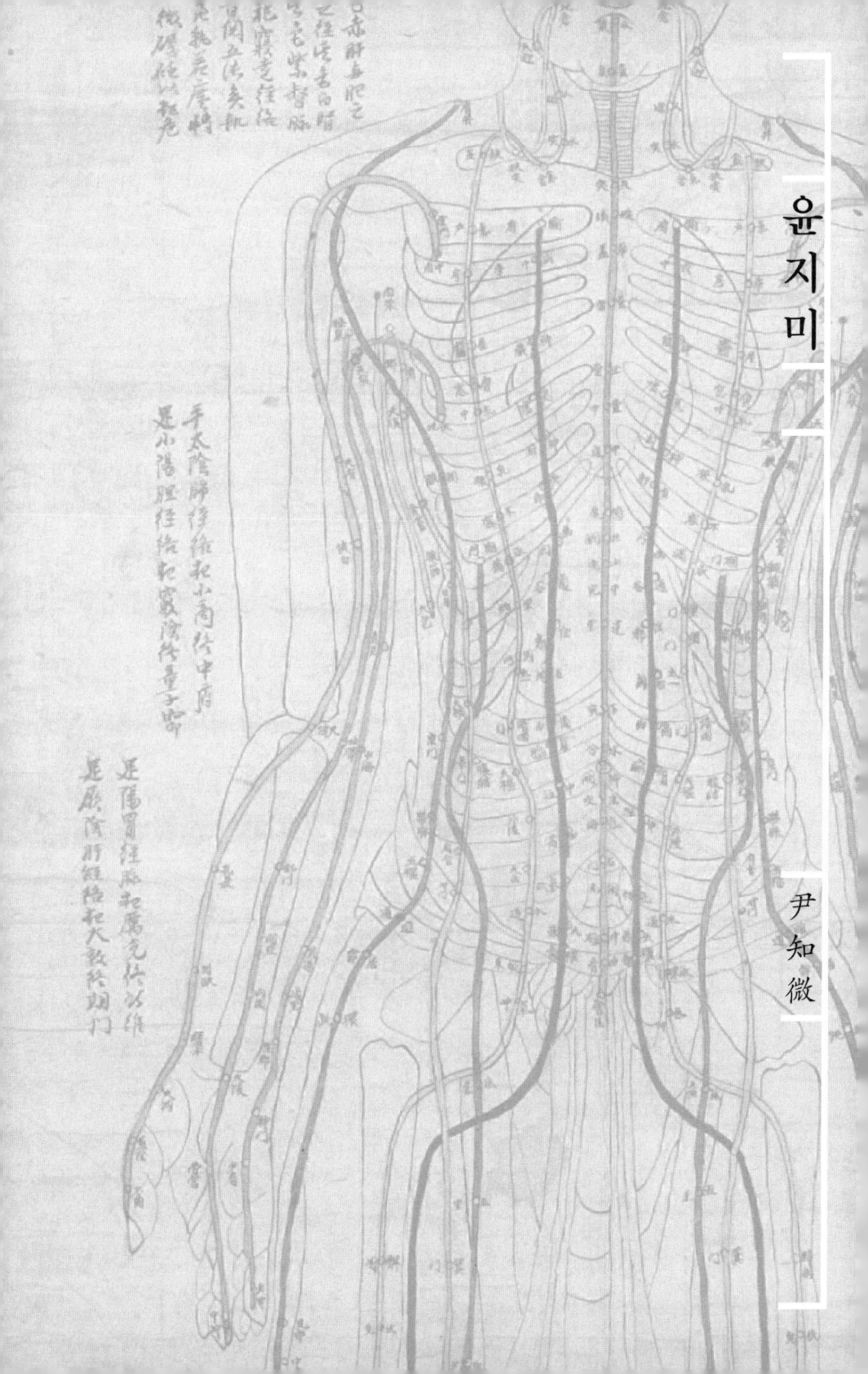

들어가는 글

윤지미尹知微는 『동의보감』의 저자 허준許浚과 동시대의 인물로서 『동의보감』 이외에도 나머지 허준의 저술의 감교관監校官으로 활동한 인물이다. 이러한 서적들의 감교관으로 선발되어 활동하였다는 것은 당시 이 인물에 대한 평가가 남달랐다는 것을 의미한다. 그럼에도 불구하고 윤지미의 행적을 더듬어 볼 수 있는 자료는 그다지 없기에 생애와 학술사상에 대한 내용을 정리하기에 문제점이 많다.

이 글은 윤지미의 생애와 학술사상을 현존 자료를 바탕으로 구성하는 것을 목표로 하여 작성되었다. 이를 위해 먼저, 윤지미의 생애에 대하여 『의과선생안醫科先生案』, 『우곡일기愚谷日記』를 바탕으로 살펴보았고, 의서醫書의 감교관으로 활동하면서 교감校監한 『동의보감』(1613), 『찬도방론맥결집성纂圖方論脈訣集成』(1611년 개간판), 『신찬벽온방新撰辟瘟方』(1613), 『벽역신방辟疫神方』(1613) 등에 대해 고찰하였다.

다음으로는 명나라 왕응린王應麟과의 의사문답醫事問答인 『답조선의문答朝鮮醫問』을 통해 윤지미의 학술사상의 일단을 파악하고자 하였다. 윤지미의 의학사상과 그 의의를 첫째, 『동의보감』에 대한 보완적 계승, 둘째, 단계학파丹溪學派의 자음강화법滋陰降火法에 대한 반성적 검토, 셋째, 경락적經絡的 진단법診斷法의 중시, 넷째, 유효한 치료법의 탐구, 다섯째, 장부육경臟腑六經과 기혈氣血, 여섯째, 병명病名의 정명正名, 일곱째, 의학이론에 대한 탐구, 여덟째, 실증적 사고, 아홉째, 인화귀원引火歸元의 인식 등으로 나누어 살펴보았다.

윤미지의 생애

尹知微

윤지미의 행적을 더듬어 볼 수 있는 자료는 그다지 없다. 다만,『의과선생안』의 '병오식년'(1606)에 합격자 3인 가운데 윤지미의 이름과 그 가계에 대한 일부 내용을 확인할 수 있을 뿐이다.『의과선생안』은 연산군 4년(1498)에 시행된 의과고시醫科考試(무오식년시戊午式年試)부터 고종 9년(1870) 시행된 의과고시(경오식년시庚午式年試)까지의 합격자 명단을 수록한 책이다. 수록내용은 합격자의 본관本貫과 자字, 직역職役, 부명父名, 부친의 직급, 조명祖名, 증조명曾祖名, 외조명外祖名, 처부명妻父名 등이다.

『의과선생안』병오식년시 급제자 명단에 나오는 윤지미에 관한 내용에 따르면 그의 증조부 윤개尹漑는 문과文科에 급제하여 우의정右議政, 좌의정左議政을 역임하였고, 조부 윤비尹棐는 생원生員이었고, 아버지 윤담휴尹覃休는 정3품 통정대부였던 것으로 기록되어 있다. 그리고, 연이어 기록되어 있는 외조부 김수달金壽達은 병조판서兵曹判書를 역임한 인물이었다.

그의 증조부 윤개尹漑(1494-1566)는 자字가 여옥汝沃, 호號가 회재晦齋, 서파西坡로서 좌참찬 형烱의 종증손이며 현감 계손季孫의 아들이다. 중종 11년(1516) 식년문과에 병과로 급제하여 홍문관 저작에 발탁되었고, 이어서 승정원 주서, 사간원 정언을 거쳐 1519년 이조좌랑으로서 인사에 관여하여 사림 등용에 힘썼다. 기묘사화가 일어난 후에는 외직으로 좌천되기도 하였지만, 중국어에 능통하여 다시 내직으로 옮겨 세자시강원의 문학, 필선, 승문원부제조 등 한직을 역임하며 명나라와의 외교활동에 이바지하였다. 1538년 이후에는 충청도관찰사, 전라도관찰사를 역임하였다. 1550년에는 호조판서, 이조판서를 역임하고, 이듬해 우의정이 되었다. 아버지 윤담휴尹覃休(1544-1585)는 자가 백형伯亨, 호는 한계寒溪이다. 선조 2년(1569)에 알성문과에 장원으로 급제하였다. 사간원의 정언과 통례원의 좌통례左通禮 등을 역임하였다. 문장에 능하였다.『연려실기술練藜室記述』「등과총목登科摠目」에 따르면 그는 각종 시험에서 장원을 하여 관직이 예조정랑에까지 이르게 된다.

이렇듯 윤지미는 학문적 전통과 사회적 지위에 있어서도 인정받는 집안에서 성장하였다. 그가 어떤 연고에서 문과시험에 응시하지 않고 의과에 응시하게 되었는지는 분명하지 않지만『의과선생안』에 그의 이름 석자가 기록되어 있다. 그가 내의원에 근무하였고, 부경사赴京使로 명나라에 다녀왔음에도『조선왕조실록朝鮮王朝實錄』에 그의 행적에 대한 기록이 전혀 없기에 의관으로서의 그의 행적을 더듬어 보는데에 어려움이 있다.

윤지미의 행적을 알려주는 상세한 관련자료가 없지만,『동의보감』,『찬도방론맥결집성』,『신찬벽온방』,『벽역신방』등 몇몇 의서들에 감교관으로 활동한 기록과 명나라에 부경사赴京使로 들어가 중국의 유의儒醫와 나눈 의학문답醫學問答인『답조선의문答朝鮮醫問』등을 통해 그의 학술사상의 일편을 더듬어 볼 수 있을 뿐이다. 그리고, 이유간李惟侃(1550-1634)의『우곡일기愚谷日記』에는 윤지미가 최순립崔順立과 함께 이유간의 집에 와서 진료하는 이야기가 나온다. 이것도 단편적

尹
知
微

기록이기에 그의 행적을 더듬기에는 부족한 면이 있지만, 부족하나마 소중한 기록이다.『국조인물고國朝人物考』등의 자료에 따르면 이유간은 조선 중기의 문신으로서 40세에 사마시에 올라 지우인 이항복李恒福의 추천으로 벼슬길에 나아가서 돈령부도정 등을 역임하였으며, 동지중추부사로 치사하였다. 이유간이 적은『우곡일기』의 '무오일과戊午日課'에 나오는 기록에서 윤지미가 진찰 후에 삼출조중탕參朮調中湯을 처방하고 있는 장면이 나온다.

'무오일과'의 무오년이 1618년의 간지이고 동 일기에 "吾年七十, 未見如此之時也"라는 문장에 근거할 때 이유간이 70세인 1618년의 기록인 것으로 보인다.

의서 감교관으로서의 활동

윤지미가 감교관으로 편찬에 참여한 의서로 『동의보감』(1613년 간행), 『찬도방론맥결집성』(1611년 개간판), 『신찬벽온방』(1613년), 『벽역신방』(1613년) 등이 있다.

『동의보감東醫寶鑑』

『동의보감』은 의서가 부족하여 백성들이 제대로 치료받지 못하는 문제점을 극복하고 당시 학파가 난립하여 혼란스러웠던 의학이론을 체계적으로 정리하고자 하는 목적으로 왕명에 의해 편찬되었다. 왕명에 의해 선조 29년(1596)부터 편찬을 시작하여 15년 후인 광해군 2년(1610)에 완성된 『동의보감』은 저술이 완료된 지 3년 후인 1613년 12월에 내의원에서 간행되었고, 그 이듬해 4월에 오대산과 태백산 사고 등에 내사되었다. 『동의보감』은 목차 2권, 내경편內景篇 4권, 외형편外形篇 4권, 잡병편雜病篇 11권, 탕액편湯液篇 3권, 침구편鍼灸篇 1권 등 모두 25권으로 되어 있다. 각 편에는 의론醫論과 방론方論이 빠짐없이 채록되어 있고, 각 병증에 대한 고금의 처방들은 물론 당시의 속방俗方들이 적혀 있다. 또한, 1,212종의 약에 대한 자료와 4,497종의 처방을 수록하고 있는데, 특히 향약명鄕藥名이 한글로 637개 등재되어 있다. 이것은 『동의보감』이 실용성을 중요시하는 입장에서 우리나라에서 산출되는 향약의 이용과 보급을 강조하고 있는 것을 보여준다. 또한 당시의 모든 의학 지식을 정리하고 있어 중국과 일본에서도 큰 호평을 받았다. 이 책의 편찬으로 조선의학의 수준은 동양에 널리 과시되었고, 조선의학이 하나의 독립된 의학이라는 의미에서 동의東醫라고 불리게 되었다.

『찬도방론맥결집성纂圖方論脈訣集成』

선조 14년(1581)에 허준이 중국 남북조 때 고양생高陽生이 지은『찬도맥결纂圖脈訣』을 발췌, 교정하여 만든 맥진脈診에 관한 의서이다. 광해군 4년(1611)에 개간하였다. 이 책은『맥결脈訣』에 집주集注와 평술評述을 가한 것으로 모두 10권으로 구성되어 있다. 내용은 진맥팔식診脈八式, 오장육부五臟六腑, 좌우수진맥左右手診脈, 이십사맥총론二十四脈總論, 칠표팔리구도七表八裏九道, 진잡병생사후급폭병후診雜病生死候及暴病候, 제병생사맥諸病生死脈, 찰색관병인생사후察色觀病人生死候, 진임부診妊婦, 진산난생사후診産難生死候, 소아생사후小兒生死候 등의 여러 편으로 구성되어 있다. 이들 내용은 유원빈劉元賓, 장결고張潔古, 장벽張璧, 성무기成無己 등 여러 의가들의 관련 논술과 정덕용丁德用, 양현조楊玄操, 우서虞庶 등 여러 의가의 주문注文을 모아놓은 것이다. 허준은『맥결』에 대한 진위논쟁에 직접 뛰어들진 않지만 발문에서 자신의 견해를 간접적으로 표현하고 있다. 즉 진언陳言이 제기한 위작설僞作說에 동조하면서도『맥결』을 교정하고 여러 주석가注釋家의 주해註解를 모아 평가함으로써 현실적인 수용단계를 밟고 있다. 그는 또 조선초의 의술수준이 거칠고 소략하여『맥경脈經』의 전서全書를 보지 못했기 때문이라고 이유를 들었지만 중국이나 조선 모두 맥법脈法의 혼란을 시급히 해결해야 할 필요가 있다고 하였다. 허준은 경문經文을 중시함과 아울러 가결歌訣의 필요성도 잘 깨닫고 있었으며 두 가지 모두를 한 곳에 구현하여 조화를 이루고자 했다.

『신찬벽온방新撰辟瘟方』

허준이 왕명을 받아 지은 전염병의 예방과 치료방법을 수록한 의서이다. 1612년 함경도에서 발생한 전염병이 이듬해에는 전국으로 확산되어 인명피해가 천여 명에 달하였다. 이에 조정에서는 『간이벽온방簡易辟瘟方』을 만들게 하였으나 그 내용이 부실해서 다시 허준에게 이 책을 만들게 하였다. 현존하는 판본은 광해군 5년(1613)에 내의원에서 간행된 활자본活字本 1권으로 이정구李廷龜가 서문을 쓰고, 이희헌李希憲과 윤지미尹知微가 감교監校한 것이다. 책머리에 "화운火運이 성할때에 역병이 많다."라는 내용이 있기 때문에 당시 유행했던 질병은 열성전염병이었음을 짐작할 수 있다. 이 외에 책머리에서는 전염병이 발생하는 원인과 맥상, 증상, 대표처방 및 전염병의 특징 종류에 대해서 간단하게 기술하고 있다. 본문에서는 전염병을 표증表證, 반표반리증半表半裏證, 리증裏證으로 구분하여 구체적인 처방을 제시하였다. 그 뒤에 대두온大頭瘟과 장역瘴疫에 대해서 설명하고 치료처방을 기술하였다. 마지막으로 온역을 물리치는 주술요법과 온역 예방법 및 병의 전염을 막는 방법이 소개되어 있고 아울러 침법鍼法과 금기禁忌 및 예후가 나빠 치료할 수 없는 증상에 대해서도 간단하게 기술하였다. 당시 내의원에서는 세종대 이래 성종대까지 『의방유취醫方類聚』 간행 작업을 거치면서 체득한 의방서에 대한 많은 정보가 누대에 걸쳐 전수되었으며, 또한 이 책의 편찬책임을 맡은 허준은 당대의 명의로서 『동의보감』의 간행을 막 끝낸 상태로 의학의 수준이 최고조에 달해 있었다. 때문에 당시 이 책이 전염병 치료에 많은 영향을 미쳤을 것으로 생각된다.

『벽역신방辟疫神方』

광해군 5년(1613)에 허준이 왕명을 받아 지은 전염병을 치료하기 위한 의방서醫方書이다. 1권 1책의 훈련도감자 활자본으로 1613년 12월에 간행되어 이듬해 4월에 태백산성서고太白山城書庫에 내사되었다. 1613년 봄부터 악질인 당독역唐毒疫이 유행하여 사망자가 많아지자 허준이 왕명을 받아 내의원에서 간행한 것이다.

표지 안쪽에는 "만력萬曆 42년四十二年 4월四月 내사벽역신방1건內賜辟疫神方一件 태백산상太白山上 좌승지左承旨 신이모臣李某"라는 내사기內賜記가 있다. 책머리에는 허준의 '봉교찬奉敎撰(왕명을 받아 지었다는 뜻)'이라는 말이 기록되어 있고, 뒤에 당독역의 병리에 대한 설명에 이어 '화운지세다열질火運之歲多熱疾'에서 질병이 일어나는 원인을 음양론적으로 설명하였는데, 모두 『내경』, 『정전』 등과 같이 출전을 밝히고 있다. 다음 독역의 종류를 쓰고, '독역전속심화毒疫專屬心火'에서 독역과 몸의 병과의 음양학적인 관계를 설명하였다. '독역환형毒疫換形', '독역선폭사毒疫善暴死', '독역형증毒疫形證', '독역치법毒疫治法', '독역예방毒疫豫防', '독역침법毒疫鍼法'이 그 뒤를 잇고 있다. 또 '약방藥方'에는 십신탕十神湯, 구미강활탕九味羌活湯, 청열해독산淸熱解毒散, 대시호탕大柴胡湯, 양격산凉膈散, 조위승기탕調胃承氣湯, 방풍통성산防風通聖散, 형방패독산荊防敗毒散, 인삼백호탕人蔘白虎湯, 죽엽석고탕竹葉石膏湯, 삼두음三豆飮, 궁지향

소산芎芷香蘇散 등 치료약의 효능, 조제방법 및 용법 등을 기록하였고, 끝에는 월경수月經水, 납설수臘雪水, 인분즙人糞汁, 저분즙猪糞汁, 지룡즙地龍汁 등 약물에 대한 용법을 각각 설명하고 있는데, 각 약방에는 일일이 출전을 밝혔다. 끝부분에는 봉교간행의 일자와 감교관인 이희헌, 윤지미 등의 명단이 기록돼 있다.

이 책은 전염병에 관해 별 자료가 없었던 조선시대에 여러가지 전염병의 유행을 경험한 편자가 온 정력을 기울여 수개월에 걸쳐 완성한 책인 만큼 전염병의 치료처방 연구에 없어서는 안될 책이다.

명나라 왕응린王應麟과의 의사문답醫事問答 – 『답조선의문答朝鮮醫問』

윤지미의 의학세계를 이해할 수 있는 자료로『답조선의문』이 있다. 이 서적은 1624년에 『왕응린잡집王應麟雜集』에 「답조선의문제사答朝鮮醫問題詞」라는 제목으로 들어가 있었던 글들을 1720년 일본에서『답조선의문答朝鮮醫問』이라는 제목으로 단행본으로 출간되면서 세상에 알려지게 되었다. 이 책에 대해서는 2003년 한국에서 열린 '국제동아세아전통의학사학술대회'에서 발표된 중국 북경중의약대학 의사문헌연구실 교수 양영선梁永宣의 「십칠세기중국여조선의학교류사실견증十七紀中國與朝鮮醫學交流史實見證-『답조선의문答朝鮮醫問』」이라는 연구논문에서 그 실체가 밝혀지게 되었다. 양영선梁永宣의 연구에는 왕응린王應麟에 대한 고증,『답조선의문』의 전말, 내용 등에 관한 것들이 기록되어 있다. 이 책의 본문은 2003년 2월에 인민위생출판사에서 간행된 해외회귀중의선본고적총서海外回歸中醫善本古籍叢書 12권에 수록되어 있는데, 양영선梁永宣은 이곳에 교후기校後記를 기록하여 내용을 정리하고 있다. 양영선梁永宣에 따르면 이 책의 원저자 왕응린王應麟은 소흥부紹興府 산음현山陰縣 사람으로 생몰년대는 불확실하고 『명사明史』에도 기재된 바가 없다. 1612년에 도문都門에서 응시하였고, 1616년에는 공생貢生이 되었고, 1623년에는 대리시좌시좌평시大理寺左寺左評事의 관직을 역임하였다. 다년간 천문학 방면의 연구에 종사하여 당시 중국에서 활동한 프랑스인 湯若望(Johann Adam Schall von Bell), 이태리인 羅雅谷(Jacobus Rho) 등과 교류하였다고 한다. 그의 저술로는 『비서備書』12권, 『건상도설乾象圖說』1권, 『중성도中星圖』1권, 『자무량집慈無量集』4권 등이다. 이 외에도 일본국립공문서관내각문고에 『왕응린잡집王應麟雜集』이 있는데, 이 5권으로 되어 있는 책 속에 『답조선의문』과 『인양향약仁讓鄉約』을 합편하여 3책 29쪽에 걸쳐 기록되어 있고, 나머지 4책은 『수력서修曆書』, 『연유기燕游記』, 『헌지고獻志稿』, 『장안등시시長安燈市詩』, 『연장신조衍莊新調』 등이다.[1]

　『답조선의문』의 서문격인「답조선의문제사」에 따르면 왕응린은 본래 업의業醫는 아니었다. 그가 이러한 문답을 작성하게 된 데에는 그가 자신의 질병인 '소수지질宵首之疾'을 앓게 되어 장안의 저사邸舍에 머물게 되면서이다. 그는 이 시기에 조선 의관 윤지미의 질문에 대해 답을 구술하여 비서가 그 구술을 적는 형식으로 이 기록을 작성하였다. 이 기록은 1622년에 조선에서 파견된 윤지미 등이 의학에 관한 질문을 요청한 것을 명나라의 황제가 이를 태의원에서 답하도

---

[1] 梁永宣,「十七世紀中國與朝鮮醫學交流史實見證-『答朝鮮醫問』」,『국제동아세아전통의학사 학술대회 자료집』, 2003, pp 133-139.

록 하여 1624년에 왕응린이 이 글을 짓게 된 것이다.²

『답조선의문』의 앞부분에는 '조선국 공사 내의원정 최순립 안방정 윤지미 문[朝鮮國貢使內醫院正崔順立安邦正尹知微問] 문연각 관리 고칙대 시좌시좌평사 왕응린 답[文淵閣管理誥敕大理寺左寺左評事王應麟答]' 이라고 문답問答의 주체를 기록하고 있다. 모두 아래와 같은 24개의 질문에 대해 답하는 형식으로 기록되어 있다.³

본 질문에 대해 왕응린의 답변을 요약하여 아래 기록하였다. 질문과 답을 하는 형식이 마치 『황제내경黃帝內經』, 『팔십일난경八十一難經』같은 형식을 띠고 있는 것이 특이하다.

문1 무릇 자식이 없어서 부인을 조치調治하였지만, 효과가 없는 것은 무엇 때문인가?[凡人無子, 調治婦人而不能取效, 云何]

왕응린 많은 경우 남자에 원인이 있다. 남자가 신허腎虛하여 정활精滑 · 정냉精冷 · 정청精清 · 임사불견臨事不堅 등이 그 원인이며, 그 증상으로 도한盜汗 · 몽유夢遺 · 변탁임삽便濁淋澁, 요비불능전요腰憊不能轉搖 · 노열勞熱 · 허한虛寒 등이 있다. 혹은 열약熱藥을 과다하게 복용해서 정精이 소모되어 나타나는 경우도 있다. 이러한 문제점을 파악하여 제대로 된 질병과 약물의 지

---

2 『答朝鮮醫問』의 "答朝鮮醫問題詞"에 나오는 "偕內醫院正尹等官, 以醫事來請", "皇上允其請, 太宗伯移文太醫院, 令答之. 顧其所問, 雖皆紀載我內地板行書中者. 乃謄寫不無亥豕, 方音不無迷謬. 而其中意義, 亦不無原自深邃未易測識."이라는 말에서 알 수 있다.
3 이하 질문과 답변은 鄭金生主編, 『海外回歸中醫善本古籍叢書』 제12권에 나오는 pp497-522의 원문을 참조함.

식을 전달하는 것이 중요하다. 임신에 있어 중요한 것은 성교시의 정精과 신神의 교접이다. 음정陰精과 양정陽精이 때에 맞게 교접되어야 제대로 임신姙娠이 되니, 이른바 "양무인온광경兩無氤氳光景, 이신여정불제도而神與精不齊到"인 것이다. 만물이 생겨나는 것은 일점동기화성一點動氣火性에 의거하는 것이니, 『내경內經』에서 말하는 "소화생기少火生氣"라는 것이 이것이다.

문2 『격치론格致論』에서 가씨賈氏 부인婦人이 임신한지 3개월 전후가 되면 반드시 애가 떨어진 것은 무슨 연고인가?[『格致論』 賈氏婦但孕三個月左右必墮, 何故]

왕응린 기혈氣血이 허손虛損하여 양이養胎할 수 없으면 애가 떨어지게 되는 것이다. 3개월째 되는 달은 수소음심경手少陰心經이 주양主養하는 기간으로서 아이가 형화形化하지만 정상定像은 없을 때이다. 심장心臟은 오장五臟의 군君으로서 혈血을 주관하는데, 혈이 적으면 기도 반드시 허하게 된다. 심장의 기운이 부족하면 3개월째 기혈이 부족한 데다가 희노불조喜怒不調, 장리실당將理失當하게 되면 사열邪熱이 안에서 치성熾盛하게 되어서 유산하게 되는 것이다. 세속에서 혈열血熱이라고 여겨 황금黃芩, 황련黃連, 치자梔子, 황백黃栢 같은 한량寒凉한 약물을 사용하니, 비기脾氣가 곤약困弱하게 되어 섭생이 되지 못하게 된다.

문3 눈병에 부으면서 열이 나서 눈이 멀려고 할 때, 고한苦寒한 약을 써도 효과가 없는 것은 무슨 이유인가?[目疾腫熱欲盲, 用苦寒之藥不效, 云何]

왕응린 세속에서 목질종열目疾腫熱에 한결같이 고한苦寒한 약물을 사

용하는데, 이것은 눈의 체體가 경막輕膜 안의 물이고, 눈의 용
用은 양陽으로 명明을 생生하게 하는 것임을 알지 못하기 때
문이다. 눈의 열기熱氣가 안에서 치성熾盛한데 차가운 약으로
이것을 꺼주면 반드시 노육努肉이 되어 예장瞖障을 일으키게
된다. 음양허실陰陽虛實은 평조平調를 귀貴하게 여기는 것이다.
양선음후陽先陰後하기에 기가 돌면 혈은 반드시 따르게 되는
법이다.

문4 인후가 부으면서 아픈데, 할 수 있는 만큼 찬 성질의 약을
복용하였는데도 낫지 않는 것은 무엇을 말하는가?[咽喉腫痛,
服盡寒凉之藥不愈, 云何]

왕응린 인후의 병을 모두 화열火熱로 여기는 것이 문제이다. 변통구
본變通救本이 중요하다고 본다. 신허腎虛하여 허화상객虛火上客한
경우도 있고, 간허肝虛하여 병이 인咽에서 생겨난 경우도 있
다. 내가 후통喉痛에 설사泄瀉를 같이 가지고 있는 환자가 맥
이 침미沈微한 것을 가열假熱로 보고 온보溫補하는 약재를 투여
하여 치료해 낸 경우가 있다. 세속 사람들은 상上만 치료할
줄 알지 하下를 치료할 줄 모른다.

문5 혈과 기가 모두 허하다면 어떤 장臟을 먼저 조치調治하여야
할 것인가?[血氣并虛, 當調治何臟爲先]

왕응린 육체와 정신의 노동을 극대로 하여 허손虛損이 생겨나면 그
원인을 심신心腎에 두고 치료하는 것이 급선무이다. 이것을
치료할 때는 보정익혈補精益血을 위주로 해야 할 것이다. 열
제熱劑를 강하게 써서 허양虛陽이 치성熾盛되게 하거나 양약凉

藥을 사용해서 위기胃氣를 손상시켜서는 안 될 것이다. 무릇 자보滋補하는 약은 마땅히 화평和平하게 사용해야 할 것이다. 그러나 보신補腎은 또한 보비補脾만 하지 못하다. 절음식節飮食, 성노역省勞役하여 비위脾胃로 하여금 충실하게 하면 원기元氣가 상승上昇하여 백百 병病이 생겨나지 않게 된다.

문6 치통에 위아래 치아가 붓는 것은 경락에 있어서 어디에 속하는가?[齒痛, 上下牙腫, 經絡何屬]

왕응린 옛사람들이 윗니는 위胃에 속해서 한寒을 싫어하고 열熱을 좋아하고, 아랫니는 대장大腸에 속해 한寒을 좋아하고 열熱을 싫어한다고 하고는 신腎에 대해서는 속하는 바가 없는 듯 말했다. 그러나 신腎은 골骨을 주관하고, 치齒는 신腎의 나머지이기에 신기腎氣가 채워져야 치아가 생겨나고 신기腎氣가 쇠퇴衰退하면 치아가 빠진다. 경락적으로 위와 대장을 위아래에 배속하지만 이것은 아봉齒縫 가운데에 배속된 것이지 위아래 치아 자체를 배속한 것은 아니다. 안으로 습열이 있는데, 홀연히 풍한냉음風寒冷飲으로 울체가 되면 습열이 외달外達하지 못하여 통증이 생긴다. 이것은 한寒이 표表가 되고 열熱이 본本이 되는 것으로 신온辛溫한 약재로 양치질하여 외한外寒을 산散하고, 신량辛凉한 약재를 복용하여 그 내열內熱을 산散하게 하는 것이다.

문7 소변불리를 어떤 약으로 치료하면 효과를 볼 것인가?[小便不利, 何藥療之得效]

왕응린 소변불리의 원인은 세 가지이다. 진액이 장위腸胃에만 새어

들어가 대변으로 설사하면서 소변은 삽澁한 경우, 열熱이 하초에 몰려서 진액이 뜨거워져 행行하지 않는 경우, 비위脾胃의 기가 삽澁하여 통조수도通調水道, 하수방광下輸膀胱을 못하여 나오지 않는 경우 등 세 가지인 것이다. 그런데, 폐금생수肺金生水하므로 폐분肺分을 치료하고 추령秋令을 도와주면 수水가 저절로 생겨난다. 이것은 갈渴하면서 소변불리小便不利한 경우이다. 불갈不渴하면서 소변불리小便不利한 경우는 열熱이 하초 혈분下焦血分에 있기 때문이다. 대고한大苦寒한 약을 써서 치료해야 한다.

문8 치루痔漏를 어떤 방법으로 치료하는게 적당한가?[痔漏當何法治之]

왕응린 『내경內經』의 문장들을 살펴볼 때 이 질환은 양화陽火가 수水를 두려워해서 울체鬱滯된 것이다. 대체로 이 병은 습열풍조濕熱風燥 네 기운이 서로 합해져서 생긴다. 치법治法은 그 네 가지를 제거해 주어야 하니, 순기약順氣藥에 고한사화苦寒瀉火의 약을 겸하여 그 열독熱毒을 풀어주어야 한다. 신온辛溫한 약으로 화혈和血하고, 그 조燥를 윤潤하게 하고, 그 풍風을 성그러지게 하여 그 통증痛症을 멈추게 한다. 그러나 반드시 방로房勞를 금기로 하고, 자박신열炙博辛熱한 음식물을 먹지 말아야 한다.

문9 중풍에 구안와사를 경락으로 어떻게 분별할 것인가?[中風口眼喎斜, 經絡之辨]

왕응린 세의世醫들이 구안와사를 도현掉眩으로 치료하여 효과가 없는 것은 이목구비 각각에 대해서는 알고 경락을 모르고, 경락은 알고 기를 모르기 때문이다. 이목구비는 각각 신^腎, 간^肝, 비^脾, 폐^肺에 속하지만 눈은 내외상하^{內外上下}의 배속이 다르고 코도 좌우의 배속이 다르다. 게다가 입의 주위에 두 개의 다른 경락이 돌아간다. 그러므로 칠규^{七竅}의 병에는 오장만을 책^責해서는 안되고 육경^{六經}에 귀속시켜서 보아야 한다.

문10 해수가 오랫동안 낫지 않으면 어떻게 치료할 것인가?[咳嗽日久不愈, 何以治之]

왕응린 해수가 오랫동안 낫지 않는 것은 대체로 내상^{內傷}으로부터며, 이후에 외감^{外感}을 낀 것이며, 또한 나중에 약물을 잘못써서 그렇게 된 것이다. 마땅히 그 원인을 살펴서 치료해야 할 것이다. 그 원인이 되는 장부는 비^脾·폐^肺이다. 만약 비와 폐가 상화^{相火}를 끼고 올라와도 해수가 일어난다. 해수가 오래되었으면 한량극벌^{寒凉剋伐}하는 약을 금기로 하며, 반드시 부비보폐^{扶脾保肺}, 자익화원^{滋益化源}하는 약을 사용해야 한다.

문11 부인의 유즙^{乳汁}이 출산하기도 전에 먼저 흘러나오거나 출산한 후에도 빨지도 않았는데 저절로 나오는 것은 어떤 경^經이 병을 받은 것인가?[婦人乳汁, 未産先流, 旣産不吮自出, 是何經受病]

왕응린 부인의 유즙은 양명경^{陽明經}에 달려 있다. 부인의 유즙이 출산하기도 전에 먼저 흘러나오거나 출산한 후에도 빨지도 않았는데 저절로 나오는 것은 기허^{氣虛}하여 제대로 지켜내지 못하기 때문이다. 혈이 부족한 경우는 빨아도 나오지 않고, 혈이 유여有餘한 경우는 빨지 않아도 나온다.

문12 문둥병은 어떤 경맥이 병을 받은 것인가?[癩症, 何經受病]

왕응린 이것은 양명경陽明經의 분야가 풍목風木의 사邪를 받은 것이 분명하다. 냄새나는 피와 벌레가 생겨나는 것은 열이 심하여 금金을 제어하는데, 금金이 쇠衰하여 목木이 와서 이기기에 충蟲을 주관하는 궐음厥陰이 발동한 것이다. 습연열혈濕涎熱血이 서로 훈증熏蒸되어 기육肌肉이 썩어문드러져 충蟲이 생기는 것이다. 치봉齒縫과 곡도穀道 사이로 사기가 나가게 하는 것은 양명경陽明經의 맥락脈絡이 그곳에 있기 때문이다.

문13 수종과 고창의 치료법은 무엇이있는가?[水腫鼓脹, 治法云何]

왕응린 둘 다 비토습열脾土濕熱로 병이 된 것이다. 표리천심表裏淺深을 구분해야 한다. 피부경락간皮膚經絡間에 있는 경우는 음식이 평상시와 같고, 장위맹막간腸胃盲膜間에 있는 경우는 음식이 감소한다. 병이 표表에 있으면 치료하기가 쉽고, 부腑로 들어갔으면 치료하기가 어렵고, 장臟으로 들어갔으면 치료할 수 없다. 또한 허한실열虛寒實熱을 갈라서 보아야 한다. 그것이 바로 '실자거지實者祛之, 허자보지虛者補之, 한자열지寒者熱之, 열자한지熱者寒之, 결자산지結者散之, 유자행지留者行之'의 의미이다. 『내경』에서 '평치권형平治權衡, 거완진좌去宛陳莝, 개귀문開鬼門, 결정부潔淨府, 선오양宣五陽, 거기내평巨氣乃平'이라는 말이 그것이다.

문14 상한과 한열사학의 표리음양은 어디에 있는 것인가?[傷寒, 寒熱似瘧, 表裏陰陽安在]

왕응린 사기가 반표반리半表半裏에 있으면 외外로 양陽과 더불어 다투어 한寒이 나타나고, 내內로 음陰과 더불어 다투어 열熱이 된다. 장부臟腑를 말한 다음에 표리를 말할 수 있다. 이것은 피부와 골수로 나누어 보아야 한다. 열재피부한재골수熱在皮膚寒在骨髓와 한재피부열재골수寒在皮膚熱在骨髓로 나누어 약을 달리 하는 것도 이러한 원리이다.

문15 기경팔맥이 이미 12경에 구애되지 않는다고 하였는데, 어디에서 일어나 어디에 이어지는가?[奇經八脈, 旣不拘十二經, 何起何繼]

왕응린 이것은 『난경·28난』에 나오는 바이다. 그 순행에서 보듯이 12경에 구애되지 않는다.

문16 음허화동陰虛火動에 자음강화의 약을 사용해도 낫지 않는 것은 무엇을 말하는가?[陰虛火動, 用滋陰降火之藥不效, 云何]

왕응린 진수眞水는 감괘坎卦로 안에 일양一陽이 안에 숨어 있고 밖에 이음二陰이 이를 싸고 있다. 때때로 가열假熱의 증상이 나타나는 경우가 있음에도 세상의 의사들이 단지 '이한치열以寒治熱'의 설에 집착하여 반대로 약을 써서 원기元氣가 크게 무너지게 된다. 반드시 온양간신溫養肝腎하는 약을 사용하여 합양合陽시키고 겸하여 인양귀경引陽歸經의 약을 사용해서 생음生陰시키면 수생화식水生火熄하여 신기神氣가 저절로 맑아지게 되고, 번조작삭煩燥灼爍의 화가 저절로 안정된다. 그러므로 옛사람들이 말한 음허는 양중의 음허이고, 양허는 음중의 양허이다. 그러므로 음허를 치료할 때는 반드시 보양補陽을 겸해서 보아야 할 것이다.

문17 두통과 두풍은 어떤 묘법^{妙法}으로 치료할 수 있는가?[頭痛頭風, 有何妙法可療]

왕응린 천이근자^{淺而近者}가 두통이고, 심이원자^{深而遠者}가 두풍이다. 원양허손하여 통증이 있으면 보중익기탕에 만형을 가해 쓰고, 방로^{房勞}한 사람이 신수^{腎水}가 부족하여 허화상염^{虛火上炎}하여 통증이 있는 경우 육미탕에 파고지, 우슬 종류를 쓴다. 음식을 많이 먹은 사람이 양명의 기가 색체^{塞滯}되어 태양^{太陽}으로 상충하여 관협^{顴頰}에서부터 통증이 있으면 소식청담^{消食清痰}을 위주로 한다. 중기허한^{中氣虛寒}하여 구토청수^{嘔吐清水}하면서 통증이 있으면 육군자탕같은 보제를 쓴다.

문18 이중탕에 백출을 사용함에 동기^{動氣}가 있으면 백출을 빼고 육계를 가한다는 설이 있는데, 이때 동기는 과연 병명인가 아닌가?[理中湯用白朮, 有動氣去朮加桂之說, 此動氣果病名否]

왕응린 이것은 장중경^{張仲景}의 설로부터 나온 것이다. 신기^{腎氣}는 마땅히 고요해야지 움직여서는 안 된다. 백출은 성질이 조^燥하고 또한 동기^{動氣}하게 하므로 이것을 제거한 것이다. 육계를 가한 것은 정체되지 말고 소통되게 하기 위한 것이다.

문19 결핵과 나력은 어떤 경락과 관계되며 어떤 치법이 마땅한가?[結核瘰癧, 系何經絡, 宜何治法]

왕응린 그 원인을 미루어 그 근본을 치료해야 할 것이다. 이러한 증상들의 원인은 간화혈조^{肝火血燥}, 기욕무절^{嗜慾無節}, 노년양화내쇠^{老年陽火內衰}, 실혈^{失血}, 과용양약^{過用涼藥} 등이다. 이러한 원인들이 모두 간담의 부위에 나타난 것이다. 치료하는 방법은 자신수滋腎水, 생간목生肝木, 양음혈養陰血, 비토培脾土일 따름이다.

문20 수발이 많고 적음과 부인과 환관이 수염이 나지 않는 이유는?[鬚髮多寡及婦, 宦無鬚之髮]

왕응린 이것은 각각 해당되는 경락이 있으며 그에 따라 다과多寡가 결정된다. 부인과 환관이 수염이 나지 않는 것은 충맥衝脈과 임맥任脈과 관련이 깊다. 부인은 생리를 하여 혈이 부족하고 환관은 종근宗筋이 손상되어 관련된 충맥衝脈에 혈을 공급하지 못하기 때문이다.

문21 상성하허에 더위에 당하여 외한한데, 무슨 연고인가?[上盛下虛, 當暑畏寒, 何故]

왕응린 노역과도勞役過度, 오로칠상五勞七傷으로 이러한 증상에 이른다. 신중腎中의 양陽이 이음二陰에 머무르게 되어 이음二陰이 다 소모되고 망가져서 하초下焦의 양陽이 제어制御되지 않아서 비월飛越하여 올라가 상성하허上盛下虛하게 된다. 온하지약溫下之藥을 사용하면 도리어 상초의 열을 더욱 돋운다. 반드시 심신心腎을 교제交濟시키면 양화陽火가 하강下降하게 되고 음수陰水가 상승하게 된다. 이렇게 되면 상체의 열이 저절로 제거되고, 하체의 한寒이 일어나지 않는다.

문22 목소리가 나지 않는데 청폐清肺의 약을 복용하여도 효과가 없는 것은 무엇을 말하는가?[聲瘖, 服清肺之藥不效, 云何]

왕응린 무릇 사람이 음란한 행위를 과도하게 하여 몸이 마르고 얼굴이 검어지면 처음부터 담화풍한痰火風寒이 침범한 적도 없지만 목소리가 나지 않게 되니, 이것은 병이 신腎에 있는 것이므로 폐肺만을 중심으로 보아서는 안 된다. 이것은 소리는 아래로부터 발發하는데, 신腎이 실제로 바탕이 되기 때문이다. 대허大虛인 경우에는 육미지황환에 오미자, 육계를 가한다. 심한 경우에는 여기에 숙지황, 부자를 가하여 신근腎根을 보한다.

문23 밤에 잠을 못 자는 경우에 안신安神시키는 약을 복용해도 효과가 없는 것은 무엇을 말하는가?[夜不得寐, 服安神之藥不效, 云何]

왕응린 잠을 이루지 못하는 것은 음양이 거꾸로 행하여 나타나는 것이다. 그런데, 위기불화胃氣不和로 잠을 못자는 경우도 있으니, 화위和胃시키는 것이 마땅하다. 담화痰火로 인한 경우에는 청담강화淸痰降火시키는 것이 마땅하다. 병을 앓고 난 후에 잠을 못자는 경우가 있으니 기혈을 보하는 것이 마땅하다. 모든 의서에서 말하는 진심양담鎭心凉膽, 수렴신기收斂神氣의 약재들이 이러한 것들이다. 그런데, 어떤 의사가 팔미탕八物湯에 부자附子 2돈을 집어넣어 잠 못자는 것을 치료해낸 것을 보았으니, 이것은 진음허손眞陰虛損하고 진기상궐眞氣上厥하여 귀원歸原하지 못해 생겨난 불면증인 것이다.

문24 꾀꼬리가 부인의 질투를 없앨 수 있다는데, 과연 그런가? 조제하여 복용하는 방법은 어떻게 하는 것인가?[鶬鶊能化婦妬, 果否制服之法若何]

왕응린 이것은 『산해경山海經』에서부터 기원하는데 양무제梁武帝에게서 증험된 것이다. 세상에 그 날개가 금옷을 입어서 황색을 갖추고 있어서 질투를 없앨 수 있다는 주장이 있고, 울 때 화해하는 소리를 지르므로 질투를 없앤다는 주장이 있고, 날아갈 때 반드시 둘씩 날고 둥지에 쌍쌍이 있고 가을과 겨울에 쓸쓸하고 매서운 기운이 서리는 시기에는 보이지 않고 봄의 화명和明한 시기에 아름다운 모습을 보이기에 질투를 없앨 수 있다는 등의 학설이 있다. 이러한 것들은 견강부회의 설들이다. 이러한 음식을 잘 만들어 군신들이 먹어서 질투하는 사람들이 없어져 조화시키고자 함이다. 현재 신구본新舊本의 본초서적本草書籍에 2천여 종의 약재가 실려 있는데, 꾀꼬리에 대해서는 실려 있는 바가 없으므로 이러한 약물의 약성은 없다는 것이 분명하므로 말할 것도 없는 것이다.

이외에도 10개의 질문이 있지만, 왕응린은 자신의 능력에서 벗어나므로 더 고명한 사람들의 회답을 바란다고 하였다. 왕응린이 대답하지 못한 질문들은 아래와 같다. 편의상 문24에 이어 번호를 붙여 이해를 돕고자 하였다.

- 문25 『본초』 서례序例에 유피楡皮가 모母가 되고, 후박이 자子가 된다는 설. [『本草』序例楡皮爲母, 厚朴爲子之說]
- 문26 『의학정전』의 심상래태尋常來兌의 설. [『醫學正傳』尋常來兌之說.]
- 문27 『직지방』의 이중삼매耳中三昧의 설. [『直指方』耳中三昧之說.]
- 문28 『득효방』의 양생에서 "물이족치운현처"의 설. [『得效方』養生

書云, "勿以足置云玄處"之說.]

문29 『격치여론』의 본래면목두거일만공감의 설.[『格致論』本來面目頭擧日滿空減之說.]

문30 『의학정전』의 "섬눌" 2가지를 어떻게 풀이할 것인가?[『醫學正傳』"閃肭"二者何解]

문31 『직지방』의 가자질^{茄子疾}은 무엇을 말하는가?[『直指方』茄子疾云何]

문32 『직지방』의 연약흑잔은 무슨 물건인가?[『直指方』煉藥黑盞何物]

문33 용골은 진짜 용의 뼈인가?[龍骨是眞龍之骨否]

문34 『본초』에 나오는 양작약, 목저령의 위에 붙은 글자는 어떻게 풀어야 하나? 파극천, 축사밀, 천축황의 아래에 붙은 글자는 어떻게 풀어야 하나?[『本草』楊芍藥, 木豬苓, 上一字何解? 巴戟天, 縮砂蜜, 天竺黃, 下一字何解]

윤지미의 의학사상과 그 의의

『동의보감』에 대한 보완적 계승

윤지미는 1606년에 의과시험에 급제한 이후에 당시 최고의 의서라 할 수 있는 『동의보감』, 『찬도방론맥결집성』, 『신찬벽온방』, 『벽역신방』 등 의서들의 중심에서 활동하였다. 그의 아버지 윤담휴尹覃休(1544-1585)의 생몰연대로 볼 때 그가 의과시험에 급제한 1606년에 20대 이후의 나이였을 가능성이 크며 이에 비추어 그가 왕응린과 토론한 1622년 시기는 40대 이후일 가능성이 크다.

그가 『동의보감』, 『찬도방론맥결집성』, 『신찬벽온방』, 『벽역신방』 등 당시 국가사업의 일환으로 편찬된 의서의 감교관으로 빠짐없이 활동한 것은 그에게 있어서 그동안 연구한 의학에 대한 반복학습의 기회이기도 하였고, 기왕의 의학사의 논쟁에 대한 회고와 비판의 기회이기도 하였다. 『찬도방론맥결집성』은 선조 14년(1581)에 허준이 중국 남북조시대의 고양생高陽生이 지은 『찬도맥결』을 발췌, 교정하여 만든 맥진에 관한 의서로서 광해군 4년(1611)에 개간改刊한 것이다. 윤지미는 이 책의 감교관으로 활동한다. 『동의보감』에서 이미 맥에 관한 내용들을 각 문마다 요점을 기록하고 있는데, 『동의보감』이 완성된 1년 후에 이러한 맥에 대한 전문서적이 만들어진 이유는 무엇일까? 이것은 독자적 맥학에 대한 교육용 자료의 필요성에 부응하기 위한 노력의 일환이기도 하지만, 조선 맥학의 독립의 시기가 성숙되어 나타난 자연적 현상이었던 것이다.

『신찬벽온방』과 『벽역신방』이 연이어 출간된 것은 잇달아 발생하는 전염병에 대한 치료대책의 일환이기도 하였지만, 전염병을 거질 巨帙인 『동의보감』으로 감당해 내기에는 효율성이 떨어진다고 판단하여 간편한 서적으로 대응하기 위해서일 것이다. 윤지미는 각종 의서들을 교감하면서 이에 대한 깊은 통찰력을 가지게 되었고, 이것은 명나라 왕응린에게 한 각종 질문 속에 나타내게 되었던 것이다.

『동의보감』의 편찬과정은 당시 동아시아 의학에 대한 정리의 과정이었기에 정리의 과정에서 노정된 논제는 그대로 의학전반에 대한 문제의 해결점을 찾는 방안이 될 수 있었던 것이다. 윤지미가 왕응린에게 던진 질문은 그런 의미에서 당시 동아시아 의학 전체에 대한 질문이었고, 한번은 겪어야 했던 『동의보감』에 대한 비판적 계승의 과정이었던 것이다.

단계학파丹溪學派의 자음강화법滋陰降火法에 대한 반성적 검토

윤지미가 각종 의서들을 교감한 기간은 국가적 책무를 완수한 기간이기도 하지만, 그 자신에게 있어서는 기왕에 가졌던 자신의 의학지식을 체계적으로 정리할 수 있는 시기이기도 하였다. 그리고, 이러한 교감校勘의 책무가 유독 그에게 집중된 것은 그가 학술적 능력에 대해 높은 평가를 받고 있었음을 증명하는 것이기도 하다.

『동의보감』은 학술사적으로 당시까지 나온 의학의 각종 계파를 하나의 체계로 엮어낸 책으로 평가할 수 있다. 특히, 가장 많은 영향을 미친 인물로 주진형朱震亨(1281-1358)을 꼽을 수 있을 것이다. 주진형은 단계丹溪지방에서 활동하였기에 주단계朱丹溪라고도 부르는데,

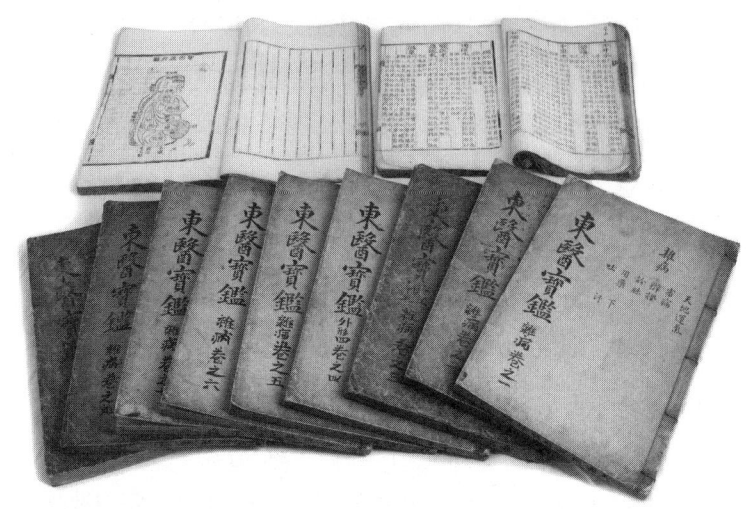
동의보감(경희대 소장)

중국 강남에서 생활하면서 그 땅이 낮고 약하여 습열과 상화로 병이 많이 생기는 것을 인식하고 자음강화의 치료방법을 개발하여 단계학파의 시작을 열었다. 그의 제자로 학맥을 이은 대사공戴思恭(1324-1405)은 명나라 조정의 어의가 되어 스승 주진형의 학술사상을 중국 전역에 전파하는데에 기여하였다. 그의 노력으로 단계학파의 자음강화학설은 정통학설로 자리잡게 되어 당시 질병을 치료하는 중요한 치료법이 되었다.

최수한崔秀漢의 『조선의적통고朝鮮醫籍通考』에 따르면 『동의보감』에 주단계朱丹溪가 저술한 『단계심법丹溪心法』을 의미하는 『단심丹心』은 1,240조문, 『단계丹溪』는 58조문, 『심법心法』은 9조문이 인용되어 있다. 그리고, 주단계의 제자인 유순劉純의 『옥기미의玉機微義』는 6조, 우단虞搏의 『의학정전醫學正傳』은 518조문이 인용되었다. 이것은 『동의보감』에 인용된 의서 가운데 가장 많은 분량으로서 『동의보감』이 얼마나 단계학설의 영향을 받고 있는가를 보여주는 증거들이다. 「답조선문」에 나타난 윤지미의 질문 중 몇 가지는 단계학파의 학설에 대한 문제제기라 할 수 있는 것들이다. 단계학파의 학설에 대한 문제제기는 윤지미의 다음 세 가지 질문으로 요약된다.

문3 눈병에 부으면서 열이 나서 눈이 멀려고 할 때, 쓰고 찬 성질의 약을 써도 효과가 없는 것은 무슨 이유인가?[目疾腫熱欲盲, 用苦寒之藥不效, 云何]

문4 인후가 부으면서 아픈데, 할 수 있는 만큼 차고 냉한 약을 복용하였는데도 낫지 않는 것은 무엇을 말하는가?[咽喉腫痛, 服盡寒凉之藥不愈, 云何]

문16 음허화동에 자음강화의 약을 사용해도 낫지 않는 것은 무엇을 말하는가?[陰虛火動, 用滋陰降火之藥不效, 云何]

이 세 가지 질문의 공통점은 모두 '고한苦寒한 약', '한량지약寒凉之藥', '자음강화지약滋陰降火之藥'과 같은 단계학파의 치료법을 사용하였는데도 치료되지 않은 것에 대한 문제를 제기하고 있다는 것이다. 왕응린은 각각에 대해 문3은 '음양허실은 평조平調를 귀하게 여기는 것', 문4는 '신허하여 허화상객虛火上客한 경우도 있고, 간이 허하여 병이 목구멍에서 생겨난 경우', 문16은 '음허를 치료할 때는 반드시 보양補陽을 겸해서 보아야 할 것'이라는 논리를 들어 설명하고 있다. 이러한 설명은 당시 중국에서 세력을 잡기 시작한 온보학파의 주장과도 궤를 같이 하는 것으로, 윤지미의 주장은 당시 동아시아 전체 의학에 던지는 질문과도 같은 것이었다.

경락적經絡的 진단법診斷法의 중시

경락에 따라 질병을 진단하여 치료하는 방법은 한의학에서 중요하게 여기는 것이다. 경락은 인체에서 기혈이 운행하는 통로이다. 경맥과 낙맥 두 부분을 포함하는데 그 중 세로로 가는 줄기를 경맥이라고 부르고, 경맥에서 갈라져 나와 온몸의 각 부위에 그물처럼 퍼지는 가지들을 낙맥이라고 부른다. 『영추·경맥』은, "열두 개의 경맥은 분육分肉 사이의 밑을 흐르는데 깊어서 보이지 않고 …… 여러 맥 중에서 떠 있으면서 흔히 볼 수 있는 것은 다 낙맥이다."라고 말하고 있다. 경락의 주요한 내용은 12경맥, 12경별, 기경팔맥, 15락맥, 12경근經筋, 12피부 등이 있다. 그 중에서 경맥에 속하는 것은 12경맥을 위주로 하고, 낙맥에 속하는 것은 15낙맥絡脈을 위주로 한다. 이들은 세로와 가로로 엇갈려 온몸에 퍼져 인체의 안쪽과 바깥쪽, 장부, 사지의 관절들을 하나의 유기적인 정체整體로 연결한다.[4]

그러므로, 경락을 따라 나타나는 증상들은 인체의 내부와 외부의 상태를 반영하는 것이기에 인체를 진단하는 기준으로 삼을 수 있다. 『동의보감』에는 경락으로 인체를 살피고 질병의 양태를 알아보는 이론이 여러군데 들어 있다. 윤지미가 한 경락과 관련된 다섯 가지 질문은 그러한 내용들 가운데 논란이 될 만한 것들만 추린 것이다. 경

---

[4] 『東洋醫學大辭典』, 경희대학교 출판국, 1999.

락과 관련된 다섯 가지 질문들은 아래와 같다.

> 문6   치통에 위아래 치아가 붓는 것은 경락에 있어서 어디에 속하는가?[齒痛, 上下牙腫, 經絡何屬]
>
> 문9   중풍에 구안와사를 경락으로 어떻게 분별할 것인가?[中風口眼喎斜, 經絡之辨]
>
> 문11 부인의 유즙이 출산하기도 전에 먼저 흘러나오거나 출산한 후에도 빨지도 않았는데 저절로 나오는 것은 어떤 경맥이 병을 받은 것인가?[婦人乳汁, 未産先流, 旣産不吮自出, 是何經受病]
>
> 문12 문둥병은 어느 경맥이 병을 받은 것인가?[癩症, 何經受病]
>
> 문19 결핵과 나력은 어떤 경락과 관계되며 어떤 치법이 마땅한가?[結核瘰癧, 系何經絡, 宜何治法]

각종 질환의 변증과 치료를 경락이라는 도구를 활용하여 이루어 내고자 하는 노력의 일환으로 경락학적 설명방식이 이용되었다. 여기에서 언급하고 있는 치통, 구안와사, 유즙병, 나증, 결핵, 나력 등은 경락이라는 통로가 질병을 일으키는 원인이기도 하지만 반대로 치료의 도구이기도 하기에 이에 대한 분명한 구분이 필요한 것이었다. 특히 여기에서 언급하고 있는 질병들은 『동의보감』에서 경락적 설명방식으로 질병의 기전을 설명하고는 있지만, 치료방법을 경락을 구분하여 갈라서 놓지는 않았기에 경락적으로 구분하는 기전機轉에 대한 설명방법의 유효성에 대해 윤지미는 문제를 제기하고 있는 것이다.

유효有效한 치료법의 탐구

윤지미는 몇몇 질환의 치료법에 대해 문의하고 있는데, 소변불리小便不利, 치루痔漏, 해수咳嗽, 수종고창水腫鼓脹, 두통두풍頭痛頭風 등이 그것이다.

문7 소변불리小便不利를 어떤 약으로 치료하면 효과를 볼 것인가? [小便不利, 何藥療之得效]

문8 치루痔漏를 어떤 방법으로 치료하는게 적당한가?[痔漏當何法治之]

문10 해수가 오랫동안 낫지 않으면 어떻게 치료할 것인가?[咳嗽日久不愈, 何以治之]

문13 수종水腫과 고창鼓脹의 치료법은 무엇이 있는가?[水腫鼓脹, 治法云何]

문17 두통과 두풍은 어떤 묘법妙法으로 치료할 수 있는가?[頭痛頭風, 有何妙法可療]

여기에서 논하고 있는 다섯 가지 질문에 포함되어 있는 5그룹의 질환들은 질환 가운데 많이 발생하는 것들이지만 그 치료법이 복잡다기한 분류가 있어서 확신을 가지고 치료할 방도를 마련하는 것이 필요하다고 생각되는 것들이다. 윤지미가 이러한 질환들의 치료법을 몰라서 물어보았다고 보기는 어렵다. 왜냐하면, 이들 질환들은 『동의보감』에서 상세히 논하고 있는 것들이다. 그럼에도 질문을 한 것은 아마도 『동의보감』을 교감하면서 생긴 의문을 메모해 두었던 것을 내놓아 당시 중국의학의 흐름의 일단을 엿보고자 하는 의도가 아닐까 한다.

장부육경臟腑六經과 기혈氣血

장부와 육경은 기혈과 밀접한 관련이 있다. 육경은 기혈다소氣血多少의 편차가 있으니, 태양太陽은 다혈소기多血少氣, 소양少陽은 다기소혈多氣少血, 양명陽明은 다혈다기多血多氣, 궐음厥陰은 다혈소기多血少氣, 소음少陰은 다기소혈多氣少血, 태음太陰은 다기소혈多氣少血이다. 육경六經은 또한 장부와 밀접한 관련을 맺고 있기에 이 세 가지 요소는 깊은 연계 속에서 이해되어야 한다. 이에 윤지미는 아래와 같은 두 개의 질문을 던진다.

문5   혈과 기가 모두 허하다면 어떤 장臟을 먼저 조치調治하여야 할 것인가?[血氣并虛, 當調治何臟爲先]

문20   수발鬚髮의 다과多寡와 부인과 환관이 수염이 나지 않는 이유는?[鬚髮多寡及婦, 宦無鬚之髮]

문20의 경우에는 이미 『영추·오음오미』에 그 답이 나와 있는 상황이기에 이러한 질문을 한다는 것은 마치 상대방의 실력을 측정하고 있는 듯한 느낌을 줄 수도 있다. 윤지미가 『영추·오음오미』에서 설명방식으로 채택한 여성의 월경과 환관의 종근이 손상되어 충맥衝脈의 망가져 생긴 수염이 없는 현상을 몰라서 질문한 것은 분명히 아니다. 이것은 분명 기존의 설명방식에서 탈피된 새로운 설명방식에 대한 갈증을 반영하는 것으로서 『영추』가 나온 이후 천오백여 년이 지난 시점에서의 문제제기로 볼 수 있을 것이다.

문5는 당시 인체생리의 바탕이 되는 기혈의 본원과 밀접한 관련이 있는 문제이기에 이러한 질문에 대한 답변을 들어보는 것만으로도 당시 중국의학의 흐름에 대한 인식이 가능한 것이다. 기혈을 다스리는 본원을 비위脾胃에 두느냐 신腎에 두느냐 심心에 두느냐에 따라 치료법은 갈라지며 이러한 갈림은 바로 자신의 학파적 색깔을 드러내는 것이 되기 때문이다. 윤지미가 이와 같은 날카로운 질문을 던진 것은 『동의보감』이 형성되어 생긴 의학적 자신감의 표현이기도 하며, 중국의학계의 흐름에 대한 탐색이기도 한 것이었다.

병명의 정명正名

윤지미는 자신이 알고 있는 지식 하나를 나열하면서 상대방을 당황시킬 수 있는 질문을 던졌다. '동기動氣가 과연 병명病名인가'라는 것이다.

> 문18 이중탕에 백출을 사용함에 동기가 있으면 백출을 제거하고 육계를 가한다는 설이 있는데, 이 동기는 과연 병명인가 아닌가?[理中湯用白朮, 有動氣去朮加桂之說, 此動氣果病名否]

이중탕에서 백출을 제거하고 육계를 집어넣는 것은 『동의보감東醫寶鑑』의 '신적腎積', '분돈산기奔豚疝氣', '상한동기傷寒動氣' 등 제목의 내용에 사용하는 처방이다.

그런데 이 처방의 효용이나 유용성에 대해 질문한 것이 아니라 동기라는 용어가 과연 병명이라고 할 수 있는가라는 것이다. 이것은 『동의보감』을 교정하면서 가졌던 의문을 내놓은 것이었다. 이러한 처방법은 『동의보감』에 신적腎積, 분돈산기奔豚疝氣, 상한동기傷寒動氣 등 모두 세 군데 나온다. 신적이나 분돈산기의 경우는 질병명으로 자리 잡은 것이었지만 상한동기의 경우는 『동의보감』에서 처음으로 시도된 제목이었던 것이기에 이것이 병명이라고 할 수 있는 것이냐고 물었던 것이다. 그러나, 왕응린은 안타깝게도 동기가 병명인지 아닌지에 대해 대답하지 않고 이중탕에서 백출을 제거하고 육계를 집어넣는 이유에 대해서만 대답하고 있다. 왕응린의 동문서답적 대답은 당시 중국의학계의 조선의학계에 대한 빈곤한 인식을 반영하고 있는 것이었다.

의학이론에 대한 탐구

모든 의학의 이론은 실제적 경험과 시대적 사조에 의해 영향 받아 형성된다.

그런데, 『동의보감』의 교감을 한 윤지미의 질문내용이 『동의보감』을 뛰어넘는 여타 의서들의 내용이 대부분이라는 점이 이채롭다. 아래에 있는 질문 내용들은 문14와 문15를 제외하고 대부분 『동의보감』에 기록되어 있지 않은 내용들로서 『동의보감』에 포함되기로 했던 것들을 윤지미가 내용상 문제점으로 삭제시킨 내용들일지도 모를 것이다.

문14   상한傷寒과 한열사학寒熱似瘧의 표리음양表裏陰陽은 어디에 있는 것인가?[傷寒, 寒熱似瘧, 表裏陰陽安在]

문15   기경팔맥이 이미 12경에 구애되지 않는다고 하였는데, 어디에서 일어나 어디에 이어지는가?[奇經八脈, 旣不拘十二經, 何起何繼]

문21   상성하허上盛下虛에 더위에 당하여 외한畏寒한데, 무슨 연고인가?[上盛下虛, 當暑畏寒, 何故]

문25   『본초』서례序例에 유피楡皮가 모母가 되고, 후박이 자子가 된다는 설.[『本草』序例楡皮爲母, 厚朴爲子之說]

문26   『의학정전』의 심상래태尋常來兌의 설.[『醫學正傳』尋常來兌之說]

문27   『직지방』의 이중삼매耳中三昧의 설.[『直指方』耳中三昧之說]

문28   『득효방』의 양생에서 '물이족치운현처'의 설.[『得效方』養生書云, '勿以足置云玄處'之說.]

문29   『격치여론』의 본래면목두거일만공감의 설.[『格致論』本來面目頭擧日滿空減之說.]

문30   『의학정전』의 '섬눌' 2가지를 어떻게 풀이할 것인가?[『醫學正傳』'閃肭'二者何解?]

실증적 사고

윤지미의 질문은 현실적 효용성에 깊이 뿌리박고 있다. 아래의 질문들은 이러한 그의 사고를 반영하는 것들이다.

문1   무릇 자식이 없어서 부인을 조치調治하였지만, 효과가 없는

것은 무엇 때문인가?[凡人無子, 調治婦人而不能取效, 云何]

문2 『격치론』에서 고씨 부인이 임신한지 3개월 전후가 되면 반드시 애가 떨어진 것은 무슨 연고인가?[『格致論』賈氏婦但孕三個月左右必墮, 何故]

문24 꾀꼬리가 부인의 질투를 없앨 수 있다는데, 과연 그런가? 조제하여 복용하는 방법은 어떻게 하는 것인가?[鵁鶄能化婦妬, 果否制服之法若何]

문31 『직지방』의 가자질茄子疾은 무엇을 말하는가?[『直指方』 茄子疾 云何]

문32 『직지방』의 연약흑잔은 무슨 물건인가?[『直指方』 煉藥黑盞何物]

문33 용골은 진짜 용의 뼈인가?[龍骨是眞龍之骨否]

문34 『본초』에 나오는 양작약, 목저령의 위에 붙은 글자는 어떻게 풀어야 하나? 파극천, 축사밀, 천축황의 아래에 붙은 글자는 어떻게 풀어야 하나?[『本草』楊芍藥, 木豬苓, 上一字何解? 巴戟天, 縮砂蜜, 天竺黃, 下一字何解]

인화귀원引火歸元의 인식

아래의 질문들은 기존의 치료법에 대한 문제제기이다. 기가 위로 상승하여 생겨나는 성음聲瘖과 야불득매夜不得寐 등에 대해 인화귀원引火歸元시키는 약재로 치료해야 한다는 것은 당시 의학계의 상식으로서, 이러한 질문을 던진 것은 중국의학계의 흐름에 대한 모색이라고 할 것이다.

문22 목소리가 나지 않는데 청폐淸肺의 약을 복용하여도 효과가 없는 것은 무엇을 말하는가?[聲暗, 服淸肺之藥不效, 云何]

문23 밤에 잠을 못 잠에 안신安神시키는 약을 복용해도 효과가 없는 것은 무엇을 말하는가?[夜不得寐, 服安神之藥不效, 云何]

맺는말

조선중기에 양반가문에서 태어나 의사로 활동하면서 역사적으로 많은 영향을 미친 『동의보감』(1613년 간행), 『찬도방론맥결집성』(1611년 개간판), 『신찬벽온방』(1613년), 『벽역신방』(1613년) 등 의서의 감교관으로 활동한 윤지미는 한국의학사에서 중요한 인물이다. 그럼에도 불구하고 그의 생애와 의학사상을 파악할 수 있는 자료가 미비하여 그에 대한 연구를 거의 찾아보기 어려웠다. 한국의 의사학자 김두종과 일본의 미키 사카에三木榮 등의 몇몇 언급은 있지만, 거의 원론적 언급에 불과하여 그에 대한 학술사상을 감지해내기에는 역부족이었다.

이러한 난점에도 불구하고 그가 교감한 의서들과 당시 중국 명나라의 의관인 왕응린과 의학관련 문답을 한 내용이 기록된 『답조선의문』에서 그의 생애와 학술사상을 효과적으로 파악할 수 있었다.

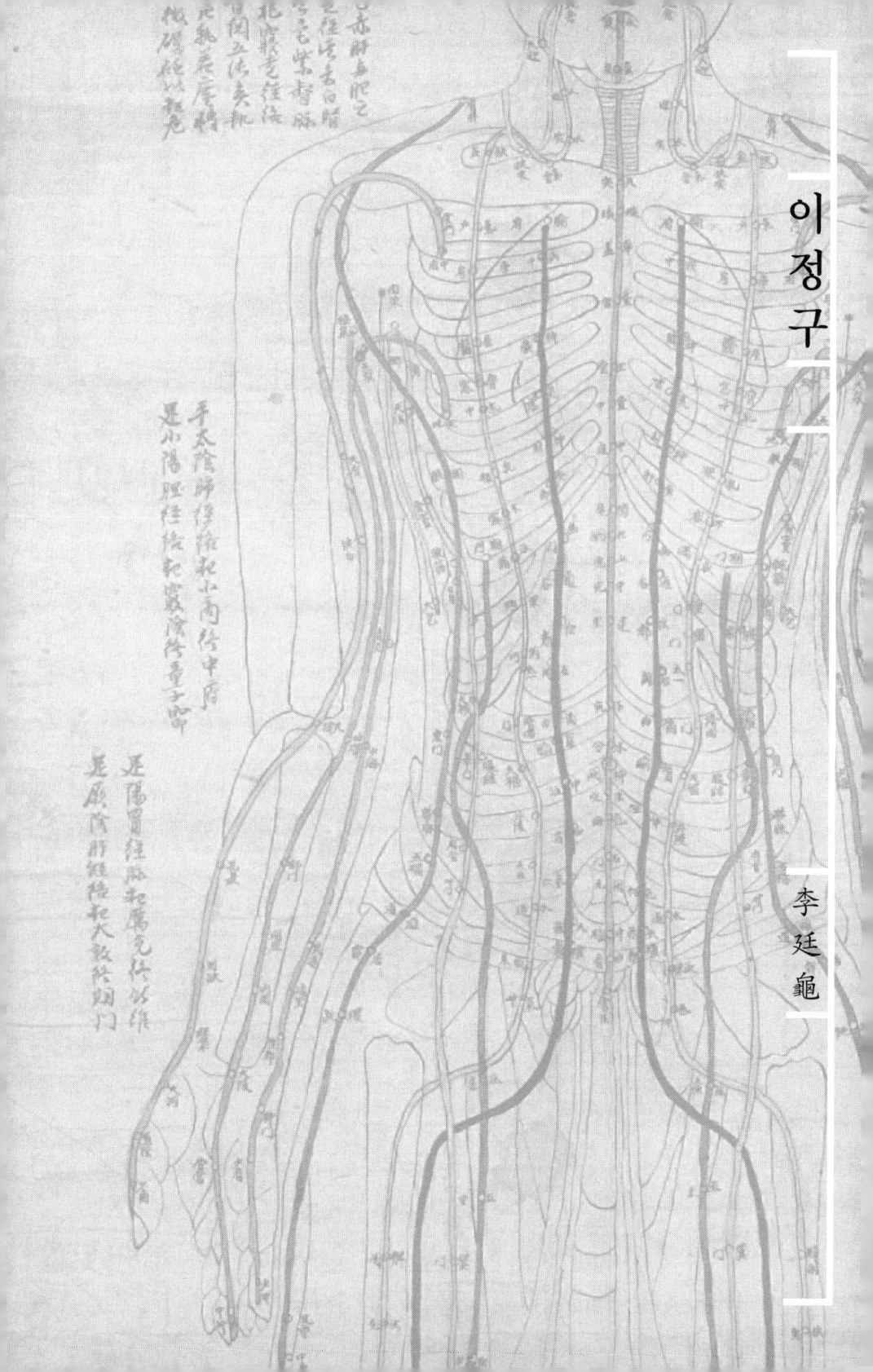

이정구

李廷龜

들어가는 글

월사月沙 이정구李廷龜는 조선조 한문학 4대가의 한사람으로 알려져 있을 뿐 의학계醫學界에서는 낯선 인물이다. 굳이 의학쪽과의 관련을 들자면 허준의 『동의보감東醫寶鑑』 서문을 그가 지었다는 정도일 것이다. 그러나 이것 역시 당시 그가 내의원內醫院의 제조提調로 있었기 때문에 왕명을 받고 서문을 지었다는 점에서 그를 의학인물로 연결시키는 단서로 삼기에는 부족하다고 할 수 있다. 그의 가문 역시 의가醫家와는 전혀 무관한 전통적인 문인 집안이었다. 잘 알려진 사실이지만 그는 증조 이석형李石亨과 함께 연안延安 이씨李氏 관동파館洞派를 연 인물로, 그와 아들 명한明漢, 손자 일상一相이 모두 문형文衡을 맡았기 때문에 3대 대제학大提學 집안으로도 유명하다. 이정구와 그 자손들의 현달顯達에 힘입어 그의 집안은 17세기의 문화와 학술계를 주도하면서 삼한의 갑족으로 성장하였다.[1] 이런 집안의 내력 탓에 그의 선대는 물론 후대에서 의가와 연결이 닿는 인물을 현재로서는 전혀 확인할 수 없다.

그러나 이정구와 관련된 자료들을 검토하는 과정에서 필자는 그의 오랜 병력病歷에 주목하게 되었다. 27세의 젊은 나이에 문과에 급제하여 관계에 들어간 월사는 이미 30세 때부터 잦은 발병發病으로 관직에서 물러나 있던 때가 많았다. 원래 약골이었던 데다가 특히

---

[1] 김학수,『끝내 세상에 고개를 숙이지 않는다』, 삼우반, 2005, 284쪽.

외교적인 업무를 수행하는 과정에서 겪었던 지나친 스트레스가 그의 심신을 더욱 피폐케 하였던 것으로 보인다. 사실 그는 생애 내내 병으로 시달렸다. 이로 인해 그는 여러 번 관직에서 물러나고자 하였고 또 물러나기도 하였지만, 탁월한 그의 외교적 역량과 문재文才는 그를 편안히 놔두지 않았다. 현실 정치에서의 그에 대한 기대와 수요는 그를 병상에서 관계로 다시 끌어들였다. 그러한 과정에서 그가 병약하다는 것은 당대인들에게는 매우 익숙한 사실이 되었다.

이처럼 평생 동안 병자였던 월사가 반의사半醫士가 된 것은 어떻게보면 당연한 것이었다. 의학에 대한 그의 풍부한 지식은 이같은 자신의 체험에서 비롯된 것이었지만, 그를 둘러싼 시대적 환경도 무관하지 않았다. 그는 왜란과 호란, 그리고 당쟁이라는 내우외환의 격변기를 살았던 인물이다. 의학사적으로 볼 때 그가 살았던 16세기 후반에서 17세기 전반은 거듭된 전란과 잦은 역병의 발생으로 인하여 많은 인명이 손실되었던 시기였다. 이 무렵 각종 의서醫書가 활발하게 편찬되었던 것도 이런 상황과 깊은 관련이 있다.『동의보감』의 편찬도 이러한 시대적 배경에서 비롯된 것이었다. 이렇게 볼 때 그가 내의원 제조로 『동의보감』의 서문을 쓰게 된 것을 우연의 탓으로만 돌려버릴 수는 없을 것이다. 월사는 예론禮論에 관한 한 원칙적인 태도를 고수하였던 주자학자朱子學者였지만, 동시에 국익國益을 추구하였던 외교가外交家이기도 하였다. 또 당대에 이미 명성을 얻은 대문장가이기도 하였다. 사실 그는 매우 다재다능한 인물이었으며, 또 그런 의미에서 다면적인 인물이기도 하였다. 그 가운데 의학에 대한 풍부한 지식을 갖춘 사대부의 의식세계를 살펴보는 것이 이 평전의

주된 목적이다. 이를 통해 우리는 정통 주자학자를 대변하였던 당대 지식인의 의학관醫學觀을 엿볼 수 있으리라고 생각한다.

전란戰亂과 역병疫病, 그리고 당쟁黨爭의 시대

명종 19년(1564)부터 인조 13년(1635)까지 71년간에 이르는 월사의 생애는 조선왕조가 겪었던 비극적인 사건들로 점철되어 있다. 무엇보다도 왜란倭亂과 호란胡亂은 국가적으로도 참담한 결과를 자아냈지만, 월사 개인에게도 쓰라린 고통을 안겨주었다. 임진왜란은 그가 문과에 급제하여 관에 들어간 뒤 2년째 되는 27세 때 일어났다. 그는 전란의 와중에서 장인과 부친을 차례로 잃었다. 모친은 그의 나이 11세 때 이미 세상을 떠났다. 또 정묘호란이 일어났을 때 그는 이미 64세의 고령이었지만 병조판서로 후금後金과 조약을 체결하는 외교의 최일선에서 활약하면서 위기에 처한 조국의 현실을 직접 목격하였다. 그의 사후 1년만에 일어난 병자호란은 그의 가문에 지독한 수난을 가져왔다. 강화도가 청군에 함락되는 과정에서 월사의 며느리와 손자며느리가 순절하였으며, 손자 1명도 스스로 목숨을 끊었다. 또다른 며느리는 병사하였다. 가족을 잃은 슬픔 속에서 월사의 부인도 유명을 달리하였다. 글자 그대로 집안이 풍비박산이 난 것이다.

전쟁은 또한 당시의 불순한 기후 조건과 맞물리면서 전국 각처에 역병疫病을 번지게 하면서 많은 사망자를 발생시켰다.[2] 16세기는 이상 기후현상인 소빙기小氷期가 시작되는 시기였다. 수재와 한재가

---

2 김호, 『허준의 동의보감연구』, 일지사, 2000, 58-86쪽. 16세기의 역병과 관련한 아래의 서술은 김호의 저서를 많이 참조하였다.

10년을 주기로 번갈아 가며 나타났는가 하면, 16세기 후반에서 17세기 전반에 이르기까지는 강수의 부족 현상이 심각하게 나타났다. 이 시기에 전국적으로 창궐하였던 역병도 이같은 이상 기후와 밀접한 관련이 있는 것으로 추정된다. 당시 정부는 역병을 온역瘟疫으로 파악하고 있었는데, 이러한 온역의 피해는 함경도와 평안도 등 북쪽 지역에서부터 충청·경상·전라 그리고 도성 지역에 이르기까지 거의 전국에 걸쳐 있었다. 명종 2년(1547) 5월의 기록에 따르면 서울의 길거리에 시체가 즐비하여 이를 태우는 냄새가 진동하였다고 한다. 역병의 발생에 대하여 정부는 주로 여제癘祭와 격리 수용이라는 소극적인 대책에 의존하였다. 연고가 없어 제사를 받지 못하는 원통한 여귀癘鬼라는 귀신이 역병을 일으킨다고 생각하였기 때문에 그 귀신들을 위무하는 여제를 지낸 것이다. 또한 아직 의료기술이 발달하지 못했던 당시에 정부로서는 전염된 환자들을 건강한 자로부터 격리시켜 전염의 가능성을 차단하는 조치를 취하는 것이 고작이었는데, 활인서에서 이를 담당하였다. 따라서 역병의 만연은 한 가정 내지는 한 마을의 해체를 가져오면서 전국에 걸쳐 소요와 불안을 야기하였다.

임진왜란을 전후한 16세기 후반에 이르면 상황이 더욱 악화되어 계속되는 한재와 전쟁, 그리고 역병의 만연으로 지역별로 수천 명씩, 많게는 만여 명의 사망자가 보고되었다. 선조 9년(1576) 8월 평안도에서는 역병으로 1만 5천 명에 달하는 사망자가 발생하였다. 이같은 시대적 상황에서 16세기 중반 이후 정부는 중국의 값비싼 약재 대신 향약을 활용한 처방전을 적극 수집 정리하는 한편 향약을 널리 보급하려는 노력을 하였다. 세종대의 『향약집성방鄕藥集成方』이나 광해군대의 『동의보감東醫寶鑑』의 편찬은 바로 이러한 노력의 일환으로 이루어진 것이다.

한편 국내의 정치적 상황도 결코 간단하지 않았다. 15세기말 연산군대부터 시작된 사화士禍로 인하여 중종과 명종대를 거치면서 많은 사림士林들이 숙청을 당하였지만, 그 덕분에 고려말에 중국으로부터 도입되어 새 왕조의 이념적 기반이 되었던 주자학朱子學은 16세기에 들어와서는 차츰 그 뿌리를 내릴 수 있게 되었다. 다시 말해서 사화는 이질적인 사상이었던 주자학이 조선에 정착하기 위한 진통의 과정이었던 셈이다.[3] 그러나 선조대부터 시작된 당쟁黨爭은 16세기 후반 이후의 조선 정치사에 격랑激浪을 가져왔다. 여기에는 언론기관이었던 삼사三司의 언권言權 확대와 국왕의 정치적 야심, 그리고 이조吏曹의 전랑銓郎직을 둘러싼 당파간의 인사권 다툼 등 매우 복합적인 요인들이 작용하였다. 더욱이 국정을 움직이고 있었던 관료들이 유학, 특히 예학禮學에 밝은 학자들이라는 점에서 당쟁은 단순한 권력 투쟁의 차원을 넘어서서 이념적인 노선의 투쟁으로 비화되었다. 처음에는 이념 논쟁보다는 왕세자 책립冊立 문제, 정여립鄭汝立 역모사건

---

[3] 조선시대의 사화는 흔히 훈구파와 사림파 등 신구세력의 권력 투쟁으로 해석되어 왔다. 반면 Edward Wagner와 정두희는 이를 대간제도(臺諫制度)의 발전이라는 맥락 속에서 이해하였다는 점에서 조선 초기의 정치사를 새롭게 이해할 수 있는 주목할만한 견해를 제시하였다. Edward Wagner, The literati Purges : Political Conflict in Early Yi Korea(Cambridge, Mass: Harvard University Press, 1974)와 정두희, 『朝鮮時代의 臺諫硏究』(일조각, 1994) 참고. 그리고 이 대간은 조선초에 성리학을 전파하는 선봉의 역할을 하였다.

逆謀事件, 영창대군永昌大君과 인목대비仁穆大妃의 처리 문제 등 주요 정치적인 이슈를 중심으로 하여 당쟁이 전개되었으나, 효종孝宗의 사후 인조仁祖의 계비繼妃였던 조대비趙大妃가 효종을 위하여 기년복朞年服을 입을 것인가 아니면 삼년복三年服을 입을 것인가가 문제되면서 예송禮訟 논쟁으로 번지게 되었다.

선조, 광해군, 인조 등 3대에 걸쳐 살았던 이정구는 예송이 본격화되기 전에 생을 마감하였으나, 예학禮學에 해밝았을 뿐만 아니라 그에 대해 원칙적인 입장을 보였던 그의 성향으로 미루어 볼 때 그가 좀더 살았더라면 예송논쟁의 한복판에서 후대의 다른 선비들과 마찬가지로 자신의 주장을 내세웠을 것이 틀림없다. 사실 그는 생전에도 변화무쌍한 정치의 세계에서 끊임없이 선택을 강요당했지만 항상 유교적인 예禮의 원칙에 입각하여 자신의 대답을 내놓았다. 예컨대 광해군 치하에서 그는 서슴없이 인목대비를 문안問安하였는가 하면, 폐모론廢母論에 참여하기를 거부하였다. 이로 인하여 그는 반대파로부터 파직의 위험을 당하였으며, 또 실제로 파직을 당하기도 하였지만 끝내 정치적인 재기에 성공했다. 물론 관운官運도 따랐지만 무엇보다도 그 자신의 능력, 특히 외교적인 능력이 그의 생존을 가능하게 하였다. 여기에는 대륙에서의 국제정세의 변화가 크게 작용하였다.

17세기 전반은 중국에서 여진의 후금後金이 강국으로 등장하여 마침내 명나라를 무너뜨리고 대륙의 안방을 차지한 시기이다. 유례없이 명·청·조선의 3자관계라는 비상한 외교현실에 맞닥뜨린 조선은 발빠르게 사태 발전에 대처하지 못하였다. 임진왜란이라는 대전란을 겪고 광해군이라는 탁월한 외교적 감각을 가진 군주를 배출하였지만, 그는 명분론名分論을 고수하였던 사대부들에 의하여 축출되었다.⁴ 이복동생 영창대군永昌大君과 인목대비仁穆大妃를 내쫓았던 부도덕한 행위가 아니더라도 광해군은 그 외교정책으로 인하여 신하들에게 쫓겨났을 것이다. 인조반정仁祖反正의 결과는 필연적으로 두 차례에 걸친 호란胡亂을 초래하였으며, 결국 조선은 임진왜란 때 원군을 보내 이른바 재조再造의 은혜를 베푼 부모의 나라 명나라를 버리고 그들이 금수의 나라라고 여겼던 청나라와 사대관계를 맺게 되는 기막힌 현실에 직면했다. 바야흐로 조선이 떠받들어왔던 유교적인 가치를 국가가 앞장서서 저버릴 수밖에 없게 된 것이다.⁵

이정구는 병자호란이 일어나기 1년 전에 죽었지만, 이에 앞서 정묘호란이 발발하고 명明과 청淸에 대한 외교적 접촉이 빈번히 이루어지는 가운데 여러 가지 외교적 현안이 대두하였고, 이를 해결하는 과정에서 이정구의 활약은 단연 돋보이는 데가 있었다. 그 역시 명분론의 범주 안에 있었지만 외교문제의 처리에서는 유연성을 지니고 있었다. 그가 모셨던 3조朝의 임금들, 즉 선조와 광해군, 그리고 인조는 그런 그의 능력을 높이 샀으며, 특히 광해군은 그를 탄핵하였던 당파의 반대를 무릅쓰고 그를 계속 요직에 기용했다. 이런 점에서 이정구의 출세는 분명 그 자신의 능력에 힘입은 것이었다. 그가 살았던 시대는 난세였고, 난세는 그의 능력을 필요로 하였다.

---

4   광해군대의 외교정책에 관해서는 한명기, 『광해군』, 역사비평사, 2000 참조.
5   정두희, 「송시열」, 『조선시대 인물의 재발견』, 일조각, 1997, 90-91쪽.

문한가文翰家의 전통을 구축하다

이무李茂를 시조로 하는 황해도 연안지방의 토성土姓이었던 연안延安 이씨李氏는 조선왕조 5백 년 동안 모두 243명의 문과급제자를 배출하여 씨족별 순위로 따지면 9등을 한 조선조의 명족名族이다. 그러나 그 내부를 들여다보면 10개 정도의 계파가 있는 데다가 시조 이후 10여 대를 실전失傳한 뒤에 각기 중시조中始祖를 달리하여 개별적으로 계파가 전개되어 이들 사이의 씨족적 유대관계는 그다지 강해 보이지 않는다. 이 중 가장 두드러진 것은 태자첨사공파太子詹事公派와 판사공파判事公派, 그리고 통례문부사공파通禮門副使公派 등 3계파이다.[6] 이들이 조선시대에 배출한 문과자의 수를 살펴보면, 이습홍李襲洪을 중시조로 하는 태자첨사공파는 93명, 이현려李賢呂를 중시조로 하는 판사공파는 117명, 이지李漬를 중시조로 하는 통례문부사공파는 32명을 각각 차지하였다. 즉 이들 3개 파에서 연안 이씨 출신의 문과급제자를 거의 독점하였던 것이다.[7]

이정구는 이들 계파 중 가장 많은 문과자를 낳은 판사공파에 속한다. 그리고 이 계파 중에서 이정구와 그 직계 자손을 대상으로 문

---

6 吳世炫,「月沙李廷龜(1564-1635)의 文翰活動과 學統意識」,『한국사론』 51집, 2005, 166-167쪽.
7 조선시대의 문과(文科)에 관한 통계수치는 고(故) 송준호(宋俊浩) 교수가 Wagner 교수와 함께 생전에 작업하였던『Wagner-宋朝鮮文科榜目』(가칭, 미발간)의 자료에 의거하였다. 이 자료는 미완성인 상태로 서울시스템에 의해서『補註朝鮮文科榜目』이라는 이름의 시디롬으로 간행된 바 있으며 머지않아 책으로 완성되어 출간될 예정이다.

과급제자 수를 조사하면 75명이 확인된다. 연안 이씨 총 문과자의 32%를, 그리고 판소부감공파가 배출한 문과자의 64%를 이정구의 직계가 차지한 셈이다. 이렇게 볼 때 월사의 가문이야말로 연안 이씨 가운데 노른자위라고 할만하다. 이석형李石亨과 이정구를 중심으로 하여 시작된 이른바 관동파館洞派의 형성에는 이같은 직계 자손들의 출세가 크게 작용한 것이다. 여기에서 배출된 고위관직자만 얼추 살펴보더라도 영의정 2명, 좌의정 4명, 판서 25명, 참판 8명, 대제학 7명, 제학 9명, 감사 3명 등에 이른다. 월사의 생애 끝자락에 해당하는 17세기 중엽과 뒤이은 세기 말엽은 이들 관동파에게는 가문의 전성을 이룬 시기였다.

이 계파가 관동파로 불리우게 된 것은 이정구의 고조 이석형이 한양의 성균관 부근에 살았던 데서 유래한 것이다.[8] 사실 연안 이씨 가문이 서울에 그 근거를 두게 된 것은 그에 앞서 이미 이석형의 부친인 이회림李會林이 태종의 두터운 신임을 바탕으로 관직생활을 하기 위하여 안변安邊에서부터 상경하면서 비롯된 것이었다. 이회림의 부친 이종무李宗茂 또한 태조를 도와 개국원종공신에 책봉되어 임주부사를 지낸 바 있기 때문에 왕실과의 인연이 그리 낯선 것은 아니었다. 따라서 이회림은 연안 이씨 월사가문의 입경조入京祖로서 뒷날 그의 자손들이 명문세가로 성장하는데 밑거름의 역할을 하였다. 그리고 이회림의 외아들 이석형이야말로 연안 이씨를 조선의 유명 씨

---

[8] 이정구의 가계(家系)에 대하여는 앞에서 소개한 김학수의 책, 284-365쪽과 오세현의 논문, 166-177쪽 참고.

족의 반열에 올려놓은 인물이었다. 그는 특히 세종 23년(1441) 27세의 젊은 나이에 생원진사시와 문과에 모두 장원하여 '3장원壯元'으로 이름을 날린 당대의 석학이었다. 그는 탁월한 능력에 걸맞게 빠른 출세를 거듭하면서 집현전 학사를 거쳐 응교, 직제학 등을 역임했으며, 세조 즉위 후에는 전라도 관찰사를 지내고 판공주목사, 한성 부윤, 황해도 관찰사, 사헌부 대사헌, 경기도 관찰사를 지냈다. 그 뒤 호조참판을 거쳐 판한성부사로 7년 동안 재직하였다. 이처럼 그는 내직과 외직을 두루 역임하였으며, 『고려사』의 편찬에도 참여하였고, 사서四書의 구결口訣 작업에 참여하여 『논어』의 구결을 주관하였다.

그는 세종을 시작으로 문종, 단종, 세조, 성종에 이르기까지 무려 5명의 임금을 섬겼다. 이 중 특히 세조의 돈독한 신임을 받았던 그는 황해도 관찰사 재직시 왕의 순행을 도와 "나의 서도西道의 주인이다."라는 말을 듣기까지 하였다.[9] 그렇다고 이석형이 시류에 영합하면서 처세한 인물이었던 것으로는 보이지 않는다. 일찍이 전라감사 재임시의 일이다. 세조 2년(1456) 익산지역을 순찰하던 이석형은 집현전 학사시절부터 절친하였던 성삼문, 박팽년 등 이른바 사육신이 다 죽었다는 소식을 접하자 그들의 절의를 상징하는 시를 지어 익산 동헌의 벽에 써 놓았다. 대간臺諫에서 이 시의 뜻을 가지고 그를 국문하자고 청하였으나, 세조는 "시인의 뜻이란 것이 어디 있는지 알지 못하니, 어찌 반드시 국문까지 하랴."고 불문에 부쳐 겨우 탄핵을 면

---

9 『성종실록』 76, 성종 8년 2월 8일 정축조에 실려 있는 이석형의 졸기(卒記).

할 수 있었다.[10] 실록의 사관도 그의 졸기卒記에서 "성품이 온화溫和하고 순후淳厚하여, 종족宗族으로서 가난한 자는 모두 도와주었다."고 그의 생애를 긍정적으로 평가하고 있다.

이석형이 단종에서 세조로 바뀌는 전환기에 살아남을 수 있었던 것은 마침 세조 즉위시에 그가 내간상內艱喪을 당하였던 것과, 사육신의 사건 때에는 전라감사로 외직에 있었던 점 때문이었을 것이다. 비록 그는 정승의 반열에 오르지는 못했지만 당대의 뛰어난 문신으로 중요한 문한직을 두루 거치면서 시호 문강文康에 걸맞게 학문을 게을리 하지 않았다. 일찍이 홍경손洪敬孫 등과 더불어『대학연의大學衍義』를 정리 편찬하였으며,『고려사』가운데 권계勸戒가 될만한 것을 채집하여『연의집략衍義輯略』을 짓기도 하였다. 사신으로 명나라에도 다녀왔던 그는 결코 맹목적인 사대事大의 자세를 지녔던 학자는 아니었다. 세조 5년(1459) 사은사로 명에서 돌아온 그는 "중국은 다만 성곽만 높고 웅장할 뿐이며, 그 나머지 문물文物들은 모두 귀중히 여길 것이 없다."고 말하여 이를 들은 사람들로부터 비난을 샀다. 그만큼 독자적인 식견을 지니고 있었던 것이다.

이석형은 포은圃隱 정몽주鄭夢周의 손자인 정보鄭保의 딸을 아내로 맞이하여 장자 이호李浩를 두었으나, 사별 후 다시 고령 박씨를 재취

---

10 『연려실기술』제4권, 단종조 고사본말(端宗朝故事本末) 육신(六臣)의 상왕 복위 모의(上王復位謀議) 항목 참조. 이 때 이석형이 지은 시를 소개하면 다음과 같다. "우(虞)나라 때 이녀죽(二女竹)과 [虞時二女竹] / 진(秦)나라 때 대부송(大夫松)이로다[秦日大夫松] / 비록 그 슬픔과 영화로움의 차이는 있을망정[縱有哀榮異] / 같은 절개는 대와 솔이 염량(炎凉)이야 있을소냐[寧爲冷熱容]."

로 맞아들여 1남 1녀를 두었다. 이호는 후사가 없었기 때문에 차자인 이혼李渾이 가계를 이어가게 되었는데, 그가 곧 이정구의 증조이다. 이혼은 성종 1년(1470)에 별시문과에 급제하여 사헌부 장령을 지냈으나 39세 때 죽었기 때문에 그의 관직생활은 13년 정도에 그쳐 볼만한 치적은 남기지 못했다. 다만 죽기 직전까지 헌관憲官으로 그 직무를 다하고 있는 점이 눈에 띈다. 잘못을 저지른 관료들에 대한 탄핵에서부터 풍속의 교정과 상제喪制의 절차와 예문禮文에 이르기까지 그는 임금과 맞서며 자신의 직분을 다한 충실한 관료였다.

이혼은 일찍 세상을 떠났지만 수장壽長, 명장命長, 복장福長, 효장孝長, 순장順長, 경장敬長 등 여섯 명의 아들과 두 딸을 두었다. 이들 가운데 경장 혼자만 중종 29년(1534)에 식년문과에 급제하였지만, 그 자손이 크게 번창한 것은 수장과 순장이었다. 조선조 말까지 수장은 모두 35명의 문과자를 배출하였으며, 순장은 75명의 문과자를 배출하였다. 반면 명장과 효장과 경장은 각각 1명의 문과자만을 배출하였을 뿐이다. 이정구는 이 가운데 가장 많은 문과자를 배출한 순장의 손자이다. 또 수장의 후손이 주로 18세기 후반 이후 문과를 통해 관계에 진출한 것에 비하면, 순장의 후손들은 16세기 말에 문과에 급제한 이정구를 시작으로 17세기 초부터 대거 관계에 진출하고 있어서 현격한 차이가 있다. 여기에는 분명 이정구의 출세에 의해 축적된 확고한 정치적 경제적 사회적 기반이 크게 작용하였을 것이다.

번거로움을 피하기 위하여 이제 이들 가운데 이정구의 조부 순장의 가계 쪽에 논의의 초점을 맞춰보자. 이순장은 조부 이석형의 훈공으로 음직을 받았지만 관계에 나아가지는 않았다. 순장은 문화 유씨 유잠柳潛의 딸을 아내로 맞아들였으며, 사별한 뒤에 장연 변씨 변희철邊希哲의 딸을 후취後娶로 두었다. 이 변희철의 손자에 변사정邊士貞이 있는데, 그는 일재一齋 이항李恒의 문인으로 임진왜란 때 창의倡義하였으며, 선조 16년(1583)에 이이와 성혼이 논척論斥을 당할 때 이를 신구伸救하는 상소를 올리기도 하였다. 이후 장연 변씨 가문은 서인 기호학파畿湖學派의 주요 가문으로 성장하게 되는데, 이정구의 조모 집안인 장연 변씨 가문과의 관계는 이후 이정구가 어려서부터 서인의 환경 속에서 자라게 되는 한 배경이 된 것으로 추정되고 있다.[11] 뒷날 성균관 유생으로 있던 이정구가 성혼의 귀향을 만류하는 상소의 소두疏頭로 나선 것도 여기에서 그 단초를 찾을 수 있을 것이다.

이순장은 2남 1녀를 두었는데, 큰 아들 이두李岉는 자식이 없었기 때문에 둘째인 이계李啓가 가계를 이었다. 사위 박근朴謹은 반남 박씨로, 그는 뒤에 경주김씨 김호윤金好尹을 사위로 맞아들였는데, 이 김호윤은 학주鶴洲 김홍욱金弘郁의 조부가 된다. 김호윤의 부인 반남 박씨가 외숙인 이계에게 아들 김적金積을 수학시키는 과정에서 학주의 가문과 월사의 가문 사이에 혼맥에 따른 학연이 형성되었으며, 뒤에 이정구는 자신과 동문수학한 김적을 천거하기도 하였다. 학주의 가문도 뒷날 기호학파의 명가로 성장하였는데, 여기에는 이같은 양가의 오랜 인연이 작용하였던 것이다.

---

11 吳世炫, 앞의 논문, 171-172쪽. 단 이 논문에서는 변사정을 변희철의 아들이라고 기술하였는데 아들이 아니라 손자가 맞다.

이계는 진사시에 장원하였으나 문과에는 급제하지 못하였다. 그는 관직도 삼등현령三登縣令이라는 외관 말직에 그쳤지만 문학으로 높은 이름을 얻었으며 당대의 문인들과 깊은 교우를 맺었다. 고봉高峯 기대승奇大升과는 진사시에 동방同榜으로 합격한 사이로, 평생 망년지우忘年之友로 사귀었으며, 김계휘金繼輝, 김홍도金弘度, 김규金虯등 당대의 명류名流들과 우의를 나누었다. 일찌기 선조 원년에 성균관 유생으로 있을 때에는 기묘명현己卯名賢의 신원伸寃을 청하는 상소의 소두疏頭로 나서기도 하였다. 여기에는 그의 부인 광주 김씨가 기묘명현의 한 사람인 이홍간李弘幹의 외손녀라는 점도 작용하였을 것이다. 이정구는 이처럼 외가의 인연을 통해 이홍간과 연결이 되었으며, 이홍간을 통해 멀게는 조광조 및 김정과, 가깝게는 성혼과 정철 등에 대하여 어린 시절부터 알게 되었던 것이다.

이계는 일생 동안 『춘추좌씨전』을 애독하였고, 묘문墓文에 뛰어난 능력을 갖고 있어서 당시의 문형文衡들이 그에게 교정을 위촉할 정도였다고 한다. 오늘날 전하고 있는 그의 문집 『삼등공유고三登公遺稿』의 발문을 쓴 손의익孫儀翼이라는 이는 사람들이 월사의 문장력은 너무나 잘 알고 있으면서 이정구의 부친인 이계에 대해서는 이름조차 알지 못하고 있다고 말하고, 이정구의 문장력은 부친인 이계가 있기 때문에 가능하였다고 지적하고 이를 알리기 위하여 문집을 간행한다고 하였다. 후사가 없는 형과 과부가 된 누님과 함께 40여 년을 관동의 한 집에서 살았던 이계로서는 자연 가문의 기둥이 될 이정구에게 깊은 관심과 애정을 갖지 않을 수 없었을 것이다. 이정구 역시 입사入仕하기 전까지 한시도 부친의 곁을 떠나지 않았다. 따라서 이정구에 대한 이계의 영향은 훨씬 컸으리라고 짐작할 수 있을 것이다. 이를 두고 이정구가 뒷날 특정한 사승師承 관계없이 성장하였던 단서가 되었다고 지적하고 있기도 하다.

지금까지 이정구의 선대를 간략히 살펴보았지만 여기에서 찾아볼 수 있는 특징 가운데 하나는, 이정구의 고조인 이석형 이래 문과를 통해 관직에 진출한 사람이 매우 드물었다는 점이다. 이석형의 아들 이혼李渾이 성종년(1470)에 문과에 급제한 뒤 그의 직계로서는 증손인 이정구가 120년 만인 선조 23년(1590)에 처음으로 급제하였으니 참으로 격세지감이 있다. 따라서 이른바 관동파의 성장은 사실상 이정구 자신과 그 직계 후손의 출세로부터 말미암은 것이었다고 할 수 있다. 특히 이정구-명한明漢-일상一相의 3대에 걸친 대제학의 등장과, 이른바 2한漢 8상相 15조朝로 일컬어지는 자손의 번창과 다수에 이르는 문과자의 배출은 17세기 이후 이 가문을 당대 일급의 명문가로 올려놓는 계기가 되었다. 이들은 상당 기간 동안 서울에 계속 거주하였다. 그것은 이들 문과자의 대부분이 별시別試를 통해 진출하였으며, 급제 당시의 거주지가 서울이라는 점에서도 확인된다. 그들은 서울에 계속 거주함으로써 과거 응시와 급제의 기회를 더욱 얻을 수 있었던 것이다.

다음으로 이정구의 선대는 인맥으로 보면 서인과 연결된다는 점이다. 이정구는 외가를 통해서는 조광조趙光祖와 김정金淨 등 도학자에 대해서 알게 되었으며, 부친 이계를 통해서는 그 친구인 서인의 중진들과 친분을 쌓았으며, 정엽鄭曄, 황신黃愼 등 이이와 성혼의 제자들과도 일찍부터 교우를 나누었다. 이같은 이정구의 성장환경은 그로 하여금 서인의 문장가 가운데에서도 도학의 흐름에 가깝게 다가가게 하는 한 이유가 되었다.

끝으로, 이정구의 선대는 이석형 이래 문한文翰의 전통이 매우 강하였으며 이것은 고스란히 이정구에게 되물림되었다. 이정구가 살던시대는 바야흐로 당쟁이 치열하게 전개되는 시기였지만 그는 정치인이라기보다는 외교 행정가에 가까운 존재였다. 서인이라는 당색은 그에게도 이따금 관직의 부침을 가져왔지만, 그는 자신의 뛰어난 문재文才와 이를 바탕으로 한 외교적인 활약과 이에 대한 국왕의 신임에 힘입어 정계의 잦은 변동에도 불구하고 학자이자 관료로서의 삶을 계속 이어갈 수 있었다.

외교 전문가로 명성을 얻다

거란과 금나라와 송나라, 그리고 뒤에는 원나라와 명나라까지 함께 상대로 하면서 다원적인 국제질서 속에서 외교관계를 수립하는 데 어려움을 겪었던 고려와는 달리, 조선은 건국 이후 명과 사대관계를 맺고 외교적으로는 대체로 오랫동안 평온한 상태를 유지해 왔다. 그러나 이따금씩 갑작스러운 외교적인 현안문제가 돌출하여 양국의 외교관계가 급냉急冷하기도 하였다. 더욱이 후금後金이 흥기하고 명의 세력이 쇠퇴하면서부터는 고려왕조와 마찬가지로 다자관계 속에서 국가적인 생존을 유지해야 하는 어려운 외교적 선택의 문제에 직면했다. 이러한 국가적인 위기의 순간에 한어漢語에 능통하고 외교문서의 작성은 물론 중국에 상당한 인맥人脈을 구축한 인재가 있다면 더 바랄 나위가 없을 것이다. 월사가 바로 그와 같은 인물이었다. 이정구의 문장을 일컬어 종묘와 사직을 건진 구국의 문장이라고 하는 것도 이 때문이다. 또한 그의 중국어 능력은 화국수華國手라 불릴만큼 뛰어난 것이었으며 중국인들로부터도 칭찬을 받을 정도였다.[12] 일찌기 세조를 보필하는 시강원 학사로 있을 무렵 통역관이 없는 상황에서 명나라의 안찰사를 맞이한 선조를 보필하여 훌륭하게 이를 응대함으로써 안찰사는 물론 임금으로부터도 그의 뛰어난 중국어 솜씨를 인정받았다.

---

12 張維, 『谿谷集』 5, 送陳奏上使月沙李先生赴皇都序.

외교면에서의 그의 활약은 중국에서 건너온 사신이나 관료들의 접대, 외교문서의 작성, 그리고 문서의 작성만으로 여의치 않을 경우 사신으로 중국에 파견되어 외교적 현안을 해결한 일 등으로 나누어 볼 수 있다. 먼저 이정구가 중국의 관리를 처음으로 상대한 것은 문과에 급제하여 관계에 들어간 뒤 3년째 되는 선조 26년(1593) 4월의 일로, 이 때 임진왜란으로 명나라에서 파견된 경략經略 송응창宋應昌이 조선의 유신儒臣과 더불어 강학講學하기를 청하자, 조정에서는 유몽인柳夢寅, 황신黃愼과 함께 이정구를 선발하여 응창의 막하幕下에 가서『대학大學』을 강講하게 하였다. 이정구는 9월에 송응창이 귀국하자 의주까지 그를 수행하기도 하였다. 같은 달 명나라 사신 사헌司憲이 왔을 때에는 원접사遠接使에 임명된 이덕형李德馨이 세 번씩이나 이정구를 종사관從事官으로 지명하였으나, 한번은 이정구가 마침 병이 걸려 나아가지 못하였고, 뒤에는 승문원의 외교 문서를 관장하고 있는 데다가 중국말을 잘 하기 때문에 어전御前에서 시봉侍奉하는 것이 좋겠다는 비변사와 승정원의 요청이 있어서 그대로 머물러 있게 되었다.

선조 30년(1597)에는 왜란의 막바지에 명나라의 경리經理 양호楊鎬가 조선의 군정軍政 전반을 점검하기 위하여 평양에 오자 조정에서는 양호의 비중을 고려하여 그를 접대할 적임자로 특별히 당시 34세의 젊은 이정구를 선발하였다. 그의 뛰어난 문재文才와 한어漢語 능력을 높이 산 것이다. 거의 같은 시기에 이정구는 도독都督 마귀麻貴의 접반사接伴使의 종사관으로 임명되어 전주全州까지 내려갔다가, 승문원에서 급히 그를 찾는 바람에 중간에 조정에 돌아오기도 하였다. 선조

34년(1601) 명나라에서 황태자의 책봉 조사로 고천준顧天埈과 최정건崔廷健을 파견하자 이를 맞이하기 위한 접반관接伴官에 박동열, 이안눌, 홍서봉 등 당대의 최고 문장가들이 선발되었으며, 이를 총괄하는 원접사遠接使에 대제학으로 있던 이정구가 임명되었다. 접반관 일행이 조사들을 맞이하기 위하여 의주義州로 떠나기 전에 임금은 이정구를 인견하고 친히 쓰고 있던 담비털 모자를 벗어서 주면서 그에 대하여 깊은 신임을 표시하였다. 그러나 의주에 도착한 그가 석 달을 기다리는 동안에 국내에서 정국이 급변하여 서인들이 수세에 몰리자 그 역시 얼마 뒤에 병을 이유로 해직을 청하여 이듬해 윤2월에 원접사에서 교체되었다. 선조 39년(1606) 4월에 명나라의 조사詔使 주지번朱之蕃과 양유년梁有年이 왔을 때 이정구는 유관재신遊觀宰臣으로 임명되어 이들을 빈접하였다.

대북세력이 집권하고 있었던 광해군대에 들어와서 이정구는 여러 차례 탄핵을 받고 실제로 관직에서 물러나기도 하였지만, 선조대 이래 사부師傅로서의 인연에다 현실외교를 중시하였던 광해군의 신임을 바탕으로 여러 차례 중국의 사신을 접대하였다. 광해군 1년(1609) 5월에 명나라의 칙사勅使 웅화熊化가 오자 이정구는 관반館伴이 되었으며, 이어 책봉사冊封使 유용劉用의 관반을 겸하였다. 이정구는 그 뒤 광해군 13년(1621)에도 원접사遠接使에 임명되었다. 이듬해 2월에 명나라의 안찰사按察使 양지원梁之垣이 감군어사監軍御史로 우리나라에 오자 임금이 비변사의 요청을 받아들여 양사兩司의 반대를 무릅쓰고 이정구를 접반사接伴使로 임명하였다.

인조반정 이후 이정구는 이미 노년에 접어들었지만 중국의 사신을 접대하는 역할은 계속되었다. 인조 3년(1625) 6월에 명나라의 책봉사冊封使 호량보胡良輔와 왕민정王敏政이 오자 이정구는 관반館伴에 임명되어 그들을 접대하였으며, 이듬해 6월 명나라의 조사詔使 강왈광姜曰廣과 왕몽윤王夢尹이 왔을 때에도 또다시 관반館伴에 임명되었다. 이어 인조 5년(1627) 12월에는 명나라의 등극조사登極詔使가 파견되자 그 관반館伴에 임명되었다.[13]

이정구는 외교문서의 작성에서도 단연 두각을 드러냈다. 그는 임진왜란 초기부터 외교문서를 담당하는 승문원의 하급관리로 재직하면서 많은 문서를 작성했다. 그는 한문학 4대가의 한 사람으로 거론될만큼 문재文才가 뛰어난 인물이었다. 그의 문집 『월사집月沙集』에 수록된 글의 상당수가 시문이 아니라 산문이며, 그 산문의 대부분이 공무公務와 관련하여 쓰여진 것이라는 점은 그의 문학적 지향점이 경세치용經世致用이라는 점을 잘 보여 준다. 이정구가 문명文名을 국내외에 널리 알리게 된 것은 선조 31년(1598) 그의 나이 35세 때 일어난 정응태丁應泰의 무고사건 때 이른바 '무술변무주戊戌辨誣奏'를 지어 명나라와의 심각한 갈등을 해결하였을 때이다.

이 사건은 경략經略 형개邢玠의 막료였던 병부주사兵部主事 정응태가 당시 조선에 나와 있던 최고사령관 경리經理 양호楊鎬를 비롯하여 마귀麻貴, 이여매李如梅를 탄핵하는 과정에서 불거져 나온 것으로, 사실상 명 내부의 주전파와 강화파의 갈등 관계에서 야기된 것이었다.

---

13 『인조실록』 5년 12월 병오. 실록에는 임명 기사는 보이지 않고, 이정구가 관반을 사임하려 하였으나 임금이 윤허하지 않았다는 기사만 실려 있다.

정응태는 조선이 옛 고구려의 영토를 되찾기 위하여 일본을 끌어들여 전쟁을 일으켰다면서, 명 황제에 대한 모반 혐의로 조선을 명의 조정에 무고하였다.[14] 전쟁의 와중에 이 무고사건을 접한 조선의 조정은 이 문제를 사직을 흔드는 심각한 문제로 인식하고 이를 해결하기 위하여 글을 잘 짓는 여러 관료들에게 변무辨誣의 글을 올리도록 하였는데 그 중에서 이정구의 글이 주문奏文으로 채택이 된 것이다. 당시 진주상사陳奏上使에 임명된 이항복李恒福은 원래 신흠申欽을 서장관書狀官으로 추천하였으나, 선조는 이정구의 글이야말로 마음 속에 있는 뜻을 남김없이 표현하는데 곡진하고 간절하며 함축성이 있고 우아 장중하다고 극찬하면서 이정구를 직접 추천하여, 결국 그를 공조참판으로 승진시켜 진주부사陳奏副使로 삼았다. 이항복과 함께 명나라에 간 이정구는 준비하여 간 주문을 올렸을 뿐 아니라 명의 예부禮部와 각 아문衙門에 수십 통의 글을 지어 올려 조선이 무고하다는 것을 해명하였다. 이 일로 인하여 이정구는 국내에서는 물론 중국에서도 그 문명文名을 얻었다.

이듬해 선조 32년(1599) 귀국한 이정구는 국내에 파견된 명군明軍의 막부幕府와 조정 사이에 오가는 외교문서를 거의 전담하다시피 하였다. 또한 국왕과 명나라 장수가 만나는 자리에 어전통사御前通事로 참석하여 능숙한 중국어로 통역을 맡았다. 그러나 그는 단순한 통역자가 아니었다. 그 해 10월 명나라의 유격遊擊 모국기茅國器와 임금과의 면담에 동석한 이정구는 "대인을 보건대 기색이 편치 않으니 자

---

[14] 허지은,「丁應泰의 '朝鮮誣告事件'을 통해 본 조 · 명 관계」,『사학연구』 76,

문慰文으로 위문하여야지 직접 대면하여 말하는 것은 적당하지 않은 듯합니다."라고 임금에게 말할 정도였다. 상대방의 안색까지 정확히 살펴가면서 용의주도하게 면담을 이끌어나갔던 것이다. 이보다 앞선 8월에 이정구는 비밀히 임금에게 차자를 올려 당시 조정에서 북쪽 변방의 오랑캐北胡를 정벌하려는 계획에 대하여 그 득실을 자세히 논하면서 이를 중지할 것을 요청하였으며, 결국 비변사의 논의를 거쳐 이 북벌은 취소되었다. 그는 조정의 외교정책에 이미 깊숙이 참여하고 있었던 것이다.

대북파가 주도하고 있었던 당시의 조정에서 이정구가 이처럼 외교의 일선에 나설 수 있었던 것은 그의 실무능력에 대한 광해군의 절대적인 신임 때문이었지만, 여기에는 또 그 일을 맡을 수 있는 적임자는 이정구밖에 없다는 당시의 중론衆論도 크게 작용하였다. '중국통中國通'으로 명나라에 많은 지인知人들을 두고 있던 이정구는 당색에 관계없이 자타가 공인하는 당대 최고의 외교가였던 것이다.

그는 국익을 중시하면서 외교 문제를 처리해 나갔지만 여기에는 일정한 한계가 있었다. 그 역시 당대 사대부들과 마찬가지로 명분론名分論을 굳게 견지하고 있었다. 특히 서광계의 무고사건이 결국은 명의 의심을 살만한 광해군의 등거리외교에서 비롯되었다고 믿었던 이정구는 무고를 변무하기 위하여 명으로 가기 전에 광해군에게 보낸 비밀 차자에서 다음과 같이 건의하고 있다.

"남이 의심하지 않기를 바란다면 마땅히 먼저 믿을 만한 일을 해야되며, 일에 믿을 만한 것이 없으면 나서서 의심을 풀려는 것이 더욱 의심을 불러일으키게 됩니다. 오늘날의 무함을 변론하려면 원조하고 순종하는 성의를 다하는 것보다 더 좋은 방법이 없으며 원조하고 순종하는 데에서 실질적인 일은 변방 수비에 진력하는 것보다 나은 것이 없습니다. 그것은 곧 강가에 많은 군사를 주둔시켜 한편으로는 중국을 도와 양면 공격의 형세를 취하고 한편으로는 적의 침략을 막는 것이 오늘날의 급선무입니다."

변경에 군사를 보내 후금과 대치하고 있는 것을 보여야만 명의 의심을 풀 수 있다는 이정구의 인식은 광해군의 현실 인식과는 상당히 다른 것이었다. 그것은 뒷날 정묘호란 때 명과의 단절을 요구하는 후금에 대하여 그가 "대명大明은 우리의 부모국父母國이니 배반할 수 없다."고 말한 것과 궤軌를 같이하는 것이다. 그러나 그 또한 흉년이 들어 농민이 피폐한 상황에서 병력을 조달하는 어려움을 잘 알고 있었기 때문에 풍년이 든 요동과 광녕지역의 곡식을 양호兩湖의 은이나 물화를 가지고 중강中江에 가서 사들여 군량미를 해결하는 실질적인 대책을 제시하였다. 요컨대 이정구는 명분론을 견지하면서도 국제적인 현실에 대한 예리한 통찰력을 바탕으로 현안에 대한 해결책을 모색하였던 것이다. 이런 그의 외교적 혜안은 광해군의 외교가 갖는 헛점을 보충하는 데에도 유용하였으며, 바로 그점이 광해군이 대북파의 반대에도 불구하고 이정구를 실각시키지 않은 이유의 하나였다.

인조대에 들어오면 이정구는 이미 노년에 접어들었지만 그의 외교활동은 계속되었다. 정묘호란이 일어난 인조 5년(1627) 2월에 청나라가 화의和議를 청하면서 유해劉海를 파견하자 이정구는 김신국金藎國, 장유張維와 함께 평산平山으로 가서 조약을 체결하였다. 그의 나이 64세때의 일이었다. 인조 7년(1629) 4월 당시 우의정이던 이정구는 차자箚子를 올려 외교적 현안문제에 대한 자신의 의견을 제시하였다. 이 가운데에는 후금에서 보낸 질책의 서한을 받아들이고 박난영을 후금에 보내 그들의 화를 진정시키는 한편 그 동정을 살펴볼 것을 청하는 내용도 들어 있었다. 명과 조선의 관계에 의구심을 갖는 후금을 자극하지 않으려는 이정구의 노련한 의도가 엿보이는 대목이다. 그는 인조의 조정에서 좌의정까지 올랐으나 병자호란을 1년 앞두고 인조 13년(1635) 72세의 나이로 죽었다.

선조에서 광해군을 거쳐 인조의 조정에 이르기까지 이정구는 대중국 외교의 최일선에서 활약했다. 그는 국왕의 절대적인 신임을 바탕으로 뛰어난 문재文才와 중국어 능력, 그리고 상황에 대한 예리한 인식을 바탕으로 국가적인 현안들을 요리해 나갔다. 그는 당인黨人으로는 서인에 속하였고 그로 인해 당쟁의 영향을 비껴갈 수 없었으며, 따라서 탄핵을 받고 관직에서 교체되기도 하였지만 그 자신이 탄핵을 주도하였던 적은 결코 없었다. 그는 문한文翰을 담당하였던 전문 외교가였다. 학문적으로는 주자학의 예론禮論과 명분론名分論을 굳게 지키는 원칙론자였지만, 주어진 한계 내에서 어떻게 하는 것이 국익을 위하여 최선인가를 먼저 생각하는 유연성을 또한 지니고 있었다. 그가 전란과 반정의 격변 속에서 원만하게 관직생활을 영위할 수 있었던 것도 바로 그 유연성의 덕택이었을 것이다. 그러나 그 유연성이 시대의 흐름에 영합했다는 것을 뜻하는 것은 아니었다. 삼사三司

처럼 손에 피를 묻히는 관직에 거의 있지 않았던 데다가,[15] 오랜 그의 병력病歷으로 인하여 치열한 당쟁의 중심으로부터 멀리 떨어질 수밖에 없었던 점이 그에게는 오히려 행운으로 작용하였던 것이다.

---

[15] 이정구가 대간직을 지낸 것은 선조 31년(1598) 2월 24일 사헌부 집의에 임명되었던 것이 유일하다. 그러나 그는 그로부터 사흘 만에 승정원 동부승지로 체직되었다.

예제禮制를 놓고 국왕과 갈등하다

이정구가 살았던 16세기 후반에서 17세기 전반까지의 조선은 연산군대 이래의 참혹했던 사화士禍가 이미 한참 지난 시기였으며 격심한 예송禮訟 논쟁도 아직 시작되기 전이었다. 물론 동서분당 이래 당쟁이 거세게 전개되고 있었고 서인의 입장에 있던 이정구 또한 이 폭풍에 서 비껴갈 수는 없었지만, 적어도 예론禮論에서는 후기에서 보는 것처럼 배타적이고 근본주의적 성향은 찾아볼 수 없었다. 그 무렵 당쟁의 이슈들이 주로 정치적인 문제들에 집중되어 있었던 것도 그러한 동향을 잘 보여주는 것이다. 그러나 사화의 진통을 거쳐 주자학이 뿌리를 내리고 그 학문적 체계가 정밀히 다듬어가게 됨에 따라 유교적 이슈를 둘러싼 논쟁들이 하나둘 터져 나왔다. 사화가 일어났던 시기가 불교에서 유교 특히 주자학으로 넘어가던 과도기였다고 한다면, 이정구가 살았던 시대는 주자학이 심화되어가던 시대로, 엇갈린 당파간의 정치적 이해관계와 맞물리면서 차츰 예론의 싹이 돋아나고 있었다. 예론에 관한 한 원칙적인 입장을 취하였던 이정구는 그로 말미암아 때로는 국왕과 갈등관계에 놓였으며, 때로는 다른 당인들로부터 배척당하는 상황에 직면했다. 외교가 이정구와는 또 다른 유학자의 모습이었다.

　유학자로서의 이정구의 모습을 보여주는 첫 실마리는 그가 문과에 급제하기 한 해 전인 선조 22년(1589)에 붕당의 폐해를 지적하고 귀향하는 성혼成渾을 만류할 것을 청하는 성균관 유생들의 소疏에 소두疏頭로 참여하였다는 점이다. 마침 정여립鄭汝立의 이른바 기축옥사 己丑獄死가 일어났을 뿐만 아니라, 유생들의 당쟁 참여가 시작되는 때였다는 점을 고려하면, 이이李珥 사후 서인西人의 정신적 지도자였던 성혼의 귀향을 만류해달라는 요청은 분명 당파적 요인이 개입된 것이었다. 사실 이 상소로 인하여 2년 뒤 이정구는 예문관藝文館 검열檢閱에 천거되었으나 당시 실권을 쥐고 있던 대북파大北派의 홍여순洪汝諄이 반대하여 그 임명이 좌절되었으며, 정철이 파직될 때 이정구 역시 정철의 당인으로 몰려 죄안罪案에 오르기도 하였다. 따라서 이 상소는 이정구가 이이李珥와 성혼 등 서인의 계열에 있었음을 보여준다고 할 수 있다.

학파적 기반을 토대로 하여 붕당이 형성되었던 당시의 상황에서 보면 이이나 성혼으로부터 직접 학문을 배우지는 않았던 이정구는 매우 특별한 존재였다. 그러나 그는 외가와 부친 등 혈연을 기반으로 하여 서인의 핵심 인물들과 친분을 맺었으며, 그들의 학문에 깊이 공감하게 되었던 것이다.[16]

이정구는 선조와 광해군, 그리고 인조 등 3조朝의 조정에서 모두 예조판서를 역임했다. 뿐만 아니라 선조가 승하한 뒤에는 국장도감 제조國葬都監提調를 맡았으며, 인조의 생모 연주부부인聯珠府夫人이 죽었을 때에는 예장도감당상禮葬都監堂上을 맡아 각각 장례절차를 주관하였다. 모두 그가 예조판서로 있을 때의 일이었다. 이처럼 그는 당대에 예제禮制를 총괄하는 직책에 있었기 때문에 이 문제를 놓고 때

---

[16] 오세현, 앞의 논문 177-179쪽.

로는 국왕과 갈등 관계에 놓이기도 하였다. 특히 절대군주를 꿈꾸며 자신의 정책을 밀고 나가고자 하였던 광해군과 몇 가지 사안을 놓고 대립하였다. 광해군은 즉위한 지 2년째 되는 해에 자신의 생모 공빈恭嬪 김씨金氏를 왕후로 추숭追崇하려고 하였다. 김씨는 선조의 후궁으로 광해군을 낳은 뒤에 출산 후유증으로 3년만에 세상을 떠났다. 세 살의 어린 나이에 어머니를 잃은 광해군은 아버지 선조가 얻었던 많은 후궁과 그 사이에서 낳은 형제들 사이에서 외로움을 느끼며 유년 시절을 보냈다. 생모에 대한 그리움 때문이었는지 모르지만, 광해군은 왕위에 오르고 나서 공빈을 왕후로 추숭하고 그 위패를 종묘에 모시려고 하였다. 그러나 그의 계획은 곧 조정 관리들의 반발에 부딪쳤다. 삼사三司는 물론 대신들도 이에 반대하였다. 예조판서로 있던 이정구도 예조를 대표하여 반대의견을 피력하였다. 국왕의 입장이 완강하자 관료들은 한 걸음 물러섰다. 왕비의 자리에 오른 일이 없는데 이제 와서 왕후의 호를 올린다는 것은 불가하니, 김씨를 왕후 대신 비妃로 올리고, 사당을 세우고 능을 봉하여 제향을 올리는 것이 좋겠다는 것이었다. 그러나 광해군은 왕후의 호를 올리는 일을 결단코 그만둘 수 없을 뿐만 아니라, 별묘別廟를 세우는 것도 이미 차별하는 뜻이 있으니 받아들일 수 없다며 신료들에게 다시 의논하여 올리라고 지시를 내렸다. 예조를 비롯하여 신료들의 격렬한 반대가 계속 이어졌으나 광해군은 자신의 주장을 관철시키고자 하였다.

이정구는 생모 추숭의 일로 광해군의 뜻을 거스르게 되자 차자箚子를 올려 예조판서직을 사직하고자 하였다.

"사묘私廟를 추숭하는 것은 국가의 대례大禮인데 잘못된 의논을 굳이 고집하여 여러 차례 준엄한 성상의 비답을 받았으니, 죄가 산처럼 쌓여 스스로 씻을 수 없습니다. 더구나 앞으로 대례가 겹쳐 온갖 일들이 번잡할 터인데, 자질구레한 일을 정리하지 못하고 생각과 힘이 고갈되어 혼미함이 날로 심하니, 결코 신처럼 어두운 자로서는 담당할 수 있는 일이 아닙니다. 만일 잘못되어 신이 벌을 받는 것은 진실로 족히 애석할 것이 없지만, 국사國事에 어떻게 하시겠으며 대례에 어떻게 하시겠습니까. 신은 참으로 걱정되어 몸둘 바를 모르겠습니다. 삼가 성상께서는 신의 위급하고 간절한 사정을 살펴 빨리 신의 관작을 파척하고, 밝고 능숙한 사람을 제수하여 국가의 전례典禮로 하여금 잘못되는 데 이르지 않게 하소서."

이정구는 완곡하게 생모 추숭에 대한 반대의사를 표명하면서 판서직에서 사직할 뜻을 비추었으나 광해군은 그의 사직 요청을 받아들이지 않았다. 그 뒤로도 예조에서는 여러 번 생모 추숭에 대하여 왕후의 호는 불가하며 별묘를 세울 것을 청하였으나 번번이 거절당하였다. 신료들의 거듭된 반대 상소도 받아들여지지 않았다. 결국 광해군의 뜻대로 공빈 김씨를 공성왕후恭聖王后로 추숭하는 한편, 그 위패를 종묘에 모시는 대신 별묘를 세우는 선에서 타협이 이루어졌다. 그리고 광해군의 지시에 따라 도감都監이 설치되어 추숭의 절차가 진행되었다.

조정의 반대를 무릅쓰고 생모의 추숭을 강행한 광해군은 그 뒤 즉위 5년(1613) 12월에 이르러 공성왕후 책봉주청사를 명에 보냈다.

이번에는 공성왕후를 종묘에 모시기 위하여 명의 고명誥命이 필요했기 때문이었다. 이 때에도 일부 반대가 있었지만 결국 명의 고명을 받아 즉위 7년(1615) 8월에 공성왕후의 위패를 종묘에 모셨다. 이듬해에는 이를 기념하기 위하여 특별히 증광문과를 실시하여 김세렴金世濂 등 41명을 선발하였다. 그리고 그해 11월 사신을 명나라에 보내어 공성왕후의 면복冕服을 요청하였다. 왕후 추숭과 종묘의 부제祔祭에 이어 명으로부터 고명과 면복까지 받음으로써 명실공히 자신의 생모를 후궁에서 왕후의 자리에 완벽하게 올려놓으려고 한 것이다. 그런데 이 생모 추숭의 막바지 작업을 맡아 명에 면복을 요청하는 사신으로 파견되었던 인물이 바로 이정구였다. 일찍이 생모 추숭을 반대하였던 것과는 전혀 다른 입장에 서게 된 것이다.

사실 그 무렵 이정구는 조정에서 매우 어려운 상황에 직면하고 있었다. 광해군 5년(1613) 인목대비의 부친인 김제남金悌男이 영창대군을 추대하려 했다는 혐의를 받아 사사賜死되기 전부터 이정구는 이와 연루되어 친국親鞫을 받았지만 광해군의 배려로 이내 석방되었다. 그러나 그 뒤에도 대북파가 장악한 조정에서 이정구에 대한 대간들의 탄핵은 계속 이어졌다. 면복 주청사로 명에 가기 한 해 전인 광해군 7년 그는 형조판서에 임명되었으나 사헌부의 탄핵을 받아 석 달만에 체차되었다. 곧 이어 호조판서가 되었으나 이정구는 병을 이유로 사직을 청하였다. 그러나 광해군은 이를 허락하지 않았다. 일찍이 임진왜란 때 조선에 원군을 보냈으면서도 왜군과의 전면전을 기피하였을 뿐만 아니라, 자신의 세자 책봉마저 반대하였던 명나라를 요리하는 일이 광해군으로서는 결코 쉽지 않은 과제였다.

뿐만 아니라 명과 후금이 얽혀 복잡하게 꼬여가는 국제정세 속에서 외교에 능숙한 이정구의 존재가 광해군에게는 무엇보다도 필요하였던 것이다. 대북파의 정권에서 이정구가 살아남을 수 있었던 것은 광해군이 그의 외교능력을 높이 평가했기 때문이다.

광해군은 이정구를 면복 주청사에 임명하면서 그에게 특별히 의정부 좌의정의 임시 직함을 주었다. 그만큼 광해군은 이 일이 성공적으로 마무리되기를 절실히 원했던 것이다. 그러나 이정구의 입장은 어떠하였을까? 그는 일찍이 예조판서로서 생모 추숭을 완강하게 반대했던 터였다. 그런 그가 생모의 면복을 주청하러 명에 가는 것이다. 그는 주청사직을 사퇴하고자 하지도 않았을 뿐만 아니라, 그 자신이 주청의 글을 직접 작성하였다. 이정구는 복잡한 정치의 세계에서 살기 위해서 자신의 기존 입장을 바꾸었던 것일까?

이 문제와 관련하여 그가 거의 같은 무렵에 평생의 지기知己인 정엽鄭曄과 함께 서궁西宮에 유폐된 인목대비仁穆大妃를 찾아 문안하였다는 점에 주목할 필요가 있다. 이에 대한 광해군의 반응이 어떠했는가는 알려져 있지 않지만, 그는 이로 인해 대북파들로부터 거센 공격을 받아야 했다. 그것은 분명 예견된 수순이었지만 이정구는 개의치 않았다. 이듬해 광해군 9년 11월 이정구는 주청사의 임무를 마치고 귀국하였다. 그리고 그해 겨울 인목대비를 축출하려는 폐모론廢母論이 일어나자, 이정구는 병을 핑계로 두문불출하며 폐모를 청하는 정청庭請에 참여하지 않았다. 이듬해 2월 정청에 참여하지 않은 것을 이유로 대간들로부터 탄핵을 받은 이정구는 강변에 나가 대죄待罪하면서 거의 2년을 지냈다. 그가 다시 관직에 나간 것은 앞에서 언급한 것처럼 광해군 11년(1619) 서광계徐光啓가 조선이 후금後金과 통교한다고 명나라에 무고한 사건을 변무辨誣하는 임무를 맡았을 때였다. 그 2년간에 걸친 광해군의 침묵은 이정구의 행위에 대한 불만을 드러낸 것이지만, 동시에 탄핵 요청을 받아들이지 않음으로써 궁극적으로 그를 내칠 뜻이 없다는 속내를 비춘 것이다.

이렇게 볼 때 이정구는 대북파가 장악하고 있는 조정에서 서인으로 힘겨운 관직생활을 하였지만 당인黨人으로서는 물론 유학자로서도 그 행실을 잃지 않았다고 할 수 있을 것이다. 따라서 그가 면복주청의 임무를 맡은 것에 대하여 자신의 예론이나 신념을 어기고 변절하였다고는 말할 수 없지 않을까 한다. 그는 왕사王事를 맡은 외교가로서 자신에게 주어진 역할을 충실하게 수행하였던 것이다. 당시로서는 노령인 54세의 나이에 심한 중병을 앓고 있었음에도 불구하고 오랜 사행길을 감내한 점에서 볼 때 더더욱 그런 생각이 든다. 여기에서 유학자이면서도 외교가로서의 월사의 유연성을 찾아볼 수 있다고 생각한다.

광해군이 그토록 정성을 기울였던 생모 추숭사업은 인조반정이 일어나면서 완전히 물거품이 되었다. 공성왕후는 공빈으로 다시 강등되었으며 종묘에서도 쫓겨났다.

인조반정 이후 서인정권이 들어서면서 이정구는 훨씬 더 우호적인 환경에서 관직생활을 계속하였다. 특히 폐모廢母를 청하는 정청庭請에 참여하지 않은 이력도 그의 관로에 큰 보탬이 되었다. 예조판서와 병조판서를 거쳐 우의정과 좌의정까지 역임하는 등 관료로서 거의 극점에 이르렀다. 그의 생애 말년에 정묘호란이 일어나고 그의 죽음에 뒤이어 병자호란이 일어나는 어수선한 당시의 국제 상황도 여전히 그의 능력을 필요로 하고 있었다. 그러나 국왕과의 관계가 항상 좋았던 것만은 아니었다. 광해군대와 마찬가지로 인조조에 들어와서도 몇 차례 예제禮制의 문제를 놓고 국왕과 대립하였다.

인조 4년(1626) 정월 인조의 생모 연주부부인連珠府夫人의 상喪을 당하였을 때 그 상례喪禮와 장례葬禮 절차를 놓고 국왕은 사사건건 신료들과 대립하였다.[17] 광해군의 배다른 조카로서 무력정변을 통해 권력을 장악한 인조는 생모가 죽자 왕후의 예에 준하여 3년상을 치르려고 하였다. 그러나 이에 대해 신료들은 그렇게 되면 국상國喪이 되므로 기년복, 즉 1년상으로 할 것을 주장하였다. 국왕은 완강하게 자신의 의견을 고집했다. 그러나 대간과 승정원, 그리고 예조를 비롯하여 조정의 대신들이 한결같이 국왕의 의견에 반대하자, 여러번의 실랑이 끝에 1년상으로 하는데 동의했다. 그러자 이번에는 상주를 국왕인 자신이 하겠다고 나섰으며, 그것도 상복에 지팡이를 짚고 상례를 지내는 장기杖期의 복제를 따르겠다고 주장함으로써 다시 파란이 일어났다. 신료들은 능원군綾原君 이보李俌를 상주로 하고 복제도 부장기不杖期로 할 것을 건의하였다. 이뿐만이 아니었다. 발인시 국왕이 산릉까지 배행한다고 주장하여, 궐문 안에서 곡송哭送할 것을 주

---

[17] 이 사건과 관련해서는 『인조실록』 11, 인조 4년 1월 14일 무오, 15일 기미, 16일 경신, 17일 신유, 18일 임술, 19일 계해, 20일 갑자, 21일 을축, 22일 병인, 23일 정묘, 24일 무진, 25일 기사, 26일 경오, 27일 신미, 2월 2일 을해, 2월 3일 병자, 7일 경진, 13일 병술, 17일 경인, 19일 임진, 26일 기해, 27일 경자, 29일 임인, 동서 12, 인조 4년 3월 2일 을사, 7일 경술, 11일 갑인, 12일 을묘조의 기사 등 참조.

장하는 신료들과 다시 한 번 부딪쳤다. 이정구는 상장제에 관한 논의가 진행되는 도중에 예조판서에 임명되었으며, 이어서 이 일을 주관하는 예장도감당상禮葬都監堂上을 겸하게 되었다. 그는 상례가 부당하게 진행되자 차자를 올려 성명聖明의 뜻을 어긴 죄를 들어 예조판서직에서 사임하고자 하였다. 인조의 주장에 대한 완곡한 반대의사를 표시한 것이었다. 인조는 그의 사직 요청을 받아들이지 않았다.

인조의 입장에서 보면 반정으로 잡은 권력을 생모의 초상을 계기로 하여 좀더 확고히 해 놓자는 계산도 작용하였을 것이다. 그러나 그가 주장하는 상례喪禮는 예제禮制를 벗어난 것으로 신료들의 입장에서는 결코 받아들일 수 없었다. 이정구 역시 그러한 예제의 원칙에 입각해서 이 문제를 처리하고자 하였던 것이다. 조정의 거의 모든 신료들의 완강한 반대에 부딪치자 인조는 자신의 주장을 굽히지 않을 수 없었다.

인조 9년(1631) 이번에는 인조의 생부 정원대원군定遠大院君의 추숭追崇 문제를 놓고 국왕과 조정 대신들간에 다시 한 번 논쟁이 일어났다. 성균관 유생들을 비롯하여 조정 대신들로부터 생부 추숭에 대하여 거센 반대가 있었지만, 인조는 끝내 자신의 뜻을 관철하였다. 생부를 원종元宗으로 추존한 것이다. 그러나 그 과정은 결코 쉽지 않았다. 이 문제는 해를 넘겨서야 어렵게 성사되었다. 처음에 우의정으로 재직중이었던 이정구는 생부 추숭이 전례가 없는 일이라면서 반대의 뜻을 분명히 했다.

"하夏나라 상商나라 이전에는 추숭하는 예가 있다는 말을 듣지 못하였습니다. 주周나라 무왕武王이 천하를 얻고 나서 태왕太王 · 왕계王季 · 문왕文王을 추숭하여 제사지냈는데, 이는 일시적인 것이었습니다. 주공周公이 예를 제정하면서 '아버지가 선비이고 아들은 천자나 제후가 되었을 경우 제사는 천자나 제후의 예를 쓰지만 그 시동尸童에게는 선비의 옷을 입힌다.'고 하였습니다. 이것을 보건대 창업한 인군만이 추숭을 할 수 있는 것으로서 왕위를 계승한 인군은 할 수 없는 것입니다."

이정구는 또 "아들이 아버지에게 벼슬을 높여 주는 의리는 없으니, 추숭을 하는 일이 어찌 예에 맞겠습니까?"라고 하면서, 일찍이 생부 추숭을 반대하였다가 관직을 삭탈당하고 유배당한 관료들을 석방하여 줄 것을 간청하였다. 요청이 받아들여지지 않자 이정구는 우의정을 사직하고자 하였으나 인조는 이를 받아들이지 않았다. 해를 넘겨 이정구는 좌의정에 임명되었으며, 결국 생부 추숭이 이루어졌다. 일단 추숭이 결정되자 이정구는 자신의 완강한 반대의사를 거두고 추숭을 받아들이는 쪽으로 입장을 선회하였다. 당시 그의 나이 69세로 죽기 3년 전이었다. 그는 이때 열두 차례나 좌의정을 사직하는 소를 올리고서야 비로소 판중추부사判中樞府事로 체직되었다. 그 뒤 인조 12년 인조가 생부 원종을 종묘에 들이라는 명을 내리자 이정구는 왕명을 환수할 것을 청하였다. 그는 다시 원칙론자의 입장에 돌아서 있었다.

병고에 시달리면서 전통의학과 만나다

이정구는 스물두 살의 젊은 나이에 문과에 급제하여 관에 들어가 선조와 광해군, 그리고 인조 등 세 임금을 섬기며 좌의정까지 올랐으며 72세의 나이에 자택에서 죽었다. 당쟁이 격심하던 그 시기에 삭탈관직이나 유배 한 번 당하지 않았으니 참으로 복받은 삶을 누렸다고 할 수 있을 것이다. 그러나 속내를 깊이 살펴보면 꼭 그런 것만도 아니었다.

그는 타고난 허약한 체질에다 거의 평생 동안 온갖 병고病苦에 시달렸다. 학질, 부종, 습종, 어혈, 담, 풍, 편두통, 혹은 병명조차 알 수 없는 고질병이 그를 자주 괴롭혔다. 그의 관직생활은 육체적 고통의 연속이었다. 그는 고위관직에 임명되었을 때마다 여러 번 이를 사직하는 차자箚子를 임금에게 올렸다. 그 중 거의 대부분은 의례적인 상투어가 아니라 실제로 직무를 수행할 수 없을 정도의 아픔을 호소하며 사직을 요청한 것이었다. 따라서 그가 고질병을 앓고 있다는 것은 관가에서는 공공연한 사실이었다. 임금은 때때로 의관醫官을 그에게 보내 문병問病을 하고 약물藥物을 하사하기도 하였다.

병자病者로서 그의 말마따나 결함세계缺陷世界를 살았던 그에게 의학醫學에 대한 지식은 당대 유학자들의 일반적인 양생養生의 수준을 넘어섰다고 할만큼 해박한 것이었다. 그의 문집 『월사집』에는 병마와 싸우며 고통을 겪었던 그의 흔적이 고스란히 남아 있다. 이를 통해 그의 의학지식의 편린을 살펴보기로 하자.

이정구가 병 때문에 직책을 수행할 수 없었던 사례로 맨 처음 기록에 나오는 것은, 그가 문과에 급제한 지 3년이 지난 선조 26년 (1593) 9월의 일이다. 당시 명나라 사신 사헌司憲이 입국한다는 소식이 들어오자 원접사遠接使 이덕형李德馨이 세 번씩이나 이정구를 종사관從事官으로 지명하였지만, 마침 병에 걸렸던 이정구는 그 부름에 응할 수 없었다. 그로부터 3달 후 이번에는 삼등현령三登縣令으로 재임 중이던 아버지가 임지에서 사망하였다. 전란의 와중에서 임종하지 못했던 이정구는 뒤에 부친의 시신을 고향으로 옮겨 장사를 지내고 3년간 여묘살이를 했다. 이때 그는 슬퍼하면서 괴로운 세월을 보내느라 결국은 병을 얻게 되었다. 선조 29년(1596) 5월 그는 예조정랑으로 조정에 복귀하였으며, 겨울에 이르러 동지사冬至使의 서장관書狀官과 병조정랑兵曹正郎, 그리고 성균직강成均直講 등에 임명되었으나 학질에 걸려 모두 나아가지 못하였다.

그러나 전쟁의 와중에 있었던 조선은 한어漢語와 외교문서의 작성에 능숙한 그의 능력을 절실하게 필요로 하였다. 곧이어 조정에 나아간 그는 승문원 교리로서 한어를 잘하여 한학교수漢學敎授를 겸하였는가 하면, 군정軍政을 점검하러 온 명나라의 장수를 상대하였으며, 명의 조정과 명군明軍에 보내는 자문咨文을 거의 전담하다시피 하여 작성하였다. 그런가 하면 정응태丁應泰의 무고를 해명하기 위하여 진주부사陳奏副使로 명나라에도 다녀왔다. 이처럼 외교문제에 지나치게 매달리다 보니 원래 약질이었던 그는 스트레스까지 쌓여 각종 고질병이 악화되었다. 그는 여러 차례 관직에서 물러나고자 하였지만 번번이 사직서가 반려되었다.

선조 33년(1600) 이정구는 호조판서에 임명되자 병을 이유로 임금에게 사직을 청하는 차자箚子를 올렸으나 다시 거부되었다. 그는 이 차자에서 자신이 지난 10년 동안의 거의 반은 거상居喪과 병으로 나날을 지냈다고 말하고, 이어서 "며칠 전부터 마치 학질 증세처럼 오한과 신열이 나서 소장을 올려 말미를 얻었는데, 새로운 (호조판서의) 명을 받은 이후 걱정이 되어 가슴이 두근거리고 불안해지더니 병세가 더욱 심해져 자리에 누웠습니다. 원기는 탈진되고 음식을 입에 대지 못하며 약도 효험이 없으니, 공사公私를 막론하고 더욱 낭패입니다. 삼가 원하건대 성자聖慈께서는 신의 말이 진심에서 나온 것임을 양찰하시고 특명으로 신을 체직시켜 주신다면 결초보은結草報恩할 것은 물론 죽어도 여한이 없겠습니다."라고 물러나고자 하는 자신의 절실한 심정을 호소하였다. 그는 "몇 해 동안 조섭하고 정양靜養하면서 칩거하여 세상사를 멀리한 채 마음을 쉬고 한가로이 잠을 자면서 흩어진 혼백을 거두어들이고" 싶어했던 것이다. 그러나 임금은 사직하지 말고 조리한 뒤에 일을 보라면서 윤허하지 않았다. 사실 말년의 선조 역시 병을 달고 사는 형편이어서 병든 이정구를 이해할 만도 하였지만, 그의 사직 요청을 끝내 받아들이지 않았다. 전란 중의 선조는 이정구와 같은 능력있는 외교가가 절실히 필요하였던 것이다.

탁월한 외교전문가였던 광해군은 선조보다 훨씬 더 이정구를 중용重用했다. 그는 광해군 치하에서 예조판서를 시작으로 6조의 판서직을 모두 거쳤다. 대제학大提學을 지낸 것도 이 시기의 일이다. 명나라에도 사신으로 두 차례나 다녀왔다. 한 번은 광해군의 생모 공성왕후恭聖王后의 면복冕服을 청하는 '관복주청사冠服奏請使'가 되어서 다녀왔으며(광해군 8년, 1616), 또 한번은 서광계徐光啓의 무고를 변무하기 위하여 다녀왔다.(광해군 12년, 1620) 그것도 대북파가 권력을 크게 행사하던 조정에서의 일이었다. 더군다나 이정구는 인목대비를 내치고자 하는 이른바 폐모廢母의 정청庭請에 참여하지 않았기 때문에 거센 탄핵에 직면했던 터였다. 또 자신의 생모의 추숭追崇에도 이정구가 처음에는 반대하였기 때문에 광해군으로서는 내심 불쾌한 감정을 가졌을 수도 있지만, 그에 대한 광해군의 신임은 대단하였다. 그러나 한편으로 이정구의 병은 더욱 악화되어 갔다. 『동의보감東醫寶鑑』이 허준許浚에 의해 완성된 광해군 2년(1610) 8월 이조판서에 임명된 이정구는 중병을 이유로 사직을 청하는 차자를 올린다.

마침 중임重任을 맡고 누차 대례大禮를 치르면서 비방을 아랑곳하지 않고 방책을 강구하느라 몹시 고심하였더니 정신이 안으로 소모되고 근력이 밖으로 쇠진하여 전신이 모두 아프고 기진맥진하여 일어나지 못하고 있습니다. 게다가 평소 앓던 왼쪽 무릎의 습증濕症 증세가 날씨가 서늘해지자 다시 발작하여 다리를 절룩거리는 것이 날로 심해지고 통증을 견디기 어려우며, 온갖 증세가 한 몸에 다 모여 약으로 치료하고 침으로 다스려 간신히 목숨을 이어가고 있으니, 한산한 곳에 물러나 조섭調攝하여 완치하려고 생각했습니다. 그런데 뜻밖에 새로 제수하는 특별한 은명恩命이 침상에 누워 신음하는 중에 내려왔으니, 황감하고 경악하여 마음이 오래도록 진정되지 않았습니다. 신이 뻔뻔한 낯을 들고 한번 나가고자 해도 병의 뿌리가 뼛속까지 깊이 얽혀 온몸을 다 침으로 뜬 상태라 남들이 비방하기 전에 자신이 스스로 낭패를 당하고 말 것입니다.

그러나 광해군은 사직의 요청을 받아들이지 않았다. 당시 이정구는 47세의 나이였지만, 신체적으로는 이미 노쇠하여 온갖 질병이 그의 몸을 괴롭히고 있었다. 이듬해 다시 이조판서를 사직하면서 그가 올린 차자를 보면, "왼쪽 무릎을 절룩거리는 증세가 해마다 더욱 심해지더니 근자에 장마철의 음습한 기후 때문에 생긴 부종浮腫과 통증으로 전혀 굴신屈伸하지 못하여 기동起動할 때에도 사람의 부축을 받아야만" 하는 형편이 되었다고 답답한 소회를 토로하고 있다.

광해군 5년(1613) 이정구는 김제남金悌男의 옥사獄事에 연루되어 친국親鞫을 받기에 이르른다. 비록 곧 석방되었지만 이 사건이 그에게 안겨준 심적 고통은 매우 컸다. 이어 6월에는 김제남의 사사賜死 후 그의 딸 인목대비仁穆大妃를 문안한 일로 탄핵을 받았다. 정치적으로도 그는 곤경에 처해 있었다. 왕의 신임은 두터웠지만 언제까지 계속될지는 의문이었다. 그는 세 차례나 사직의 소를 올린 끝에 예조판서와 대제학에서 체직되었다. 이 때 그가 지니고 있던 겸직의 사직을 청하면서 올린 소를 보면, "융병癃病이 깊은 폐인으로 온갖 병증이 한몸에 모여 목숨은 비록 붙어 있어도 혼백은 이미 달아났다."고 여길 만큼 육체적으로 만신창이가 되어갔다.

그러나 광해군은 이후에도 그를 형조판서에 이어 호조판서에 임명하는 등 변함없는 신임을 표시했다. 광해군 8년(1616) 이정구는 광해군의 생모 공성왕후恭聖王后의 면복冕服을 청하는 '관복주청사冠服奏請

使'가 되어 명나라에 갔다가 이듬해 귀국하는 도중에는 장거리 여행에 따른 노독路毒으로 거의 사경을 헤맬 정도여서, 임금이 특별히 어의御醫를 보내 그를 간병하도록 하는 조치를 내리기도 하였다. 그가 어의를 내려보낸 것을 사양하면서 올린 차자를 보면 이 무렵의 그의 상태가 얼마나 심각하였는가를 알 수 있다.

신은 천부적으로 약한 체질이라 늘 온갖 병고에 시달려 왔습니다. 그래서 사명使命을 받은 뒤 한 해가 지나는 동안 병으로 신음한 것이 반이 넘었습니다. 갈 때는 몹시 추운 겨울이었고 올 때는 매우 더운 여름이었는데, 조섭을 잘하지 못하여 건강을 크게 해치고 말았습니다. 북경北京에서 여질癘疾에 걸린 뒤 또 설사하고 구토하는 증세가 생겨 오래도록 낫지 않고 몸은 점점 쇠약해져 갔습니다. 삼초三焦가 비만痞滿하고 습열濕熱이 몸의 하부에 꽉 차서 요동遼東을 지나는 동안에 살 가망이 이미 끊어졌습니다. 다행히 성은聖恩의 덕택으로 한 가닥 생명을 이어 고국으로 돌아올 수 있어 용만龍灣에서 조섭하고 치료한 것이 나흘에 이르렀습니다. 그러나 오래 건강을 해친 끝에 생긴 병이라 약물도 효험이 없고, 등도登途한 뒤로는 증세가 날로 위독해져서 남의 등에 업히고 수레에 실려 겨우 조금씩 조금씩 갈 수 밖에 없는 상황이라 시기에 맞추어 도성에 도착할 수 없었습니다.

명에서 귀국한 그해 겨울 인목대비를 축출하려는 폐모론廢母論이 일어나자, 이정구는 병을 이유로 두문불출하면서 겨울을 보냈다. 이듬해 광해군 10년(1618) 1월 그는 폐모廢母를 청하는 정청庭請에 참여하지 않았으며, 이로 인해 양사兩司로부터 탄핵을 받아 강변에 나가 대죄待罪하였다. 그가 다시 조정에 나간 것은 그로부터 2년이 다 되어가는 이듬해 10월의 일로, 이때 서광계徐光啓가 조선이 후금後金과 통교한다고 명나라에 무고한 사건을 변무辨誣하는 임무를 맡게된 것이다. 병중의 그는 다시 명에 다녀왔지만, '먼 길을 왕래하면서 누차 큰 병을 앓고 안개와 이슬을 맞으면서 건강을 해쳐, 수레에 실려 간신히 고국으로 돌아오니 형해形骸만 남아 있을 뿐 정력은 이미 쇠진되어 신음으로 날을 보내고 약으로 목숨을 이어가는' 형편이었으며, '한 가닥 미약한 숨이 기진맥진 거의 끊어질 듯하여 죽은 것도 아니요 산 것도 아닌 몸'이라고 자신을 일컬을 만큼 병은 깊어만 갔다.

   인조반정 이후 서인정권이 들어서자 일찍이 폐모론에 동참하지 않았던 이정구는 훨씬 우호적인 정치적 환경 속에서 관직생활을 지낼 수 있었다. 그는 예조판서와 병조판서를 거쳐 우의정에 이어 좌의정까지 승진하였지만, 이미 노령의 나이에 접어든 그는 육체적으로는 기력이 쇠진할 대로 쇠진한 상태였다. 인조 10년(1632) 좌의정에 임명되었을 때 이정구는 사직을 청하며 올린 차자에서, "신이 앓고 있는 병은 하루 아침이나 하루 저녁에 발생한 것이 아니라서 모든 약이 무효이고 침도 효험이 없습니다. 그래서 부득이 여러 날 동안 뜸을 뜨느라 온몸이 상처투성이여서 문을 열 수도 없고 원기가 소진되어 남의 부축을 받아야 기동할 수 있습니다. 이제 비록 몸을 이끌고 나가고 싶어도 그 형세가 어찌할 수 없어 성은을 저버리고 직무를 비워 둔 채 죄만 날로 쌓여 가고 있으니, 너무도 황공하여 무슨 말을 진달해야 할 지 모르겠습니다."라면서 사직을 청할 수밖에 없는 자신의 형편을 솔직하게 토로하였다.

이정구는 이처럼 관직 생활의 거의 전 기간에 걸쳐 병고에 시달렸기 때문에 자연히 섭생과 보신에 많은 노력을 기울였다. 그는 종종 휴가를 얻어 약과 침과 뜸으로 몸을 다스렸다. '병의 뿌리가 뼛속까지 깊이 얽혀' 온몸에 침을 놓고 뜸을 뜨기도 하였으며, '풍風이다 습濕이다 의원들의 말도 일치하지 않아 이것저것 탕제湯劑를 쓰다 보니 한갓 비위脾胃만 해쳐 음식을 전혀 먹지 못하게' 되어 '원기도 날로 소진하여 쇠약한 몸은 가물가물 목숨이 다하려 하고' 있다고 한탄했다. 그는 술을 즐겨 마셨지만 병을 심하게 앓았을 때에는 '하루 술을 마시면 사흘 동안 몸이 아프기에' 술을 끊지 않을 수 없었지만, 고인古人이 "사흘 동안 술을 마시지 않으면 몸과 정신이 서로 친해지지 않는다."고 한 말을 인용하며 이를 못내 아쉬워 했다. 또한 광해군 때 폐모廢母를 청하는 정청庭請에 참여하지 않은 이유로 대간臺諫의 탄핵을 받아 강변에 나가 대죄待罪 중이던 무렵에는 풍에 걸려 병세가 악화되자 '의약醫藥이 가까운 곳을 찾아 남교南郊에서 우거寓居'하면서 몸을 다스렸다.

그러나 임란과 호란 등 전란의 시대를 살았던 그에게는 한가롭게 몸을 추스릴 여유조차 허용되지 않았다. 『월사집』에 실린 차자箚子들 대부분이 병을 이유로 사직을 청하는 내용이며, 병증의 악화로 직무를 보기가 어렵다는 점을 호소하고 있는 것으로 미루어 볼 때 그가 얼마나 지독한 고통 속에서 오랜 관직생활을 견뎌왔는가를 짐작하기란 어렵지 않다. 그가 사실상 관직에서 완전히 물러난 것은 인조 10년(1632), 그의 나이 69세 때로 죽기 이태 전이었다. 그는 이때 열두 차례나 사직을 청하는 소를 올리고서야 비로소 좌의정에서 물러날 수 있었다.

이렇게 평생 몸에 병을 달고 살았고 약이 몸에 떠나지 않았던 오랜 병력病歷으로 인하여 이정구는 의학에 대하여도 남다른 관심을 갖게 되었다. 그의 의학 지식은 당시의 사대부들이 지니고 있었던 일반적인 교양의 수준을 뛰어넘은 것이었다. 몇 가지 실례를 들어 보자. 임란 시 조선에 주둔한 명나라의 장수가 병에 걸렸다는 소식을 접하자 이정구는 그에게 서한을 보내 문병하고 어의御醫를 주선하여 보내겠다고 약속하였다. 또한 역질에 걸린 다른 장수와 병졸을 위해서도 의관을 보내기도 하였다. 물론 이것은 외교적인 인맥관리 차원의 의례적인 행위에 불과한 것으로 생각할 수도 있겠지만, 그만큼 질병이 그의 큰 관심사 가운데 하나였음을 말해 주는 것이다.

일찍이 광해군이 부왕인 선조宣祖의 초상을 치르느라 몸을 상하자, 이정구는 백관을 거느리고 권도權道를 따르기를 청하는 계사를 올린다. 그는 이 글에서 "해수咳嗽와 담痰이 차는 증세로 말하자면, 모두 폐肺와 위胃가 안에서 오랫동안 상한 나머지 밖으로 그 조짐이 나타난 결과이니, 오래 방치해 두면 후회해도 손을 쓸 수 없는 지경에 이를 것"이라고 지적하고 이미 드러난 병증病症만으로도 심각하다면서 상을 당해 몸을 손상할 지라도 목숨을 잃는데 이르지 않도록 조심해야 한다고 지적하였다. 그가 당시 내의원內醫院 제조提調로 임금을 보필하는 자리에 있었다는 점을 감안한다 하더라도 그의 의학 지식의 일단을 엿볼 수 있는 대목이라고 할 수 있다.

한편 의약醫藥에 대한 이정구의 지식은 자신의 실제 경험에 바탕을 두고 있어서 훨씬 더 구체적이었다. 그는 폐모廢母를 청하는 정청庭請에 반대하여 함께 대간의 탄핵을 받아 조정에서 물러난 백사白沙 이항복李恒福과 여러 차례 서한을 주고 받았는데, 죽음을 눈앞에 둔 병중의 백사에게 여러 번 의약을 보내 문병하면서 동병상련의 아픔을 달랬다.

우황牛黃을 복용하신 후 심경心經의 열이 한결 가라앉은 듯 하다고 하니, 이는 길조吉兆입니다. 이러한 증상에는 주사안신환朱砂安神丸이 가장 잘 맞다고 하는데, 시생侍生도 심양心瘍을 앓고 있어 이제 막 조제한 것이 있기에 감히 보내 드립니다.

보명단保命丹은 풍風을 치료하는 데 좋은 약이고, 등정橙丁은 담痰을 치료하고 음식을 소화시키는 효능이 있습니다. 그리고 웅황雄黃 큰 덩어리와 청향淸香 100가닥 및 각종 납제臘劑를 객지에서 쓰시라고 보내드립니다.

의약에 대한 이정구의 이같은 지식은 그 자신의 풍부한 체험에서 우러나온 것이었지만, 전란과 역병의 시대를 살았던 당대 지식인들의 일반적인 의학관醫學觀을 반영하는 것이라고 해도 좋을 것이다. 또한 일찌기 『동의보감』을 주관하였던 내의원 제조로서의 그의 경력도 이와 무관하지 않았을 터였다. 그러나 무엇보다도 이정구의 의학관을 가장 극명하게 드러내는 것은 일찌기 학질에 걸렸던 경험을 토대로 하여 쓰여진 '학질을 쫓아 보내는 글[送瘧文]'이다. 선조 29년(1596)의 한 해가 저물어가는 섣달 그믐날 묵은 잡귀를 몰아내기 위하여 마을에서 나례儺禮의 의식을 행할 때 쓰여진 이 글에서, 이정구는 학질을 의인화하여 학귀瘧鬼와 다음과 같은 대화를 나눈다.

주인옹(이정구) 그대가 욕되게도 나와 함께 산 지 어느덧 3년이 다 되었소. 그대가 처음 올 때 누가 우리 집에 살라고 했으며, 그대가 오래 머물고 있는데 누가 못가게 만류하더이까. 아무도 모르게 와서는 눌러 앉아 좀처럼 가지 않으니, 오는 것은 마치 약속이나 한 듯 하고 가는 것은 누가 만류하는 듯 하구려. (중략) 무슨 원한이 있기에 이토록 괴롭게 학대하며, 무슨 미련이 있기에 이토록 오래 머물고 있단 말이오. 그대가 만약 지각이 있다면 부끄럽지 않을 수 있겠소. 오늘 이 좋은 날에 감히 그대를 전별해 보내노니, 그대는 나의 말을 알아듣고 그대는 나의 술잔을 받아 마시구려. 한해漢海의 맑은 물결이 바로 그대가 갈 곳이요. 궁벽한 마을 작은 집은 그대가 머물 곳이 아니니, 어서 번개와 바람을 타고 훌쩍 날아오르고 그대는 지체하며 머뭇거리지 마시오.(중략)

학귀(학질) 그대의 말을 들어보니, 참으로 괴롭겠구려. 그러나 이 점은 깊이 생각해 보지 못하였소? 대저 나무가 썩으면 날짐승이 모여들고 고기가 썩으면 벌레가 생기며, 나라는 반드시 스스로 자기를 친 뒤에 외부의 적이 와서 치고 사람은 반드시 스스로 자신을 해친 뒤에 외부의 사기邪氣가 와서 해치는 법이라오. 내가 그대를 보니 그대를 병들게 한 것은 나 뿐만이 아니오. 깊이 생각에 잠겼다가 혼잣말로 얘기하고 바보처럼 웃다가 까닭없이 곡哭하며 가슴이 답답하여 늘 갈증이 나고 얼굴이 참담하여 생기가 없는 것은 그대의 심장이 병든 것이요. 밥상을 앞에 놓고 구역질이 나고 음식을 걷어치우고 잠을 재촉하여 어제 먹은 음식물이 목에 걸린 듯하고 주린 창자가 늘 출출한 것은 그대의 비장脾臟이 병든 것이요. 탁한 콧물과 더러운 침이 목구멍을 꽉 막아 조금만 추워도 기침이 나고 잠시만 힘들게 움직여도 숨이 찬 것은 그대의 폐가 병든 것이며, 왼쪽 다리가 유독 뻣뻣하여 행보行步에 균형이 잡히지 않는 것은 그대의 지체肢體가 이미 습랭濕冷에 병든 것이요. 힘줄은 강하고 살은 죽어 사지가 경련을 일으키고 오그라드는 것은 그대의 기맥氣脈이 이미 풍한風寒에 병든 것이라오. 무릇 이 다섯 가지 병이 그대의 다섯 가지 학질인데, 날이 가고 달이 갈수록 증세가 심해져서 몸을 무너뜨리고 뼛속까지 침범하는 데에도 그대는 안일하게 세월만 보낼 뿐 전혀 경계할 줄 모르더이다.(하략)

조선 후기의 문호 박지원朴趾源의 소설을 연상케 하는 이 글에서 당시 33세의 젊은 유학자 이정구는 의학에 대한 자신의 풍부한 지식을 거침없이 쏟아내고 있다. 학질의 말을 빌려 지적한 병인病因의 서술은 예리한 통찰력으로 가득 차 있다. 이정구는 다시 학질의 말을 빌려 그 치료법까지 제시한다. "대저 한 사람의 몸은 한 나라의 형상을 하고 있으니, 정신은 임금과 같고 기운은 백성과 같소. 백성이 흩어지면 나라가 망하고 기운이 소진되면 몸이 죽는 법이라오. 적이 나라 밖에 있는데 부강富强을 이루고자 부역과 세금을 가중하여 백성의 생산을 긁어모으면 민심이 이반하여 나라 안이 먼저 궤멸하게 될 것이며, 병이 몸 바깥쪽에 있는데 속히 낫고 싶어 독한 약을 투여하여 기혈氣血을 마구 치고 흔들어 놓으면 원기가 나른하여 절로 사멸하게 될 것이오. 지금 그대가 그대의 정신을 살리고 그대의 생각을 틔우고 그대의 음식을 절제하고 그대의 기거起居를 조절하여 음양陰陽의 두 기운이 조화를 이루고 백맥百脈이 소통하여 원정元精이 안에서 튼튼하고 기혈이 왕성하게 되면, 나는 스스로 서둘러 물러날 것이오." 이같은 학귀의 말에 주인은 "나는 병을 치료하는 방법을 물었는데 나라를 치료하는 방법까지 들었으니, 삼가 이 말씀을 기억하여 좌우에 써두리이다."라고 대답하고 있다.

학질을 치료하기 위하여 제시된 이같은 양생법養生法은 사실 조선시대 사대부의 양생관養生觀을 그대로 드러낸 것이라고 할 수 있다.[18] 이정구는 이처럼 자신의 병인病因과 이를 다스리는 양생의 방법까지 정확히 알고 있었지만, 문제는 자신의 병을 다스릴 시간적인 여유가 없었다는 점이다. 그의 글을 빌려 바꾸어 표현하자면 나라를 치료하느라 자신의 병을 치료할 시기를 끝내 놓치고 만 것이다.

---

[18] 조선시대 유학자의 양생관에 대해서는 김호, 앞의 책 150-174쪽 참조.

맺는말

이정구는 전란과 역병疫病의 암울한 시대를 살았으며, 그 자신 또한 질병으로 거의 평생을 시달리면서 외교의 최일선에서 활약했다. 또한 정승의 자리에까지 올랐지만 극심했던 당쟁의 시련을 비껴갈 수는 없었다. 요컨대 그는 온몸으로 자신의 시대가 안고 있는 질곡을 껴안고 살았던 셈이다.

그는 유학자로서 예론禮論의 원칙에 충실하였지만, 대내외적 상황을 정확하게 파악하면서 국익을 최우선으로 생각하는 외교전문가이기도 하였다. 아직 본격적인 예송禮訟이 시작되지 않은 탓도 있었지만, 이같은 외교가로서의 유연성이 그가 서인으로서 대북파가 집권하고 있었던 광해군대의 조정에서 살아남을 수 있었던 이유의 하나였다. 그는 예제禮制를 놓고 국왕과 대립하는 때도 있었지만, 일단 국론國論으로 결정된 사안에 대해서는 오히려 이를 중국에 통보하는 외교사신의 역할을 맡기까지 하였다. 뛰어난 한어漢語의 구사 능력과 출중한 문장력은 무엇보다도 그의 든든한 자산이 되었다. 특히 그는 한문학 4대가의 한 사람으로 알려져 있지만 그의 문장은 서정적인 것이 아니라 서사적인 것이었으며, 또 그가 남긴 명문 가운데 대부분은 외교문서로 분류되어도 좋을 공적활동의 소산이었다. 그의 문장을 경세치용經世致用의 성격으로 이해하는 것도 바로 이 때문이다.

이정구는 관직생활의 거의 대부분을 병고病苦에 시달리면서 보냈다. 그의 시대 또한 오랜 가뭄에 따른 기근과 전쟁, 그리고 역병으로 수많은 사람들이 목숨을 잃거나 고통스러운 삶을 이어가야 했던 때였다. 이정구와 같은 사대부들은 말할 것도 없고, 선조와 광해군이 오랫동안 질병으로 고통을 당하였던 점도 당대의 현실에 비추어 볼 때 매우 시사적이다. 16세기 이후 민간이 쉽게 구할 수 있는 향약의 처방과 그 활용이 늘어가고 이에 따라 각종 의서醫書가 활발하게 간행되게 된 것도 이같은 시대적 배경에서 나온 것이었다.

그러므로 평생 병마와 힘든 싸움을 하였던 이정구에게 『동의보감』의 간행은 매우 남다른 의미를 지닌 것이었으리라고 추정할 수 있다. 물론 그가 이 책의 서문을 쓴 것은 내의원 제조內醫院提調로서 이 책의 간행을 주관한 관아의 책임자 가운데 한 사람이었기 때문이다. 그러나 그 글 자체는 결코 의례적인 요식행위로 쓰여진 것이 아니다. 선조가 허준을 불러 중국의 의서가 조잡하여 볼만한 것이 없다고 지적하고 가난한 시골과 외딴 마을에서 의사와 약이 없어 일찍 죽는 사람들이 많다고 한탄하면서 향약鄕藥이 많이 나는 데도 사람들이 이를 알지 못하니 이를 분류하여 향약명을 함께 써서 백성들이 알기 쉽게 하라면서 『동의보감』의 편찬을 당부한 것이나, 이정구가 선조와 광해군이 이책을 간행하고자 한 궁극적인 까닭을 '백성을 사랑하고 사물을 아끼는 덕'에서 나왔으며, 또한 '사용을 편리하게 하여 삶을 도탑게 하는[利用厚生] 도道'라고 지적한 것도 같은 맥락에서 나온 것이다. 이렇게 볼 때 임진왜란의 와중에서 선조대 이래 추진되어 오다가 광해군대에 와서 허준에 의해 완성된 『동의보감』은 단순한 의서醫書가 아니라 당대의 역사를 생생히 전하고 있는 역사서였다. 이정구의 서문에는 그러한 당대의 역사적 숨결이 그대로 살아 있다.

李廷龜年譜	명종 19년(1564)	(1세) 10월 8일 한성부漢城府 성남성부成南城府 청파리靑坡里에서 태어나다.
	선조 7년(1574)	(11세) 11월 어머니 광산光山 김씨金氏가 돌아가시다. 김씨는 영동현감永同縣監 김표金彪의 딸이다.
	선조 10년(1577)	(14세) 정월 어머니의 삼 년 상을 치르다. 승보시陞補試에서 1위로 합격하다.
	선조 11년(1578)	(15세) 옥계玉溪 노진盧禛을 찾아 뵙고 인사드리다.
	선조 14년(1581)	(18세) 안동安東 권씨權氏를 배우자로 맞아들이다. 권씨는 판서判書를 지낸 극지克智의 딸이다. 수몽守夢 정엽鄭曄과 함께 도봉서원道峯書院에서 독서하다.
	선조 15년(1582)	(19세) 정엽과 함께 영국서원寧國書院에서 독서하다.
	선조 16년(1583)	(20세) 겨울에 강인姜絪과 함께 금양산재襟養山齋에서 강학講學하다.
	선조 17년(1584)	(21세) 가을에 삼각산三角山 중흥사重興寺에서 독서하다.
	선조 18년(1585)	(22세) 진사시進士試에 합격하다.
	선조 20년(1587)	(24세) 봄에 부친(장성현감 이계)을 따라서 부임지인 장성長城에 가다.
	선조 22년(1589)	(26세) 성균관 유생으로 있으면서, 붕당의 폐해를 지적하고 귀향하는 우계牛溪 성혼成渾을 만류할 것을 청하는 소疏에 소두疏頭로 참여하다.
	선조 23년(1590)	(27세) 증광문과增廣文科에 급제하다.
	선조 24년(1591)	(28세) 봄에 승문원承文院 권지부정자權知副正字가 되다. 가을에 예문관藝文館 검열檢閱에 천거되었으나, 당시 실권을 쥐고 있던 대북파大北派의 홍여순洪汝諄이 반대하여 임명이 좌절되었다. 홍여순이 내세운 반대 이유는 월사가 성균관 재학 시 성계成渾의 유임을 청하는 소에 소두疏頭로 참여하였다는 것이었다.
	선조 25년(1592)	(29세) 4월에 임진왜란이 일어나다. 이 때 월사는 가주서假注書로 비변사備邊司의 회의에 참여하여 녹사錄事를 담당하였다. 선조宣祖가 월사의 글 솜씨와 정밀함을 칭찬하였다. 빙부聘父 권극지가 갑자기 사망하였으나 아들이 없었기 때문에 월사가 상주가 되어 상을 치렀다. 이로 인하여 서행西幸하는 임금을 호종하지 못하였다. 뒤늦게 의주義州의 행재소行在所로 가다가 성천成川에서 왕세자(광해군)를 만나 그 막하에서 머물게 되다. 10월에 세자시강원世子侍講院 설서說書가 되었다.
	선조 26년(1593)	(30세) 1월 다시 예문관 검열에 천거되었으나, 선조가 특명을 내려 세자를 보필할 것을 지시하여 세자시강원에 계속 머물렀다. 4월에 명나라의 경략經略 송응창宋應昌이 조선의 유신儒臣과 더불어 강학講學하

272

	기를 청하자, 유몽인柳夢寅, 황신黃愼과 함께 여기에 선발되어 응창의 막하幕下에 가서 『대학大學』을 강하고 『대학강의大學講語』를 짓다. 6월에 세자시강원 사서司書가 되다. 9월에 송경략宋經略이 귀국하자 의주까지 그를 수행하다. 병조좌랑兵曹佐郞이 되다. 명사明使 사헌司憲이 왔을 때 이덕형李德馨이 원접사遠接使가 되어 월사를 종사관從事官으로 지명하였으나, 병으로 나아가지 못하다. 11월에 지제교知製敎가 되다. 곧 이조좌랑吏曹佐郞이 되다. 12월에 삼등현령三登縣令으로 재임 중이던 아버지가 임지에서 사망하다.
선조 29년(1596)	(33세) 아버지의 삼 년 상을 치르다. 5월에 예조정랑禮曹正郞이 되다. 동지사冬至使 서장관書狀官, 병조정랑兵曹正郞, 성균직강成均直講 등에 임명되었으나 학질에 걸려 모두 나아가지 못하다.
선조 30년(1597)	(34세) 6월에 승문원교리承文院校理가 되다. 또한 화어華語를 잘하여 한학교수漢學敎授를 겸하다. 9월에 조선의 군정軍政 전반을 점검하고자 평양에 온 명나라의 경리經理 양호楊鎬를 상대하여 각 조폐의 일을 대답하다. 10월, 성균관사예成均館司藝로 시강원필선侍講院弼善을 겸하다. 특명으로 장악원정掌樂院正에 오르다. 12월에 명군明軍에 보내는 자문咨文을 짓다.
선조 31년(1598)	(35세) 2월에 사헌부집의司憲府執義가 되다. 동부승지同副承旨로 자리를 옮기다. 승문원 부제조를 겸하다. 5월에 병으로 체직되어 병조참지兵曹參知가 되다. 삼공三公의 계청啓請으로 비국제조備局提調를 겸하다. '정응태의 무고를 해명하는 글[辨丁應泰誣奏]'을 지어올리다. 10월에 공조 참판에 올라 진주부사陳奏副使가 되어, 진주상사陳奏上使 이항복李恒福과 함께 명나라에 가서 정응태의 무고誣告에 대하여 해명하다.
선조 32년(1599)	(36세) 8월에 호조참판戶曹參判으로 자리를 옮기면서 특명으로 예문관 제학을 겸하다.
선조 33년(1600)	(37세) 1월에 병을 이유로 호조참판에서 물러나고자 하였으나 임금이 허락하지 않다. 봄에 동지의금부사同知義禁府事를 겸하다. 6월에 호조판서가 되다. 병을 이유로 호조판서에서 물러나고자 하였으나 임금이 허락하지 않다. 의인왕후懿仁王后가 죽자 국장도감제조國葬都監提調를 겸하다. 8월에 지경연사知經筵事를 겸하다. 10월에 예조판서禮曹判書가 되다. 병을 이유로 예조판서에서 물러나고자 하였으나 임금이 허락하지 않다.
선조 34년(1601)	(38세) 1월에 세자우빈객世子右賓客을 겸하다. 5월에 병으로 예조판서에서 물러나다. 8월에 다시 예조판서가 되었으며 지의금부사知義禁府事를 겸하다. 이어 교정청校正廳 당상堂上을 겸하다. 10월에 홍문관弘文館 예문관藝文館 대제학大提學이 되다. 11월에 명나라의 조사詔使 고천

李廷龜年譜		준顧天埈과 최정건崔廷健이 오려고 하자 그 원접사遠接使가 되다. 박동열朴東說, 이안눌李安訥, 차천로車天輅 등을 막료로 데리고 가다. 의정부 우참찬이 되다. 12월에 의주義州에 도착하여 그 뒤 석 달 동안 조사를 기다리다.
	선조 35년(1602)	(39세) 윤2월에 정인홍鄭仁弘의 당여黨與인 문경호文景虎가 소를 올려 우계 성혼을 무함하고 헐뜯었을 때 이에 반대하는 의견을 개진한 신하들이 잇따라 파직되다. 월사는 병을 구실로 해직을 청하여 원접사에서 교체되다. 3월에 평양영위사平壤迎慰使가 되었으며, 한양에 돌아와서는 대제학을 사직하다. 8월에 예조판서가 되다.
	선조 36년(1603)	(40세) 효경전孝敬殿의 제례祭禮를 새롭게 개정하고, 정몽주鄭夢周의 묘소에 치제致祭하면서 '고려시중정공高麗侍中鄭公'이라고만 일컫고 이름은 부르지 말도록 청하자 임금이 이를 모두 받아들이다. 또한 노산군魯山君과 연산군燕山君의 후사를 세울 것을 청하였으나 임금이 이를 받아들이지 않다. 9월에 예조판서에서 체직되다. 10월에 동지중추부사同知中樞府事가 되다.
	선조 37년(1604)	(41세) 1월에 천재天災로 인해 구언求言에 응하여 만언봉사萬言封事를 올리다. 3월에 세자 책봉주청사世子冊封奏請使가 되어 중국에 가다. 11월에 귀국하다. 12월에 일찌기 중국에 갈 때 역관譯官 이언겸李彦謙을 임의로 데리고 갔던 일로 사헌부로부터 탄핵을 받다.
	선조 38년(1605)	(42세) 서강西江 현석리玄石里에 소정小亭을 짓고 보만정保晩亭이라고 이름짓다. 1월, 경기감사京畿監司가 되다. 찬집청纂集廳이 개설되자 그 당상을 겸하여, 우리나라의 시문詩文을 초선抄選하다. 용인龍仁에 포은圃恩 정몽주鄭夢周를 제향하는 서원을 지어 뒤에 충렬서원忠烈書院의 사액賜額을 받다. 고려 태조를 봉안奉安한 마전麻田의 숭의전崇義殿을 수선修繕하다.
	선조 39년(1606)	(43세) 4월에 명나라의 조사詔使 주지번朱之蕃과 양유년梁有年이 우리나라에 오자 유관재신遊觀宰臣으로 명을 받아 이들을 빈접儐接하다.
	선조 40년(1607)	(44세) 9월에 지춘추관사知春秋館事를 겸하다. 12월에 호조판서戶曹判書가 되다.
	선조 41년(1608)	(45세) 2월에 선조가 승하하자 국장도감제조國葬都監提調를 겸하고, 또 행장찬집청당상行狀撰集廳堂上을 겸하다. 3월에 병조판서兵曹判書가 되다. 4월에 세자우빈객世子右賓客을 겸하다. 7월에 지춘추관사知春秋館事, 동지성균관사同知成均館事, 세자우빈객, 선혜청제조宣惠廳提調, 내의원제조內醫院提調를 겸하다.

광해 1년(1609)	(46세) 5월에 명나라의 칙사 웅화熊化가 우리나라에 오자 관반館伴이 되었으며, 이어 책봉사冊封使 유용劉用의 관반을 겸하다. 7월에 대제학이 되다. 9월에 지중추부사知中樞府事를 겸하다. 11월에 예조판서가 되어 실록청 당상을 겸하다. 노산군과 연산군의 분묘를 봉식封植하고 관원을 보내어 치제致祭하기를 청하여 임금의 윤허를 받다.
광해 2년(1610)	(47세) 윤3월에 광해군의 생모 공빈恭嬪 김씨金氏를 추숭追崇하는 일과 관련하여 여러 차례 계啓를 올려 후后가 아닌 비妃로 별묘別廟를 통하여 제례祭禮를 행할 것을 극력 간諫하다. 결국 임금은 공빈을 후로 추숭하는 일은 관철시켰으나, 태묘제太廟制에 준용準用하여 제례를 행하는 일은 철회하다. 8월에 이조판서吏曹判書가 되다. 병을 이유로 사직을 청하나 임금이 허락하지 않다. 9월에 경연 석상에서 김굉필金宏弼, 정여창鄭汝昌, 조광조趙光祖, 이언적李彦迪, 이황李滉의 문묘종사文廟從祀를 청하는 사론士論을 극력 변호하여 임금의 윤허를 받다.
광해 3년(1611)	(48세) 4월에 내의원제조內醫院提調로 『동의보감東醫寶鑑』의 서문을 지어 올리다. 6월에 이조판서를 사직하다. 11월에 예조판서가 되다.
광해 4년(1612)	(49세) 봄에 율곡栗谷 이이李珥의 시장諡狀을 짓다. 평양의 기자사箕子祠를 숭인전崇仁殿으로 고쳐 그 후손으로 하여금 기자箕子를 제사지낼 것을 청하여 임금의 윤허를 받다. 11월에 술사術士 이의신李懿信이 교하交河에 도읍을 세우자고 청하는 천도소遷都疏를 올리자 그 불가함을 논하다.
광해 5년(1613)	(50세) 5월에 김제남金悌男의 옥사獄事에 연루되어 친국親鞫을 받았으나 곧 석방되다. 6월에 김제남의 사사賜死 후 그 따님 인목대비仁穆大妃를 문안한 일로 탄핵을 받다. 8월에 예조판서에서 체직되고, 이어 대제학에서 체직되다.
광해 6년(1614)	(51세) 6월에 세자우빈객동지경연兼世子右賓客同知經筵을 겸하다.
광해 7년(1615)	(52세) 5월에 사은사謝恩使가 되다. 6월에 형조판서刑曹判書가 되었으나 사헌부로부터 탄핵을 받다. 7월에 변무진주상사辨誣陳奏上使가 되었으나 상소하여 사면하다. 형조판서에서 체차되다. 10월에 호조판서戶曹判書가 되다. 11월에 병을 이유로 사직을 청하였으나 임금이 허락하지 않다.
광해 8년(1616)	(53세) 정엽鄭曄과 함께 서궁西宮으로 인목대비를 문안하다. 9월에 광해군의 생모 공성왕후恭聖王后의 면복冕服을 청하는 '관복주청사冠服奏請使'가 되어 명나라에 가다.

李廷龜年譜	광해 9년(1617)	(54세) 1월에 지중추부사知中樞府事가 되다. 3월에 판중추부사判中樞府事가 되다. 8월에 귀국 중에 월사의 병이 심하다는 보고를 접한 임금이 급히 내의內醫를 보내다. 11월에 귀국하여 복명復命하다. 겨울에 인목대비를 축출하려는 폐모론廢母論이 일어나다. 월사는 이후 병을 핑계로 두문불출하다.
	광해 10년(1618)	(55세) 1월에 폐모를 청하는 정청庭請에 참여하지 않다. 2월에 양사兩司로부터 정청에 참여하지 않은 것을 이유로 탄핵을 받아 강변에 나가 대죄待罪하다. 폐모론과 관련하여 백사白沙 이항복李恒福과 여러 차례 서한을 주고 받다.
	광해 11년(1619)	(56세) 10월에 진주사陳奏使가 되어 서광계徐光啓가 조선이 후금後金과 통교한다고 명나라에 무고한 사건을 변무辨誣하는 임무를 맡다. 당시 월사는 폐모 정청에 참여하지 않았다는 이유로 탄핵을 받아 2년째 대죄 중이었다. 이어 판중추부사가 되다.
	광해 12년(1620)	(57세) 4월에 북경에 도착, 서광계의 무고誣告를 해명하여 황제로부터 특별히 조칙詔勅을 내려 받다. 7월에 명나라 신종神宗이 죽자 특별히 예부禮部에 간청하여 최복衰服을 입고 궐정闕庭의 행사에 참여하다. 11월에 연서延曙에 이르렀을 때, 양사兩司에서 월사가 김제남金悌男의 당黨으로 정청에 참여하지 않았고 북경에서 그곳 학사學士 왕휘汪輝의 서문을 받아 시집 『조천록朝天錄』을 간행한 일로 탄핵하면서 국문할 것을 청하였으나 임금이 이를 물리치다.
	광해 13년(1621)	(58세) 3월에 원접사遠接使가 되다. 공조판서工曹判書가 되다. 8월에 병을 이유로 비변사와 승문원의 제조를 체차시켜 줄 것을 청하다. 9월에 예문관 제학을 겸하다. 병을 이유로 예문관 제학에서 사직할 것을 청하였으나 임금이 허락하지 않다. 양사兩司에서 월사의 막내아들과 사위가 문과에 급제한 것을 들어 과거科擧에서 부정을 하였다면서 월사를 탄핵하며 사직시킬 것을 청하였으나 임금이 이를 받아들이지 않다. 겨울에 양사가 월사를 절도絶島에 위리안치할 것을 청하였으나 임금이 탄핵상소를 안에 놔두고 오랫동안 조정에 내리지 않았다.
	광해 14년(1622)	(59세) 2월에 명나라의 안찰사按察使 양지원梁之垣이 감군어사監軍御史로 우리나라에 오자 임금이 비변사의 계언啓言을 받아들여 양사의 반대를 무릅쓰고 접반사接伴使로 임명하다.
	인조 1년(1623)	(60세) 3월에 반정反正이 일어나자 명을 받아 경운慶運宮에 나아가 대비를 모시고 복위를 청하다. 예조판서로 지경연사知經筵事를 겸하다. 경연에서 성혼의 신원伸寃 복관復官과 율곡 이이의 추증을 청하여 임금의 재가를 받다. 9월에 판중추부사, 판의금부사判義禁府事를 겸하다.

인조 2년(1624)	(61세) 2월에 이괄李适의 난에 어가御駕를 호종하다. 5월에 판의금부사를 사직하는 차자箚子를 올렸으나 임금이 받아들이지 않다. 11월에 병을 이유로 예조판서를 사직하기를 청하였으나 임금이 받아들이지 않다.
인조 3년(1625)	(62세) 1월에 세자좌빈객世子左賓客을 겸하다. 4월에 좌찬성左贊成이 되다. 5월에 세자이사世子貳師를 겸하다. 6월에 명나라의 책봉사冊封使 호량보胡良輔와 왕민정王敏政이 우리나라에 오자 관반으로 그들을 접대하다. 7월에 호패법號牌法을 시행할 때 호패청당상號牌廳堂上이 되다. 병으로 이를 사직하고자 하였으나 판의금부사만을 체차하고 임금이 의원을 보내 약을 하사하다.
인조 4년(1626)	(63세) 1월에 임금(인조)의 생모 연주부부인聯珠府夫人(계운궁啓運宮)의 상喪을 당하자, 판중추부사와 예조판서, 그리고 예장도감당상禮葬都監堂上을 겸하다. 병을 이유로 출사를 않다가, 예조와 임금이 이 일을 지적하자 즉시 출사하여 대죄하다. 이어 상례喪禮 및 장례葬禮의 절문節文을 논하다. 2월에 예조판서와 관반을 사직하기를 청하였으나 임금이 이를 받아들이지 않다. 3월에 계운궁에 대한 상례의 부당함을 들어 사직을 청하는 차자를 올렸으나 임금이 이를 받아들이지 않다. 6월에 명나라의 조사詔使 강왈광姜曰廣과 왕몽윤王夢尹이 우리나라에 오자 관반이 되어 이들을 접대하다. 10월에 다시 좌찬성 겸 세자이사가 되고, 예조판서를 그대로 겸대하다.
인조 5년(1627)	(64세) 1월에 정묘호란이 일어나다. 병조판서로 찬성을 겸하다. 어가를 호종하여 강도江都로 들어가다. 2월에 청나라가 화의和議를 청하며 유해劉海를 파견하자, 김신국金藎國, 장유張維와 함께 평산平山으로 가서 조약을 맺다. 9월에 병조판서를 사직하였으나 임금이 허락하지 않다. 12월에 명나라의 등극조사登極詔使가 오려고 하자 관반으로 임명되다. 관반을 사직하고자 하였으나 임금이 이를 허락하지 않다.
인조 6년(1628)	(65세) 7월에 우의정右議政이 되다.
인조 7년(1629)	(66세) 4월에 차자를 올려 현안문제에 대한 자신의 의견을 올리다. 첫째, 왜사倭使 현방玄方과 지광智廣 등이 와서 상경上京하게 해 줄 것을 청하였는데, 그 중 현방 등만 올라오게 하고 나머지 사람들은 규례에 따라 부산釜山에 머물게 하면서 접대하도록 청하였다. 둘째, 후금이 서한을 보낸 데 대하여 일단 이를 받아들이고 박난영을 후금에 보내 그들의 화를 진정시키도록 청하였다. 윤4월에 『소학小學』을 인쇄하여 널리 반포할 것과 성혼成渾에게 추증할 것을 청하여 임금의 윤허를 받다.
인조 8년(1630)	(67세) 4월에 병으로 사직 상소를 세 번이나 올리나 임금이 허락하지 않다. 7월에 가도椵島를 토벌하지 말도록 청하다.

인조 9년(1631)	(68세) 4월에 인조의 생부 정원대원군定遠大院君의 추숭에 대하여 다른 대신들과 함께 반대 의견을 표명하다.
인조 10년(1632)	(69세) 1월에 좌의정이 되어 세자사부를 겸하다. 임금이 추숭의 예를 거행하도록 명하자 2월과 3월에 걸쳐 차자를 올려 여러 번 반대 의견을 표명하다. 5월에 좌의정을 사직하는 사직서를 제출하였으나 임금이 윤허하지 않다. 6월에 인목왕후仁穆王后가 승하하자 총호사摠護使가 되다. 12월에 열두 차례나 좌의정을 사직하는 정사呈辭를 올려 판중추부사로 체직되다.
인조 12년(1634)	(71세) 7월에 조부 이석형李石亨이 편찬한 『대학연의집약大學衍義輯略』 6권을 임금에게 올리다. 8월에 차자를 올려 인조의 생부 원종元宗을 종묘에 들이라는 명이 내려오자 이를 환수하도록 청하다.
인조 13년 (1635)	(72세) 4월 29일에 도성 동쪽 관동館洞 자택에서 졸하다. 8월에 용인현龍仁縣 문수산文秀山의 선영에 장사 지내다. 4년 후에 가평加平 대봉동臺峯洞으로 이장하다. 이 날 '문충文忠'의 시호를 받다.
인조 14년 (1636)	4월에 아들 이명한李明漢과 이소한李昭漢이 문인 최유해崔有海의 도움을 받아 문집 『월사집月沙集』을 간행하다.

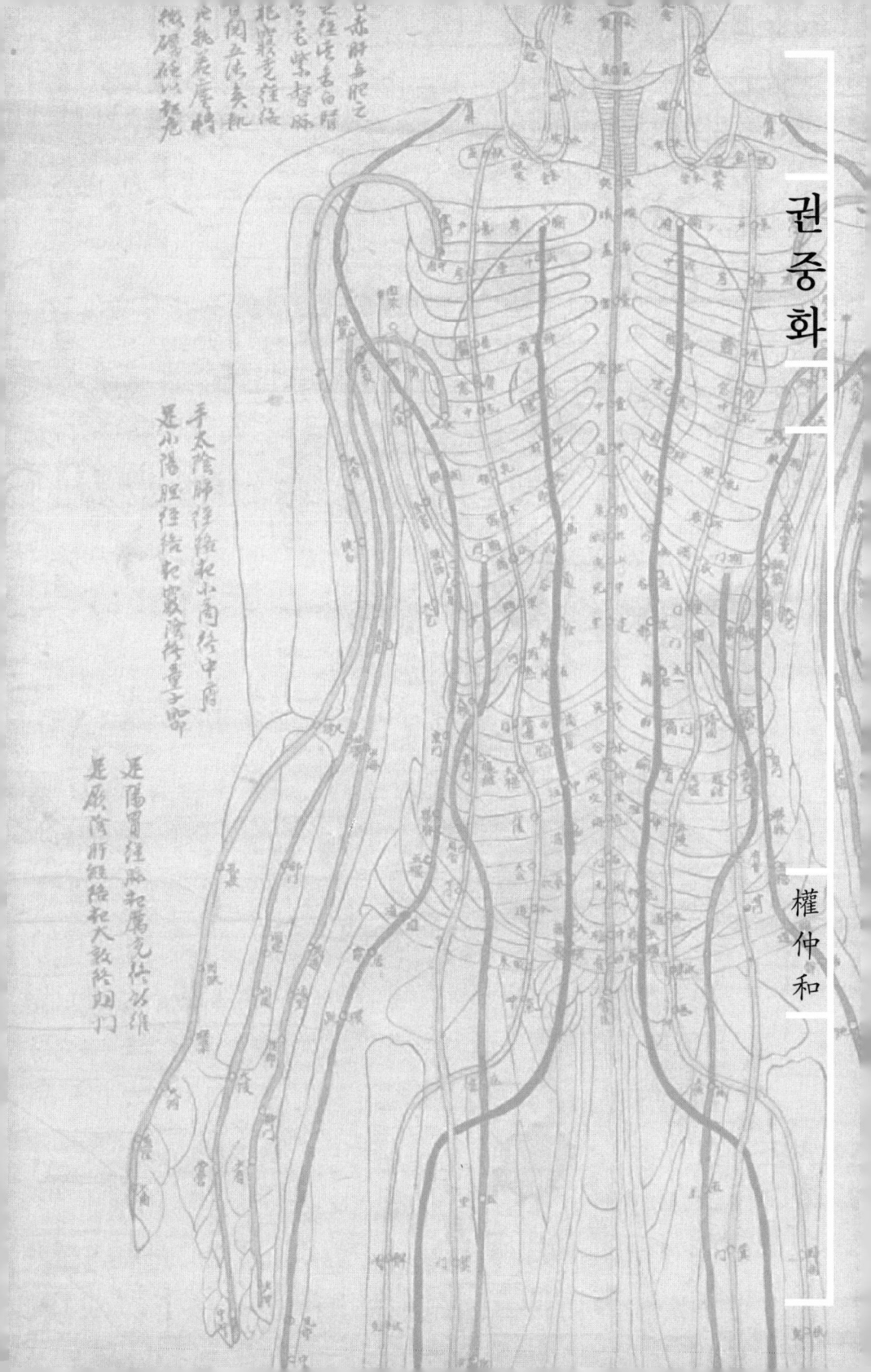

권중화

權仲和

사시四始의 가문에서 태어나다

권중화權仲和의 성장은 안동 권씨 가문의 성장과 함께 이루어졌다. 안동安東 권씨權氏 가문은 사시四始의 집안으로 유명한데, 이 사시라는 것은 우리나라 역사상 권씨 가문 사람들에 의해 처음 시작된 것이 네 가지가 있다는 말이다. 첫 번째는 권중화와 권희權僖(1319-1405)가 처음으로 기로소耆老所에 들어갔다는 것이고, 두 번째는 권근權近(1352-1409)이 처음으로 대제학大提學의 지위에 올랐다는 것이며, 세 번째는 권채權採(1399-1438)가 처음으로 호당湖堂에 들어가 사가독서賜暇讀書하였다는 것이다. 마지막은 안동 권씨의 첫 족보인 성화보成化譜(1476)가 우리나라 최초의 족보라는 것이다.

기로소는 태조 3년(1394) 태조가 60세를 넘자 기사耆社를 설치하여, 70세 내외의 2품관 이상의 관료와 함께 이름을 올려 재산을 나누어 주고 연회를 즐긴 것에서 시작하였다. 태종 즉위 초에 이를 제도화하였고, 세종은 치사기로소致仕耆老所라고 하였다. 나중에는 70세 이상 정2품 이상의 관리가 들어가는 것으로 하였다.

대제학은 온 나라의 학문을 바르게 평가하는 저울이라는 뜻인 문형文衡이라고 하였다. 정2품의 관직이었지만 학문과 관련된 직책을 총괄하는 업무를 맡아, 조선시대 인물이나 가문을 평할 때 정승을 몇 명 배출했느냐가 아닌 대제학을 몇 명 배출하였느냐가 우선시되었다. 물론 문묘에 배향된 인물이나 도학자를 우선시 했지만 그 다음이 대제학이었다. 그런 대제학 벼슬에 『입학도설入學圖說』, 『오경

權仲和

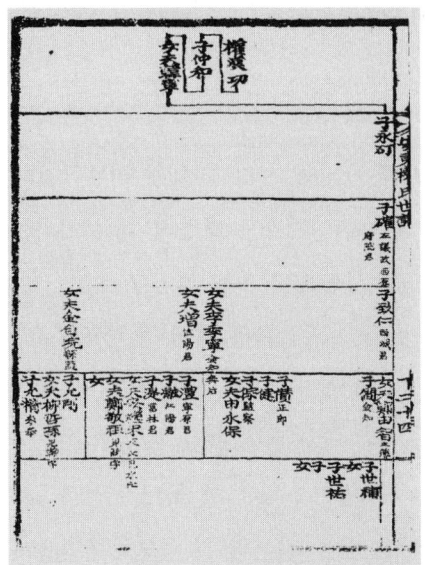

안동권씨성화보(安東權氏成化譜): 맨 윗줄에 권한공의 아들 권중화 부분

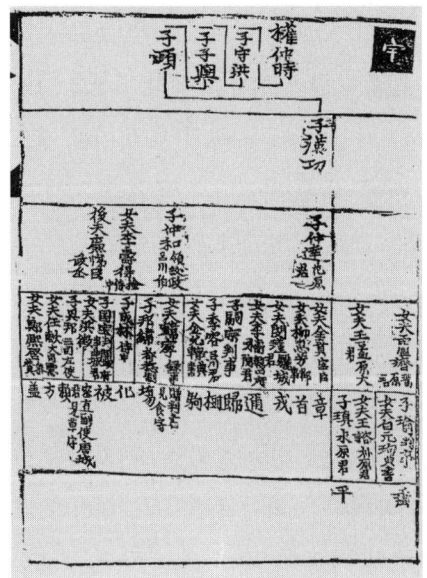

안동권씨성화보에 나오는 권중화 부분, 형 중달의 사위에 이색이 보인다.

천견록五經淺見錄』을 저술하여 조선 성리학의 기초를 닦은 양촌 권근은 대제학 중에서 첫 번째 대제학이었다.

호당이라는 것은 독서당讀書堂이라고도 하며 세종 8년(1426)에 최초로 실시되었다. 이것은 과거를 통해 집현전에 뽑혀온 젊은 인재들의 학문을 진흥시키기 위해 유급휴가를 주어 책을 읽도록 한 제도이다. 후에는 대제학을 임명할 때 이 호당 출신들 중에서만 임명하였다고 하니 실력이 입증된 젊은 관리들 중에서도 탁월한 사람들에게만 주어진 특권이었음을 알 수 있다.

성화보는 권근의 아들 권제權踶(1387-1445), 손자인 권람權擥(1416-1465), 외손자인 서거정徐居正(1420-1488) 등에 의하여 1476년에 완성되었다. 이 성화보는, 조선 초기의 족보가 모두 그렇듯이, 본손本孫과 그의 배우자 중심이 아니라, 외손들도 본손과 마찬가지로 세대의 제한없이 족보 편찬 당시까지 소속인원들을 모두 수록하였다는 점이요, 우리나라 최초의 족보라는 점이다. 따라서 외손들을 다 수록하다 보니 우리가 관심을 갖는 조선 초기의 의학인물사醫學人物史는 조선 초기의 다른 학문분야와 마찬가지로 관학官學에서 주도하였기 때문에 의학 관련 인물들 역시 이 안동 권씨를 중심으로 한 혈연관계와 밀접한 연관이 있을 수 밖에 없다.

안동 권씨의 시조는 권행權幸으로 원래는 김씨金氏 성을 갖고 있었지만, 왕건을 도와 현재의 안동 지역에서 견훤의 군사를 물리친 공로로 권씨 성을 하사 받았다. 이후 7세손인 권적權適(1094-1146)은 1112년 과거에 급제하고 1115년 송나라 태학太學에서 교육받는 유학생으로 뽑혔다. 권적이 중앙관직에 진출한 최초의 안동 권씨이며, 이

權仲和

후 13세기 초에 10세 손인 권수평權守平, 권수홍權守洪 역시 중앙관직에 진출하였다. 이 중 권수평의 증손인 권보權溥(1262-1346)와 권수홍의 증손인 권한공權漢功(?-1349) 대에 이르러서 안동 권씨는 크게 성장하게 되었다.

권보는 성리학의 관학 진흥을 주도하여 충렬왕 대에『사서집주四書集註』를 간행하여 "동방의 성리학이 권보로부터 시작되었다."는 평가를 받았으며, 무인정권을 무너뜨린 주역 중 한명이자 '삼한三韓의 거부巨富'라고 칭송받은 문화인文化人 유경柳璥의 손녀와 결혼을 하면서 집안을 크게 일으킬 수 있었다. 이 권보의 아들, 사위 등 9명이 군君에 봉해졌는데, 손자인 권희權僖(1319-1405)는 영가군永嘉君에 봉해졌으며 이 권희가 권근의 아버지이다. 한편 수홍의 증손인 권한공은 권중화의 아버지이며, 삼종간인 권보의 아버지 권단權㫜(1228-1311)이 주관한 1284년의 과거시험에 급제하여 중앙정계에 진출하였다. 권보와 함께 원나라에서 수입한 경학서적 10,800여 권을 관리하고 유생들을 시험하는 등의 관학 발전에 기여하였다.

원 간섭기 이후 새로운 왕들이 집권을 하게 되면서 여러가지 개혁정책들이 시행되었는데, 안동 권씨를 비롯하여 관학을 일으키는 데 앞장선 성리학자들은 왕들의 개혁정책을 지지하는 버팀목 역할을 하였다. 특히 1298년 충선왕은 즉위하자마자 정방政房을 폐지하는 교지를 내렸는데 이 때 권보와 이제현의 아버지 이진李瑱이 중요한 역할을 담당했다. 충선왕이 중간에 물러났다가 1308년에 복위한 후의 개혁작업에 핵심적인 역할을 한 사람은 권중화의 아버지 권한공이다. 충선왕은 1318년 왕위에서 물러나서 원나라 수도인 연경燕京

에 머무르면서 독서당인 만권당萬卷堂을 지었는데 이 때 고려에서 이제현(1287-1367)과 권한공 등이 함께 머무르면서 원나라의 유명한 학자들과 교류를 하게 되었다. 이제현은 후에 이색, 이숭인, 정몽주 등 고려 말의 삼은三隱에게 큰 영향을 끼친 사람으로, 권보의 사위였다. 또 이색은 권근의 스승이었을 뿐 아니라 권중화의 형인 권중달權仲達의 사위가 되고, 후에 이색의 아들은 권근의 사위가 된다. 한수韓修(1333-1384)는 권준權準의 아들인 권적權迪의 사위로 권희의 사촌 누이와 결혼하였고, 권중화의 아들 권방위權邦偉를 사위로 삼았다. 이 한수의 아들이 한상질韓尙質, 한상경韓尙敬 형제인데 이 가운데 한상경은 1382년 우왕8년에 문과에 급제하여 예문관 등에서 근무하였고, 조선 개국 후 개국공신(3등)에 책록되어 도승지로 활동하였다. 권근 등과 함께 이색의 문하에서 수학하였으며 사돈인 권중화와 함께『향약제생집성방』의 출판에 관여를 하였다.

    안동 권씨를 중심으로 볼 때 권보, 권한공, 권중화, 권희, 권근 등과 이제현, 이색, 한수 등은 모두 혈연 및 혼인관계로 무척 가까운 사이일 뿐 아니라 고려말 성리학을 받아들여 관학을 발전시킨 인물들이었으며, 모두 국왕을 중심으로 고려를 개혁하는데 적극 참여했던 인물들이었던 것이다.

권중화의 생애

권중화權仲和(1322-1408)의 자는 용부容夫이고, 호는 동고東皐이며 시호는 문절文節이다. 권중화는 공민왕 2년(1353) 을과乙科 제2인으로 급제하여 대언代言, 지신사知申事 등의 관직을 지내는 등 공민왕의 총애를 받았다. 우왕禑王 때에는 정당문학政堂文學에 이어 정2품인 문하찬성사門下贊成事에 이르렀다. 아버지 권한공을 비롯 인척 관계인 권보, 이제현, 이색 등과 교우하며 성리학을 공부하며 관학을 부흥시킨 인물로 공민왕의 개혁정책에 이바지하였다. 1390년 공양왕 2년에는 이초彛初의 옥獄에 연루되었다 하여 유배되었으나, 곧 풀려나와 문하찬성사, 상의찬성사商議贊成事를 역임하였다.

조선이 개국한 이후 도평의사사都評議司使를 역임하고 예천백醴泉伯, 판문하부사判門下府事가 되어 1396년(태조 5)에 사은사謝恩使로 명나라에 다녀왔다. 고사故事에 정통하였고, 나이가 들었어도 정력精力이 쇠하지 않아서 태종 7년(1407)에 86세에 영의정이 되었다. 의약醫藥, 지리地理, 복서卜筮에 통하지 않은 것이 없고, 더욱이 대전大篆과 팔분八分을 잘 썼던 것으로 알려졌다. 작품으로는 글씨에 '회암사지선각왕사비檜巖寺址禪覺王師碑'(양주楊州), '광통보제사비廣通普濟寺碑의 전액篆額'(개성開城) 등이 있다. '회암사지선각왕사비'는 우왕 3년(1377)에 나옹화상懶翁和尙(1320-1376) 혜근惠勤을 추모하기 위하여 세운 것이다. 비문의 글은 이색이 짓고, 글씨는 권중화가 쓴 것으로, 나옹화상의 생애와 업적을 기리는 내용이 담겨져 있다. 비의 글씨는 예서체인데 고구려

광개토대왕릉비와 중원고구려비 이후 고려말에 와서 처음이라고 한다. 보물 제387호로 지정되었다.

정종 1년(1399)에는 집현전을 활성화시키는 조치를 취하였는데, 이때 좌정승 조준, 예천백 권중화, 대사헌 조박趙璞, 중추中樞 권근權近, 이첨李詹으로 제조관提調官을 삼았다. 세종 때 더욱 강화된 집현전의 활동은 권중화와 권근 등의 노력으로 처음으로 자리를 잡게 되었는데, 이는 결국 세종 대에 성리학적인 국가시스템을 정착시키고 활발한 문화활동을 펼치는 초석이 되었고, 조선 왕조의 인재를 양성해내는 중요한 통로가 되었다.

회암사나옹선사비(문화재청)

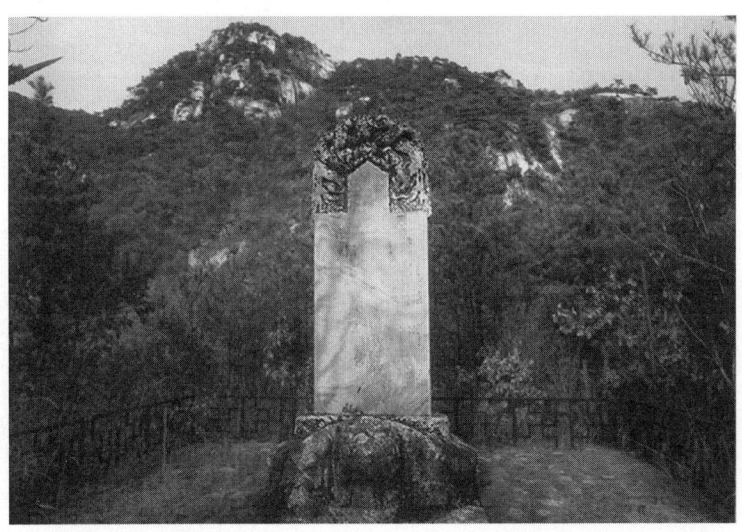

학문세계

권중화는 정치가이면서 음양陰陽, 오행五行, 천문天文, 지리地理, 풍수風水와 의학을 두루 섭렵한 성리학자였다. 권중화가 85세 되던 태종 6년(1406)에는 예조에서 계절에 따라 불씨를 갈아 쓰는 것에 대해 아래와 같은 논의가 있었다. 이 실록의 기사에는 조선 초기 성리학자들과 권중화의 음양오행에 대한 생각과 역질疫疾에 대한 운기학運氣學적인 생각들이 나타난다.

불씨[火]를 오래 두고 변하게 하지 아니하면, 불꽃이 빛나고 거세게 이글거려 양기陽氣가 정도에 지나쳐서 여질厲疾이 생기는 까닭으로, 때에 따라 바꾸어 변하게 한다. 그 변하게 하는 법은 찬수鑽燧하여 바꾸는 것인데, 느릅나무[楡]와 버드나무[柳]는 푸르기 때문에 봄에 불을 취取하고, 살구나무[杏]와 대추나무[棗]는 붉기 때문에 여름에 취하고, 계하季夏에 이르러 토기土氣가 왕성하기 때문에 뽕나무[桑]와 산뽕나무[柘]의 황색黃色 나무에서 불을 취하고, 작유柞楢는 희고 괴단槐檀은 검기 때문에 가을과 겨울에 각각 그 철의 방위색[方色]에 따라 불을 취하는 것이다.

이 논의 내용을 보면 음양과 오행에 대한 당시 성리학자들의 활용과 생각을 알 수 있다. 계절에 따라 땔감으로 쓰는 목재를 바꾸었다는 것인데 푸른 나무는 봄에, 황색 나무는 장마철에, 붉은 나무는 여름철에, 흰 나무는 가을에, 검은 나무는 겨울에 땔감으로 사용한다는 생각을 읽을 수 있다. 특히 불이라는 것은 감괘坎卦로 상징되는 것인데, 겉으로 볼 때에는 양기로만 둘러싸여 있지만 속에는 음기가 반드시 존재해야 조화를 이룰 수 있는 것이다. 불씨를 오래 두고 변화를 주지 않으면 불꽃이 이글거려 양기陽氣가 지나치게 된다는 것은 조화롭게 불의 기운을 사용할 수 없는 상태를 말하는데, 계절의 변화에 따라 땔감을 바꿔주어 오행의 기운이 조화롭게 해줘야만 이 감화坎火 안에 음기가 없어지지 않고 조화로운 불의 기운을 사용할 수 있다는 것이다.

이어서 "매양 사철의 입절入節하는 날과 계하季夏 토왕일土旺日에 각각 그 나무를 문질러, 그 철의 불씨로 바꾸어 음식을 끓이는 데 사용하면 음양陰陽의 절후가 순조롭고, 역질疫疾의 재앙이 없어져서, 섭리燮理하여 조화調和하는 일이 갖추어지지 아니함이 없을 것입니다." 라고 하여 태종은 계절에 따라 불씨를 바꿔 사용하도록 명을 내린다. 즉, 계절에 따라 불씨를 잘 조절하면 음양의 절후가 순조롭고 역질의 재앙이 없어진다고 보아 당시 사람들의 역질에 대한 생각과 운기학을 어떻게 활용했는지를 가늠할 수 있다. 특히 역질이라는 것은 음식으로 전염되거나 호흡기로 전이되는데, 음식을 통해 문제가 될 수 있는 대다수의 역질은 음식을 잘 익혀 먹는 것으로 상당히 예방할 수 있다. 또 호흡기로 전이되는 역질은 추울 때는 난방을 잘 하여 몸을 따뜻하게 해주고, 습할 때에도 난방을 하여 건조하게 해주는 것만으로도 크게 예방할 수 있던 시대였으므로, 불씨를 잘 관리하는 것은 매우 중요한 일이었다.

이 때 태종은 "예천백醴泉伯 권중화權仲和가 내게 이르기를, '사철에 불씨를 바꾸는 것은 예전에 그 제도가 있었으나, 우리 나라에서는 옛 제도를 따르지 아니하여, 이 때문에 화재火災가 일어난다.'고 하였는데, 내가 잊어버리지 아니하고 있다."라고 하여 권중화가 옛제도에 밝고 음양오행의 이치에 밝았다는 것을 시사하고 있다. 특히 권중화는 잘못된 불씨 관리가 화재를 일으킨다고 하였는데, 이것이 앞서 설명한대로 음기를 잃어버려 적절히 제어하지 못하는 불씨는 양기가 지나쳐 이글거리게 된 상태를 설명하는 것이다.

아울러 권중화는 여말선초의 시기에 천도遷都의 논의가 있을 때마다 새로운 도읍을 찾고 선택된 도읍지의 궁궐터, 종묘宗廟, 사직社稷, 시장市場의 터를 그려서 왕에게 보고하는 역할을 맡았던 풍수지리의 전문가였다. 왕위가 크게 불안하던 우왕은 천도를 원하였는데 1377년에 강화江華, 통진通津 등지와 1378년에는 개성 서쪽 승천부에서 왜구가 침입하였고 최영崔瑩(1316-1388)이 모두 격퇴하는 일이 발생하였다. 우왕 3년(1377)에 수도인 개경은 뱃길이 닿는 곳이므로 공민왕 시절부터 자주 침략하던 왜적의 침입을 받을 수 있으므로 내륙으로 이전하자는 논리를 내세웠다. 이 때 여러 신하들의 동의를 이끌어내어 권중화를 철원으로 보내 궁궐 자리를 알아보게 하였으나 최영의 반대로 무산되었다. 그러나 이듬해에 우왕은 "서울은 바다를 끼고 있으므로 적의 불의습격을 당할 우려가 있고 또 지기地氣도 성쇠盛衰가 있는 법이며 이 땅에 수도를 정한 지도 이미 오랬으니 응당 다른 곳을 택하여 수도를 옮기는 것이 좋겠다. 도선道詵의 문서를 상고하여서 보고하라."고 명령을 내렸고, 지금의 황해도 신계군 지역이 북소北蘇 기달산箕達山처럼 협계峽溪로 되어 있어 천도할 만한 곳이었다.

이 때 권중화는 여러 신하들과 함께 이 지역을 살펴보고 면적 약 180간間쯤 되는 옛 궁궐터를 발견하였다. 그리하여 북소조성도감北蘇造成都監을 설치하였지만 산골에 깊이 들어가 있으므로 수송 선박이 통하지 못한다 하여 이 계획은 중지되었다.

다음 해인 우왕 5년(1379)에는 도선이 말한 좌소가 현재의 경기도 양주 일대인 회암檜巖이라는 보고를 받고 권중화가 도읍터를 잡고 돌아왔다. 이 지역에 회암사檜巖寺라는 큰 절이 있고 이 절이 여말선초의 시기에 왕실에서 가장 크고 중요한 사찰이었다는 점, 회암사의 유물에 왕궁이나 왕실의 원찰에만 썼다는 청기와가 출토된 점, 남아있는 일부 유적이 일반적인 사찰의 양식보다는 왕궁의 건축양식과 관련있다는 점, 그리고 우왕이 262칸이라는 거대한 규모의 확장공사를 하여 규모와 건물의 아름다움이 고려에서 최고였다는 점 등은 우왕의 천도계획과 무관하지는 않을 것이다. 특히 이 건물터에는 우왕 3년(1377) 권중화가 쓴 '회암사지선각왕사비'의 글씨체가 아직까지 남아있다고 하니 회암 일대를 새로운 도읍터로 잡았던 권중화의 인연이 이래저래 매우 깊다. 선각왕사 나옹(1320-1376)은 1326년부터 1328년까지 고려에 머물면서 회암사를 중건하는데 큰 역할을 한 인도승려 지공指空(?-1363)의 제자로 공민왕 때 고려의 왕사가 되어 회암사에 거주하였다.

권중화는 고려시대 뿐만 아니라 조선이 개국하자마자 태실胎室을 설치할 곳을 찾고, 또 왕조의 새로운 수도를 결정할 때에도 후보지들을 추천하거나 도읍 배치도를 결정하는 역할을 담당하였다. 이러한 역할에 참여했던 사람들은 권중화 외에도 하륜, 정도전, 조준 등

權仲和

1377년 권중화가 예서체로 쓴 회암사나옹선사비탁본, 출전 『회암사도록』

과 무학대사 등이었다. 무학無學(1327-1405)은 나옹과 마찬가지로 지공의 제자로서 조선이 건국되면서 왕사王師로 책봉 받아 회암사에 머물렀다.

천도 추천 과정에서 계룡과 무악의 두 곳이 천도 후보지로 떠올랐다. 태조는 권중화, 조준의 의견에 따라 처음에는 계룡으로 옮기려고 하였는데, 하륜이 계룡으로 천도하는 것은 불가하며 무악으로 옮기자고 하여 의견이 받아들여졌다. 태조 2년(1393) 12월에 하륜은 다음과 같이 상소를 하였다.

> 도읍은 마땅히 나라의 중앙에 있어야 될 것이 온데, 계룡산은 지대가 남쪽에 치우쳐서 동면, 서면, 북면과는 서로 멀리 떨어져 있습니다. 또 신이 일찍이 신의 아버지를 장사하면서 풍수風水 관계의 여러 서적을 대강 열람했사온데, 지금 듣건대 계룡산의 땅은, 산은 건방乾方에서 오고 물은 손방巽方에서 흘러 간다 하오니, 이것은 송宋나라 호순신胡舜臣이 이른 바, '물이 장생長生을 파破하여 쇠패衰敗가 곧 닥치는 땅'이므로, 도읍을 건설하는 데는 적당하지 못합니다.

이것은 계룡산 아래가 물이 흐르는 방향이 일반적인 동쪽에서 서쪽으로 흘러가는 형국이 아니므로 그로 인해 등져야 할 산의 위치가 다르게 놓여서 천도지로 적합하지 않다는 뜻이라고 한다.

물론 왕조실록의 기사만으로 단정 지을 수는 없지만 칠십대의 나이임에도 전국을 다니면서 계룡에 천도지를 정하고, 직접 도시 계획을 세우고 공사까지 진행 중이었는데 이와 같은 하륜의 지적에 모든 일정이 다 취소되었으니 이미 고려시절부터 풍수지리의 권위자였던 권중화의 자존심이 얼마나 큰 타격을 입었을 것인지는 불을 보듯 뻔하였다. 이후, 권중화는 조준 등과 함께 하륜이 추천한 무악산 남쪽을 둘러보고 장소가 협소하여 마땅치 않다는 의견을 제시하여 천도는 처음부터 새로운 그림을 그리게 되었다. 정도전은 천도를 반대하였고, 하륜은 지금의 신촌 근처인 무악산 남쪽을 추천하였으며, 권중화는 계룡을 추천하였다. 그러나 최종 결정지는 무학대사의 추천에 따라 북악산 밑에 궁궐과 성곽의 자리가 정해졌다고 한다.

태조 3년(1394)에 권중화는 정도전 등과 함께 "전조 숙왕肅王 시대에 경영했던 궁궐 옛터가 너무 좁다 하고, 다시 그 남쪽에 해방亥方의 산을 주맥으로 하고 임좌병향壬座丙向이 평탄하고 넓으며, 여러 산맥이 굽어 들어와서 지세가 좋으므로 여기를 궁궐터로 정하고, 또 그 동편 2리쯤 되는 곳에 감방坎方의 산을 주맥으로 하고 임좌병향에 종묘의 터를 정하고서 도면을 그려서 바치었다."는 기사가 나오며, 현재 확인되는 한양의 위치와 일치하는 것으로 보아 최종적인 천도의 밑그림은 풍수지리에 뛰어난 권중화의 몫이었음을 알 수 있다.

의학세계

권중화는 『삼화자향약방三和子鄕藥方』의 내용이 너무 소략하여 『향약간이방鄕藥簡易方』을 지어 보충하였고, 다시 1399년에 앞의 책 내용을 더욱 풍부히 하여 『향약제생집성방鄕藥濟生集成方』의 편찬을 지휘하여 간행하였다. 안타깝지만 『삼화자향약방』과 『향약간이방』은 책이 남아 있지 않고, 『향약제생집성방』도 전체 30권 가운데 3권만이 전해져 있다. 다행히 30권의 『향약제생집성방』을 85권으로 증보한 『향약집성방』의 1633년 중간본이 남아 있어 당시의 의학적인 흔적들을 간접적으로는 유추해볼 수 있다. 『향약간이방』은 이 저작물의 성격으로 볼 때 권중화의 의학적 경험과 취사선택의 판단이 적용된 것으로 생각된다. 『향약집성방』에는 아래 표와 같이 『향약간이방』 또는 『향약이간鄕藥易簡方』이라는 이름으로 62개의 처방을 인용하고 있다. 본서에서는 김남일의 견해에 따라 두 책은 같은 책의 이명으로 간주하였으며, 『향약집성방』의 저자인 유효통, 노중례, 박윤덕의 판단에 따라 『향약간이방』에 실려있던 여러 처방들 가운데 우수하거나 독특한 처방으로 인정된 것을 기록한 것으로 생각된다.

『향약집성방』에 나오는 『향약간이방』 '내복약內服藥' 처방

權仲和	권4	병증문	風病門, 一切風通用方
		병증	중풍으로 팔다리를 떨고 질질 끄는 증상을 치료함.[治中風, 手脚顫掉痺]
		처방	오래된 구판에 우유를 발라 구운 것을 다섯 냥을 가루내어서 밥으로 벽오동나무 씨앗의 크기로 환을 빚는다. 매번 이십 알을 따뜻한 술과 함께 시간에 구애받지 않고 복용한다.[敗龜, 塗酥, 炙, 五兩, 末, 硏, 飯爲丸, 如桐子大. 每服二十丸, 溫酒下不拘時]
	권11	병증문	脚氣門, 諸般脚氣
		병증	각기로 인해 생기는 통증을 치료한다.[治脚氣發痛]*
		처방	무를 푹 끓여서 때로 배부르도록 먹어 기운을 내려가게 한다. 또한 쌀로 만든 식초와 곱게 가루낸 밀가루를 섞어 아픈 곳을 싸맨다.[蘿蔔熟煮, 時喫令飽, 以下其氣. 又以米醋調飛羅麵, 罨痛處]
	권12	병증문	腰痛門, 五種腰痛
		병증	요통을 치료한다.[治腰痛]
		처방	입안산. 겉껍질을 벗겨내고 썰은 후 실이 끊어질 정도로 볶은 두충, 볶은 귤핵인을 같은 분량으로 하여 곱게 가루낸다. 매번 두 돈씩을 약간의 소금을 넣어서 따뜻한 술과 함께 식전에 복용한다.[立安散 杜冲去麤皮剉], 炒令絲斷, 橘核取仁炒 等分. 右爲細末. 每服二錢, 入鹽少計, 溫酒調, 食前服]
	권12	병증문	腰痛門, 腰脚疼痛
		병증	풍습으로 인해 저리고 허리와 무릎이 아픈 증상을 치료한다.[治風濕痺, 腰膝疼痛]
		처방	얇게 썬 쇠무릎지기 잎 한 근을 쌀 세 홉과 함께 메주즙에 섞어서 끓여 죽을 만든 후 소금이나 간장을 넣어 빈 속에 먹도록 한다.[牛膝葉 一斤切, 米 三合. 右豉汁中相和煮作粥, 調和鹽醬, 空腹食之]
	권12	병증문	腰痛門, 腰脚疼痛
		병증	신장에 풍냉한 기운이 들어 허리와 다리가 아픈 증상을 치료한다.[治腎臟風冷, 腰脚疼痛]
		처방	싹을 제거하고 썰어서 깨뜨린 것을 술에 하룻저녁 담가둔 쇠무릎지기 한 냥과 밀가루 네 냥을 준비한다. 이 쇠무릎지기를 밀가루에 넣고 저어서 밀가루가 묻으면 죽을 만드는데 열 번 정도 끓어오를 때까지 푹 익혀서 물을 따라낸다. 곧바로 숭늉에 씻어낸 후 빈 속일 때 한 번에 먹는다.[牛膝一兩, 去苗, 剉, 碎, 酒浸一宿, 白麵四兩. 右將牛膝於麵中拌, 作婆羅粥, 熟煮十沸, 漉出, 卽以熟水淘過, 空心頓食之]
	권52	병증문	中諸毒門, 食諸菜蕈菌中毒
		병증	새로 접해본 각종 음식과 과실이 소화되지 않아 배속이 단단해진 증상을 치료한다.[治新中雜食, 瘀實不消, 心腹堅]
		처방	『聖濟總錄』에는 흰소금 한 냥을 물 두 큰 종지에 넣고 한 종지 반이 되도

권13		록 달인 후 세 번에 나누어 복용한다. 연속으로 복용하여 토하게 하면 효과가 좋다고 하였고, 『鄕藥易簡方』에는 붉은 말의 오줌을 용량을 계산하지 말고 한두 잔 복용하도록 하였다.[『聖濟總錄』白鹽 一兩, 以水二大鍾, 同煎一鍾半, 分三服, 連服吐爲効.『鄕藥易簡方』赤馬尿, 不計多少, 每服一兩盞]
	병증문	霍亂門, 霍亂心腹脹
	병증	곽란으로 헛배가 차는 것과 가슴이 답답한 것이 그치지 않으며 팔다리가 싸늘해진 것을 치료한다.[治霍亂腹脹, 煩悶不止, 手足厥逆]
	처방	구명산. 지렁이를 불에 구워 말린 것과 조개껍질 가루를 같은 양으로 함께 가루내어 한 번에 두 돈씩 꿀물에 타서 복용한다.[救命散. 地龍焙乾, 蛤粉等分, 右爲末. 每服二錢, 蜜水調下]
권46	병증문	癰疽瘡瘍門, 癭瘤
	병증	氣癭을 주로 치료한다.[專治氣癭]
	처방	물항아리에 쇳가루(鍼沙)를 담가두고 평소 이 물을 써서 음식을 만든다. 열흘에 한 번씩 바꾸어준다. 이렇게 반 년을 하면 저절로 없어지는데, 쇳가루가 덩어리를 제거할 수 있기 때문이다.[鍼沙浸於水缸, 平日飮食皆用此水, 十日一換, 鍼沙服之半年, 自然消散, 鍼沙能去積也]
권47	병증문	癰疽瘡瘍門, 酒皶
	병증	酒皶과 面皶風를 치료한다.[治酒皶面皶風]
	처방	백지의 뿌리를 씻어서 찧어 매일 아침에 빈속에 따뜻한 술로 씹어서 먹으면 곧 치료된다.[白芷根採洗爛搗. 每朝空心, 溫酒嚼下, 卽差]
권52	병증문	中諸毒門, 食蟹中毒
	병증	게의 뱃속에 독이 있는 부분을 먹어서 죽을 지경이 된 것을 치료한다. 신속히 치료해야 한다.[治蟹腹中有毒食之, 或致死, 急療之]
	처방	대황, 자소엽, 동과를 각각 즙을 내어 큰 대접에 넣고 마시게 하면 해독하는데 효과가 있다.[大黃, 紫蘇, 冬瓜. 右各取汁共一大盞, 飮之, 解毒効]
권52	병증문	中諸毒門, 食蟹中毒
	병증	게를 먹어서 중독된 것을 치료한다.[治食蟹中毒]
	처방	갈대의 순을 가늘게 잘라서 물 한 대접과 함께 갈아 준다. 진한 즙을 짜서 마시면 큰 효과가 있다.[蘆梢細剉, 硏碎, 以水一盞同硏, 絞捩取濃汁, 飮之, 大効]
권53	병증문	諸救急門, 卒溺死
	병증	물에 빠져 죽을 것 같은 것을 치료한다.[治溺死]
	처방	잣기름 한 잔을 입에 부어넣어 주면 살아난다.[松子油 一盞, 入口中卽活]
권62	병증문	難産門, 催生
	병증	태아가 곧 내려온다.[立下]
	처방	최산성산. 황촉규 씨앗 27매, 팥 10개 생것을 함께 갈아서 어린아이의 소변에 섞어 세 번에 나누어 한꺼번에 복용한다.[催産聖散. 黃蜀葵子二七枚 赤小豆十粒, 生用, 同硏細, 右以童子小便, 三分調, 頓服]

權仲和	권63	병증문	産後門, 胞衣不下
		병증	태반이 내려오지 않는 것을 치료한다.[治胞衣不出]
		처방	파뿌리 흰 부분 세 개, 들기름 반 홉을 준비한다. 먼저 파뿌리 흰 부분을 갈아서 즙을 만든 후 들기름과 섞어서 복용한다. 태반 끝이 내려오기 시작하면 다시 복용한다.[葱白 三莖, 麻油 半合. 右先硏葱白汁, 入油相和, 服之, 末下, 再服]
	권63	병증문	産後門, 産後血暈
		병증	출산 후에 피를 많이 쏟아 어지러워 쓰러져 사람을 알아보지 못하는 것을 치료한다.[治産後血暈絶, 不知人]
		처방	찧어서 가루낸 작약 반냥, 태워 가루낸 머리카락 1푼을 함께 갈아서 균일하게 한다. 매번 뜨거운 술을 숟가락으로 떠서 두 돈씩 타서 따뜻하게 복용한다. 잠시 후 다시 복용한다.[芍藥 半兩, 擣末 亂髮 一分, 燒末. 右相和 硏令均. 每服二錢, 匙以熱酒調溫服, 須臾再服]
	권63	병증문	産後門, 産後腰痛
		병증	출산 전후의 요통과 복통 및 일체의 어혈로 인한 동통을 치료한다.[治産 前後腰腹痛, 一切血疼]
		처방	대지황환. 숙건지황 두 냥, 오매육, 당귀 각 한 냥을 곱게 가루내어 끓여낸 꿀로 탄자대 크기로 환을 빚는다. 매번 한 알씩 끓인 물에 씹어서 삼킨다.[大地黃丸. 熱乾地黃二兩 烏梅肉 當歸 各一兩. 右爲細末, 煉蜜丸, 如彈子大. 每服一丸, 白湯嚼下]
	권64	병증문	産後門, 産後惡露不下
		병증	굳은 피가 내려가지 않아 자궁에 고인 것을 치료한다.[治惡血不下, 盛於 胞中]
		처방	깨진 키(破籤箕)의 끝을 태워 남은 재를 곱게 갈아서 매번 세 돈씩 술에 타서 복용한다.[破籤箕舌燒灰細硏. 每服三錢, 酒調服之]
	권66	병증문	産後門, 産後吹嬭
		병증	취내증으로 가렵지도 아프지도 않으면서 돌처럼 단단하게 부은 증상을 치료한다.[治吹嬭, 不痒不痛, 腫硬如石]
		처방	끓는 물에 열 번 씻어서 미끈미끈한 것을 없앤 반하 한 냥을 곱게 부수어서 가루를 만들어 생강즙 한 숟가락과 따뜻한 술 한 잔에 섞어서 한 돈씩 복용한다.[半夏湯洗十遍, 去滑一兩, 擣細爲散, 以生薑汁一匙和, 酒煖一小盞, 調下一錢]
	권66	병증문	産後門, 乳癰
		병증	유옹으로 몹시 아픈 통증을 치료한다.[治乳癰惡疼痛]
		처방	익모초씨를 짓찧어 붙이고 또한 즙을 내어 복용하면 효과가 좋다.[茺蔚子, 擣傅之, 幷取汁, 服之, 効]
	권68	병증문	小兒科, 小兒熱渴不止

	병증	소아의 열기가 장부를 훈증하여 번조하고 진액이 말라붙어 갈증이 나서 물만 찾는 증상을 치료한다.[治小兒熱氣熏蒸腑臟, 煩躁, 津液乾枯, 渴欲引飮]
	처방	뽕나무 가지 한 움큼을 가늘게 썰어서 물 한 대접 반에 넣고 끓여 반 정도로 줄어들면 찌꺼기를 제거하고 세 번에 나누어 복용한다.[桑枝一握, 細剉, 以水一盞半, 煎至八分, 去滓, 分作三服]
권68	병증문	小兒科, 小兒欬嗽
	병증	소아들이 기침을 하고 호흡이 가쁘며, 소변을 잘 보지 못하며 양이 적고, 얼굴과 눈이 푸석푸석하면서 부어있는 증상을 치료한다.[治小兒欬嗽氣急, 小便澁少, 面目浮腫]
	처방	삼씨 세 홉을 가루내어 물을 부어 걸러 즙을 낸 뒤 흰 쌀 세 홉과 함께 죽을 끓여 공복에 복용한다.[麻子三合, 硏, 濾汁, 白米三合 煮粥, 空心食之]
권68	병증문	小兒科, 小兒欬嗽
	병증	소아들이 기침을 하고 호흡이 가쁘며, 소변을 잘 보지 못하며 양이 적고, 얼굴과 눈이 푸석푸석하면서 부어있는 증상을 치료한다.[治小兒欬嗽氣急, 小便澁少, 面目浮腫]
	처방	또 다른 처방. 싹이 난 뽕나무 줄기, 닥나무 줄기를 썰어서 각각 세 홉씩 넣어 물 두 되에 넣고 끓인 후 한 되가 되면 찌꺼기를 제거한다. 여기에 쌀 세 홉을 넣고 끓여 죽을 만들어 먹는다.[又方 嫩桑枝切, 楮枝切, 米各三合. 右以水二升, 煎桑楮枝, 取汁一升, 去滓, 煮粥食之]
권69	병증문	小兒科, 小兒痰實
	병증	소아의 가래가 실하고 열이 심한 증상을 치료한다.[治小兒痰實壯熱]
	처방	껍질을 벗긴 적복령, 인삼, 흑심을 제거한 황금, 썰어서 볶은 대황 각 반 냥을 거칠게 가루 내어 굵은 체로 쳐서 여덟아홉 살의 아이들에게는 매번 두 돈을 물 한 대접에 끓여 반 정도가 되면 찌꺼기를 제거하고 하루에 두 번 따뜻하게 복용시킨다. 아이에 따라 용량을 조절한다.[赤茯苓去皮, 人蔘, 黃芩去黑心, 大黃剉炒 各半兩. 右麤篩, 八九歲兒, 每服二錢, 以水一盞, 煎至半盞, 去滓溫服, 日再. 更量兒加減]
권69	병증문	小兒科, 小兒脾胃氣不和不能飮食
	병증	소아의 비위의 기운이 조화롭지 않아 음식을 잘 안먹는 증상을 치료한다.[治小兒脾胃氣不調, 不嗜食飮]
	처방	백복령 한 돈, 불에 말린 생건지황, 썰어서 향기가 날 때까지 볶은 대황, 구워 말린 당귀, 싹을 제거한 시호, 끓는 물에 데쳐서 껍질을 벗겨 나온 속씨를 밀기울에 노릇노릇하게 볶은 행인 각 반 냥을 찧어 가루내어 끓인 꿀을 섞어 마자대의 크기로 환을 빚는다. 하루에 세번씩 다섯 알을 생강탕과 함께 삼키도록 한다. 아이에 따라 용량을 조절하되 시간에 구애받지 않는다.[白茯苓 一錢, 生乾地黃焙, 大黃剉炒令香, 當歸灸乾, 柴胡去苗, 杏仁湯浸, 去皮尖雙仁, 麩炒黃. 各半兩. 右搗爲末, 煉蜜爲丸, 如麻子大. 每服五丸, 生薑湯呑下, 日三, 量兒加減, 不拘時]

權仲和	권71	병증문	小兒科, 小兒尸疰
		병증	소아의 시주를 치료한다. [治小兒尸疰]
		처방	세 손가락으로 굵은 부뚜막의 그을음, 소금 약간을 함께 가루 내어 한두 살 아이의 경우 매번 반 돈을 숭늉에 섞어 아침 공복과 오후에 한 번씩 복용시킨다. 아이에 따라 용량을 조절한다. [竈突中煤三指撮 鹽少許. 右同研爲散. 一二歲兒每服半錢, 熟水調下, 空心午後各一服, 更量兒加減]
	권72	병증문	小兒科, 小兒癭氣
		병증	소아의 영기가 처음 발생한 것을 치료한다. [治小兒癭初發]
		처방	삼씨를 갈아 즙을 내어 정화수에 타서 복용한다. [麻子擂爲漿, 井華水調下]
	권75	병증문	小兒科, 小兒遺尿
		병증	소아의 유뇨증을 치료한다. [治小兒尿症]
		처방	돼지 방광, 돼지 위 각 한 개, 찹쌀 반 되를 준비한다. 찹쌀을 돼지 방광에 넣고 다시 돼지 방광을 돼지의 위 속에 넣은 후 푹 삶아서 소금과 후추를 넣고 늘상 먹도록 한다. 여러 차례 지나지 않아 효과를 보기 시작하는데 오줌보를 보해주고 하원을 따뜻하게 해주는 까닭이다. [猪脬, 猪肚 各一箇, 糯米 半升. 右將糯米入脬內, 又將脬入猪肚內爛煮, 鹽椒調均, 常服, 不過數次, 効. 能補脬, 煖下元]

*은 내복약과 외용약을 동시에 제시하고 있는 처방임.

『향약집성방』에 나오는 『향약간이방』 '외용약外用藥' 처방

권4	병증문	風病門, 癧瘍風
	병증	역양풍을 치료한다.[治癧瘍風]
	처방	사철쑥 두 움큼을 물 한 말 반에 넣고 일곱 되가 되도록 달인다. 먼저 조각자나무 열매 달인 물로 환부를 씻어 상처가 생기게 한 후 사철쑥 달여 놓은 것을 따뜻하게 하여 서너 차례 씻을 수 있다. 하루 걸러 시술하는 것이 좋다.[茵蔯蒿, 兩握, 水一斗五升, 煮取七升, 以皂莢湯先洗瘡令傷, 然後以此湯溫洗, 可作三四度, 隔日作佳]
권11	병증문	脚氣門, 諸般脚氣
	병증	각기로 인해 생기는 통증을 치료한다.[治脚氣發痛]*
	처방	무를 푹 끓여서 때로 배부르도록 먹어 기운을 내려가게 한다. 또한 쌀로 만든 식초와 곱게 가루낸 밀가루를 섞어 아픈 곳을 싸맨다.[蘿蔔熟煮, 時喫令飽, 以下其氣. 又以米醋調飛羅麵, 罨痛處]
권11	병증문	脚氣門, 諸般脚氣
	병증	각기를 치료한다.[治脚氣]
	처방	반하와 조각 같은 양을 가루내어 식초를 넣고 졸여서 고약이 되면 발등이나 발바닥의 아픈 부분에 붙인다.[半夏, 皂角 等分. 右爲末, 醋熬成膏子, 於脚面脚底疼上貼之]
권13	병증문	諸氣門, 上氣
	병증	갑작스럽게 손발이 차가워지면서 기운이 위로 치받는 증상. 또는 가슴에서 양 옆구리로 아프고 그득하여 숨이 막히는듯한 증상을 치료한다.[治卒厥逆上氣, 又心兩脇下痛滿, 淹淹欲絶]
	처방	온천수를 뜨겁게 하여 양 손발을 적셔주고 여러 차례 바꾸어준다.[溫湯令灼, 灼漬兩足及兩手, 數易]
권13	병증문	諸氣門, 上氣
	병증	갑작스럽게 기운이 없어지고 회복하지 못하면서 어깨를 들썩이면서 숨을 쉬는 증상을 치료한다.[治卒乏氣, 氣不復, 報肩息]
	처방	건강 세 냥을 썰어서 술 한 되에 담구었다가 하루에 세 번씩 세 홉을 복용한다.[乾薑三兩, 㕮咀, 以酒一升, 漬之. 每服三合. 日三]
권35	병증문	齒牙門, 齒齦腫痛
	병증	치아의 뿌리에 구멍이 나서 붓고 통증이 있어 곤란한 것을 치료한다.[治齒根空, 腫痛困弊]
	처방	소나무, 측백나무, 회화나무의 가지를 태워서 뜨겁게 된 작대기를 앓고 있는 치아의 구멍에 넣으면 벌레가 매달려 나온다.[松柏槐枝燒令熱柱, 病齒孔, 須臾蟲緣枝出]

權仲和	권41	병증문	癰疽瘡瘍門, 瘭疽 (附; 風疽, 石疽, 癌 ; 上高下深巖穴之義)
		병증	덩어리를 치료한다.[治癌]
		처방	갈마자를 짓이겨 붙이면 많은 독수를 나오게 할 수 있다.[葛麻子擣, 外傅, 以多出其毒水]
	권42	병증문	癰疽瘡瘍門, 丁瘡 (幷附; 魚臍丁瘡)
		병증	어제정창(魚臍丁瘡)**에 마치 화침을 막 맞은 것처럼 환부의 주변은 적색인데 중앙은 흑색인 것은 침을 찔러 치료할 수 있다. 만약 크게 아프지 않으면 사람을 죽일 수도 있다.[治魚臍丁瘡, 似新火鍼, 瘡四邊赤, 中央黑色可鍼刺之, 若不大痛, 則殺人]
		처방	섣달에 물고기 머리와 머리카락을 태워 가루 낸 것을 함께 잘 섞어서 닭의 묽은 똥에 개어서 붙인다. 이 증상은 겉보기에 나을 것 같지만 사람을 죽일 수도 있다.[臘月魚頭燒灰, 髮燒灰. 右同硏均, 以雞溏屎和傅上, 此瘡見之甚可, 而能殺人]
	권42	병증문	癰疽瘡瘍門, 丁瘡 (幷附; 魚臍丁瘡)
		병증	어제정창에 마치 화침을 막 맞은 것처럼 환부의 주변은 적색인데 중앙은 흑색인 것은 침을 찔러 치료할 수 있다. 만약 크게 아프지 않으면 사람을 죽일 수도 있다.[治魚臍丁瘡, 似新火鍼, 瘡四邊赤, 中央黑色可鍼刺之, 若不大痛, 則殺人]
		처방	또한 한식면을 붙여도 좋다.[又方 寒食麪傅之良]
	권47	병증문	癰疽瘡瘍門, 酒皶
		병증	얼굴의 작은 여드름과 삼의 씨만한 부스럼을 치료한다.[治面粉皶, 瘖瘤如麻子]
		처방	석속고. 석회 두 냥, 좁쌀 두 홉. 석회를 가는 체로 쳐서 좁쌀과 함께 병에 넣고서 물에 담궈 3일이 지나서 꺼낸다. 갈아서 고약처럼 되면 햇볕에 말린다. 다시 갈아서 고운 분처럼 되면 얼굴에 바르는 기름과 섞어서 사기함에 넣어 보관한다. 매번 세수하고 물기를 닦은 후 얼굴에 발라 준다.[石粟膏. 石灰 二兩 粟米 二合. 右石灰羅細, 同粟米細瓶中, 以水浸經三宿取出, 硏如膏, 曝乾, 重硏如粉, 以面脂調均, 入瓷盒中盛, 每洗面訖拭面塗之]
	권47	병증문	癰疽瘡瘍門, 滅瘢痕
		병증	얼굴 위의 흉터를 치료한다.[治面上瘢痕]
		처방	당귀고(當歸膏). 당귀, 백지, 검은 닭의 똥(돼지기름 세 근을 삼일 동안 배불리 먹인 닭이 배출한 똥) 각 한 냥, 매의 똥 반 냥(닭의 똥과 함께 곱게 갈아 놓는다).
	권47	병증문	癰疽瘡瘍門, 滅瘢痕
		병증	얼굴 위의 흉터를 치료한다.[治面上瘢痕]
		처방	먼저 당귀와 백지를 썰어서 술에 하루 담궈둔다. 별도로 돼지기름 한 근을 불에 녹인 후 담궈둔 약재와 술을 넣어서 약한 불에 끓인다. 백지의 색이 누렇게 되면 찌거기를 걸러내고 닭과 매의 똥을 넣어서 잘 섞은 후 사기

권47		그릇에 담아 놓는다. 매일 세 번씩 바르되 흉터는 바람을 피하도록 한다. [當歸, 白芷, 烏鷄黃, 以猪脂三斤, 飼鷄三日, 令盡收其糞, 各一兩, 鷹屎白半兩, 與鷄屎同硏乞細. 右先將當歸, 白芷剉碎, 酒浸一宿, 別熔猪脂一斤, 消後入浸藥幷酒, 文火煎之, 候白芷黃色, 去滓, 將鷄屎, 鷹屎納膏中, 攪均, 傾入瓷盒中. 日三塗.瘢痕避風]
	병증문	折傷跌撲門, 打撲傷損
	병증	팔목이 꺾이고, 사지의 뼈가 부스러지고, 넘어져서 인대가 상한 것을 치료한다.[治腕折, 四肢骨破碎, 及筋傷蹉跌]
	처방	누런 과루의 씨와 뿌리를 으깨어서 붙인 후 싸매주면 열이 제거되면서 통증이 멈춘다.[黃苽蔞子, 根, 爛搗塗之, 重布裹之, 熱除痛止]
권48	병증문	諸損傷門, 湯火瘡
	병증	화상으로 상처난 것을 치료한다.[治火燒瘡]
	처방	호도의 양을 태워서 검게 만든 것을 찧어서 기름처럼 되면 상처부위에 붙인다.[胡桃瓤燒令黑, 杵如脂, 傅瘡上]
권48	병증문	諸損傷門, 湯火瘡
	병증	뜨거운 물에 데인 상처를 치료한다.[治湯火瘡]
	처방	서리 맞은 뽕잎과 부용잎을 같은 양으로 하여 그늘에 말린다. 가루를 내어 꿀에 으깨어 상처부위에 바르고 마르면 떼어낸다.[霜後二桑葉, 芙蓉葉, 等分, 陰乾. 右細末, 以蜜調傳, 如濕乾摻]
권53	병증문	諸救急門, 卒忤
	병증	객오(客忤)를 치료한다.[治客忤]
	처방	구리 그릇이나 질그릇에 뜨거운 물을 담아 배 위에 올려놓았다가 약간 식으면 옷을 치우고 살에 닿게 놓는다. 완전히 식으면 뜨거운 물로 바꾸어 준다. 깨어나게 되면 그만 한다.[銅器若瓦器貯熱湯, 器着腹上, 轉冷者撤去衣器親肉, 太冷者易以熱湯, 取愈卽止]
권62	병증문	難産門, 催生
	병증	역산을 치료한다.[治逆産]
	처방	껍질을 벗긴 마늘 일곱 개, 생강 반 냥, 파뿌리 흰 부분 30개를 각각 찧어서 큰 동이에 놓고 끓는 물 다섯 그릇을 부어 놓는다. 산모를 신속히 부축하여 동이 위에 앉도록 한다. 물이 식으면 바꾸어 주는데, 보통 세 번이면 태아가 제자리로 돌아온다.[大蒜七顆, 去皮 生薑半兩 葱白去靑, 三十莖, 各拍碎 右置在一盆子, 以百沸湯五碗, 乘熱投於盆中, 速扶産婦於盆上坐, 候冷易之, 凡三易則胎正]
권63	병증문	産後門, 胞衣不下
	병증	아이가 내려온 후에 탯줄과 배꼽이 서로 닿아 문드러져 끊어졌는데 태반이 내려오지 않은 것을 치료한다.[治小兒生下後胎臍相連爛絶胞衣不出]
	처방	긴 천으로 배를 동여매고 침상에 엎드린 후 힘을 줘서 배를 문지르면 아래로 빠져나온다. 신험하다.[以長布纏腹伏於床上, 用力磨腹卽下, 神驗]

		병증문	産後門, 乳癰
權仲和	권66	병증	부인들의 유방이 부어오른 것을 치료한다.[治婦人乳腫]
		처방	지렁이똥, 변소 아래 푸른 흙, 볶은 삼씨 같은 분량을 찧어서 맑은 꿀과 섞어 떡처럼 반죽하여 환처에 붙인다.[地龍屎, 廁下靑土, 麻子妙, 搗等分, 淸蜜作餠, 傅, 患處]
	권67	병증문	小兒科, 初生浴兒法
		병증	신생아를 목욕시켜 온병과 악기를 피하게 하며, 온갖 병을 낫게 하며, 피부의 좁쌀같은 것을 제거한다.[浴兒辟溫惡氣, 療百病, 去皮膚沙虱]
		처방	『聖惠方』에는 복숭아나무, 매화나무, 오얏나무의 뿌리 각 한 웅큼씩과 세신, 사상자 각 한 냥을 썰어서 물 두 말을 넣고 한 말이 될 때까지 끓인 후 찌꺼기를 걸러서 적당한 온도로 아이를 씻어준다고 되어 있지만 『鄕藥簡易方』에는 세신과 사상자가 없다. 『聖惠方』 桃根, 梅根, 李根 各一握, 細辛, 蛇床子 各一兩. 右剉, 以水二斗, 煎至一斗, 澄濾, 適寒溫, 浴兒佳. 『鄕藥簡易方』無細辛, 蛇床子]
	권67	병증문	小兒科, 初生兒鵝口
		병증	소아의 아구창을 치료한다.[治小兒鵝口]
		처방	밤송이를 정화수로 진하게 달인다. 젓가락 끝에 면을 묶어서 만들어놓은 농즙을 찍어 닦아준다. 밤송이가 없으면 밤나무 껍질을 사용한다.[栗房, 以井華水濃煮汁, 以綿纏筋頭沾拭之, 如無房栗, 木皮代之]
	권67	병증문	小兒科, 小兒口瘡
		병증	소아의 구창을 치료한다.[治小兒口瘡]
		처방	포황과 진흙을 제거한 선태를 가루내어 꿀을 약간 섞은 후 시루 위에서 찐 다음 입안에 발라준다.[蒲黃, 蟬蛻去泥土. 右爲末, 用蜜少許, 甑上蒸過, 點口中]
	권67	병증문	小兒科, 小兒口瘡
		병증	소아의 구창을 치료한다.[治小兒口瘡]
		처방	또한 남성에 식초를 넣고 갈아 발바닥에 발라준다. 효과가 있으면 씻어낸다.[又方 南星, 醋磨, 塗脚心, 効, 洗去]
	권67	병증문	小兒科, 小兒口瘡
		병증	소아의 구창을 치료한다.[治小兒口瘡]
		처방	또한 오수유를 벌겋게 될 때까지 볶은 후 식초에 개어서 발바닥에 발라준다. 효과가 있으면 씻어낸다.[又方 吳茱萸炒赤, 醋調, 塗脚心, 効, 洗去]
	권67	병증문	小兒科, 小兒口瘡
		병증	소아의 구창을 치료한다.[治小兒口瘡]
		처방	또한 큰 밤을 삶아서 매일 먹으면 효과가 매우 좋다.[又方 大栗熟煮, 每日常食甚効]

권67	병증문	小兒科, 小兒臍腫濕久不差
	병증	신생아의 배꼽이 붓고, 자주 울면서 젖을 못먹는 제풍을 치료한다.[治小兒臍腫, 多啼不能乳哺, 卽成臍風]
	처방	봉제산. 흙을 씻어낸 당귀 반 냥, 볶은 천장자 세 개, 소존성(燒存性)이 있는 머리카락 한 돈을 가루내어 사향 일 자와 함께 갈아서 바싹 마른 것을 배꼽에 얹어준다.[封臍散. 當歸洗去土半兩, 天漿子三箇炒, 亂髮一錢燒存性. 右末, 入麝香一字, 同硏, 乾摻臍中]
권71	병증문	小兒科, 小兒乳癖
	병증	소아의 유벽을 치료한다.[治小兒乳癖]
	처방	통마늘 한 과를 짓찧어 아이의 유벽의 크기를 살펴두었다가 잠들기를 기다려 크고 작은 크기에 따라 붙여준다. 아이의 뱃 속에서 소리가 나면 급히 떼어내고 사용하지 않는다.[獨頭蒜一顆搗爛, 看兒乳癖大小, 候兒睡着, 隨病大小貼. 聽兒腹內作聲, 急去不用]
권72	병증문	小兒科, 小兒聤耳
	병증	소아의 정이로 귀에서 농이 나오는 증상을 치료한다.[治小兒聤耳出濃]
	처방	살짝 볶은 사마귀 알집을 가루내어 약간의 사향과 함께 갈아놓고 농을 깨끗이 닦아준 후 귀 속에 넣어준다.[桑螵蛸微炒爲末, 入麝香少許, 同硏, 先用物拭膿淨, 然後摻藥]
권73	병증문	小兒科, 小兒頭瘡
	병증	소아의 두창을 치료한다.[治小兒頭瘡]
	처방	소존성 있는 행인을 짓이긴 후 가피를 떼어내고 붙여준다.[杏仁燒存性, 硏如泥, 去痂傳之]

*은 내복약과 외용약을 동시에 제시하고 있는 처방임.

** 어제정창(魚臍丁瘡): 돌림병으로 죽은 가축에게 독기운이 올라 생기는 정(疔). [제병원후론(諸病源候論)] 제31권에서 '창의 꼭지가 검고 짙으며, 터뜨리면 누런 진물이 흘러 나오고, 둘레로 넘쳐나며 형태가 길쭉하게 어제(魚臍)처럼 생겼기 때문에 어제정창(魚臍丁瘡)이라고 한다.[瘡頭黑深, 破之黃水出, 四畔浮漿起, 狹長似魚臍, 故謂之魚臍丁瘡.]'라고 하였다. 현대의 피부탄저증과 같다.

위의 처방 내용들을 살펴보면 일반적인 향약의학의 특징을 고스란히 보여준다. 첫번째는 약재의 가짓수가 매우 적다는 점이다. 단방으로만 사용하는 것도 있고 많아야 세 가지를 넘지 않는다. 『향약제생집성방』의 서문에 "옛날 신령한 의원은 한 가지 약초만을 가지고 한 가지 병을 고쳤다. 그런데 후세 의원들은 여러 가지 약재를 써서 효과를 노리기 때문에, 당나라의 명의 허윤종許胤宗은 '토끼 사냥을 하는데 토끼가 어디 있는지를 모르니 온 들판에 그물을 쳐놓는 격이다'하고 조롱하였으니, 참으로 비유를 잘한 것이다. 그렇다면 여러 가지 약재를 합쳐서 한 가지 병을 고치는 것이 한 가지 약재를 알맞게 쓰는 것만 못한데, 다만 병을 제대로 알고 약을 제대로 쓰기가 어려운 것이다."라고 하였다. 특히 간단한 처방의 활용은 식치食治의 방법으로 활용하거나 장복長服하기가 쉽기 때문에 치료효과를 높이는 데 유리하였을 것이다. 앞의 표에서 보듯이 열여섯 개의 내복약 가운데 중독이나 익사 등 응급일 때를 제외한 대부분의 경우에 사용된 처방들이 재료의 취득과 비용이라는 측면에서 유리한 것임을 쉽게 이해할 수 있다. 특히 내복약 중 권10의 것처럼 학질에 국을 끓여 먹는 방법, 권11의 각기에 모과차를 응용하는 방법, 권11, 12처럼 허리와 무릎의 통증에 죽이나 국을 끓여 먹는 방법, 권46처럼 우려낸 물을 평상시에 먹는 각종 요리에 이용하는 방법 등의 식치 처방은 지금의 개념처럼 한의원에서 환자들에게 처방으로 주는 것과는 사뭇 다른 양식의 의료행위가 이루어졌음을 시사한다.

두 번째로 이러한 단방 처방의 효과를 극대화하기 위해 매우 상세한 수치법修治法을 함께 제시하고 있다. 예를 들어 권12처럼 바람과 냉기가 들어 요각통이 생긴 사람에게 우슬을 사용하는데 단순히 우슬 한 냥이라고 하지 않고 "우슬 한 냥을 구하여 싹을 제거하고 자른 후 부수어서 술에 하루 저녁을 담그라."고 하여 보다 구체적인 약재의 처리 방법을 제시하고 있다. 이것은 우슬을 직접 캐왔을 경우 싹은 사용하지 말라는 설명을 하고 있는 것이며, 잘게 자르고 부수어 술에 담궈 쓰라고 하였다. 술에 잘게 자르고 부수어야 약재에 술이 흡수가 잘 되는 것인데, 이 경우에는 사지四肢로 약효가 잘 퍼져 나가게 하기 위해 수치한 것으로 생각된다.

세 번째로 이 책은 전문 지식을 갖춘 의사들의 전문적인 의학활동에 쓰기 위한 것이라기보다는 지방관 또는 지역의 지식인들이 의사 없이도 지역의 의료활동에 사용하기 위한 것임을 알 수 있다. 앞서 설명한 우슬의 수치방법은 「향약본초」의 수치법에도 제시되어 있는데, 우슬이 나오는 처방마다 가공방법을 또 적어놓은 것은 이 책을 활용하는 사람들이 전문적인 의사들만이 아님을 의미하는 것이다. 식치의 방법이 많이 기술된 것도 같은 이유라고 생각된다.『향약제생집성방』의 서문에 "서울에 제생원濟生院을 설치하고 노비奴婢를 지급하여 향약鄕藥을 채취시켜서, 약을 만들어 널리 펴서 백성이 편히 쓸 수 있게 하기를 주청하였다.", "각 도에는 의학원醫學院을 설치하고 교수敎授를 나누어 보내어 이와 같이 약을 쓰게 하였다."라고 한 구절만 보아도 향약의 활용은 지역의료와 백성들의 진료를 위한 것임을 알 수 있는데 왕조의 초기에 전국적인 공공의료체계를 확립해 나가는 과정으로 이해할 수 있을 것이다.

네 번째로 외용약의 비율이 많은 것을 알 수 있다. 물론『향약간이방』이나 『향약제생집성방』의 전문이 남아있지 않기 때문에 이 외용약의 비중이 내복약과 비교하여 많은 수준인지 확인할 수 있는 방법은 없다. 특히 이 외용약들이 인용된 단락은 대부분 피부질환이거나 외상이기 때문에 당연한 것일 수도 있다. 그러나 현재 『향약집성방』에 남아있는 62가지 처방 중에서 29가지 처방(1가지는 내복과 외용을 겸함)이 외용약이라는 점, 피부질환 이외에도 권11 각기脚氣의 통증치료, 권13 궐역厥逆과 상기上氣, 핍기乏氣의 치료, 권41처럼 암癌에서 독수를 뽑아내는 방법, 권53 객오의 치료 등은 후대에는 내복약으로 접근하기 쉬운 용례들이다. 때문에 『향약간이방』에 외용약의 비율이 높았다고 단정짓기는 어렵지만 훌륭하고 독특한 외용약을 개발하였거나 수록하여 후대에 많이 인용된 것으로 해석해볼 수 있을 것이다.

마지막으로 유독 각기에 대한 처방이 많은 것을 알 수 있다. 이 경우 역시 외용약의 예와 마찬가지로 각기를 유독 중요하게 여겼다던가 또는 여말선초의 시기에 각기병이 유행하였다던가 하는 식으로 지나치게 앞선 견해를 제시하기는 어렵다. 다만 각기에 활용된 다섯 가지 내복약과 두 가지 외용약의 효과에 대해 노중례 등의 평가가 무척 높았다는 것을 알 수 있다.

권중화는 『향약간이방』 이외에 의학에 관련된 또하나의 저술인 『신편집성우마의방新編集成牛馬醫方』을 남겼다. 이 책은 정종 원년(1399년)에 제생원濟生院에서 『향약제생집성방』 30권을 간행刊行할 때 덧붙여 간행하였다. 초간 후에도 선조 13년(1580)과 인조 11년(1633)에 재차 간행刊行되었으며 목판본木版本으로 현재 일본 삼목청三木淸이 소장하고 있으며 우리나라에는 한독의약박물관에 필사본이 소장되어 있다. 인조11년에 간행된 목판본을 저본으로 만주滿洲 봉천화문재奉天華文齋에서 영인한 것이 현재 고려대학교 도서관에 소장되어 있다. 일본에서는 『조선우마의방朝鮮牛馬醫方』이라는 이름으로 전주판이 2차례 이상 번각翻刻되었다고 한다. 이 책에 실린 고려 공양왕때의 전의典醫 방사량房士良이 쓴 서문에 의하면 이 책은 좌정승 조준趙浚과 우정승 김사형金士衡이 권중화權仲和, 한상경韓尙敬에게 명하여 편찬한 것으로, 송나라와 원나라 때의 관련의서에서 효과가 있는 처방을 고르고 고려인들의 수의학에 관한 노하우를 채집하여 편찬한 것이라고 하였다.

고려말과 조선초 여러 차례에 걸친 외침의 시기에 향약의서와 함께 말과 소에 대한 수의서를 출판하였다는 점, 특히 1633년 인조 대에 청淸과의 관계가 악화되자 『향약집성방』 뿐 아니라 이 『우마의방』을 또 출판하였다는 것은 당대의 향약의학과 수의학이 일종의 군진의학서軍陣醫學적인 성격을 갖고 있었다는 점을 부인하기는 어려울 것이다.

본문의 내용은 첫머리에 좋은 말의 그림, 털에 대한 그림, 수요를 알아보는 법, 치아를 보는 법, 말을 기르는 법 등을 설명하고 있다. 질병 각론에서는 오장五臟, 풍문風門, 제황문諸黃門, 제창문諸瘡門, 골안문骨眼門, 제열문諸熱門, 습역문濕疫門, 비상문鼻顙門, 제창문諸瘡門, 후종문喉腫門, 타파문打破門, 소제문瘙蹄門, 개창문疥瘡門, 잡병문雜病門으로 나누어 그림과 함께 설명하고 있다. 이 책은 당시 고려인들의 수의에 관한 경험도 다수 채록하였는데 내용 중에 '동인경험목양법東人經驗牧養法', '동인경험방국출산東人經驗方麴朮散', '동인경험치창만방東人經驗治

脹滿方', '동인경험치마개東人經驗治馬疥' 등이 있다. 또 여기에는 '향명鄕名…', '향운鄕云…'이라 표기하고 향약명鄕藥名을 주석으로 달아놓고 있어 향약에 대한 고려 수의학의 전통을 확인할 수 있다.

말의 질병치료에도 사람처럼 오장과 십이경락을 모두 활용하였고, 인삼人蔘, 황기黃芪, 하수오何首烏 등 고가의 약재를 활용한 복합처방도 많이 나온다. 이렇듯 고가의 약재를 사용했다는 것은 말이 비쌌기 때문이라 생각할 수도 있지만 군마軍馬로서 비용만으로 설명할 수 없는 가치를 지니고 있기 때문이 아닌가 생각된다. 대복약을 표기한 경우도 많은데 이는 이동 중에 제때 약을 구할 수 없을 경우가 많았기 때문이라 생각된다. 또한 '골격지도骨格之圖', '혈명지도穴名之圖'라 하여 해부 경혈도에 해당하는 말 그림이 있고 인체의 12경락에 해당하는 육양六陽, 육음六陰을 두어 말의 경락을 표시하고 있다.

양생과 일화

권중화는 1394년 태조가 60세가 되어 기로소耆老所를 만들어 들어갈 때 70세 이상의 다른 공신들과 함께 들어간 것으로 알려져 있다. 이때가 조선왕조 최초의 기로소 입소로 안동 권씨의 사시四始 중 첫 번째라는 것은 앞서 기술하였다. 이미 기로소에 들어갈 때의 나이가 73세였다. 그러나 다른 나이 많은 신하들과 달리 권중화는 87세로 일기를 마감할 때까지 더욱 왕성한 활동력을 보여주어 건강과 장수에 관한 대표적인 인물로 꼽힌다. 71세의 나이에 조선이 개국하였고 73세에 한양으로 도읍지를 옮길 때까지 전국을 돌아다녔다. 이 무렵『천상열차분야지도天象列次分野之圖』의 제작에 참여하였으며, 『동국역대제현비록촬요東國歷代諸賢秘錄撮要』를 공동 저술하였다.

조선 개국 전에도 71세의 나이에 명나라에 사신으로 다녀왔는데, 75세에 한번 더 사신으로 다녀왔다. 77세에는 운종가 입구에 보신각을 지어 종을 설치하도록 하였는데 일이 지지부진하자 권중화가 일을 도맡았으니 태조의 신임이 두터운 것 뿐만 아니라 노익장을 충분히 과시했을 것임을 짐작케 한다. 『향약제생집성방』과 『신편집성우마의방』을 지은 것은 78세 때의 일이며, 86세의 나이에 영의정이 되기도 하였다. 권중화 인생의 전성기를 꼽으라고 하라면 70대였던 조선 개국직후 10여 년간이라고 할 만하며, 최소한 영의정을 맡았던 86세까지는 이목구비가 총명하고 거동에 큰 불편이 없었던 상태로 짐작된다.

『동의보감』에는 "유교의 가르침에 마음을 바르게 하며, 마음을 갈무리 하고, 마음을 기르는 것이 화가 망령되이 움직이는 것을 막는 방법이다. 의학의 가르침에는 마음을 비워 가라앉히고 정신이 흩어지지 않도록 지키는 것이 화가 명령되게 움직이는 것을 막는 방법이다."라고 하여 마음을 다스려 화를 조절하는 것이 가장 중요한 양생법이라고 소개하고 있다. 이것은 성리학과 의학의 양생법이 결국 같은 이치에 기반을 두고 있다는 것으로 조선의 양생 사상을 잘 보여주는 문장이다.

권중화 역시 성리학자로서 위에서 소개한 것과 비슷한 양생 사상을 갖고 있었던 것으로 보이며, 이것이 80대까지 건강하게 장수를 누릴 수 있게 해준 것으로 생각된다. 1377년 10월『고려사』의 기록에 권중화는 우왕에게 서연書筵에서『정관정요貞觀政要』를 강독하면서 다음과 같은 말을 하고 있다. "기뻐하거나 성내거나 하는 감정은 현명한 사람과 어리석은 사람이 다 같습니다. 그러나 현명한 사람은 능히 감정을 조절하여 정도에 알맞게 하지만 어리석은 사람은 감정대로 행동하여 실수하는 일이 많게 되는 것이니 폐하께서도 항상 능히 감정을 스스로 절제하여 시종이 여일하다면 후손 만대까지 영원히 행복할 것입니다."라고 하여 중용中庸의 미덕을 지키기 위하여 마음을 갈무리 하도록 가르치고 있다. 물론 우왕으로 하여금 스스로 감정을 절제하여 국가를 잘 다스리라는 말이지만, 몸을 잘 다스리라는 양생의 자세도 마찬가지인 것이다.

『태조실록』1398년 4월 기사에 의하면 광주에서 만든 종을 군사 1,300명을 동원하여 한양의 종루로 옮기는 작업이 있었고, 권중화는 광주에서 종 만드는 일을 감독하여 백금 50냥을 넣고 주조에 성공하였다. 이때의 공로로 태조는 권중화에게 상을 내렸는데, "처음에 종을 주조하라고 명령하여 누각을 지으면서 권중화와 이염李恬으로 종의 제조관을 삼았었다. 염恬은 성질이 강퍅剛愎하여 제 마음대로 하고 남의 말을 듣지 않아서, 세 번이나 주조하였으나 성공하지 못하였다. 임금이 오로지 중화에게 맡기니, 중화가 여러 사람의 의논을 널리 청취하고, 또 교묘한 생각을 써서 한 번에 주조하여 만들었다."라고 그 이유를 설명하였다.

이 일화를 통해 권중화의 성격과 인품을 짐작할 수 있다. 조선왕조에서 성리학자들은 의서를 지을 때든 기구를 제작할 때든 작업의 우두머리를 맡아왔다. 『향약집성방』을 지을 때 집현전의 학자인 권채나 유효통이 전업 의사였던 노중례와 박윤덕을 이끌고 책을 저술하였던 것과 마찬가지로 권중화의 역할은 종을 직접 제작하는 기술자의 역할이 아니라 여러 기술자들로부터 충분한 의견을 수렴하여 판단한 후 성공적인 작업으로 이끄는 책임자의 역할이었을 것이다. 이와 같은 상황에서 권중화에 앞서 이염이 실패한 것은 종을 직접 주조하는 기술자들 간의 의견충돌이 있었는데 충분히 검토하지 못했거나 엄격한 관리감독을 하지 않아 정밀한 작업을 수행하지 못했을 가능성이 많다. 그러나 권중화는 여러 사람들의 의견을 널리 듣고 실행하여 최고의 정보를 수집하여 주조 방법을 결정하였고, 결정한 것을 엄격한 관리감독을 통해 한 번에 성공시켜내는 저력을 보여주었다.

종루에 걸어서 사대문의 열고 닫음을 알리는 종은 일단 크기가 매우 크고 무겁다. 현재 남아있는 보물 2호인 보신각종은 세조 14년

(1468)에 만들어져서 임진왜란 이후에 종루에서 사용, 보관되었는데 높이가 3미터가 넘고 무게는 약 20톤에 달하는 규모이다. 권중화가 만든 종도 광주에서 만들어 한강을 건너 한양까지 가지고 오는데 군사 1,300명을 동원했다고 하니 현재 남아있는 보신각종과 그 규모 면에서 크게 뒤지지는 않았을 것으로 생각된다. 균열없이 좋은 소리를 내기 위해서는 엄밀한 작업을 통해 정확한 비율의 합금을 만들 수 있어야 하는데, 위와 같은 큰 규모의 종을 위해서는 비용과 인력의 투입도 만만치 않은 매우 거대한 작업이었음이 분명하다.

새 왕조를 만들고 새로운 도읍지의 종루에 올릴 종을 제작하는데 세 번의 실패가 이어졌으니, 많은 공신들의 반대 속에서도 오매불망 천도를 원했던 태조의 입장에서는 매우 조바심이 날 수 있는 상황이었다. 만약 권중화마저 종의 제작에 실패하였다면 재이론災異論을 들먹거리며 천도를 반대하는 이들의 목소리가 커지지는 않았을까? 이런 면을 고려하여 태조는 선대부터 잘 나가는 안동 권씨의 중심인물이자, 고려왕조 때부터 많은 이들의 신망을 받고 있던 나이 많은 학자였고, 풍수와 지리의 최고 권위자였으며, 한양천도에 힘을 보태주고 있을 뿐 아니라 다양한 학문분야에 많은 경험을 갖고 있던 권중화에게 종의 제작까지도 맡겼을 것으로 생각된다.

충숙왕 9년(1322)	(1세) 태어나다. 아버지는 한공漢功이다.
공민왕 2년(1353)	(32세) 문과에 급제하여 정계로 나가다.
공민왕 9년(1360)	(39세) 4월 주원장이 보낸 사신 장사성張士誠을 접빈하며 문명을 날리다.
공민왕 14년(1365)	(44세) 9월 좌부대언에 임명되다.
공민왕 15년(1366)	(45세) 신돈에 대해 올라온 상소를 올리다.
우왕 3년(1377)	(56세) 5월 왜구의 침입으로 천도지 철원으로 파견되어 궁궐을 지을 터를 알아보다. 10월 서연書筵에서 『정관정요貞觀政要』를 강독하다.
우왕 4년(1378)	(57세) 11월 우왕이 천도를 원하여 옛 도선道詵의 문서를 살펴보고 북소北蘇 기달산箕達山, 곧 협계峽溪가 해당 지역인 것을 파악하여 둘러보고 돌아오다.
우왕 5년(1379)	(58세) 10월 회암檜巖에 가서 도읍 터를 잡다.
우왕 6년(1380)	(59세) 12월 사신으로 명나라에 가서 우왕의 봉작과 공민왕에 대한 시호를 요청하러 가다.
공양왕 2년(1390)	(69세) 5월 윤이尹彝와 이초李初의 옥에 연루되어 유배되다. 8월 우현보禹玄寶, 경보慶補, 장하張夏 등과 함께 유배되다. 11월 우현보, 이색, 경보, 장하와 함께 사면되다.
공양왕 3년(1391)	(70세) 11월 윤이와 이초의 사건에서 복직되어 삼사좌사로 임명되다.
공양왕 4년(1392)	(71세) 정월 문하찬성사가 되다. 6월 상의찬성사로 임명되다. 8월 정당문학으로 사은부사謝恩副使로 중국에 갔다가 돌아오다. 12월 예문춘추관태학사藝文春秋館太學士가 되다.
태조 2년(1393)	(72세) 1월 태실胎室을 전라남도 진동현으로 정하여 산수형세도山水形勢圖를 바치다. 2월 계룡산의 도읍지도를 바쳤으나 공사를 중지하고 새로운 도읍지를 찾아보다. 7월 창업 공신 교지를 받다. 영삼사사領三司事의 관직에 제수되다.
태조 3년(1394)	(73세) 2월 『지리비록촬요地理秘錄撮要』를 가지고 가서 천도할 땅을 무악毋岳 남쪽에서 살펴보다. 2월 하윤 등과 함께 『동국제현비록촬요東國諸賢秘錄撮要』를 저술하다. 6월 무악의 천도지를 살펴보고 돌아와 천도지로서 협소하여 반대 의견을 제출한다. 음양산정도감을 설치하고, 지리와 도참圖讖에 관한 여러 책을 모아서 참고하여 교정하다. 9월 한양의 종묘·사직·궁궐·시장 등의 터를 정하여 지도를 바치다. 기로소耆老所에 들어가다.

權仲和年譜	태조 4년(1395)	(74세) 윤9월 사왕四王(목조·익조·도조·환조)의 신주神主를 모시고 이안제移安祭를 주관하다. 10월 한 신하가 말에서 떨어져 죽은 사건으로 조준, 김사형, 정도전 및 기로소耆老所의 여러 신하들과 함께 대나무로 만든 요여腰輿를 하사받다.
	태조 5년(1396)	(75세) 5월 보신각이 완성되어 비단 2필을 하사받다. 이염李恬과 함께 종을 만드는 제조관이 되다. 11월 사은사가 되어 명나라에 다녀오다.
	태조 6년(1397)	(76세) 5월 임시 재판관[委官]이 되어 박자안을 국문하였는데, 윤방경, 하륜이 연루되어 함께 투옥되다.
	태조 7년(1398)	(77세) 2월 광주에서 종 만드는 일을 감독하여 백금 50냥을 넣고 주조에 성공하다. 4월 이염이 여러차례 실패한 종의 주조를 한번에 성공하여 안마鞍馬를 상으로 받다. 1,300여 명의 군사를 이용하여 광주에서 보신각으로 종을 옮기다. 9월 친왕자親王子를 공公으로 삼고, 종친을 후侯로 삼고, 정1품을 백伯으로 삼는 조치를 취하여 예천백에 봉해지다.
	정종 원년(1399)	(78세) 대사헌 조박의 건의에 따라 집현전을 활성화시키는 조치를 취하고, 조준, 권근 등과 함께 집현전에 참여하다. 5월 『향약제생집성방』 30권과 『신편집성우마의방』을 저술하다.
	정종 2년(1400)	(79세) 6월 판문하부사로 삼아 치사致仕 하다.
	태종 1년(1401)	(80세) 1월 공·후·백의 작호를 부원 대군·부원군·군으로 고쳐서 봉해지다. 7월 천민과 양인이 서로 결혼하지 못하도록 상소하다.
	태종 5년(1405)	(84세) 7월 북교北郊에서 기우제를 지내다.
	태종 7년(1407)	(86세) 영의정이 되고 예천백醴泉伯에 봉해지다.
	태종 8년(1408)	(87세) 11월 23일 졸하다. 시호는 문절文節이다.

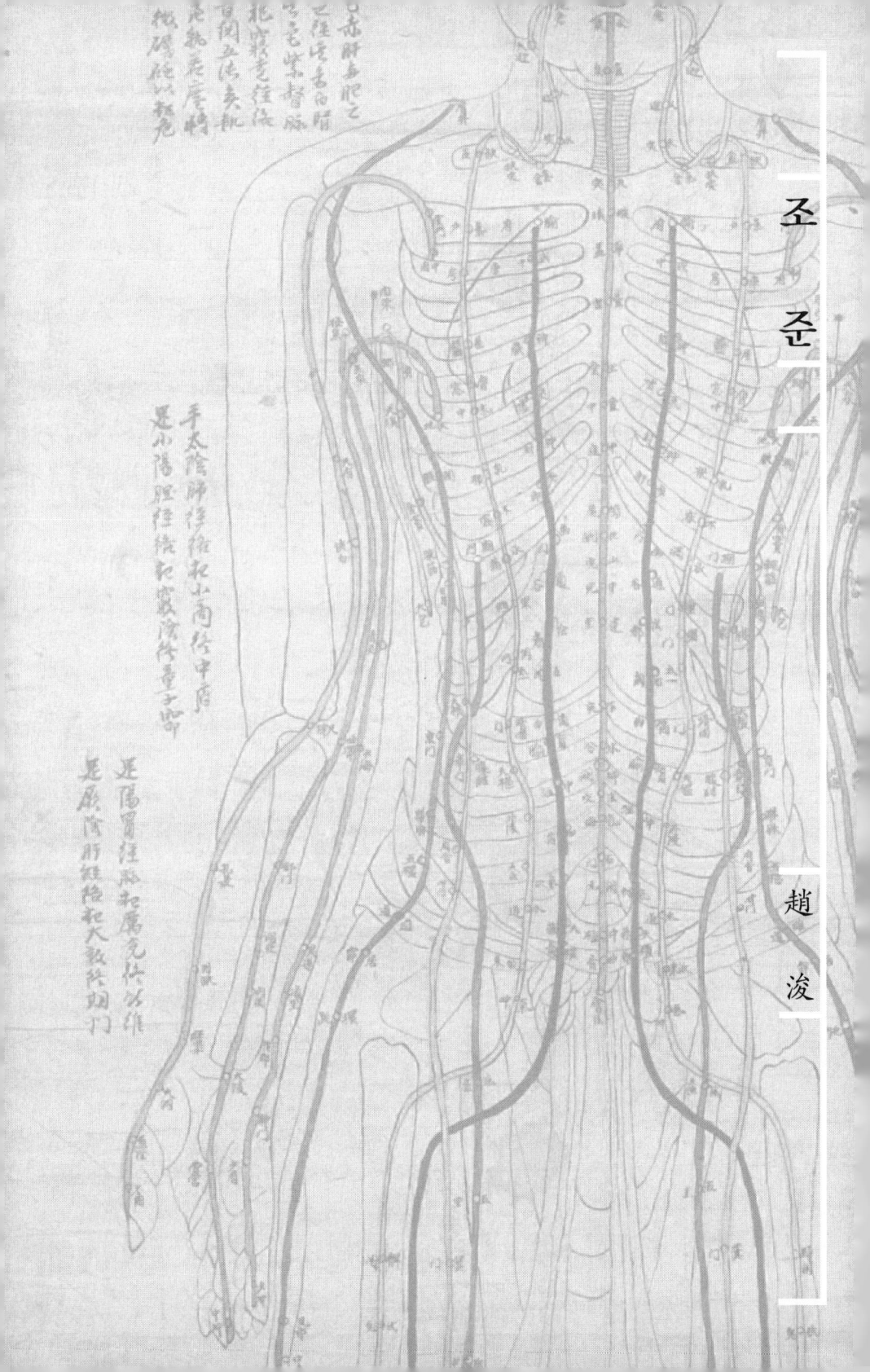

들어가는 글

조준趙浚은 정도전鄭道傳과 함께 태조 이성계李成桂의 최측근으로 조선왕조를 개국하는데 중추적인 역할을 했다. 특히 전제개혁田制改革을 포함하여 그가 추진했던 일련의 정책들은 새 왕조의 기반을 다지는데 크게 기여했다. 그는 또한 한때 번창했으나 몰락한 자신의 가문을 다시 일으켜 세웠으며, 그 자신은 뒷날 영의정의 자리에까지 올랐고 아들을 왕실의 공주와 혼인시킬 정도로 출세했던 입지전적인 인물이었다. 그는 이처럼 고려말 조선초의 역사에서 빠뜨릴 수 없는 중요한 부분을 차지하고 있지만, 조선시대의 한의학사韓醫學史에서 그의 이름은 매우 낯선 것이 사실이다.

그러나 그는 태조 7년(1398) 권중화權仲和, 김사형金士衡, 김희선金希善 등과 함께 『향약제생집성방鄕藥濟生集成方』을 제생원濟生院에서 편찬하였다. 이에 앞서 그는 제생원의 창설에도 깊이 관여했다. 그는 또 『신편집성마의방新編集成馬醫方』을 편찬하기도 하였다. 이러한 편찬 작업은 그가 고위관직자로 있으면서 왕명을 받고 수행한 공동작업이기는 하지만, 사회경제면에서 고려말 이래 그가 꾸준히 추진했던 일련의 개혁정책과 궤를 같이 하는 것이다. 요컨대 여말 선초 자신이 목격했던 사회경제적 현실에 대한 해결방안을 모색하는 과정에서 이루어진 것이라고 보아야 할 것이다. 사실 개혁을 위한 조준의 노력은 정치제도나 사상의 측면보다는 백성들의 비참한 삶의 수준을 질적으로 개선하는데 그 초점이 모아져 있었다. 이런 까닭에 그가 의학에 대해서도 관심을 갖게 된 것은 매우 당연한 결과라고 할 수 있다.

　이 글은 향약서적을 편찬했던 조준의 생애를 돌이켜 봄으로써 한의학사에서 그가 차지하는 위치를 올바르게 자리매김하려는데 그 주된 목적이 있다. 따라서 여기에서는 그의 가계와 출세의 과정, 그리고 그가 추진했던 사회 경제면에서의 개혁정책에 초점을 맞추어 분석하고자 한다.

조준의 생애

고려말 조선초의 급격한 정치 사회 변동기의 한복판에 있었던 조준은 변화의 주체세력이었던 이른바 신진사대부의 리더 가운데 한 사람이었다. 그러나 그의 가계를 들여다보면 그는 결코 지방의 한미한 출신이 아니라 고려의 지배계층에 이미 단단히 뿌리를 내리고 있었던 중앙의 유력한 권문세가權門勢家의 일원이었음을 알 수 있다.

그의 증조부는 몽고어 통역관으로 출세를 거듭하여 일약 재상의 자리에까지 오른 조인규趙仁規이다. 그는 유이민의 후예인 양인 농민 출신이었지만, 무인정권에서 원 간섭기로 넘어가는 시대의 격변을 틈타 통역관으로서의 지위를 십분 활용하여 때로는 왕실의 측근세력으로 또 때로는 원에서 시집 온 공주와 그 수행원들과의 친밀한 관계를 이용하고 심지어는 원 황제로부터의 신임을 발판으로 하여 고려의 조정에서 큰 정치적 영향력을 행사할 수 있었다. 그는 충렬왕과 충선왕이 서로 반목하고 갈등을 빚는 가운데 얼마간 정치적인 부침浮沈을 겪었지만 딸이 충선왕의 비[趙妃]가 되었고, 그 자신을 포함하여 그 아들과 손자대에 걸쳐 다수의 고위 관직자를 배출하여 이미 자신의 당대에 평양 조씨 가문의 입지를 굳힌 입지전적인 인물이었다. 혼인은 그의 정치적 사회적 기반을 더욱 공고히 하는데 기여했다. 물론 그의 외가나 처가는 모두 하급관리 집안으로 보잘 것이 없었지만 그의 자손들은 그와는 대조적으로 명망있는 벌족閥族들과 혼인을 맺었다. 경주 김씨, 안동 김씨, 안동 권씨를 비롯하여 공암 허씨, 광산 김씨, 언양 김씨, 당성 홍씨, 나주 나씨, 교하 노씨 등 당대의 내로라하는 집안들이 그와 사돈을 맺었다. 여기에 고려 왕실 및 원나라 고위 관리와의 혼인도 이 가문의 성세聲勢를 드높혔다. 충선왕 즉위년 11월에 발표된 국왕의 교서에 조인규의 가문이 왕실과 혼인을 맺을 수 있는 이른바 재상지종宰相之宗에 포함되었다는 사실은 당대에서의 평양 조씨 가문의 위치가 어떠한 것인가를 그대로 말해 준다.

그러나 증조부대의 이같은 영화榮華가 조준의 대에 이르기까지 그대로 지속된 것은 물론 아니었다.『고려사』에 실려 있는 조준의 전기와『태종실록』에 있는 그의 졸기卒記의 내용은 한결같이 그의 청년시절의 불우함을 은연중 드러내고 있다. 예컨대 26세의 나이에 수덕궁壽德宮 앞을 지나다가 공민왕의 눈에 들어 보마배지유寶馬陪指諭에 임명되었다는 점, 그리고 새로 급제한 사람의 호화로운 행차銜喝를 쳐다보던 어머니가 자신에게는 아들이 많지만 급제한 사람이 아직 하나도 없다고 탄식하는 소리에 심기일전하여 열심히 공부한 끝에 29세가 되어서야 과거에 급제하였다는 기록은 이 집안의 위세가 분명 예전보다는 훨씬 못하다는 것을 시사해 준다.

여기에서 그의 직계 선대를 잠시 살펴보자. 그의 조부 조련趙璉은 조인규의 2남으로 찬성사贊成事를 지냈으며, 부친 조덕유趙德裕는 판도판서版圖判書를 지냈다. 찬성사는 정2품의 재상직이며, 판도판서는 조선시대의 호조판서에 해당하는 정3품의 장관직이다. 조련은 특히 그의 부친 조인규가 원나라로부터 받았던 관직 '중의대부고려왕부단사관中議大夫高麗王府斷事官'을 물려받았다. 조덕유도 뒷날 이 관직을 다시 물려받았다. 적어도 외형상 조인규대의 영화는 자손들에게 이어진 것처럼 보이지만 몇 가지 사건들이 이 가문의 발전에 큰 저해요인으로 작용했다. 우선 무엇보다도 이 가문이 조인규의 사후인 충숙왕대에 심왕瀋王 고暠의 고려 왕위 탈취시도에 깊이 개입되었다는 점이다. 조련은 충숙왕이 심왕 고 때문에 원나라에 불려가 국왕인國王印을 빼앗겼을 때 원나라의 명령으로 정동행성征東行省의 권성사權省事가 되어 국왕의 직무를 대행한 적이 있었다. 『고려사』에 실려 있는 그의 전기에서 사관史官은 이같은 그의 행보를 지적하면서 신하로서의 충절을 온전하게 바치지 못했다고 비난하였다. 조인규의 3남이자 위의 조련의 동생인 조연수趙延壽는 심왕의 고려 왕위 탈취 기도에 개입하였다는 혐의로 옥에 갇히고 집이 적몰籍沒되며 섬에 장류杖流되었다. 그는 뒤에 관직을 다시 얻기는 하였지만 결국 이로 인하여 비명횡사하고 말았다. 이로 미루어 볼 때 조인규의 가문이 심왕 고의 고려 왕위 찬탈 음모에 깊숙이 개입되었음이 분명하며, 이것은 원의 세력을 발판으로 한 정치적 기반의 성격에서 유래한 것이라고 할 수 있다. 이로 인하여 조인규의 가문은 정치적으로 큰 타격을 입었다. 여기에 더하여 조준의 친형 조린趙璘이 공민왕 때 집권자인 신돈辛旽을 제거하려다가 오히려 그에게 죽임을 당하고 그의 집마저 적몰籍沒된 사건이 일어나면서 조준의 집안은 또다시 직접적으로 크나큰 피해를 입었다.

이렇게 볼 때 조준은 그의 증조부인 조인규 때와 같은 호사와 번영을 누리지는 못했지만, 그렇다고 하여 향리의 자제로 정치적 동맹관계에 있었던 정도전과는 결코 비교할만한 정도는 아니었다. 조준은 분명 권문세가의 범주에 넣을 수 있는 인물이었다. 따라서 그가 추구했던 개혁은 자신이 몸담고 있었던 세계의 몰락과 파멸을 가져올 수밖에 없었다는 점에서 그 특이성을 찾아볼 수 있다. 기득권 세력이었던 그는 왜 무장武將 이성계와 손을 잡고 자신이 속한 구질서를 무너뜨리는데 앞장선 것일까? 새로운 이데올로기에 대한 열정 때문이었을까? 물론 그는 성리학을 받아들였으며 이에 바탕을 둔 새 왕조의 건설에 적극 참여했다. 그러나 그는 척불斥佛을 강력하게 주장하지는 않았다. 그의 일곱 형제 가운데 세 명이 출가하여 승려가 되었던 가족사의 배경도 그의 선택에 영향을 끼쳤을 것이다.

조준의 선택은 당시 그가 처했던 상황과 관련하여 찾을 수 밖에 없을 것이다. 음서를 통해, 그것도 공민왕과의 우연한 만남을 통해 관에 들어갔던 그는 과거의 문호를 두드려 자신의 노력에 의지하여 출세의 길을 추구해야 되는 절박한 상황에 놓여 있었다. 그리고 관리가 된 이후에도 상황은 그리 나아지지 않았다. 아마도 그런 여러 가지 점들이 그가 자신의 길을 선택하는데 고려되었을 것이다.

끝으로 그의 출신과 관련하여 한 가지 지적하고 싶은 것은, 이른바 권문세족과 신진사대부가 흔히 얘기하고 있는 것처럼 그렇게 서로 이질적인 세력은 아닐지도 모른다는 점이다. 권문세족의 증손이 신진사대부라는 점은 어떻게 보면 모순으로 생각될 수도 있겠지만 정치무대에서의 흥망이라고 하는 것은 인간 역사에서 항상 반복하여 일어난다는 상식적인 차원에서 이해할 수도 있을 것이다. 그리고 그와 같은 현상을 다름 아닌 조준의 가문에서, 그것도 고려말 조선초의 특정한 시기에 찾아볼 수 있다는 점에서 이 시기의 역사에 대한 기왕의 이분법적이고 도식적인 설명은 재고할 필요가 있지 않겠는가 하는 게 필자의 생각이다.

이성계와의 만남, 그리고 새 왕조의 건설에 나서다

조준은 공민왕에 의해 발탁된 지 3년만인 동왕 23년(1374)에 29세의 나이로 제술업製述業에 급제하였다. 조선시대의 문과文科에 해당하는 이 시험의 평균 급제 연령이 26.56세라는 점을 감안하면 그리 늦은 편은 아니었다. 그 뒤 그는 우왕 2년(1376) 좌우위호군左右衛護軍 겸 통례문부사通禮門副使를 거쳐 강릉도안렴사江陵道按廉使에 임명되었으며, 이듬해에는 사헌부司憲府 장령掌令으로 있다가 감문위대호군지제교監門衛大護軍知製敎로 자리를 옮겼다.

이후 조준에 관한 기록이 『고려사』에 나오는 것은 그의 나이 37세 때인 우왕 8년(1382)으로, 당시 전법판서典法判書에 있었던 그는 병마도통사兵馬都統使 최영崔瑩의 천거로 경상도체복사慶尙道體覆使가 되었다. 이 해 6월 경상도에 침입한 왜적을 방어하기 위한 조치였다. 여기에서 두 가지 사항을 고려할 필요가 있다. 하나는 거의 5년 동안의 공백이 무엇을 뜻하는가이다. 또 하나는 최영의 천거를 받았다는 점이다.

먼저 5년간의 기록이 없는 것은 그가 관직에 물러나 있었다는 의미는 아니라고 생각한다. 『고려사』에 실려 있는 그의 전기를 보면, 그가 위의 감문위대호군지제교로 근무하면서 기양소祈禳疏를 지어 "정직하고 충신한 사람을 멀리하고 아첨하고 참소하는 무리를 친근히 한다."며 우왕의 행실을 비판한 기사를 적은 다음에, 여러 관직을 거쳐 전법판서典法判書가 되었다고 적고 있다. 이로 미루어 보건대 조준은 그 5년 동안 여러 관직을 전전했지만 그리 내세울만한 관직은 아니었던 것 같다. 요컨대 5년의 공백은 권력의 중심에서 한참 벗어나 한직閑職을 지낸 세월이었던 것으로 보인다. 그가 중앙에서 두각을 드러내기 이전의 관직생활의 대부분을 왜적을 막는 외직外職에서 보냈다는 점을 고려하면 이때에도 비슷한 외직에서 지내지 않았는가 생각한다. 그리고 그렇게 된 데에는 위에 소개한 그의 기양소에서 보듯이 권력층과의 갈등이 하나의 요인으로 작용하였다고 생각한다.

다음으로 최영의 천거를 받은 점에 대하여 살펴보자. 조준이 최영의 천거를 받은 사실은 그가 또한 이성계를 정치적 후원자로 삼은 점과 무관하지 않다. 두 사람의 사회적 배경이 크게 다르기는 하지만 모두 무장으로 고려말 홍건적과 왜구의 침입을 격퇴하는 과정에서 정치적 영향력을 확대해 나갔다는 공통점을 갖고 있다. 그들의 출신상 고위 문신을 중심으로 하는 기득권층에 대하여 상당한 거부감을 가질 수 밖에 없었다는 점도 서로 비슷하였다. 권력의 중심에서 소외되었던 조준이 이들과 연결될 수 있었던 것도 이같은 접점接點이 있었기 때문에 가능했던 것이 아니었을까 생각한다.

다시 경상도체복사 시절로 되돌아가자. 조준은 부임한 후 도순문사都巡問使 이거인李居仁을 불러 머뭇거리며 전투에 나가지 않은 죄를 묻고 병마사兵馬使 유익환兪益桓을 처단하는 등 군기軍紀를 엄정하게 하여 왜적과의 싸움에서 승리를 거두었다. 그 뒤 밀직제학密直提學, 상의회의도감사商議會議都監事에 발탁되었으며, 우왕 9년(1383)에는 왜적이 안변부安邊府 흡곡현歙谷縣에 쳐들어오자 밀직제학상의密直提學商議로 강릉교주도도검찰사江陵交州道都檢察使에 임명되었다. 이처럼 주로 외직에 나가서 전투의 최일선에 참여했던 조준은 이후 4년간의 공백기를 갖는다. 이번에는 기록의 누락이 아니라 그의 자발적인 의사에 따른 것이었다. 그의 전기는 그 이유를 다음과 같이 기록하고 있다.

> 우왕이 주색에 빠져 법도가 없었으므로 권세를 쥔 간신들이 나라 일을 맡고 조준이 강직하여 아첨하지 않는 것을 미워하니 조준이 두문불출하고 경서經書와 사서史書를 읽으면서 스스로 즐긴 것이 4년이 되었다. 최영이 임견미林堅味와 염흥방廉興邦을 목베었을 때 조준은 막 어머니의 상중喪中에 있었는데도 기용하여 첨서밀직사사簽書密直司事로 삼았으나 조준이 사양하고 벼슬에 나가지 않았다.

위에서 보듯이 4년간의 은둔생활은 비록 조준의 자발적인 의사에 따른 것이기는 하였지만, 사실상 그로서는 어찌해 볼 수 없는 현실의 정치상황 때문이기도 하였다. 공민왕이 피살된 이후 우왕대의 정국은 이인임李仁任 등을 중심으로 하여 운영되고 있었다. 이 시기에 조준이 대부분 지방의 외직에 나가 있었으며 또한 때로는 중앙의 권력자들로부터 견제와 간섭을 받았다는 사실은 그만큼 그가 이인임 등과는 성향을 달리 하는 인물이었음을 보여주는 것이다. 뒷날 그의 개혁 상서에서 보듯이 고려말 모든 문제의 궁극적인 요인이 이들 권력자들의 부패에 있다고 생각했던 조준의 입장에서는, 그들의 견제로 인하여 정치적 출세가 불가능했기 때문에 일단 세속에서 한걸음 물러나 있을 수 밖에 없었다.

그러나 우왕 14년(1388) 임견미와 염흥방을 숙청하고 권력을 장악한 최영이 상중(喪中)이었던 그를 불러 요직에 기용하고자 하였을 때 조준은 이를 거절하였다. 그리고 얼마 뒤에 위화도 회군을 단행한 이성계가 그를 첨서밀직사사 겸 사헌부 대사헌(大司憲)에 천거하자 조준은 이를 받아들였다. 뿐만 아니라 이성계는 이후 크고 작은 일들에 대하여 모두 조준에게 자문을 구하였으며, 조준 또한 나라를 다스리고 백성을 구하는 것을 자신의 임무로 삼아 알고 있는 일에 대해서는 말하지 않는 일이 없었다. 조준은 왜 이처럼 최영과 결별하고 이성계와 제휴하는 비상한 정치적 선택을 했던 것일까? 조준을 천거했을 당시 최영과 이성계는 똑같이 무장으로 각각 권력의 정점에 있었다. 따라서 최영의 관직 제의를 뿌리치는 일은 이성계와 제휴하는 일보다도 훨씬 어려웠을 것이다. 더욱이 조준은 일찍이 최영의 천거를 받아 외직을 나갔던 전력이 있던 터였다. 추측컨대, 조준은 두 무장의 정치적 대결 앞에서 잠시 뒤로 물러나 그 승패를 확인한 다음에 승자인 이성계를 자신의 새로운 정치적 후원자로 선택한 것이 아니었을까? 그러나 조준의 선택을 이처럼 현실적인 이해관계의 틀 속에서 계산된 행위로만 이해하려고 한다면 조준을 지나치게 폄하한다는 비난을 받을 수도 있을 것이다.

조준은 뒷날 그가 올린 개혁 상서에서 보듯이 고려말의 현실을 예리하게 분석하고 있었으며, 이를 토대로 하여 적극적으로 개혁을 시행하고자 하는데 주저하지 않았다. 이같은 상황판단은 갑작스럽게 책상머리에서 얻어진 것이 아니었다. 오랜 세월 동안 외직에 있으면서 그리고 또한 긴 은둔의 기간 동안에 실제로 비참한 현실을 목도하고 부딪치면서 이끌어낸 것이었다. 그의 문집 『송당집松堂集』
에 남아 있는 얼마 안되는 그의 한시漢詩에는 그 무렵 그의 현실 인식
과 정치적 경륜이 그대로 묻어나 있다.

> 산골짜기에 첫눈 오자 행인도 적은데
> 흥에 겨워 높이 읊으며 봉성에 이르렀네.
> 첩첩한 물은 뇌성처럼 땅을 치며 들어오고
> 봉우리는 층층이 병풍처럼 하늘에 누웠다.
> 잔 들고 칼을 보며 내 뜻을 위안하고
> 고삐 잡고 풍속 보며 인심을 점검하네.
> 동해를 말끔히 씻을 날이 있으리니
> 백성들은 눈을 다 씻고 맑아질 때를 기다리네.[1]

아마도 조준이 강원도의 외직으로 나가면서 지은 것으로 추정되는 이 시에는 신참 관리로서의 기대감과 흥분감이 잘 묘사되어 있다. 그리고 동해를 말끔히 씻는다는 구절에서는 고려말의 혼돈과 부패를 일신하고자 하는 그의 의지를 엿볼 수 있다. 거의 같은 무렵에 쓰여졌을 것으로 추정되는 아래의 시에서는 그같은 의지가 좀 더 선명하게 드러나 있다.

---

[1] 『송당집』 2, 정선 객사에서의 운에 차하다.[次旌善客舍韻] 『동문선』 17에 실려 있는 번역문을 참조하였다.

춘천성 안에 연기도 안 오르고
소양강 가에 시월 하늘
도적들의 누린내가 산기슭에 배어들어
이리 치고 저리 쳐 무인지경처럼 내달리네.
아가리를 벌리고서 기어이 소양강을 삼키고자
뽐내며 곧바로 부견의 채찍을 던지니
당당한 왕사가 기율을 잃어
도적의 발이 이천까지 짓밟게 하였으니
살아남은 백성들 가엾어라.
맨몸으로 머리 들고 하늘에게 뉘 탓인고 물었네.
마음 상하여 소양정에 말을 달려 오르니
소양정 푸른 물에 비치는 반달
밤 깊자 쇠 갑옷이 물처럼 찬데
풍경은 그대로 지난해와 비슷하다.
정자 앞의 매화 한 그루, 바람 앞의 옥수인 양
말없이 사신의 회포를 위로하는 듯
아아, 나라가 태평한 지 5백 년
노래하고 춤추던 옛 땅에는 푸른 이끼가 돋았네.
내 소원은 평생에 좋은 계책을 내어서
임금님을 도와 삼대의 태평성세를 만회하는 일
허리에 커다란 황금인을 차고서
일거에 도적을 치기를 술잔을 들 듯 하고
나라의 위엄을 바람과 천둥처럼 떨쳐서

조준

천하를 깨끗이 쓸어 먼지 하나 없게 하고
무기들을 녹여서 호미와 보습을 만들어
황무지를 모두 개간하여 밭을 만들고
문물을 개화하고 좋은 땅으로 만들어
적막한 백성들을 한 번 위로한 뒤에
태평한 시절 소양강의 좋은 날에 와서
아, 풍류객이 되어도 무방하리라.[2]

도적의 발에 짓밟힌 가엾은 백성들을 위해서 반드시 좋은 계책을 내어 임금을 보필하여 삼대의 태평성대를 회복하고 싶다는 심정은 단지 시상詩想에 그친 것만은 아니었다. 천하를 깨끗이 쓸어 모든 먼지를 털어버리고 적막한 백성들을 위로하는 일은 뒷날 그의 개혁상서에서 구체화되었다. 오랜 외직생활과 재야에서의 생활은 그의 개혁안을 정교하게 다듬는 밑거름이 되었다.

조준은 권문세가 출신이었지만 그의 집안이 기울어지면서 권력의 무상함을 맛보게 되었으며, 그만큼 현실을 균형있게 바라볼 수 있는 계기가 되었다. 그는 권력층의 부패를 바로 잡을 대안세력으로 당시 떠오르는 군부세력의 동향에 주목했다. 고려말 왜구와 홍건적을 격퇴하는 과정에서 군부의 장군들은 막강한 영향력을 행사하기 시작하였다. 조준은 처음에는 최영을 선택했다. 그러나 최영은 그의 딸을 우왕의 후궁으로 출가시킨 데서 보듯이 고려의 틀을 근본적으

2　『동문선』 8, 봄날 소양강에 가다(春日昭陽江行)의 번역문 참조.

로 무너뜨릴 생각이 전혀 없었다. 명문가 출신인 최영과는 달리 이성계는 동북면의 변방 출신이어서 자신의 입지를 강화시킬 우군이 필요한 입장이었다. 바로 조준과 이성계와 이해관계가 일치되는 지점이었다.

이제 조준과 이성계와의 만남에 초점을 맞추어 보자. 조준은 어떻게 이성계를 만나게 된 것일까? 이 문제와 관련해서는 『태종실록』에 실려 있는 그의 졸년기사를 살펴볼 필요가 있다.

> 무진년(1388) 여름에 최영이 군사를 일으켜 요동을 칠 때에, 우리 태상왕(태조 이성계)이 대의大義를 들어 회군하여 최영을 잡아 물리치고, 쌓인 폐단을 크게 개혁하여 모든 정치를 일신하려고 하였다. 때마침 조준이 중망重望이 있다는 말을 일찍이 들으시고, 그를 불러서 함께 일을 의논하고 크게 기뻐하여, 지밀직사사知密直司事 겸 사헌부 대사헌으로 발탁하고, 크고 작은 일을 가리지 않고 모두 조준에게 물어서 하였다. 이에 조준이 감격하여 분발하기로 작정하고 아는 것이 있으면 말하지 않는 것이 없었다.

요컨대 이성계는 회군한 뒤에 조준이 중망이 있다는 얘기를 누군가로부터 듣고 그를 발탁하였다. 그것도 사헌부 대사헌이라는 중책을 맡겼다. 두 사람의 사이에 다리를 놓아준 인물은 윤소종尹紹宗・조인옥趙仁沃・정지鄭地 등으로 모두 회군공신回軍功臣이었으며, 조준과도 친교가 있는 사이였다. 이들은 대체로 공민왕 때 벼슬을 시작하였으며, 대부분 음서 출신으로 그 초직初職이 왕의 측근직이었다는 공통점을 갖고 있었다. 이들은 공민왕 이후 '왕씨의 후사가 끊어진 것을 분하게 여겨' 서로 벗을 맺어 비밀리에 부흥復興의 뜻을 가지기로 맹세하였다. 신씨辛氏 대신 왕씨王氏 왕조를 세우려 했던 그들이 이씨李氏 왕조를 세우는데 가담한 것은 역사의 아이러니가 아닐 수 없다.

    이성계가 조준에게 대사헌의 중책을 맡긴 것은, 새 왕조를 건국하기 위한 기반을 구축하는 선두주자로 그를 발탁하였음을 뜻한다. 조준의 과단성과 개혁의지를 이성계가 높이 산 것이다. 실제로 조준은 이후 사전私田의 혁파를 주장하는 상서를 올렸으며, 이에 반대한 당대의 권력자 조민수曺敏修와 이인임李仁任을 탄핵하여 권좌에서 몰아냈고, 이어서 정치제도의 개혁을 주장하는 이른바 시무책時務策을 두 차례나 올렸다. 이로써 새 왕조의 건국을 위한 각본은 착착 진행되었다.

개혁가로서의 성공과 좌절

고려말에서 조선의 건국에 이르는 과정에서 조준의 역할은 다대하였다. 그는 그 공으로 건국 후 개국공신 1등에 녹훈되었으며, 그 서열도 배극렴裵克廉에 이어 두 번째였다. 그리고 문하우시중門下右侍中의 고위관직에 임명되었다. 또한 그 관직에 걸맞게 정치, 경제, 사회, 문화 등 모든 면에서 개혁의 기치를 치켜 올리며 새 왕조의 틀을 짜는데 크게 기여했다. 그러나 그를 얘기할 때 흔히 전제개혁田制改革을 거론하는 데서 보듯이 건국 이후보다는 그 이전에 그가 차지하였던 몫이 훨씬 더 컸다. 이성계의 또 다른 핵심 브레인이었던 정도전鄭道傳이 건국 이후에 더 큰 활약을 했던 것과는 아주 대조적이었다.

이미 앞에서 고려말 실력자였던 이성계가 조준을 대사헌으로 천거하여 집권을 위한 여러 가지 개혁조치들을 추진하였음을 지적하였지만, 『고려사』에 실려 있는 그의 개혁상소들을 살펴보면 그가 전방위적으로 고려말의 문제들을 제도적인 측면에서 해결하려고 했다는 것을 알 수 있다. 정치이념의 면에서는 인정仁政을 정치의 이상으로 하되 이를 실현하기 위해 강력한 법치法治를 강조하였다. 통치체제로는 재상들의 합좌기구合坐機構인 도평의사사都評議使司의 권한을 축소하고 대신 6부部의 권한을 강화하여 이를 재상을 중심으로 운영하는 체제를 구상하였다. 군사제도의 면에서는, 군정軍政을 개혁하여 군령軍令을 단일화하여 군대와 군사를 강화하고, 변경의 주와 군을 강화하여 왜구의 침입을 막고자 하였다. 수취체제收取體制의 면에서는, 호적제도를 정비하여 수취에 따르는 폐단을 제거하고자 하였다. 사회정책의 면에서는, 풍속과 교화의 근원으로서 학교 교육을 강화하고자 하였으며, 주자가례朱子家禮를 적극 받아들여 새로운 사회질서의 기본이념으로 제시하려고 하였다. 또한 유교적 통치이념을 백성들에게까지 확산시키기 위하여 교화정책을 널리 실시하고자 하였다. 효와 충을 강조하고 효자와 열녀를 자주 포창한 것도 그 때문이었다.

그리고 조준의 개혁정책의 특징을 집약하고 있는 것으로 무엇보다도 전제개혁을 들 수 있다. 따라서 여기에서는 전제개혁에 초점을 맞추어 그 정책의 추진이 갖는 의미를 좀 더 구체적으로 살펴보기로 하겠다. 이를 통해 조준의 개혁정책의 실체를 정확히 이해할 수 있을 것이다.

고려말 전제의 문란은 나라의 멸망을 가져온 주요 원인의 하나였다. 일부 권력자들이 불법적인 방법을 동원하여 토지 탈점과 개간을 통해 많은 토지를 소유하였고 이로 인하여 고려 후기에 농장이 발달하였다. 이같은 과도한 토지 집중 현상은 결국 농민의 소유권 박탈과 국가 재정의 파탄으로 이어지면서 전시과제도는 사실상 무너지게 되었다. 창왕 원년 7월에 당시 대사헌이었던 조준이 올린 상서에는 이같은 고려말 전제의 문란상이 가감없이 묘사되고 있다.

> 근년에 이르러 겸병兼幷이 더욱 심하여 간흉奸凶의 무리가 주州와 군郡에 걸쳐 토지를 차지하고 산천으로 경계境界를 삼아 모두 이를 가리켜 조업전祖業田이라 하여 서로 밀치고 서로 빼앗아 1묘畝의 주인이 5, 6명을 넘으며 1년의 조租를 8, 9차례나 거두고 있습니다. 위로는 어분전御分田

으로부터 아래로는 종실宗室, 공신功臣, 조정의 문무 관리들의 전지田地와, 더 나아가서는 외역外役, 진津, 역驛, 원院, 관館의 전토와 다른 사람들이 여러 대에 걸쳐 심은 뽕나무와 지은 집에 이르기까지 모두 빼앗아 자기의 것으로 하고 있습니다. 그리하여 슬프게도 우리 무고한 백성들이 사방으로 흩어져 떠돌아다니며 골짜기에 빠져 죽고 있습니다. 선대 임금들이 토지를 나누어 준 것은 신민臣民을 후하게 대하기 위한 것이었는데, 오히려 그들을 해치게 되었으니 이로 인하여 사전私田이야말로 나라를 어지럽히는 제1의 원인이 되었습니다.

모든 악의 원인을 사전私田에서 파악한 조준의 인식은 무장 이성계의 그것과도 완전히 일치되는 것이었다. 이성계는 뒷날 조선 건국 즉위년에 내린 교서에서 "고려 왕조의 말기에 토지와 노비의 법이 극도로 문란하게 되었으므로, 간사한 무리들이 온갖 방법으로 모의하여 송사訟事 다툼이 매우 번잡하였다. 마침내는 부모 형제가 서로 해쳐서 풍속을 손상하는 데 이르게 되었으니, 내가 이를 매우 민망히 여긴다. 무진년에 군사를 돌이킨 이후부터 이미 사전私田을 혁파하여 토지 제도가 바로잡아져서, 백성의 마음이 안정되고 중앙과 지방이 점점 편안하게 되었다."라고 한 것에서, 그가 일찍부터 사전 개혁에 뜻을 두고 있었음을 알 수 있다. 위화도에서 회군한 이성계가 조준을 발탁한 후 제일 먼저 착수했던 것이 바로 사전 혁파였다. 즉 우왕을 몰아내고 창왕이 즉위한 그 해 1388년 7월 당시 43세의 조준은 전제의 개혁을 요청하는 상서를 연이어 올렸으며, 그 직후 대사헌에 임명되어 조민수와 이인임을 탄핵한 사실은 이미 앞에서 지적한 바와 같다. 다음해 공양왕이 왕위에 오르자 조준은 정도전 등과 함께 사전 혁파를 청하는 상서를 다시 올렸다.

이처럼 이성계와 조준 등이 사전의 혁파에 노력을 기울인 것은, 그것이 구세력의 경제적 기반을 와해시켜 새 왕조를 세우는 데 긴요한 일이었기 때문이다. 연구자 가운데는 많은 사병私兵을 거느렸던 이성계가 시급한 당면과제인 군자軍資와 군량軍糧을 해결하고자 한 것이지, 새 왕조의 건국이라는 원대한 계획을 갖고 있었던 것은 아니라고 설명하는 사람도 있다. 즉, 국고國庫가 결핍된 상황에서 관록官祿 이외에 별다른 재산이 없는 신진의 인사들을 기반으로 하였던 이성계의 입장에서 사전의 혁파라는 강수를 둔 것이 아니냐 하는 것이다. 그것의 사실 여부는 일단 제쳐놓더라도, 조준 등의 사전 혁파 시도가 구세력으로부터의 광범위한 반발에 부딪치게 된 것은 불가피한 일이었다. 사전의 문제점에 대해서는 이들과는 전혀 정치적 노선을 달리하는 이색李穡과 최영崔瑩 등 구세력의 일부도 거론한 적이 있었다. 그러나 조준의 개혁이 사전혁파를 통해 고려 초기의 공유제公有制로 돌아가고자 한 것이었다면, 후자의 그것은 사전의 문제점을 부분적으로 수정하는데 그친 것이었다.

조준의 상서를 놓고 열린 도평의사사都評議使司의 회의에서는 일대 격론이 벌어졌고 결국 개혁안은 채택되지 않았다. 정도전과 윤소종 등이 조준의 안에 찬성한 반면, 이색, 권근, 우현보, 변안열 등은 찬성하지 않았다. 정몽주는 두 파의 사이에서 아직 결정을 하지 못한 상태였다. 참석자 53명 가운데 18, 19명이 찬성했을 뿐 나머지 거실巨室 자제子弟들은 모두 개혁에 찬성하지 않았다.

그 뒤 두 세력 간의 갈등은 고조되었다. 구세력은 집요하게 그들의 기득권을 지키고자 하였다. 이런 가운데 조준은 그 해 8월 다시 전제의 개혁을 청하는 상서를 올리는 한편 이색 등 반대파를 제거해 나갔다.

공양왕 3년 정월 정부는 군제개혁軍制改革을 통해 종래의 5군軍을 3군으로 축소하는 한편 이성계를 도총제사都摠制使에, 조준과 정도전을 좌군총제사左軍摠制使와 우군총제사右軍摠制使에 각각 임명하였다. 이로써 군권軍權은 이성계의 세력에 의해 완전히 장악되었다. 이어서 5월에 과전법科田法이 단행되었다. 이로써 구세력은 완전히 제거되고 새로운 세력은 순조롭게 조선을 건국하게 되었을까? 그러나 상황이 그렇게 간단하지는 않았다.

이때 마련된 과전법의 조목을 살펴보면 "사전私田의 경우 그 주인이 죄를 범하더라도 공전公田으로 몰수하는 일은 허락하지 않는다."는 구절이 있어서 사실상 사전은 혁파되지 않았음을 알 수 있다. 이것은 아래에서 보듯이 정도전의 입을 통해서도 확인되는 사실이다.

사전을 개혁하자는 의논은 제가 처음에 생각하기로는 모두 공가公家에 속하게 하면 나라의 비용을 넉넉하게 하고 병사들의 식량을 풍족하게 하며, 사대부들에게 녹봉을 주고 군역軍役에 공급함으로써 아래 위가 궁핍해지는 근심이 없게 하자는 것이 신의 뜻이었습니다. 그러나 뜻이 마침내 행해지지 못하였으며 곧이어 전하께 청하여 제조관提調官에서 면직된 지 오래인데도 토지를 나누는 것이 공평하지 못하다는 원망이 모두 저에게 돌아왔습니다.

이같은 정도전의 언급은 조선초기의 실록 곳곳에서 실제 사실로 확인된다. 새로운 왕조가 들어섰지만 여전히 권세가들의 사전 보유 문제가 항상 조정에서 주요 현안으로 논의되고 있는 것이다. 결국 과전법 체제는 상이한 이해관계를 갖는 세력 사이의 정치적 절충 속에서 이루어졌다고 할 수 있다. 이를 통해 농민들이 과도한 전조田租의 부담에서 어느 정도 벗어나기는 하였지만 양반지배층의 토지점유와 농민지배의 원리 그것은 전혀 변하지 않았다. 사전을 혁파하려고 했던 세 차례에 걸친 조준의 상서 역시 처음 이상주의적인 데서 좀 더 현실적이고 절충적인 방향으로 나아가고 있는데, 여기에는 사전 혁파에 대한 구세력의 거센 반발이 크게 작용하였다.

이후 구세력은 이성계의 낙마落馬 사건을 계기로 반격을 개시하였다. 그 해 공양왕 4년(1392) 조준과 정도전은 정몽주와 김진양의 탄핵을 받고 멀리 유배되었다. 곧바로 정몽주가 살해되고 조선이 건국되면서 조준은 개국공신 1등에 녹훈되었으며 문하우시중門下右侍中 평양백平壤伯에 임명되었다. 바야흐로 그의 생애의 정점이었다.

조준은 그 뒤 세자책봉 문제와 표전表箋 문제, 그리고 요동정벌 논의를 둘러싸고 정도전과 대립하였으며, 이에 따라 왕자의 난에도 소극적으로 개입하여 정종 초 정사공신定社功臣 1등에 녹훈되었다. 그러나 정도전의 피살 이후 조준 및 정도전과는 전혀 입장을 달리하는 하륜河崙과 권근權近 등이 입지를 강화하는 등 그에게 불리한 상황이 전개되었다. 스스로 사면을 청하였는가 하면, 탄핵을 받고 투옥되기도 하였다. 만년의 그의 삶은 권력의 정상에서의 내리막길이었다. 그의 개혁정책이 궁극적인 성공을 거두지 못하고 구세력이 여전히 뿌리를 내리고 있는 현실과 결코 무관하지 않았다. 아마도 조준은 스스로 자신의 개혁정책이 성공을 거두었다고 생각하였을런지 모른다. 또한 정치적 라이벌인 정도전의 죽음에 쾌재를 불렀을 지도 모른다. 그러나 그의 정점은 거기까지였다. 반쪽짜리 개혁에 주저앉고 정도전의 죽음을 외면하는 그 순간 자신의 정치적인 몰락도 곧 뒤따랐다.

의학세계

정치개혁가로서의 조준의 면모에 주목하면 자칫 사회 경제개혁가로서의 그의 역할을 간과하기 쉽다. 위에서도 지적했지만 사실 그는 정치제도보다는 사회 경제의 개혁에 더 큰 관심을 가졌던 인물이었다. 따라서 그가 의학에 대하여 관심을 가졌던 것은 당연한 일이었다. 물론 관련 자료가 많이 남아 있지 않기 때문에 자세한 것은 알 수 없지만 단편적인 자료를 통해서나마 어느 정도 짐작은 할 수 있다.

태조 2년(1393) 11월 조준은 질병을 앓고 있는 조정 관리들의 집에 의원을 보내 진찰하는 법을 시행할 것을 임금에게 요청하였다. 이에 대하여 임금이 어떤 비답批答을 내렸는가는 실려 있지 않지만, 이후의 사례로 미루어 보건대 이때 임금으로부터 긍정적인 답변을 얻어냈음이 분명하다. 즉 조정의 중신들이 중병을 앓을 때마다 의원을 보내고 약제를 보내는 일이 관례가 되었기 때문이다. 이런 일은 고려시대에서는 전혀 찾아볼 수 없다. 비록 고관高官들을 대상으로 한 것이지만 조준이 의학의 중요성에 대하여 상당한 관심을 가지고 있었음을 보여주는 사례이다.

그 뒤 태조 6년(1397) 2월 조준은 정도전과 함께 고시관考試官으로 당시 잡과雜科에 해당하는 명의明醫와 명률明律의 시험을 주관하여 각각 8명과 7명을 선발하였다. 두 사람이 바로 그 전년에 문과의 고시관을 역임한 데 이어 다시 잡과를 주재한 것은 매우 파격적이라고 할 수 있다. 사실 실록에서 의원을 뽑는 의과醫科의 시험관이 이처럼 명시된 사례는 거의 찾아보기 어렵다. 그만큼 민생民生에 대한 깊은 관심과 더불어 조준, 정도전 등 개혁자들이 의학에 깊은 조예가 있었음을 보여준다고 할 수 있다. 여기에는 또 고려말 이래 질적으로 낮아진 의원들의 수준을 향상시키려는 의도가 있었던 것으로 추정된다. 고려말이 되면 지방 향리들이 고된 향역鄕役에서 벗어나기 위한 수단의 하나로 명서업明書業 · 지리업地理業 · 의율업醫律業 등 잡업에 응시하는 일들이 많아졌으며, 이로 인하여 지방 수령이 공무를 보기 어려울 정도에 이르렀다. 따라서 정부는 가능한 한 향리의 과거 진출을 억제하여 향리가 줄어드는 것을 막으려고 하였다. 예컨대 향리의 세 아들 중 하나만 과거 응시를 허락한다든지, 과거를 보되 잡업은 허가하지 않고 제술업과 명경업 등 조선조의 문과에 해당하는 과거만 응시할 수 있도록 하였다. 이와 같은 현상이 심화되면서 의원으로서의 자질을 갖춘 자보다는 일부 향리들이 의업醫業에 응시하여 합격하는 경우가 많았다. 그 결과 의원들의 질적 수준이 크게 낮아지게 되었을 것으로 보인다. 의원은 그 신분이 문 · 무관에 비할 바는 못되지만 생명을 다루는 직책이었다. 더욱이 왜구의 침입과 신왕조의 건국 등 정치적으로나 사회적으로나 민감한 격변기에 의원의 전반적인 수준 저하는 자칫 민심의 동요를 일으킬 여지도 있었다. 이같은 시기에 조준과 정도전이 명의와 명률의 시험을 주재한 것은 법과 의학에 대한 그들의 높은 관심을 반영한다고 생각할 수 있을 것이다.

그러나 의학에 대한 조준의 관심이 얼마나 지대하였는가를 직접적으로 보여주는 것은 태조 6년(1397) 8월에 그가 제생원濟生院을 설치하였다는 점이다. 제생원은 처음에는 여러 가지 약방문藥房文을 수집하고 각도에서 매년 향약재鄕藥材를 거두어들였지만, 차츰 의원들이 상근하면서 병病을 고하는 자가 있으면 신분의 높고 낮음을 가리지 않고 그들을 찾아가 치료하였으며, 만약 이를 거부하고 치료하지 않을 경우 헌부憲府로부터 엄중한 처벌을 받았다. 그런가 하면 의지할 곳 없는 불쌍한 백성들을 제생원에서 수용하여 이들의 숙식을 해결하도록 하였다.

조준은 제생원을 설치한 이듬해 이곳에서 수집한 약방문과 향약재 등을 토대로 하여 권중화權仲和, 김사형金士衡, 김희선金希善 등과 함께 『향약제생집성방鄕藥濟生集成方』을 편찬하였다. 양촌陽村 권근權近이 지은 이 책의 서문에 따르면, 조준 등은 국내에서 생산되는 약재를 채취하여 약을 제조함으로써 백성들에게 편의를 주고자 하였다. 누구나가 손쉽게 구할 수 있는 약재와 이미 경험한 약방문을 정리하여, 굳이 값비싸고 얻기 힘든 중국산 약재를 사용하지 않고도 병을 쉽게 고칠 수 있는 길을 열어놓았던 것이다. 그뿐만이 아니었다. 각 도에 의학원醫學院을 설치하고 교수教授를 보내 그 약방문대로 약을 쓰게 하여 그 혜택이 지방 곳곳에까지 이르게 하였다.

『향약제생집성방』의 편찬은 중국과는 독자적으로 한의학의 체계를 향약과 토착의 약방문만으로 세우려 했다는 점에서 중요한 의미를 가지고 있으며, 이후 『향약집성방』을 거쳐 『동의보감』의 간행에 이르는 한의학 발달의 중요한 토대가 되었다. 이 책은 이듬해 정종 1년(1399)에 강원도에서 관찰사 김희선에 의해 처음 간행되었다.

그런데 정종 때 간행된 이 책에는 사람뿐만 아니라 소와 말의 병을 치료하는 우마의방牛馬醫方이 말미에 실려 있다. 조준이 김사형, 권중화, 한상경韓尙敬 등과 함께 편찬한 우마의방은 같은 해 『신편집성마의방新編集成馬醫方』이라는 이름으로 편찬되었다. 수의학獸醫學 서적으로는 우리나라 최고最古의 것이다. 그 뒤 중종 때에는 갑진자로 중간되었으며, 선조 13년(1580)에 전주에서, 인조 12년(1634)에는 제주도에서 각각 복간되었다. 농업국가에서 소가 얼마나 중요한가는 말할 필요도 없으며, 말 또한 중요한 교통수단의 하나였다. 따라서 정부에서도 그 관리에 상당한 관심을 갖지 않을 수 없었다. 이 책은 조선 건국 초 목장牧場과 마정馬政을 전반적으로 개혁하는 과정에서 편찬된 것으로 보인다.

　소략하나마 이상에서 살펴본 것처럼, 의학에 대한 조준의 관심과 정책은 결코 우연한 것이 아니라 사회경제면에서 새 왕조를 개혁하고자 하는 큰 틀 안에서 구체화되었다. 의학의 체계를 올바르게 정립하는 일이야말로 민생民生의 안전과 직결된 것임을 조준은 누구보다도 잘 알고 있었다.

맺는말

조준은 역관 출신으로 충렬왕대에 재상의 지위에까지 오른 조인규를 증조부로 둔 권문세가의 후예였지만, 이미 그 자신의 당대에는 가문의 입지가 크게 축소되어 있었다. 그는 공민왕대에 과거를 통해 관계에 들어간 뒤 한동안 외직을 전전하였다. 한때 최영의 천거를 받았지만 그는 자발적으로 정치적 공백기를 갖기도 하였다. 당시의 권력층과 이해관계를 달리하였던 조준은 위화도 회군 이후 이성계의 천거를 통해서 권력의 중심에 자리잡을 수 있었다. 오랜 세월 외직에 있으면서, 그리고 긴 은둔생활을 보내면서 왕조 말기의 비참한 현실을 직접 목도하였던 그는 당대의 현실을 예리하게 분석하면서 이를 토대로 하여 적극적으로 개혁정책을 추구해 나갔다.

전제의 문란을 국가적 혼란의 가장 큰 원인으로 보았던 그는 여러 차례 전제개혁 상서를 올리며 개혁정책을 추진해 나갔다. 그 개혁안에는 그의 사상이 응축되어 있었다. 개혁안이 결실을 맺고 과전법이 단행되었지만 사전의 혁파가 명실상부하게 이루어지지 않은 것이라는 점에서 개혁은 사실상 절반의 성공에 지나지 않았다.

조선 건국 이후 조준은 정치제도뿐만 아니라 사회 경제면의 개혁에도 상당한 관심을 기울였다. 의학 역시 그의 주요 관심사 가운데 하나였다. 이미 국초에 의관을 뽑는 명의明醫의 시험을 주관하여 의관의 질적 수준을 향상시키려고 노력하였다. 또한 태조 6년에는 제생원을 설치하여 각종 약방문을 수집하고 전국에 산재한 향약재를 거두어들여 이를 토대로 권중화 등과 함께 『향약제생집성방』을 편찬하였다. 이 책은 향약과 토착의 약방문을 통해 우리 한의학의 체계를 독자적으로 수립하려고 했다는 점에서 이후 『향약집성방』을 거쳐 『동의보감』의 간행에 이르는 한의학 발달의 중요한 토대가 되었다. 그는 또 『우마의방』을 편찬하여 수의학의 체계를 최초로 세웠다는 점에서도 의학사에 중요한 업적을 남겼다.

공양왕 1년(1389)	(44세) 8월에 다시 전제개혁을 청하는 상서를 올리다. 11월에 다시 지문하부사 겸 사헌부 대사헌이 되다. 12월에 이성계, 정도전 등과 함께 '9공신功臣'에 녹훈되다. 문하평리門下評理 겸 사헌부 대사헌이 되다. 조선군朝鮮郡 충의군忠義君의 봉작을 받다. 다시 전제개혁을 청하는 상서를 올리다. 조민수曺敏修·이인임李仁任을 탄핵하다.	
공양왕 2년(1390)	(45세) 2월에 서균형徐鈞衡 등과 함께 세자安城君의 사부師傅가 되다. 6월에 동지공거同知貢擧가 되어 지공거知貢擧 문하평리 성석린成石璘과 함께 과거를 관장하다. 겨울에 문하찬성사門下贊成事가 되다.	
공양왕 3년(1391)	(46세) 1월에 좌군총제사左軍總制使가 되다. 6월에 명나라에 성절사聖節使로 파견되다. 12월에 정난공신定難功臣에 녹훈되다.	
공양왕 4년(1392)	(47세) 1월에 삼사좌사三司左使가 되다. 4월에 정몽주와 김진양 등의 탄핵을 받고 정도전鄭道傳과 함께 원지遠地에 유배되다. 같은 달 정몽주가 살해당하자 소환되어 문하찬성사門下贊成事에 임명되다. 6월에 경기좌우도절제사京畿左右道節制使가 되다. 곧 이어 판삼사사判三司事가 되다. 7월에 정도전·조인옥 등과 함께 이성계를 새 왕조의 임금으로 추대하여 즉위하게 하다.	
태조 1년(1392)	(47세) 7월에 좌명개국공신佐命開國功臣 문하우시중門下右侍中 평양백平壤伯에 임명되다. 8월에 개국공신 1등에 녹훈되다. 9월에 시중侍中 배극렴裵克廉과 함께 한양의 궁궐과 성곽이 완공된 후에 도읍을 옮길 것을 임금에게 청하다. 10월에 흉작이 들었으므로 전세의 징수를 감면하고 이속의 농간을 없애기 위해 지방에 조관朝官을 파견할 것을 청하다. 왕명으로 정도전, 정총鄭摠 등과 함께 『고려사高麗史』의 수찬修撰 작업에 착수하다. 12월에 문하좌시중門下左侍中이 되다.	
태조 2년(1393)	(48세) 6월에 지공거知貢擧가 되어 조선조의 첫 과거시험인 식년문과를 관장하다. 11월에 조관의 질병에 의원을 보내어 진찰하는 법을 시행하기를 청하다.	
태조 3년(1394)	(49세) 3월에 교주交州·강릉江陵·서해西海·경기좌우京畿左右 5도道의 도총제사都摠制使가 되다.	
태조 4년(1395)	(50세) 3월에 창종瘡腫을 앓다. 임금이 중관中官을 보내 문병하다.	
태조 5년(1396)	(51세) 3월에 정도전과 함께 식년문과의 고시관이 되다.	
태조 6년(1397)	(52세) 2월에 정도전과 함께 잡과雜科를 주관하여 명의明醫 8인과 명률明律 7인을 시취試取하다. 3월에 상서사판사尙瑞司判事로 정도전과 함께 내관內官(궁녀)의 품계를 매길 것을 청하다. 11월에 정도전, 남은 등이 북벌을 청하였으나, 병중이었던 조준은 즉각 가마를 타고 대궐에 나와 극력 불가함을 아뢰다. 10월에 새로 설치된 가례도감嘉禮都監의	

	제조提調가 되다. 12월에 판의흥삼군부사判義興三軍府事를 겸하다. 정도전, 하윤 등과 함께 고려 우왕 말년(1388) 이후에 시행된 규정을 모아 『경제육전經濟六典』을 간행하다.
태조 7년(1398)	(53세) 권중화權仲和, 김사형金士衡, 김희선金希善 등과 함께 『향약제생집성방鄕藥濟生集成方』을 제생원濟生院에서 편찬하다. 1월에 우정승 김사형金士衡과 함께 노비변정도감奴婢辨定都監에서 일을 보다. 6월에 감예문춘추관사監藝文春秋館事가 되다. 9월에 좌정승에 유임되고 평양백平壤伯에 봉해지다. 정사공신定社功臣에 녹훈되다. 9월에 청성백靑城伯에 봉해지다.
정종 1년(1399)	(54세) 『향약제생집성방』이 강원도에서 관찰사 김희선에 의해 처음으로 간행되다. 김사형, 권중화, 한상경韓尙敬 등과 함께 『신편집성마의방新編集成馬醫方』을 편찬하다. 8월에 사직을 청하나 윤허받지 못하다. 10월에 신설된 조례상정도감條例詳定都監의 판사判事가 되다. 국조헌장조례國朝憲章條例를 모아 『경제육전經濟六典』을 수찬·간행하다. 12월에 재이災異로 인하여 전箋을 올려 사직을 청하나 윤허받지 못하다. 판문하判門下가 되다.
정종 2년(1400)	(55세) 2월에 무인년의 변란(왕자의 난)에 수수방관한 것 등을 이유로 사헌부로부터 탄핵을 받다. 두 차례나 전箋을 올려 사직을 청하였으나 윤허받지 못하고 다시 판문하부사判門下府事에 임명되다. 4월에 평양백에 봉해지다. 8월에 일찍이 사병 혁파 때 왕실의 수호를 위해 군사가 필요하다는 말을 했었다는 계림부윤鷄林府尹 이거이李居易의 언사에 연루되어 순군옥에 갇혔으나 곧 석방되다.
태종 1년(1401)	(56세) 1월에 판문하부사가 되다. 평양부원군平壤府院君이 되다. 6월에 사은사謝恩使로 명나라 서울에 가던 도중 금교역金郊驛에 이르러 병이 나서 되돌아오다.
태종 2년(1402)	(57세) 병으로 사직하다.
태종 3년(1403)	(58세) 6월에 부인의 상을 당하다. 7월에 영의정부사領議政府事가 되다. 9월에 아들 조대림趙大臨이 임금의 둘째 딸 경정궁주慶貞宮主와 결혼하다.
태종 4년(1404)	(59세) 6월에 좌정승이 되다.
태종 5년(1405)	(60세) 1월에 영의정부사가 되다. 6월 27일(신묘)에 죽다. 임금과 세자가 친히 나아가 조제弔祭하고 '문충文忠'의 시호를 내리다. 7월에 태조太祖의 묘정廟庭에 배향配享되다.

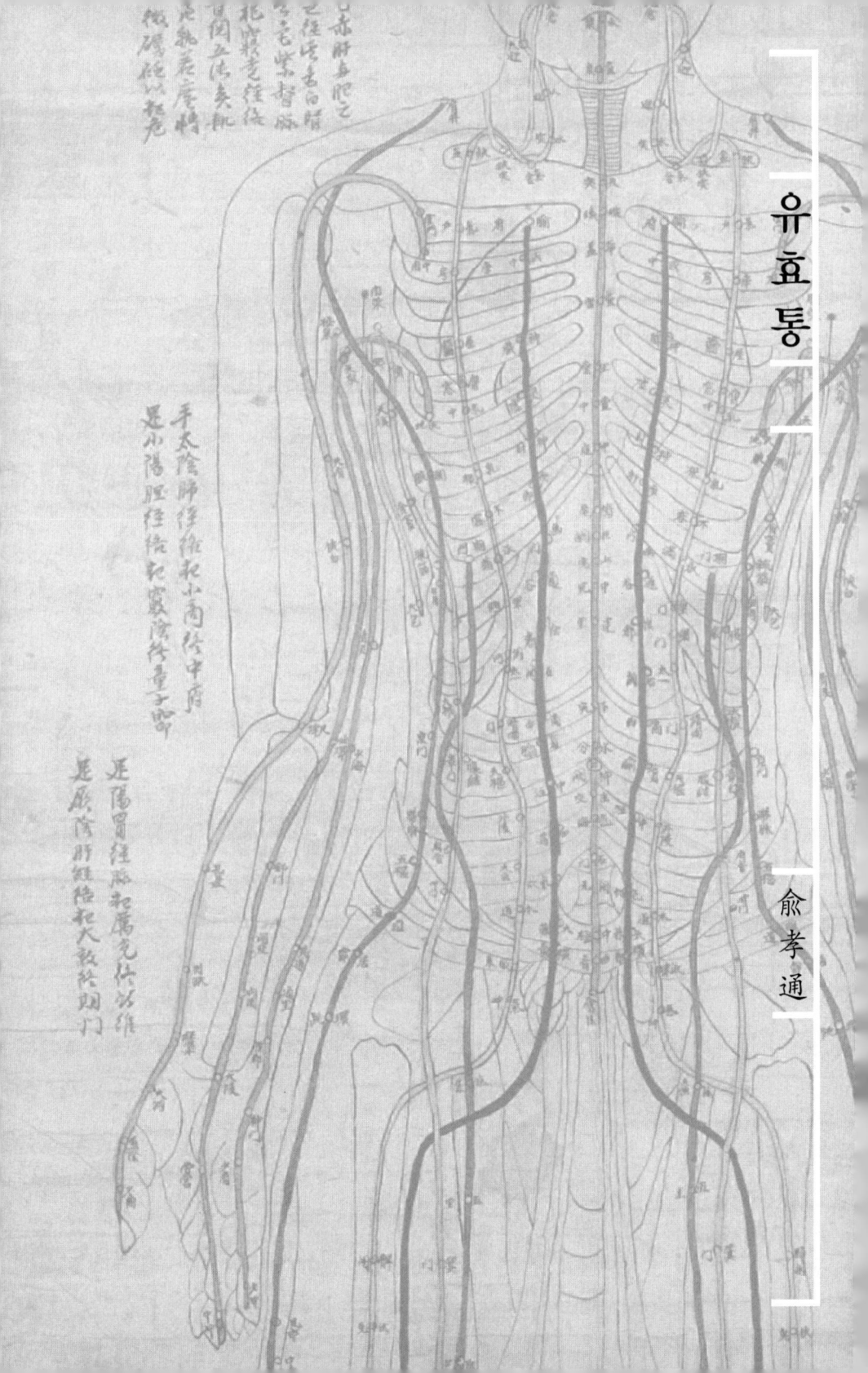

유효통俞孝通의 가문

유효통의 본관은 기계杞溪로, 시조 유삼재俞三宰는 신라에서 아찬阿飡 벼슬을 지낸 인물이다. 기계 유씨로 그 이름이 역사기록에 처음으로 등장하는 이는 유여해俞汝諧이다. 그는 고려시대 무신집권기 때의 최충헌崔忠獻의 손자인 최항崔沆의 폭정을 비방하다가 참변을 당하였다. 유여해의 셋째 아들 득선得瑄이 좌복야左僕射를 지내고, 손자 선儶이 봉익대부奉翊大夫로 판도판서版圖判書와 한양부윤漢陽府尹을, 증손 승계承桂가 판도판서를 지내면서 기계 유씨가 크게 현달하였다. 승계의 맏아들 천경千慶이 전서典書를 지내고, 넷째 아들 성리成利가 군기시軍器寺의 판사判事를, 다섯째 아들 성보成保가 부정副正벼슬을 지냈으며, 일곱째 아들 성복成福 이 판사재감사判司宰監事를 지내는 등 네 형제가 모두 조정에 벼슬함으로써 당대의 명문가문이 되었다. 성리의 맏아들이자 유효통의 아버지인 현顯이 공조전서工曹典書를 지내고, 작은아버지인 준俊이 예조정랑禮曹正郎과 전서典書를 지냈으며, 숙부인 혁赫이 동정同正 벼슬을 하였다.

이후 고려가 망하고 조선이 들어서면서 새로운 국면으로 들어섰는데, 조선시대에 들어서 가장 먼저 두각을 나타낸 이가 바로 유효통이다. 그는 고려 우왕 14년(1388)에 아버지 유현의 외아들로 태어났다. 자字는 행원行源, 혹은 백원百源이다. 그런데 유효통의 어머니에 대한 행적이 없다. 아니 엄밀히 말하면 있긴 있는데 수백 년 시간이 지남으로써 어디선가 오류가 생겼다. 『기계유씨족보杞溪俞氏族譜』

俞孝通

1864년 갑자보甲子譜에서부터 2004년 갑신보甲申譜에 이르기까지 족보상 기록된 유효통의 어머니는 분명히 신평新平 이씨李氏로, 도사都事를 지낸 상원上垣이라고 기록되어 있다. 그런데 유현의 작은아버지 유성복의 처부도 유현과 마찬가지로 신평 이씨로 도사都事를 지낸 상원上垣이라고 기록하고 있다는 점이다. 신평 이씨 족보에서는, 이상원李上垣은 슬하에 3남1녀를 두었는데 그 딸은 유현의 작은아버지 유성복俞成福에게 시집간 것으로 되어있다. 즉, 유효통의 종조모라고 밝히고 있다. 따라서 유효통의 어머니에 대한 정확한 인적사항을 제대로 밝혀줄 자료들이 필요하다.

유효통은 태종 2년(1402)에 생원시에 합격하고 태종 8년(1408) 식년문과에 병과로 급제하여 집현전集賢殿 정자正字에 등용되었으며, 세종 2년(1420)에는 집현전 수찬修撰이 되고, 동 6년(1424)에는 집현전 교리校理와 1425년에는 집현전 응교應教를 거쳐, 1427년 문과중시文科重試에 급제하여 예문관藝文館 직제학直提學에 이른다. 1435년에 성균관成均館 대사성大司成을 거쳐 집현전 부제학副提學이 되고 1444년에는 예문관 제학提學에 이르렀다. 세종 즉위년인 1418년에 병조좌랑兵曹佐郎이 되었다가 1436년에 공조참의工曹參議, 1438년에 강원도 관찰사, 1439년에 경주慶州 부윤府尹이 되고, 1444년 병조참의兵曹參議, 동지중추원사同知中樞院事, 중추원부사中樞院副使, 예문관藝文館의 제학提學을 역임하였으며, 세조 1년(1455)에는 원종공신原從功臣에 녹훈錄勳되기도 하였다.

이렇게 유효통의 탄탄한 길은 벼슬뿐만 아니라 집안의 명맥도 단단히 유지되었음을 혼맥에서 확인할 수 있다. 유효통의 큰아들 목로

牧老가 영의정 황보인皇甫仁의 딸과 결혼하였다. 물론 황보인이 수양대군에 의해 참변을 당하였을 때 집안이 몰락하였던 것 같다. 이때의 사실에 대하여 유효통에 관한 문집을 비롯한 여타 기록들에 남아 있지 않아 자세한 것은 알 수 없으나, 몇몇 흩어진 자료들 속에서 그 흔적들을 찾을 수 있다.

유효통의 작은 아들 경노卿老는 평강인平康人 채주蔡疇의 딸과 혼인을 하였으며, 공노公老는 경주인慶州人 김효민金孝敏의 딸과 결혼을 하여 당대의 학자집안과 사돈하였음을 알 수 있다. 사위 중의 하나인 서흥인瑞興人 김진金縝은 한훤당寒暄堂 김굉필金宏弼의 숙부이다. 따라서 가문에 또다시 정치적 풍파가 덮쳤을 것이지만 문장과 벼슬이 유지되었음을 확인할 수 있다.

유효통이 문장에 능하고 의약에 정통했음은 바로 이런 주위 환경에서 형성된 것임을 알 수 있다. 그 중 의학에 관한 업적을 살펴보면, 세종 13년(1431) 전의감정典醫監正 노중례盧重禮 · 박윤덕朴允德과 함께 우리나라 최초로 우리나라에 자생하는 약용식물의 재배방법과 채취시기를 정리한 『향약채취월령鄕藥採取月令』을 약술하였고, 세종 15년(1433)에 권채權採 · 노중례 · 박윤덕과 함께 재래의 여러 의서를 참고하여 우리 약재인 향약으로만 처방을 할 수 있는 『향약집성방鄕藥集成方』을 편찬하였으며, 강원도 감사監事로 있으면서 세종 22년(1440)에 『신주무원록新註無冤錄』을 판각板刻하였다는 점이다. 아마도 그는 유학자이자 대문장가이면서 일생 동안 의학을 공부하고 의학인물들과 교류하며 향약뿐만 아니라 『신주무원록』을 출판하는 등 의학과 관련된 일을 가장 많이 하였던 학자들 중의 한 명일 것이다.

유효통의 출생

유효통의 생졸년에 대해서 현재 명확하게 밝혀진 것은 없다. 다만 『동문선東文選』에 2편의 시가 전해지는데, 그 가운데 「춘일소양강행春日昭陽江行」에서 그의 나이를 추정할 수 있는 단서가 있다. 그 시는 그가 강원도 관찰사로 원주에 머물러 있을 때 지은 시다. 강원도 관찰사에 임명된 것은 세종 20년(1438) 8월 13일이고 이듬해 6월 29일에 집현전集賢殿 부제학副提學에 제수된 것으로 보아 유효통이 이 시를 지은 것은 세종 21년(1439)의 봄날이라고 보아야 하겠다. 물론 재임 중에만 강원도에 갔느냐에 대해서는 근거를 제시할 수는 없지만, 이 무렵 세종은 철원으로 사냥을 가게 되는데 공교롭게도 윤2월 20일에서 26일까지이다. 이때 유효통은 함길도와 황해도 관찰사 등과 함께 임금을 영알迎謁하고 방물方物을 진상하게 되는데, 어쩌면 이때 소양강 쪽으로 임금의 행차를 받들었을 가능성이 있다. 게다가 윤2월말 경이면 조금 따뜻하여 사냥할 만한 날씨일 테니 유효통이 느낄 수 있는 봄날과 일치할지도 모른다. 그렇다면 사사로이 강원도 소양강을 유람한 것이 아니라 임금을 배알하는 공무를 수행하는 중에 느끼는 봄날의 경치를 말하는 것일 수도 있겠다. 일단, 그가 느낀 봄볕 따스한 소양강을 고전번역원의 번역을 따라가 보면 다음과 같다.

江之濁兮凝濃煙   강물이 흐리니 짙은 안개 어린 듯
江之清兮涵晴天   강물이 맑으며 갠 하늘이 비치네

或淸或濁豈江性	혹시 맑고 혹시 흐림이 어찌 강의 본성이랴
被他外物交於前	외물에 영향되어 그리 됨이 아닌가
人心明暗只如此	사람의 마음 밝고 어둠도 다만 그것
寄語少年須着鞭	소년들아, 정신 차려 노력해 나가소
利源一開而濫觴	이욕의 근원 처음 열려 잔 넘치면
誰能禦之同逝川	뉘 능히 막으리, 가는 내와 같은 것을
扶微去危充四端	가는 것 붙들고 위태함 버려 사단을 확충하여
煌煌特達泉火然	펄펄 불 붙이듯 철철 샘 흘리듯 하소
我本質魯性偏柔	나는 본디 노둔한 사람, 성질이 너무 유하여
戰兢自持師佩絃	평생에 삼가 활줄을 차고 다니네
馳騁長途未津涯	머나먼 길 달렸으나 나루를 못 만난 채
居然已作白首年	어언간 백발 노년 다 되었네
敢期殷鼎調鹽梅	은정의 염매야 내 어찌 바라리
任重才劣常憂懷	짐 무겁고 재주 없어 늘 근심을 품네
遙想故園花正濃	멀리 생각하니 고원엔 꽃도 피고
三逕就荒生莓苔	세 길은 거칠어져 이끼가 났으리라
手種桑梓夢蒼蒼	손수 심은 뽕나무, 느티나무 꿈에도 푸른데
中有曲渚相縈迴	그 가운데 시냇물이 구불구불 감도누나
風景不殊江山異	여기 풍경은 비슷하나 강산이 통 다르니
登臨縱目聊擧杯	올라서 바라보며 애오라지 잔을 드네
江流山峙露眞機	흐르는 강, 드높은 산은 자연의 태를 드러내고
遠近物像無塵埃	원근의 물상들은 먼지 없이 깨끗하나
雖云信美非吾土	진정 아름다워도 내 고장이 아니어니

掛冠歸去鋤田萊	갓을 걸고 돌아가 묵은 밭이나 갈려네
候門稚子有愉色	문에서 기다리는 어린애 기뻐하리니
可與此輩排寂寞	그 애들과 어울려 적막한 회포를 풀리
我是我非天獨知	내 옳고 내 그름을 하늘만이 아나니
五十二年無事客	이 몸은 52년 간 무사한 나그네

이 시의 마지막 '이 몸은 52년 간 무사한 나그네[五十二年無事客]'에서 이때 나이가 52세이며 따라서 우왕 14년(1388)에 태어났음을 추측할 수 있다. 따라서 태어날 당시 아버지 유현兪顯은 문과에 급제한 후이므로 아버지가 관직생활을 할 때이며, 할아버지 유성리兪成利가 판군기시사判軍器寺事에 오른 때이므로, 남들이 부러워할 만한 든든한 집안을 배경으로 세상 구경을 하기 시작한 셈이다. 어쨌거나, 이 시를 통해서 이후의 모든 유효통과 연관된 기술은 이에 따라 우왕 14년(1388)을 탄생일로 기준삼아 기록하기로 한다.

출생년도는 이로부터 알 수 있다고는 하지만, 사망년도의 추정은 뚜렷한 단서가 없어 알기가 어렵다. 앞에서 언급했듯이 황보인과 사돈인 관계로 계유정난 이후에 세조를 지지기반으로 삼는 한명회韓明澮와 같은 실세에게 좋게 보일 리 없으므로, 아마도 이때에 실각하여 이후에 종적을 감췄거나 계유정난 당시에 정적으로 제거되었을지도 모른다. 다만, 세조 1년(1455) 12월 27일에 원종공신原從功臣 2등에 녹훈錄勳되었는데, 이때의 기록이 남아있는 마지막 기록으로 혹시 살아있었다면 68세가 된다. 그러나 이 원종공신은 세조가 잠저潛邸에 있을 때 공로가 있었던 인물들을 녹훈한 것이고, 실제로 이 명단에는 이미 사망한 자도 있기 때문에 생사여부는 별개의 사항일 수도 있다. 그리하여 단종 1년(1453)에 66세로 계유정난을 맞을 때는 최소한 살아있었던 것이 확실하며, 그 이후의 사항은 알 수 없기 때문에 그의 사망년도는 최소 66세였던 단종 1년(1453) 이후로 결론을 내릴 수밖에 없다.

집현전의 잠룡潛龍이 되다

유효통의 어린 시절을 상기해 볼 수 있는 자료는 실제로 찾아보기 힘들다. 다만 그의 유년시절은 우왕, 창왕, 공양왕 그리고 태조 이성계의 등극에 이르기까지 왕이 4번 바뀌었고, 세상은 고려가 망하고 새로운 조선으로 나라가 바뀌었다. 이처럼 복잡한 정치적 상황 속에서 그의 할아버지와 아버지가 관계官界에 진출하고 있었으며 태종이 1404년 10월 한양으로 천도를 단행할 때 당시 17세였던 유효통은 벼슬을 하는 할아버지와 아버지를 따라 한양으로 옮겨왔을 것으로 짐작이 간다.

그는 태종 8년(1408) 3월 12일에 있었던 식년시式年試에 급제하고 집현전 정자正字에 임명되었다. 이것은 그의 학문적 역량을 알 수 있는 지표가 된다. 집현전은 학자양성과 학문연구를 위한 기관이지만, 실제 가장 중요한 직무는 경연經筵과 서연書筵을 담당하는 곳이었다. 경연은 왕과 유신이 경서와 사서를 강론하는 자리로 국왕이 유교적 교양을 쌓도록 하여 올바른 정치를 할 수 있도록 하는 것이고 서연은 왕이 될 세자를 교육하는 것이다. 집현전관은 외교문서 작성도 하고 과거의 시험관으로도 참여했으며 그리고 중국 고제古制에 대하여 연구하고 편찬사업을 하는 등 학술사업을 주도했다. 집현전이 실질적으로는 세종대에 정치·문화 등의 발전을 가져올 수 있게 되었다. 그러나 집현전 학사들이 단종端宗 복위를 꾀한 이후 폐지되었다.

유효통은 그의 나이 33살에 집현전集賢殿 수찬修撰이 되었고, 그 뒤

교리教理로 임명되어서는 주로 경서經書와 사적史籍을 제찬하고 검토하는 역할을 하게 되었다. 유효통의 나이 37살 때에 일본의 사신이었던 규주圭籌와 범령梵齡을 위하여 전별연餞別宴을 열어주게 되었는데, 그들은 가지고 있던 산수도山水圖 및 도호道號의 찬讚과 시詩를 구하였다. 그 자리에 유효통은 집현전 교리로서, 직집현전直集賢殿 어변갑魚變甲, 유상지俞尙智와 집현전 부제학副提學 신장申檣, 집현전 직제학直提學 김상직金尙直, 집현전 부교리副校理 안지安止 등과 함께 참여하여 화답和答을 하였다. 이때 그는 "손님이 찾아와서 산수도를 보이는데[有客來携山水圖], 언뜻 보니 아아 방호산이 여기로다[乍看無乃寫方壺]. 층층으로 섰는 뫼는 천첩 구름 속에 숨어 있고[層巒隱見雲千疊], 옛 절은 아득하게 두어 그루 고목 사이에 섰구나[古寺微茫樹數株]."라고 화답하였다.

이듬해 유효통은 집현전 응교應敎가 되었다. 응교 벼슬은 집현전의 다른 관원과 같이 나이 젊고 글 잘하는 문신을 뽑아 학문을 연구케 하고, 경연관經筵官을 겸하여 아침과 저녁으로 경연청에 나아가 임금의 학문을 지도함과 동시에 시정時政을 토론하게 하였기 때문에, 임금의 잘못을 간諫하고 중신들의 비행도 규탄하였으니, 거의 매일같이 임금의 곁에서 나랏일을 살피는 벼슬인 셈이다.

유효통이 세종임금의 총애를 받으며 집현전에 근무하면서 더욱 학문에 열중하여 문과중시文科重試에 급제하니, 세종은 곧바로 예문관藝文館 직제학直提學에 임명한다. 이때 시제試題는 '청면금은방물請免金銀方物'이었는데, 작성된 그의 답안인 '청면금은표請免金銀表'는 『동문선東文選』에 실릴 정도로 뛰어난 것이었다. 한국고전번역원에 번역된 것을 들어보면 다음과 같다.

하늘이 위에서 굽어 보시와 크게 덮어 주는 인仁을 명시明示하시므로, 정이 속에서 감동하여 감히 어쩔 수 없는 청을 아뢰옵니다. 만약 아뢰야 될 말씀을 끝내 침묵한다면 폐단이 어느 때에 제거되오리까. 이에 간절히 부르짖으오매 더욱 조심이 더하옵니다. 그윽이 생각하옵건대, 구주九州를 분별하여 세납을 신중히 정한 것은 우禹임금의 굉장한 규모요, 여러 번방으로 하여금 정공正供만 하게 한 것은 주周나라의 착한 법전이니, 대개 그 토지의 생산하는 바에 따랐기로 지금까지 편의하게 되는 것입니다. 오직 이 폐방弊邦은 아득히 동떨어진 지역에 있어, 협소한 땅덩어리는 실로 탄환彈丸이나 사마귀와 같사옵고, 척박한 토질은 금·은이 생산되지 아니하옵기로, 전조前朝로부터 오늘에 이르도록 혹은 성은聖恩의 하사를 입고, 혹은 상판商販의 나머지를 자료로 하여, 겨우 세공歲貢의 의식에 충당하였을 뿐이옵고, 본시 대대로 바치는 예폐는 아니었던 것이온데, 그대로 답습하여 법처럼 이뤄진 것은 진작 말씀을 드리자 하여도 말씀하기 어려웠던 때문이었습니다. 제후諸侯가 된 자는 반드시 황실을 높이려드는 것이온데, 어찌 감히 정성과 공경을 게을리 하겠사옵니까. 후세에도 오직 공손히 폐백을 받들어야 할 것을 생각하오면, 아무래도 그전같이 계속되지 못할 염려가 있사옵기로, 사유를 들어 갖추어 아뢰려 하였사오나, 천위天威의 견책을 보게 될 것을 부끄러워하여 마음속에 넣어둔 적이 몇 날이옵고, 입을 열게 될 때가 있기만을 기쁘게 기다렸던 것입니다. 성상폐하께서 일시一視의 인仁을 돈독히 하시며, 대동大同의 의義를 품으시고 먼 데를 가깝게 만들어 만국이 다 편안함을 이루게 하시며, 주심은 후하고 받으심은 박하여 여러 사람의 마음을 즐겁게 하시니, 어린 아이가 제 부모를 만난 것 같사옵니다. 성인聖人이 계시면 의지하게 되는 것이므로, 번거로운 아룀을 꺼리지 아니하옵고 고명하신 청문聽聞을 모독하옵니다. 엎드려 바라옵건대, 소국이 궁벽하여 생산이 없음을 양찰하시고, 소신이 공근恭謹하여 변하지 않음을 어여삐 여기시와, 힘과 분에 알맞게 하도록 허용하시고 특별히 면제한다는 명령을 내려 주시오면, 신은 마땅히 더욱 제후의 법도에 공근하여 금석金石같이 굳건하길 맹서하고, 항상 우리 황제의 수를 빌어 천지같이 장구하시기를 원하겠사옵니다.[天臨在上 昭示丕冒之仁 情動于中 敢陳無已之請 事若可言而自嘿 弊將何時而旋除 玆切籲號 采增兢惕 竊惟別九州底愼賦 乃夏后之宏規 以庶邦惟正供 是周家之令典 盖隨土之所出 故今而爲便 粵惟弊邦 邈在遐壤 褊小實同於丸誌 疏惡産乏於金銀 爰自前朝 迨至今日 或蒙睿恩之賜 或資商販之餘 僅足充歲貢之儀 本非爲世執之贄 因循成法 囁嚅難言 爲諸侯必欲尊王 豈敢怠於誠敬 念後嗣惟恭奉幣 恐不繼其故常 將事由而具陳 畏天威之見責 悵此撫心者幾日 喜自開口之有時 欽遇云云 敦一視之仁 懷大同之義 柔遠能邇 致萬國之咸寧 厚往薄來 得群情之胥悅 如孩童乃得其怙恃 有聖人則爲之依歸 不憚敷奏之煩 用瀆高明之聽 伏望云云 諒荒服僻陋無産 憐小臣恭謹靡他 許從力分之宜 優示蠲免之命 臣謹當益虔侯度 誓同金石之堅 恒祝皇齡 願獻乾坤之久]

이처럼 그는 세종과의 각별한 관계를 유지하며 군신의 예를 다하고 직무에 충실하였는데, 이듬해 세종 10년(1428) 3월 2일에 아버지 유현이 64세의 일기로 사망하자 잠시 직무를 쉬게 된다.

그 후에 세종은 경연청經筵廳 시강侍講으로 그를 기용하여 유효통의 해박한 의견을 들어 특별한 조치를 취하기도 하였는데, 그가 각종 옛 제도에 대해 밝음을 알고 지시하는 것이니 그의 지혜가 다방면에 이르고 있음을 알 수 있고, 또한 그에 대한 세종의 신임도가 얼마나 컸던가를 보여준다.

이후 세종은 『향약채취월령鄕藥採取月令』이나 『향약집성방鄕藥集成方』과 같은 국책사업의 책임을 맡길 인물로 유효통을 선정한다.

유효통, 의학을 접하다

유효통이 태어나고 자란 여말선초의 시기는 어지러운 국제정세와 맞물리면서 한편으로는 새로운 시대를 준비하는 시기였다고 볼 수 있다. 의학적인 측면에서 볼 때 이 시기는 대몽항쟁기인 고려 고종 23년(1236)에 대장도감大藏都監에서 『향약구급방鄕藥救急方』이 간행되고, 공민왕 20년(1371)에는 『향약혜민경험방鄕藥惠民經驗方』이 찬집되기도 하였다. 물론, 『동인경험방東人經驗方』과 『향약고방鄕藥古方』, 그리고 『삼화자향약방三和子鄕藥方』과 같은 걸출한 의방서들이 출현한 것도 또한 고려 말이니, 이 시대의 향약방들의 간행이 문화적 자존심을 갖고 발간되었음은 우연이 아닌 것이다. 또한 이것은 곧 조선이 개창되자 태조 2년(1393)에 곧바로 『향약혜민경험방』과 같은 향약의서들이 재학습되고 검토되는 과정을 거치면서, 새롭게 태조 3년(1394)에 권중화權仲和와 서찬徐贊 등이 명을 받아 『향약간이방鄕藥簡易方』을 편찬하여 우리 향토에서 나는 약재로 손쉬운 처방들을 익히게 하였고, 태조 6년(1397)에는 조준趙浚의 건의에 따라 제생원濟生院을 설치하여 매년 향약재鄕藥材를 수납輸納하고 병인病人들을 구치救治토록 하였다. 이어서 태조 7년(1398)에 『향약제생집성방鄕藥濟生集成方』이 편찬되었다. 더구나 의학에 대한 관심이 많았던 태종은 그 뒤를 이어 1409년에 의약활인법醫藥活人法을 제정하여 전의감典醫監의 관리하에 제생원濟生院과 혜민국惠民局을 운영하였다. 제생원은 빈민, 행려의 치료와 미아迷兒의 보호를 맡아본 곳이다. 한양에서는 특히 동활인서東活人署에 수용된 빈한한 환자의 치료를 맡았으며, 창고궁사倉庫宮司의 동녀童女 수십 명을 뽑아 맥경脈經과 침구법鍼灸法을 가르쳐 부인들의 질병을 치료하는 의녀醫女로 양성하기도 하였지만 각 도에서 올라온 향약재鄕藥材의 수납輸納과 비치 등의 일도 맡아보았으니 우리 향토의 약재들이 얼마나 잘 쓰이고 있었는지 짐작할 만하다.

어쨌거나 제생원의 의료인력은 이러한 많은 일들을 하기엔 상당히 부족하였고, 부족한 인력을 보충하기 위하여 의녀까지 양성하는 상황이 벌어짐으로 해서 구료의 목적상 새로운 종합적 의서가 필요하게 되었으니, 이때를 반영하는 『향약제생집성방鄕藥濟生集成方』 30권이 정종 1년(1399) 5월에 김희선金希善·조준趙浚·권중화權仲和·김사형金士衡 등에 의해 제생원에서 간행되었다. 제생원이 설치되고 불과 2년도 채 되지 않는 기간에 30권이나 되는 방대한 향약처방들을 모을 수 있었다는 것은 이들의 노력이 얼마나 집약적이고 열정적이었는지를 나타내주고 있다. 이 처방집은 우리나라에서 나는 토종약재로 구성된 처방을 모았는데, 『향약집성방』의 10,706개 처방 중에 여기에서 인용된 처방만 2,803개 처방이니 그 차지하는 비중이 26%에 달하므로 얼마나 큰 비중이었는지 알만하며, 오늘날 귀히 쓰는 『동의보감東醫寶鑑』이 25권인 것을 감안하면 그 규모의 방대함이 또한 어느 정도인지 짐작할 만하다. 이는 그동안의 향약방들이 실제 임상에서 효용성을 보이기 때문에 그 쓰임을 보다 넓게 만든 것이니, 중국의학에 의존하는 것이 아니라 자생적 우리 의학의 발전이 상당히 비약적임을 보이는 것이다.

그러나 『향약제생집성방』을 지었던 이들이 태종 5년에 조준, 태종 7년에 김사형, 태종 8년에 김희선과 권중화가 차례대로 모두 사망함으로써, 더 이상 이들과 같은 열정을 한동안 보기가 쉽지 않았다. 적어도 세종 시대에 『향약집성방』이 완성되기 이전까지는 의약 관련 서적이 간행되지 않았기 때문이다. 하지만, 한편으론 이를 뒤집어보면 그동안 『삼화자향약방三和子鄕藥方』을 비롯해 『향약혜민경험방』이나 『향약간이방』으로 구료활동을 하기에 어려움이 많았으나, 『향약제생집성방』이 완성됨으로써 세종 때에 이르러 『향약집성방』의 필요성이 제시되기 전까지의 30여 년 동안 『향약제생집성방』은 오랫동안 그 위력을 발휘하였다고 할 수 있다. 그만큼 충실하게 내용이 보충되었고 토종약재의 활용도가 높아졌을 뿐만 아니라, 그 개발과 함께 향약방의 확충이 많이 되었음을 의미한다고 볼 수 있다.

유효통과 의서

세종의 각별한 신임을 받고 그의 능력이 인정되어 유효통은 드디어 국책사업의 큰일을 맡게 되는데, 가장 먼저 명을 받은 일이 『향약집성방』의 편찬이다. 그의 나이 44살에 맡은 임무로서는 여간 큰 작업이 아닐 수 없다. 이 책이 완성되기 이전에 먼저 『향약채취월령鄕藥採取月令』이 편찬되었다. 그 이유는 무엇인가? 향약방鄕藥方의 편찬을 위해서는 그 향약鄕藥에 관한 사항이 규정되지 않으면 안 된다. 그러므로 우리 약재로 처방을 만들기 위해서는 우리 약재에 대한 해박한 지식과 규정이 필요한 것은 당연하다. 이것이 『향약집성방』보다 먼저 『향약채취월령』이 편찬된 이유다. 여기서는 먼저 간행된 『향약채취월령』부터 기술하고자 한다.

『향약채취월령鄕藥採取月令』과 유효통

이 책은 향약鄕藥의 채취採取와 가공에 대한 내용을 정리하기 위해 편찬된 것으로서 몇 년 후에 편찬된 『향약집성방』의 선구적 작업이다. 이 책은 왕명에 따라 세종 10년(1428)부터 작업을 시작하여 세종 13년(1431)에 간행되었다. 이 작업에 유효통과 더불어 노중례盧重禮와 박윤덕朴允德 등이 참여하는데, 특히 유효통은 책임자로서 전체 일을 주관하였다. 이 책의 발문跋文에 "집현전集賢殿의 직제학直提學 신臣 유효통과 전의감정典醫監正 신 노중례, 부정副正 신 박윤덕"이라고 기록되어 있는 것을 볼 때 유효통은 가장 높은 자리에서 책임자로서 활동한 것을 알 수 있다.

『향약채취월령』은 당시 조선에서 출산되는 약재를 채취시기에 따라 분류하고 여기에 약물의 맛과 약성, 춘추채취春秋採取의 조만早晚, 음양건포陰陽乾暴의 선악善惡 등을 기록한 책이다. 불행하게도 현재 전하는 책은 1권 1책으로 되어 있으며 필사본의 형태이다. 더욱이 이것마저도 일본에 전해진 필사본으로, 수록되어 있는 약재도 160여 종에 지나지 않는다. 이러한 문제점에도 불구하고 이 책에 포함하고 있는 내용들은 이 시기 향약의 자립을 위한 유효통의 고심을 엿보게 해준다.

먼저, 약물의 채취시기에 따라서 구분하고 있다는 점이다. 이것은 각 월별로 채취할 약재의 명칭을 분명히 전달하여 약재 수급에 대한 국가적 분위기를 환기시킬 목적이 내재되어 있었기 때문일 것이다.

둘째, 이두문자를 사용하여 약재의 명칭을 표기했다는 점이다. 이것은 약재에 대한 백성들의 지식을 증강시키기 위한 의도가 컸기 때문이다. 약재에 대한 지식의 부족은 조선 산야에 널려 있는 약재들의 활용성을 낮추게 되는 것이니, 각 약재의 채취시기에 대한 지식이 없어 제때에 채취하지 못하여 약성이 떨어지게 되고 그렇게 되면 비싼 중국약재를 들여오게 되는 등의 약재구입에 대한 악순환을 끊을 필요가 대두된 것이다.

셋째, 현재 판본에는 나오지 않지만 본래 판본에 포함된 맛과 약성의 기록은 약재의 자급화의 목표뿐만 아니라 학술적 독립까지 가능하게 하는 초석을 만들겠다는 의도가 짙게 깔려 있다는 것이다.

맛과 약성은 약물을 이해하는 이론적 기초가 된다. 그러므로 이 이론을 잘 이해하면 해당 약물의 주치증과 응용 병증도 다변화할 수 있게 되는 것이다.

넷째, 춘추채취의 조만, 음양건포의 선악 등 가공에 대한 내용은 약재의 자급자족을 깊이 염두에 둔 것이다. 약재를 가공하는 방법과 지식을 제공하는 것은 약재의 독립에 필수불가결한 사항이다. 이러한 지식은 이제 필요로 하는 곳이 많아지게 되기도 하였지만, 보다 근본적으로는 의학의 발전과 학문적 정체성의 확립이라는 측면에서 중요한 작업이 되는 것이다.

위와 같은 합리적 목적을 가지고 월별 향약채취에 대한 책을 엮어감에는 유효통의 바탕그림에 따른 것이고, 그 전문적 지식의 데이터는 역시 노중례나 박윤덕과 같은 의관의 도움 없이는 불가능한 것일 것은 자명하다. 이들 삼자의 노력은 그 호흡을 맞추어 일목요연하게 책이 기술되게 하였고, 우리나라 의학의 발전과 더불어 향약의 효용가치를 더욱 높일 수 있는 기반이 되었다. 우리 약재의 육성과 발전 아래 처방의 효용성을 높이고자하는 그의 노력은 아버지 유현의 병고에 마땅한 처방과 약재가 없어 비싼 중국의 약재를 어렵게 구해야 하는 부분들이 말끔히 해결될 수 있었고, 당시 이땅에서 질병으로부터 고통받으면서도 약재를 구하지 못해 고충이 컸던 부분도 해결될 수 있는 초석이 된 것이다.

『향약집성방鄕藥集成方』과 유효통

『향약집성방』의 편찬에서도 유효통은 책임자로서의 역할을 충실히 수행한다. 『향약집성방』은 세종 13년(1431)에 유효통, 노중례, 박윤덕 등이 명을 받아, 이미 권중화權仲和 등에 의해 간행된 바가 있는 『향약제생집성방』을 기본으로 많은 의학 서적과 증상 및 처방을 수집, 정리하여 세종 15년(1433)에 완성한 의학 서적이다.

1433년 권채權採가 쓴 서문에 다음과 같은 말이 나온다.

"삼가 오직 우리 주상전하께서 특별히 이에 마음을 두셔서 가려 뽑은 의관들에게 명령하여 매번 사신을 좇아 북경에 가게 하셔서 널리 방서를 구하게 하셨고 또한 이를 바탕을 거듭 태의원에 나아가셔서 약물 이름의 잘못된 점을 고찰하여 바로잡을 것을 주청하셨다. 1431년 가을에 이에 집현전集賢殿 직제학直提學 유효통, 전의감정典醫監正 노중례, 부정副正 박윤덕 등으로 다시 향약방鄕藥方을 취하여 모든 의서들을 모아 편집하고 샅샅이 뒤져 빠짐이 없게 하고 같은 내용을 나누고 첨가하도록 하여 1년 정도 지나 일을 마쳤다. 이에 옛 책『향약제생집성방』의 증상은 338개였는데 여기에서는 959개가 되었고, 옛 처방은 2,803개 였는데 여기에서는 10,706개가 되었다. 또한 침구법 1476조와 향약본초鄕藥本草와 포제법炮製法을 첨가하여 모두 85권을 만들어서 바치니, 『향약집성방』이라고 이름 붙이고서 간행하여 세상에 널리 전하도록 하셨다."

이를 볼 때 유효통은 향약방을 수집정리해야 할 시대적 필요성에 부응하기 위해 이 책의 책임자로 나서, 이전에 간행되었던 『향약제생집성방』을 증보하는 형식으로 만들었다는 이야기가 된다. 이전보다 증상이 3배 가량 늘어났고, 처방도 4배 늘었고, 게다가 침구법까

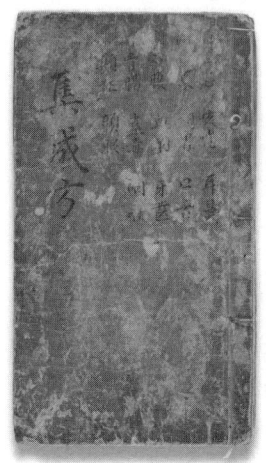
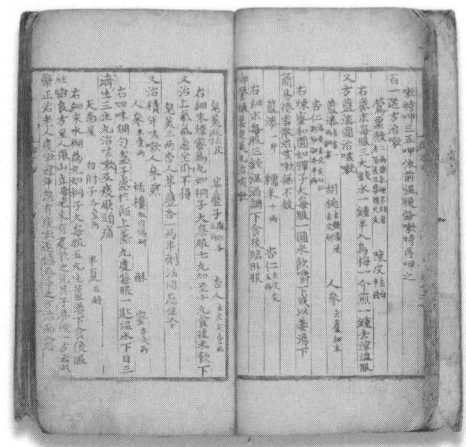

『향약제생집성방』(한독의약박물관 소장)

지 덧붙여졌으니 의서로서의 면모가 충분히 갖추어진 셈이다. 유효통의 책임 하에 만들어진 이 책은 몇 가지 면에서 당시 시대의 의학적 모습을 엿볼 수 있게 해준다.

첫째, 향약이라는 개념의 확고한 위치정립이다. 이전 고려시대까지 '향약鄕藥'이라는 이름이 붙은 수많은 의서가 나왔지만, 이 자체에 대한 문제를 정면으로 다루기에 그 규모나 목표가 애매모호한 점이 많았다. 이러한 방대한 향약 관련 의서의 간행은 향약의학의 확고한 자리매김이 된다는 의미가 되는 것이다.

둘째, 병증의 확충을 통한 종합의서를 지향하고 있다는 점이다. 『향약집성방』은 향약의술을 국가적으로 내재화시키기 위한 종합의서이다. "옛 책(『향약제생집성방』)의 증상은 338개였는데 여기에서는 959개가 되었고, 옛 처방은 2,803개였는데 여기에서는 10,706개가 되었다. 또한 침구법 1476조와 향약본초와 포제법을 첨가하여 모두 85권을 만들었다."는 것은 증상과 처방의 확충과 침구법의 보완을 통한 종합의서로의 변신의 과정이다. 게다가 향약본초와 포제법의 첨가는 향약의 자립과 깊은 관련이 있는 것이다.

셋째, 동아시아 의학에서 패권을 잡기 위해 조선의학의 세계화를 위한 기초적 자료로서 활용하는 것을 목표로 하고 있다는 점이다. 이것을 위해 제일 먼저 당시 동아시아의 중심의학인 중의학으로부터 독립적 의학체계를 만들어 독립선언을 할 필요가 있었던 것이다. 서문에서 "오직 우리나라는 하늘이 한 구역을 만들어 주어 동쪽 땅에 웅거하였으니, 산과 바다에 보배로운 것들을 부여받았고 초목 약재들이 생산되어서 무릇 가히 백성의 생명을 기르고 백성의 질병을 치료할 수 있는 것이 모두 갖추어지게 되었다. 그러나 예로부터 의학을 소홀히 여겨 폐절되어 약물 채취에 때를 무시하였고 가까운 것을 소홀히 여기고 먼 곳에서 구하여 사람이 병이 들면 반드시 중국의 구하기 어려운 약들을 찾으니 이것은 어찌 칠 년 된 병에 삼 년 된 쑥을 찾는 것이 아니겠는가."라고 말한 것이 그것이다.

넷째, 처방에 들어가 있는 약재의 개수와 처방의 선별에 있어 조선의 의학실정을 충분히 고려하여 정리하고 있다는 점이다.

다섯째, 인용서목을 분명히 밝히고 있어 학술적 모범을 보이고 있다. 이것은 중국의학과 구별되는 조선의학의 학술적 도덕성을 보인 것으로 이후 『동의보감』에서도 인용출전을 밝히고 의론醫論을 전개하고 있다.

『무원록無冤錄』과 유효통

『무원록』은 법의학 지남서이다. 유효통은 최치운崔致雲이 주석을 달아 완성한『신주무원록新註無冤錄』을 판각하였다. 이 책은『고주무원록古註無冤錄』을 교정하고 주석과 음훈音訓을 달아 편찬한 것이다. 본래 중국의 왕여王與의『무원록無冤錄』을 바탕으로 하여 주석을 붙인 것이다. 구성은 세 부분으로 나누어져 있다. 즉 첫 부분은 서론에 해당하며『세원록洗冤錄』이나『평원록平冤錄』이 현행의 법령과의 상이점을 열거하여「자액자의自縊字義」이하「병사죄수病死罪囚」의 12개의 항목을 기록하고 있으며, 제2부는 권상卷上으로 격례格例 부문이다. 교도관[獄官]이 실제로 행정적으로 어떻게 검시와 부검을 해야 하는가에 대한 장식帳式을 열거하고 또 각각의 사례를 들어「시장식屍帳式」이하「한서변동寒暑變動」까지 16개의 항목으로 나누어 수록하였다. 마지막 부분은 권하卷下로서 실제 검시와 부검의 방법, 상태판별과 처리방법 등이「검부총설檢剖總說」이하「발총發塚」에 이르기까지 43개의 항목으로 되어있다.

한편, 유효통이 이 책을 판각하는 일에 관여된 것은 몇 가지 의미가 있다. 첫째, 법의학法醫學이 국가 체제의 정비에서 중요한 학문이라는 것을 인식하고 이의 판각에서 오류가 생기지 않도록 노력하고 있다는 점이다. 법의학은 단순한 의학적 지식에 조예가 있다는 이유로 교정에 참여하게 될 수 있는 분야가 아니며 반드시 깊은 학술적 학식과 실제적 경험이 겸비되어야만 참여할 수 있는 분야인 것이다. 그런 의미에서 유효통은 의학적 지식뿐 아니라 실무적 지식에서도 당대 최고의 식견을 가지고 있었다고 볼 수 있을 것이다.

둘째, 법의학의 학술적 전통의 확립에 대한 필요성이다. 법의학이 실무적인 문제를 해결하기 위한 서적이기도 하지만 이 책이 이후 한국 법의학의 교과서격의 의서가 된 것은 결코 우연이 아니다. 유효통은 법의학 교과서로 전범이 될 이 책의 출간을 중요한 사업으로 손꼽았던 것이다.

셋째, 유효통이 이 책의 판각에 관여했다는 것은 이 책에 대한 판각이 단순히 의서의 출간에만 국한되지 않는다는 것을 의미한다는 것이다. 세종의 명령에 따라 편찬을 한 사람들은 최치운崔致雲, 이세형李世衡, 변효문卞孝文, 김황金滉 등이다. 이를 완성한 이후에 다시 판각에 관여한다는 것은 법의학의 재판 체계를 조선사회에 확고히 자리잡게 하고자 제도적 보완과 공간적 인프라의 구축 등까지 염두에 둔 것으로 봐야한다.

넷째, 법의학 지식의 확산이 중요하다는 시대적 필요성도 염두에 둔 것이다. 유효통이 적극적으로 이 편찬사업에 뛰어든 것은 이러한 목표가 있었기 때문이다. 더구나 이 책의 목표가 의료인이 아닌 관리들에게 교과서로 제공하고자 한 것이니만큼 전문적인 한의학적인 지식보다는 현장에서 즉각 알아볼 수 있도록 쉽게 쓰였다는 점에서 이 책의 목표가 분명해진다.

일화와 고사

유효통은 문장가로서 많은 시문을 남겼을 뿐만 아니라 검소함으로도 많은 일화를 남기고 있다. 그는 평생을 검소하게 살았는데, 선비로서 체통과 품위를 지키면서도 세속을 초월한 검소함은 세상 사람들이 우러러보는 바가 되었다. 『해동잡록』이나 『청파극담』에서 "본관은 기계杞溪이며 태종太宗 때 급제하고, 세종 정미년에 또 중시重試에 합격하였다. 문장을 잘하였으며, 관직은 집현전 직제학을 지냈다. 효통孝通의 아들이 정승 황보인의 집에 장가를 들게 되었다. 세상 풍습이 장가갈 때는 대부분 진기한 보물을 수십 개의 함에 가득 담아 예물로 보내는데, 두 개의 함으로 예물을 하였다. 열어보니 모두 서적이었다. 그래서 가득히 앉은 사람들이 깜짝 놀랐는데 후에 황보인이 유효통에게 말하기를, '봉채封采함에 어찌 서책을 썼습니까?' 하니, 유효통이 말하기를, '황금이 상자에 가득하나 아들에게 경서 한 권 가르침만 못하였으니, 봉채에 어찌하여 서책을 쓰지 못하겠습니까' 하였다."라고 실려있는 글을 보면 그의 검소한 성품과 학문에 대한 열정을 잘 보여주고 있다.

　　유효통은 문장으로서의 재능뿐만 아니라 유머 또한 뛰어나 자신의 글 속에 재치를 담아 말하고 있는데 『필원잡기』에 그 내용이 전한다. "유효통은 문장을 잘하여 일찍이 집현전에 있을 때 여러 사람과 시 짓는 공부를 논하였는데 말하기를, '옛사람은 삼상三上에서 더욱 잘 생각할 수 있다 하는데, 그것은 말을 탔을 때[馬上]·잠자리에서[枕上]·변소에서[廁上]라 하나, 나는 그렇지 않고, 삼중三中에 있으니, 한가한 중에[閑中]·취한 중에[醉中]·달 밝은 중에[月中] 입니다' 하니, 여러 사람이 말하기를, '자네의 삼중三中이 과연 삼상三上보다 낫다'고 하였다." 옛사람이 말한 삼상이란 당송팔대가唐宋八大家 중 한 사람인 구양수歐陽脩가 일찍이 '삼상三上'이란 말을 남겼는데, 문장을 공부하고 쓰고 외울 때 말을 타고 걸어가는 길 위에서, 그리고 베개 위에 누웠을 때, 그리고 화장실 위에서 좋은 생각들이 잘 떠오른다는 것을 말한 것이다.

또 하나의 일화를 소개하면 "눈은 둥글고 빛나는 까닭으로 물건을 잘 감별하고 귀는 비고 뚫린 까닭으로 소리를 잘 받아들이며, 코는 곧고 열린 까닭으로 냄새를 잘 맡으며, 입은 옆으로 패인 까닭으로 숨을 잘 내쉬고 들이쉬며, 또 혀가 작용을 하여 음성과 언어가 있는 것이다. 귀·눈·입·코 넷이 각각 맡은 것이 있지만 겸한 것은 입이다. 그러나 선악을 판단하고 구별하는 주체는 마음이다. 만약 마음이 없다면 비록 눈이 있은들 어떻게 볼 수 있으며, 귀가 있은들 어떻게 소리를 들을 수 있고, 비록 코가 있은들 어떻게 냄새를 맡을 수 있으며, 입이 있다 하나 어떻게 숨을 쉬겠는가. 그런 까닭으로 말하기를, '마음이 없으면 보아도 보이지 않고 들어도 들리지 아니한다' 하였다."라고 그 자신의 사물을 보는 식견을 아주 명쾌하게 말하고 있다.

또한 그의 정서적인 면을 살펴볼 수 있는 시 한 구절이 있는데 소개하면 다음과 같다.

棠茇奔馳足一年	아가위 집 그늘에 돌아다닌지 1년 남짓
區區裁決愧人天	구구한 결재가 사람과 하늘에 부끄럽네
扶桑日出鯨波裏	부상의 해는 고래 물결 속에 솟아오르고
大嶺雲連雁塞邊	대관령 구름은 안문 변새로 이었구나
鏡浦夜涵羅代月	경포의 밤엔 신라적 달이 머무르고
寒松朝帶濊時煙	한송정 아침은 예(강릉의 옛이름)적 연기를 띠었네
坐來景物非塵世	앉아보니 경치가 인간 것은 아니니
疑是從遊禦寇仙	내 문득 열자를 좇아 바람타고 노는 듯

위와 같이 강릉의 풍경을 보고 읊은 한 편의 시로써 그림 한 폭을 보는 듯 정확하게 그리고 있다.

우왕 14년(1388)	(1세) 태어나다.
태종 2년(1402)	(15세) 생원시에 합격하다.
태종 8년(1408)	(21세) 3월 문과에 급제하다. 집현전集賢殿 정자正字에 임명되다.
태종 11년(1411)	(24세) 12월 부父 유현俞顯이 취각吹角시 지각으로 탄핵받다.
태종 15년(1415)	(28세) 여름 부父, 하륜河崙과 함께 아산牙山의 여민루慮民樓에 대해 논하다.
세종 즉위년(1418)	(31세) 8월 병조좌랑兵曹佐郎을 제수받다.
세종 2년(1420)	(33세) 3월 집현전集賢殿 수찬修撰에 임명되다.
세종 6년(1424)	(37세) 집현전 교리校理에 임명되다.
세종 7년(1425)	(38세) 집현전 응교應敎에 임명되다.
세종 9년(1427)	(40세) 문과文科 중시重試에 급제하다. 예문관 직제학에 임명되다.
세종 10년(1428)	(41세) 아버지 졸하다.
세종 12년(1430)	(43세) 경연원經筵院 시강侍講에 제수되다.
세종 13년(1431)	(44세) 집현전 직제학直提學에 임명되다. 가을에 『향약집성방鄕藥集成方』 찬집을 명 받다. 12월 21일 유효통俞孝通 · 노중례盧重禮 · 박윤덕朴允德, 약용식물 정리한 『향약채취월령鄕藥採取月令』을 편찬하다.
세종 15년(1433)	(46세) 노중례 · 박윤덕과 함께 『향약집성방』 편찬하다.
세종 17년(1435)	(48세) 성균관 대사성大司成에 임명되다. 『자치통감훈의資治通鑑訓義』의 찬집하여 잔치를 열고 시를 짓게 하다. 6월 15일 집현전 부제학에 제수되다.
세종 18년(1436)	(49세) 6월 3일 공조참의에 제수되다.
세종 20년(1438)	(51세) 강원도 관찰사에 임명되다. 관찰사로서 『신주무원록新註無冤錄』을 판각板刻하다.
세종 21년(1439)	(52세) 윤2월 26일, 옷 한 벌을 하사받다. 칠언고시七言古詩 「춘일소양강행春日沼陽江行」을 짓다. 12월 8일 경주부윤에 임명되다.

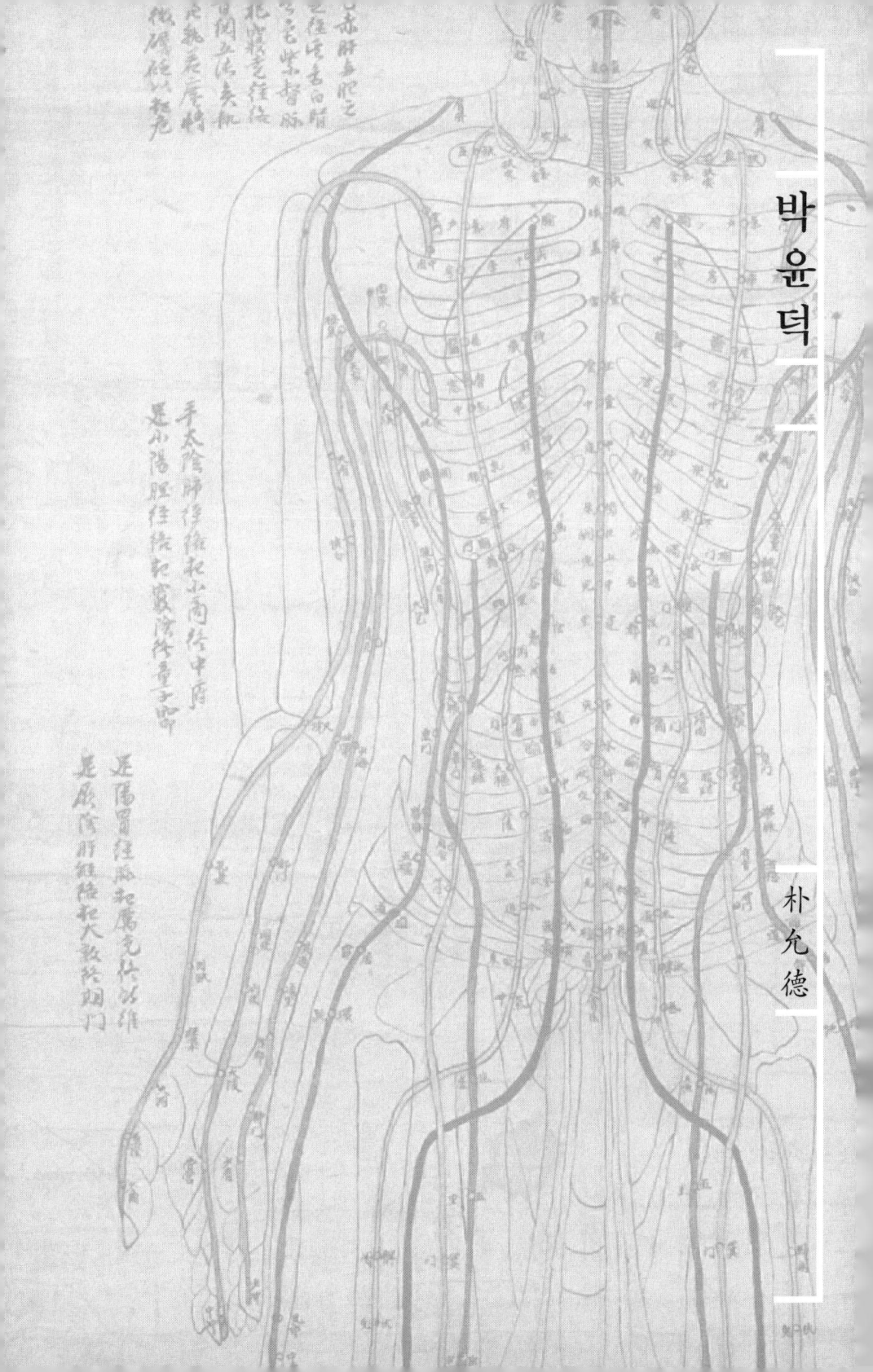

박윤덕

朴允德

의서편찬에 뛰어난 능력을 발휘한 의원

우리나라 의학의 황금기는 아마도 조선초기 세종년간이 아닐까 한다. 국가에서 정책적으로 의서의 편찬에 적극적이었고, 이러한 지원에 힘입어 당시 세계 최고의 의서인 『의방유취醫方類聚』와 『향약집성방鄕藥集成方』의 편찬이 가능하였기 때문이다. 이러한 시기는 의학을 아는 모든 이들에게 기회의 시기였듯이 박윤덕도 의학적 천재성을 입증받을 수 있었다. 그는 태종 때부터 의관醫官으로 근무하면서 의학적 능력을 쌓아나갔으며 의술 또한 높이 평가받았다. 태종 17년에 전의감주부를 지낸 후에 세종 6년에 명나라 사신인 낭중郞中 이기李琦의 병을 치료하더니 이듬해에는 두차례에 걸쳐서 왕의 병을 치료해 내어 두터운 신임을 쌓아갔다.

그는 임상적 능력뿐 아니라 학술적 능력에서도 뛰어나 의서편찬에 적극 관여하게 되었다. 1431년에 전의감典醫監 부정副正으로서 노중례盧重禮, 유효통兪孝通과 함께 『향약채취월령鄕藥採取月令』을 편찬한 것과 1433년에 기존의 『향약제생집성방鄕藥濟生集成方』을 바탕으로 『향약집성방鄕藥集成方』을 편찬하였다. 향약鄕藥은 이 시기 의학계 뿐만 아니라 정치적으로도 중요한 화두였다. 세종이 중심이 되어 향약의학의 체계화를 시작한 것이다. 고려시대 후기부터 발달하게 된 향약의술鄕藥醫術을 체계화하여 이를 조선의 중심 의학으로 자리잡게 하고자 하는 노력이 이 시기에 결실을 맺게 되는 것이다.

이에 의학뿐만 아니라 학술적으로도 뛰어난 역량을 가지고 있었

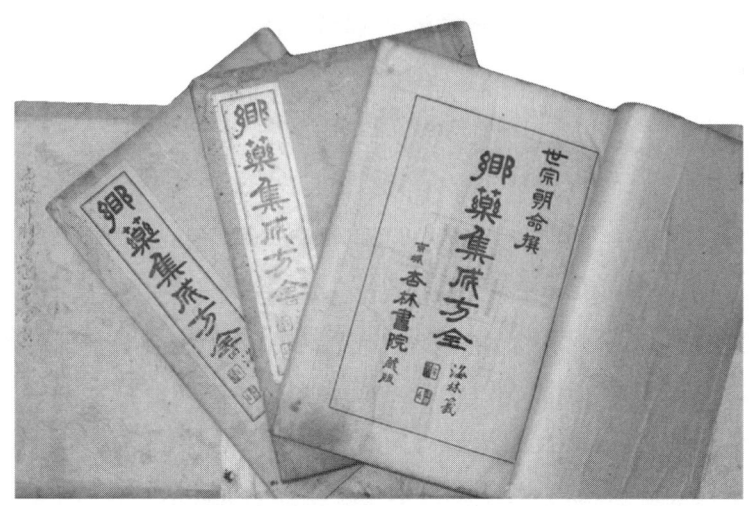

행림서원 간행 『향약집성방』(경희대학교 소장)

던 박윤덕은 국가적 사업에 참여하였다. 그는 특히 순수 의관출신으로서 실무를 겸전하여 임상과 의서정리를 겸전하는 가교역할을 하였다. 의서편찬에 있어 그가 대부분의 실무를 했을 것으로 보는 이유가 그것이다. 향약의서 간행에 참여한 박윤덕의 의학세계를 만나보면 그의 폭넓은 의학과 의술에 깊은 존경심이 일어난다.

의학적 환경

박윤덕 개인의 가계나 의학적 환경을 알 수 있는 사항은 불과 몇 가지 사료밖에 없다. 그가 언제 태어나서 언제 죽었는지조차 알 수 없다. 다만 확인되는 것은, 조선 태종때부터 세종년간에 전의감典醫監의 의관醫官으로 활동하면서 궁중에서뿐 아니라 조사朝士, 고관高官, 외국 사신 등을 치료하여 공적이 많았던 것이 일부 사료에 기록되어 있을 뿐이다. 실록기사에 1432년 5월까지 기록이 보이고 있지만 그때를 졸년으로 쓰기에도 확실하지 않다.

가계에 대해서도, 박윤덕이 1417년(태종 17) 전의감의 주부主簿로서 17일 동안 임금의 관외혈關外穴에 뜸을 떴는데 이 때 금기禁忌하는 것을 말하지 않은 죄로 벌을 받게 되었지만, 장인인 면성군沔城君 한규韓珪의 덕으로 무사하였다는 기록에서 그의 처부가 한규라는 것만을 확인할 수 있을 뿐이다. 그러나 『향약집성방』등 여러 향약의학서 집필에 두루 참여하고, 1419년(세종 1) 왕의 어깨를 치료하고, 1424년 명나라의 정사正使 이기李琦 및 훗날 명사明使인 창성昌盛과 윤봉尹鳳의 병을 치료한 것만 보더라도 그의 의술과 의학적 글솜씨가 뛰어났음을 알 수 있다.

박윤덕의 진료기록

朴允德

『조선왕조실록朝鮮王朝實錄』에는 박윤덕이 의원으로서 진면목을 보여주는 치료기록들이 나온다. 이들 기록은 궁중에서 활동한 일부 내용만을 담아내고 있지만 박윤덕의 의술을 명확히 알 수 있는 자료가 되며, 또한 당시 같이 활동하였던 인물들을 알 수 있어 그의 든든한 의학적 동지들과 의학적 성과와 비중을 능히 파악할 수 있다.

태종 17년(1417) 8월 20일 계묘 기사

전의주부典醫注簿 박윤덕朴允德과 검교한성윤檢校漢城尹 양홍달楊弘達을 힐문하라고 명하였다. 임금이 일찍이 17일 동안 관외혈關外穴을 뜸떴는데, 이때에 이르러 그때에 방서方書 가운데에 있는 금기禁忌하는 것을 아뢰지 않은 이유를 하문하고 장차 하옥하려 하여 대언代言 등에게 전지傳旨하기를, "양홍달과 박윤덕을 자세히 추문推問한 뒤에 가두라."하고 인하여 박윤덕에게 묻기를, "의방서醫方書 가운데에 침구針灸를 한 뒤에는 물로 수족을 씻는 것을 절대로 꺼린다는 말이 있는데, 어찌하여 일찍이 아뢰지 않고 지금 하문下問하니 아뢰는가?"하니, 박윤덕이 대답하지 못하였다. 양홍달에게 묻기를, "일찍이 궁주宮主의 병에 네가 의서醫書를 보지 않고, 대단히 독한 약을 써서 상기上氣되어 구역嘔逆을 못하여 거의 죽을 뻔하였다가 다시 살았고, 지금 소지小指와 차지次指 사이를 떠야 할 것인데 차지次指와 중지中指 사이를 떴고, 또 금기禁忌하는 것을 아뢰지 않았으니, 이것이 무슨 마음이냐?" 하였다. 양홍달이 대답하기를, "궁주宮主의 병에 어찌 방서方書를 보지 않고 뜸을 떴겠습니까? 관외혈은 신이 『동인경도銅人經圖』에 따랐고, 방서와 대조하여 참고하지 않았으니 참으로 죄가 있습니다. 또한 약을 드린 일은 신이 알지 못하였으니, 신이 실로 죄가 있습니다." 하였다. 임금이, "양홍달은 태조太祖를 따라다니던 사람이고, 박윤덕은 면성군沔城君 한규韓珪의 사위이다. 사위는 사유赦宥하는 예가 없지마는 모두 용서한다. 이제부터 다시 이와 같이 하지 말라." 하니, 양홍달楊弘達 등이 감격하여 울었다.

위의 기록은 박윤덕과 관련된 초기 기록으로서 양홍달과 함께 진료에 대한 문제점을 추문받는 장면이다. 여기에 같이 등장하는 양홍달은 태조, 정종, 태종 3대에 걸쳐 35년간 전의典醫로 활동하면서 의사로 이름을 떨쳤다. 그는 여러 차례 인생의 역경을 겪기도 하였지만, 그 때마다 주위의 도움으로 이를 극복하고 관직이 2품인 검교승녕부윤에 이르게 되었다. 태조 6년(1397)에 왕의 질병에 신속히 입궐하지 않았다는 죄명으로 축산에 유배되기도 하였고, 1405년에는 천녀賤女의 소생이라는 사헌부의 탄핵을 받아 한때 해직되기도 하였다. 또한 1417년에는 왕의 병환을 치료하면서 제대로 여쭈어보지 않았다는 명목으로 문외출송 당하기도 하였다. 1418년에는 성녕대군의 질환을 오진하여 위기를 맞기도 하였다. 이렇듯 여러 역경을 겪었지만 그는 그때마다 임금의 두터운 신임과 주위 사람들의 믿음으로 복직되어 다시 높은 자리에서 의원생활을 한 의가였다. 이 시기에는 궁중에서 질병의 불치不治에 대해서 수의首醫들이 책임을 지고 처벌을 받는 것이 관례였고 그 관례에 따라 양홍달이 처벌을 받고 후에 방면되는 것이 반복된 것이었다.

박윤덕은 이 무렵 양홍달과 함께 진료에 임하였으며 뜸과 약재를 담당한 것으로 보인다. 즉, 양홍달이 "또한 약을 드린 일은 신이 알지 못하였으니, 신이 실로 죄가 있습니다."라고 말한 내용으로 보아 알 수 있다. 하지만 박윤덕은 약을 씀에 상기上氣되고 구역嘔逆을 못하여 거의 죽을 뻔할 정도로 강한 약을 쓴 것으로 보이나 '죽을 뻔하였다가 다시 살아났다'는 내용으로 보아 누구도 흉내낼 수 없을 정도로 약에 정밀하였던 것 같다.

여기에서 박윤덕의 장인인 한규韓珪(?-1416)에 대한 기록이 나온다. 한규는 조선 초기의 무신으로서 본관은 면천沔川이며 중화中和 출신으로 시호는 공무恭武이다. 태조 때 전라수군대장군을 지내고, 1400년(정종 2) 방간芳幹의 난을 평정하고 태종이 왕위에 오르는 데 협력한 공으로 1401년(태종 1) 익대좌명공신翊戴佐命功臣 4등에 책록되었으며, 면성군沔城君에 봉해진 인물이다. 1403년 8월 중군총제中軍摠制가 되었고, 1406년 우군총제를 겸하였으며, 1408년 개성유후사開城留後司 · 호익상호군虎翼上護軍 · 우군도총제右軍都摠制, 1412년 중군절제사가 되었다. 태종이 즉위하는데 공신이었던 한규의 사위인 것으로 보아 박윤덕이 당시 궁중에서의 그의 입지를 엿볼 수 있는 대목이다.

태종 17년(1417) 12월 2일 계미 기사

내의內醫 양홍달楊弘達 · 박윤덕朴允德을 밖에 내치었다. 양홍달 등이 참새고기 전병煎餠을 만들어 바치고 금기禁忌하는 것을 아뢰지 않았기 때문에 내치었다. 이헌李軒을 결박하여 그 불경한 죄를 수죄數罪하고 용서하여 환임還任시켰다.

위의 기록은 박윤덕이 양홍달과 함께 치료에 대해 문책을 받는 장면을 묘사한 것이다. 그들은 병을 치료하면서 이번에도 금기해야 할 것들에 대해서 말하지 않았기 때문이다. 이헌李軒은 전의감승, 약방의원, 전의감 부정을 역임한 인물로, 하윤과 방간의 아들인 이맹중李孟衆 병을 약으로 치료한 의원이다.

세종 1년(1419) 4월 16일 경인 기사
이 두 어깨가 몹시 아프므로, 날도 가리지 않고 곧 의원 박윤덕朴允德으로 하여금 뜸질을 하게 하므로, 영의정 유정현·참판 이명덕 등이, "뜸질을 하지 마시고 온천에 가서 치료하시라."고 청하니, 상왕이 말하기를, "병이 심하여 몸을 움직일 수 없다."고 하였다.

이것은 박윤덕이 세종에게 뜸을 시술한 기록이다. 영의정인 유정현과 참판 이명덕이 뜸질보다 온천욕을 추천하나 세종이 몸을 움직일 수 없다고 거부하고 박윤덕의 뜸치료에 의존하는 것으로 보아 당시 박윤덕의 뜸의술이 얼마나 뛰어났나 확실히 알 수 있다. 여기에서 당시 온천욕이 치료에 효과가 뛰어났음과 침과 뜸을 뜰때에는 날을 가려 하였다는 것을 대신들의 말에서 알 수 있다.

세종 6년(1424) 10월 12일 계축 기사
이맹균李孟畇이 또 서계하기를, "명나라 사신 낭중郎中 이기李琦가 천식喘息

朴允德

이 심하여 담이 가득하여 때때로 숨이 막혀 말도 하지 못하므로 머물러 조리하기를 청하였더니, 사신이 이르기를 '조서를 개독하는 날짜가 이미 작정되었으니 의리상 머무를 수가 없다. 비록 죽는다 할지라도 떠나야 한다' 하였습니다."고 하였다. 이에 임금이 곧 우부대언 이대李臺에게 명하여 의원 박윤덕朴允德을 거느리고 가서 약을 주고 문병하게 하였다.

세종 때 명나라 사신인 예부낭중 이기의 천식병에 대해 박윤덕으로 하여금 치료하게 하는 장면이다. 이 때 어떤 치료방법을 사용하였는지 분명하지 않지만, 다음날인 13일 기사에 유상지兪尙智가 "이 낭중李郎中의 병이 점점 나아갑니다."라고 복명하였으며 15일에는 서울 모화루에 통정사通政司 참의參議 팽경彭璟과 함께 등극한 것으로 보아 박윤덕의 의술을 다시 한번 확인할 수 있다.

세종 10년(1428) 7월 29일 기묘 기사
이상李相이 길에서 인후병咽喉病을 얻었으므로, 전의부정典醫副正 박윤덕朴允德을 보내어 치료하게 하였다.

이 시기 박윤덕은 전의부정典醫副正으로 묘사되고 있다. 전의부정은 전의감典醫監에 있는 관직이다. 전의감은 궁중에서 사용하는 의약의 공급 및 왕이 하사하는 의약에 관한 일을 맡아보는 관아이다. 관원은 제조提調 2인, 정正, 부정副正, 첨정僉正, 판관判官, 주부主簿 각 1인, 의학교수醫學敎授, 직장直長, 봉사奉事 각 2인, 부봉사副奉事 4인, 의학훈도醫學訓導 1인, 참봉參奉 5인, 습독관習讀官 30인 등으로 구성되어 있다.

이상李相은 전날인 7월 28일 평강平康에 가는 중이었으며, 박윤덕의 치료로 쾌유하여 8월 3일 평강에서 돌아온다. 이상은 원래 서산瑞山 출신으로 명나라에서 내사內史로 있다가 7월 7일 명나라 사신으로 칙서를 가지고 우리나라에 들어왔다. 이에 조정에서는 그의 아우 이달李達에게 옷 1벌과 갓과 신을 하사하고, 그의 아버지 이산李山에게 옷 두 벌을 하사하고, 계모繼母에게는 의상衣裳 등 물품을 하사하였으며, 뿐만 아니라 그의 일족一族인 이춘李春·이용李龍 등의 선군역船軍役을 면제해 주었다. 그러나 이상은 여기에서 만족하지 않고 다른 사신들과 마찬가지로 많은 물품을 요구하였을 뿐만 아니라 그의 본향本鄕인 서산瑞山을 목牧으로 승격시켜 주기를 청하였으나 조정은 이를 거부하였다. 이 무례한 이상 등 당시 사신은 10월 4일 한확韓確의 여동생을 모시고 떠났다.

세종 13년(1431) 8월 4일 병신 기사

원접사 노한이 급히 보고하기를, "지금 온 사신 창성昌盛과 윤봉尹鳳이 함께 병이 났다고 하옵니다." 하므로, 집현전 직제학 유상지兪尙智에게 명하여 박윤덕朴允德을 데리고 가서 문안하게 하였다.

명나라에서 온 사신 창성과 윤봉을 치료하도록 박윤덕에게 바로 명령이 떨어진 것으로 보아 이 시기 박윤덕은 궁중에서 중요한 위치에 있었던 것으로 보인다. 이들 사신들은 열병熱病이 난 것이었으며 이 사신들 중에는 열병이 그치지 않아 8월 17일에는 죽은 두목도 있었으나 창성과 윤봉은 병이 나아 21일에는 단자를 바치는 내용이 있다. 이들 중 윤봉은 서흥출신으로 많은 폐해를 남기고 이상 등과 함께 떠났다.

세종 14년(1432, 선덕 7) 2월 23일 임자 기사

내문乃文에 머물렀다. 포위를 뚫고 달아나는 사슴이 시위패 김득부 · 고귀충高貴忠 등을 받아 상해를 입혔으므로, 내사 김맹金孟과 내의內醫 박윤덕에게 명하여 약을 주어 구료하게 하였다. 임금이 대언代言 등에게 말하기를, "삼군에 소속된 의원이 약을 주어 구료하는 것은 그 법이 이미 섰는데, 오늘 좌군의 의원은 어째서 약을 주어 구료하지 아니하는가." 하였다. 숭선이 아뢰기를, "그 의원을 찾았으나 찾을 수가 없습니다. 청컨대, 병조로 하여금 추국하게 하소서." 하니, 그대로 따랐다. 임금이 말하기를, "득부는 정군인가, 대립代立인가. 만약 정군이라면 그 처자가 살고 있는 곳으로 돌려보내어 장사지내게 하는 것이 좋겠다." 하였다. 물어보니 과연 정군이었다. 즉시 경기감사에게 전지하여 말하기를, "득부의 시체는 관官에서 관棺과 염습殮襲에 쓸 물품과 아침 저녁의 전奠을 갖추어서 체송遞送하여 고향으로 장사지내도록 하고, 치전하고 그 집에 복호하게 하라." 하였다.

여기에서 대립代立이란 복무할 의무가 있는 사람 대신에 다른 사람이 복무하는 것을 말하고 정군正軍이란 정식 군대를 말한다. 다시 말해서 상해傷害를 받은 김득부, 고귀충高貴忠은 일반 사병이며 그 중에 김득부는 사슴에 받혀서 죽게 된 일반 군인이었다. 이에 대해 약을 줄 것을 말하면서 박윤덕이 가장 먼저 언급되고 있는 것이다.

세종 14년(1432) 5월 27일 갑신 기사

창성昌盛이 병이 났으므로, 집현전 부제학 이선과 내의 박윤덕朴允德을 보내어 약을 가지고 가서 문병하게 하였다.

사신인 창성이 병이 난 것에 대해서 박윤덕을 보내서 약을 가지고 문병하게 조치하고 있다. 위에서 볼 수 있듯이 박윤덕은 이 시기에 중요한 위치에 있었기에 필요한 때 불려가서 의학적 조치를 가하고 있다.

의술로서의 영광과 실패

박윤덕은 실록기사가 말해주듯이 질병을 잘 고쳐 임금을 비롯한 사신과 대신들을 치료해 주면서 그의 의술을 맘껏 발휘하였음을 알 수 있다. 또한 의서 편찬에 참여하면서 그의 의학을 펼쳐 보이는 것 그보다 신나는 일은 없었을 것으로 짐작할 수 있다. 하지만 가끔은 이처럼 뛰어난 역량이 부메랑이 되어 되돌아왔음을 알 수 있는데, 이는 당연히 사신 일행으로 가서 자신이 다 체득하지 못한 부분과 마주쳤을 때일 것이다. 아무리 의학에 풍부하고 의술 전문가로서 실패가 없었다 하여도 가끔은 성급함으로 고통을 겪다가 풀려나기를 반복하기도 하였는데 물론 이때 공신인 장인의 덕으로 다시 살아나기도 하였지만, 이때와는 다른 잘못을 범하였음을 알 수 있다. 박윤덕의 의가로서의 영광과 실패는 다음과 같다.

세종 7년(1425) 8월 26일 임진 기사

전지하기를, "내 병이 완전히 나았으니, 지신사와 약방 대언들은 입직하라. 다른 예에 따라서, 곽존중·정흠지鄭欽之와 의원 양홍달楊弘達·조청曹聽에게 각각 안장 갖춘 말 1필씩과, 박윤덕朴允德·노중례盧仲禮에게 각각 말 1필씩을 주라." 하였다.

세종의 질병을 치료하여 효험이 있었던 것에 대해 공적을 인정하여 말 1필을 하사받고 있다. 여기에 같이 말을 하사받은 노중례는 동시대의 인물로서 박윤덕과 함께 『향약집성방鄕藥集成方』의 편찬에도 참여했던 인물이었다.

세종 8년(1426) 7월 25일 병진 기사
내의內醫 양홍달楊弘達 · 조청曹聽 · 박윤덕朴允德 · 전인귀全仁貴에게 각각 옷 한 벌씩을 내려 주었다.

이것은 내의인 양홍달, 조청, 박윤덕, 전인귀 등에게 옷을 한 벌씩 선물한 것으로서 치료에 대한 공적이 있었던 것을 의미한다.

세종 10년(1428) 4월 6일 무오 기사
사헌부에서 계하기를, "절일사節日使 이흥발李興發, 통사通事 이연李讌, 압물押物 박윤덕朴允德, 검찰관檢察官 손미옥孫美玉등이 방물을 예부에 바치는데, 봉과封裹한 초석草席을 풀어버려서 요동 진무遼東鎭撫로 하여금 죄를 받게 하였으니, 이연 · 박윤덕 · 손미옥 등의 죄율은 장 70에 해당하고, 이흥발은 장 60에 해당합니다." 하니, 윤덕 · 미옥은 죄 2등을 감하고, 흥발은 공신의 아들이므로 논죄하지 말고, 연은 계한 대로 하게 하였다.

이것은 절일사節日使가 방물方物을 예부禮部에 바치면서 그 겉에 싼 초석草席을 벗겨버려 이에 대한 벌을 내린 것이다. 원래 외국의 사신으로 가서 방물을 벗기는 것은 예의에 어긋나지만 이흥발의 실수였던 것이다. 우리가 여기서 주목해야 할 것은 그가 명나라에 절일사 사신의 일원으로 참가하였다는 사실이다. 비록 그가 의관이 아닌 압

불의 소임으로 참가했으나 실지 임무는 약재 봉송을 비롯한 사신 일행의 구료임무였을 것으로 생각된다. 노중례가 1423년, 1430년 사신으로 가서 조선약재를 감별하고 온 것으로 보아 박윤덕도 역시 이와 비슷한 책무를 담당했을 것으로 보인다. 아무튼 박윤덕은 이때 약재 압물로 따라갔으며 진료의 책임이 아닌 것으로 벌을 받은 것이다.

『향약채취월령鄕藥採取月令』 간행 참여

『향약채취월령』은 이 시기 국산 약재의 채취시기를 정확하게 정의하기 위해 만든 책이다. 모두 1권 1책으로 되어 있으며 현재 필사본만 전해지고 있다. 그리고, 이마저도 일본에 전래된 필사본이며 수록되어 있는 약재도 160여 종밖에 안 된다. 더욱이 이두로 된 향약명만 기록되어 있고 발문에서 밝히고 있는 맛과 약성, 봄가을 채취의 시기, 건조의 방법 등에 관한 내용들은 빠져 있다. 이것은 현존하는 판본이 일본의 학자들이 자신에게 필요하다고 생각되는 향약명만 필사한 것이기 때문으로 보인다.

이 책은 세종 때 향약채취와 가공에 대한 지식을 정리하기 위한 목적으로 편찬된 것이다. 수년 후 편찬되는 『향약집성방』의 간행을 위한 선구적 작업으로 볼 수 있다는 데에 『향약채취월령』의 가치가 있다. 이 책의 간행은 왕명에 의해 이루어졌으며 세종 10년(1428)부터 1431년 간행되기까지 햇수로 4년의 기간이 소요되었다. 이 작업에 박윤덕이 참여하게 된다. 박윤덕은 유효통, 노중례 등과 함께 편찬에 착수하여 향약의 향약명과 가공의 방법 등에 대해 정리하였다. 그 발문은 아래와 같다.

> 1431년 12월 묘일卯日. 본초本草 차례에서 약재 채취는 모두 인寅을 세수歲首로 세운다고 하였으니 즉 한나라에서 기록한 바이다. 그 뿌리를 2월, 8월에 채취하는 것이 많은 것은 봄의 시작에 진액이 젖어 있고 싹

이 트기 시작하여 가지와 잎사귀로 올라가지 않고 기운이 순농淳濃하고 가을에 이르러서는 가지와 잎사귀가 마르며 진액이 아래로 돌아가기 때문이다. 지금에 이것을 증험한다면 봄에는 차라리 빠른 것이 좋고 가을에는 차라리 늦은 것이 좋다. 꽃과 열매와 줄기와 잎은 각기 그 성숙된 정도를 따를 따름이다. 세월도 또한 빠르고 늦음이 있으니 반드시 모두 본문에 의지할 필요는 없다. 또한 이르기를 약을 채취하여 응달에 말리는 경우는 모두 나빠지는 경우가 많은데 녹용같은 경우『본초경』에서 응달에 건조한다고 말하였는데 모두 문드러져 망가지므로 여기에서는 불에 건조하면 쉽게 얻고 좋아진다고 하였다. 무릇 초화묘근草禾苗根은 9월에 채취하는 것이 좋다. 의약으로 사람을 구제하는 것은 상고의 지극히 신묘한 인정仁政의 한 단서이다. 옛적에 신농씨가 백초의 맛을 보아서 만민의 질병을 구제하였으니 이에『본초경』을 지어 후세에 주었다. 주나라에서는 의사를 두어서 의학의 정령政令을 주관하도록 하였고 독약을 모아서 의사에 공급하도록 하였다. 그로부터 천하국가가 시작부터 이것을 귀중하게 여기지 않는 경우가 없었다. 그 이후로 양나라의 도홍경陶弘景같은 이가 신농의『구경舊經』을 바탕으로 약재를 두 배로 하였고 당나라 소공蘇恭이 그것을 이어서 더욱 넓혔다. 송나라에 이르러 여러 차례 유신儒臣에게 명하여 논선論選하게 하니 연이어 간행되었다.『증류비급본초證類備急本草』가 있고 또한 당신미唐愼微의『증류본초證類本草』, 구종석寇宗奭의『본초연의本草衍義』등의 서적들이 비로소 준비되게 되었다. 신이 일찍이 이것들을 보니 즉 약재의 거두고 채취하는 데에는 스스로 각각 때가 다르게 있어서 시기가 그릇되어 약을 어찌 그 성미를 얻을 수 있겠는가. 이로부터 질병을 치료함에 완치되고자 하지

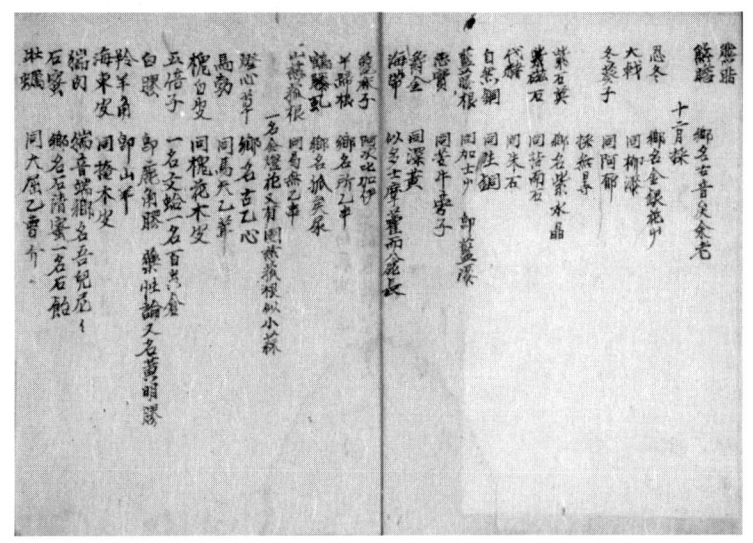

『향약채취월령』 1권 1책 필사본(규장각도서)

만 이는 어려운 일이다. 우리 동방의 후미진 곳에 알려진 것이 넓지 않아서 비록 좋은 약이 많다고 하지만 마음대로 때가 아닐 때 채취하여 그릇되게 활용하니 옳을 것 같지만 그릇된 것이다. 오직 주상전하께서 만기萬機의 겨를을 내시니 온나라 의사들이 이를 따르게 되었다. 예부禮部에서 태의원太醫院에 주청하여 바로잡는 일을 하게 되었다. 천자가 또한 특별히 약재를 하사하여 진가를 변별하도록 하였다. 전하께서 이에 집현전의 직제학 유효통과 전의감정 노중례, 부정 박윤덕 등에게 명하여 토산약재 무릇 수백여 종을 살펴보아 제일 먼저 향명을 주석하고 다음으로 맛의 약성과 춘추채취春秋採取의 조만早晩과 음양건포陰陽乾暴의 선악善惡을 모두 『본초』 등에 근거하고 잘못된 점을 바꾸고 삭제하도록 함에 남김이 없이 하시고 『향약채취월령』 1편을 만들어내어 정미롭게 인쇄하여 반포하고 만민들로 하여금 두루 알지 않음이 없도록 하여 질통을 면하여 천수의 영역에 들어서게 하셨다. 오호라 인심仁心, 인정仁政이 상고上古와 같음이 지극하도다.

이것은 『향약채취월령』의 내용과 목표를 분명히 밝히고 있는 글이다. 그럼에도 현재 남아 있는 판본에는 달에 따라 약물을 배속하고 그 아래에 이두로 향약명을 기록하는 정도의 기록만 남아 있다. 이 발문을 쓴 윤회尹淮(1380-1436)는 조선 초기의 문신으로서 본관은 무송茂松, 자는 청경淸卿, 호는 청향당淸香堂이다. 1401년(태종 1) 증광문과에 을과로 급제한 뒤 좌정언, 이조·병조 좌랑 등을 역임하고, 1417년에는 승정원의 대언代言이 되어 왕을 보좌한 인물이다.

이 책의 편찬 작업에서 언급되는 인물들의 작업범위에 대한 어떠한 기록도 나오지 않지만 3인의 인물 가운데 박윤덕이 전의감의 부정이었고 전문 의관이었기에 아마도 실무를 전담하였을 가능성이 크다고 본다. 그의 노력으로 약물에 대한 채취법과 가공법이 정리되게 된 것이다.

『향약채취월령』의 목적은 토산약재에 우리말 이름을 붙이고 기존의 의서에 나오는 약성, 채취시기, 가공법 등의 잘못된 점을 교정하여 조선산 약재에 대한 정확한 지식을 공급하고 아울러 이를 통해 조선의학의 독자적 전통을 이어나가기 위함이었다.

현재 남아 있는 잔본만으로 그 정확한 내용을 파악하기는 힘들다고 보지만 열두 달 별로 채취할 약재의 목록은 남아있다.

채취시기	약재
정월	방기(防己)
2월	석린(石鱗), 맥(麥), 독활(獨活), 승마(升麻), 세신(細辛), 용담(龍膽) 등 35종
3월	궁궁(芎藭), 황금(黃芩), 자초(紫草) 등 17종
4월	창포(菖蒲), 택사(澤瀉), 제울자(第蔚子), 남실(藍實), 사상자(蛇床子) 등 11종
5월	천마(天麻), 반하(半夏), 간근자(葟茗子) 등 14종
6월	황독규화(黃蜀葵花)
7월	질리자(蒺莉子), 마두령(馬兜鈴), 노봉방(露蜂房) 등 15종
8월	원지(遠志), 백선(白鮮), 정력(葶藶) 등 5종
9월	산조(酸棗), 두형(牡荊) 등 15종
10월	암려자(菴藺子), 결명자(決明子) 등 4종
11월	웅지(熊脂), 웅담(熊膽)
12월	인동(忍冬), 대극(大戟) 등 40종

이렇듯 『향약채취월령』은 조선산 약재의 순수한 향약명과 채취시기 그리고 가공방법 등을 제공하여 약재의 자립적 발전을 기하기 위해 편찬된 책으로써 가치가 있다. 박윤덕은 실무자로서 약물과 임상에 대한 다양한 경험을 가지고 있었기에 본 작업의 중심에서 중요한 역할을 한 것으로 보인다.

맺는말

박윤덕은 조선 초기에 임상적 능력뿐 아니라 학술적 능력에서도 뛰어나 의서편찬에 적극 관여한 의인이다. 1431년에 전의감 부정으로서 노중례, 유효통과 『향약채취월령』을 편찬하였고, 1433년에는 기존의 『향약제생집성방』을 바탕으로 『향약집성방』을 편찬하였다.

박윤덕은 그 당시 궁중의 임상의로서 그리고 의학연구자로서 인정받은 인물이었음에도 그의 생애의 흔적을 더듬어 볼 수 있는 자료가 거의 전무한 실정이다. 사실 1433년 이후로 실록기사에서도 박윤덕의 기사가 나오지 않고 있다. 당시의 사료들을 더 발굴하여 박윤덕에 대한 보다 적극적인 평가와 재해석이 필요하다고 본다. 앞으로 그의 생애와 의학사상을 밝혀낼 보다 뛰어난 연구가 나온다면 의학의 황금기인 조선 초기 세종대의 의학인물의 연구는 보다 활기를 띠게 될 것이라는 기대를 피력해본다.

태종 17년(1417)	8월 3일, 전의감典醫監 주부主簿로 양홍달과 함께 임금의 관외혈에 뜸을 뜨다.
태종 17년(1417)	8월 20일, 뜸을 뜨는 동안 금기禁忌해야 하는 것과 침구 뒤에 수족을 씻지 않아야 한다는 것을 아뢰지 않은 것과, 독한 약을 쓴 것, 잘못 뜸을 뜬 것으로 인해 양홍달楊弘達과 함께 힐문을 당하다.
태종 17년(1417)	12월 2일, 참새고기 전병煎餠을 만들어 바치고 금기禁忌하는 것을 아뢰지 않아 내의에서 쫓겨나다.
세종 1년(1419)	4월 16일, 임금이 움직일 수 없을 정도로 어깨가 심하게 아파 치료하다.
세종 6년(1424)	10월 12일, 명나라 예부 낭중 이기李琦의 천만喘滿과 담을 치료하다.
세종 7년(1425)	8월 26일, 50여 일 간의 임금의 병을 치료한 공로로 양홍달, 조청, 노중례 등과 함께 말 1필을 하사받다.
세종 8년(1426)	7월 25일, 19일부터 임금의 병을 치료하여 양홍달, 조청, 전인귀 등과 함께 옷 한 벌을 하사받다.
세종 10년(1428)	4월 6일, 절일사 이흥발李興發을 따라 압물로서 명나라에 다녀오다.
세종 10년(1428)	7월 29일, 중국 사신인 이상李相이 파주가는 길에서 인후병咽喉病을 앓자 가서 치료하다.
세종 13년(1431년)	노중례, 유효통과 『향약채취월령』을 편찬하다.
세종 13년(1431)	8월 4일, 명나라 사신 창성昌盛과 윤봉尹鳳의 열병을 치료하다.
세종 13년(1431)	가을, 집현전 직제학 유효통兪孝通과 전의典醫 노중례盧重禮 등과 함께 왕명으로 향약방鄕藥方에 대하여 정리 편찬을 시작하다.
세종 14년(1432)	2월 23일, 사슴이 김득부·고귀충高貴忠 등을 받아 상해를 입히자 약을 가지고 가 구료하다.
세종 14년 (1432)	5월 27일, 창성昌盛이 병이 나자 약을 가지고 가서 치료하다.
세종 15년(1433)	6월 11일, 『향약집성방』을 완성하다.

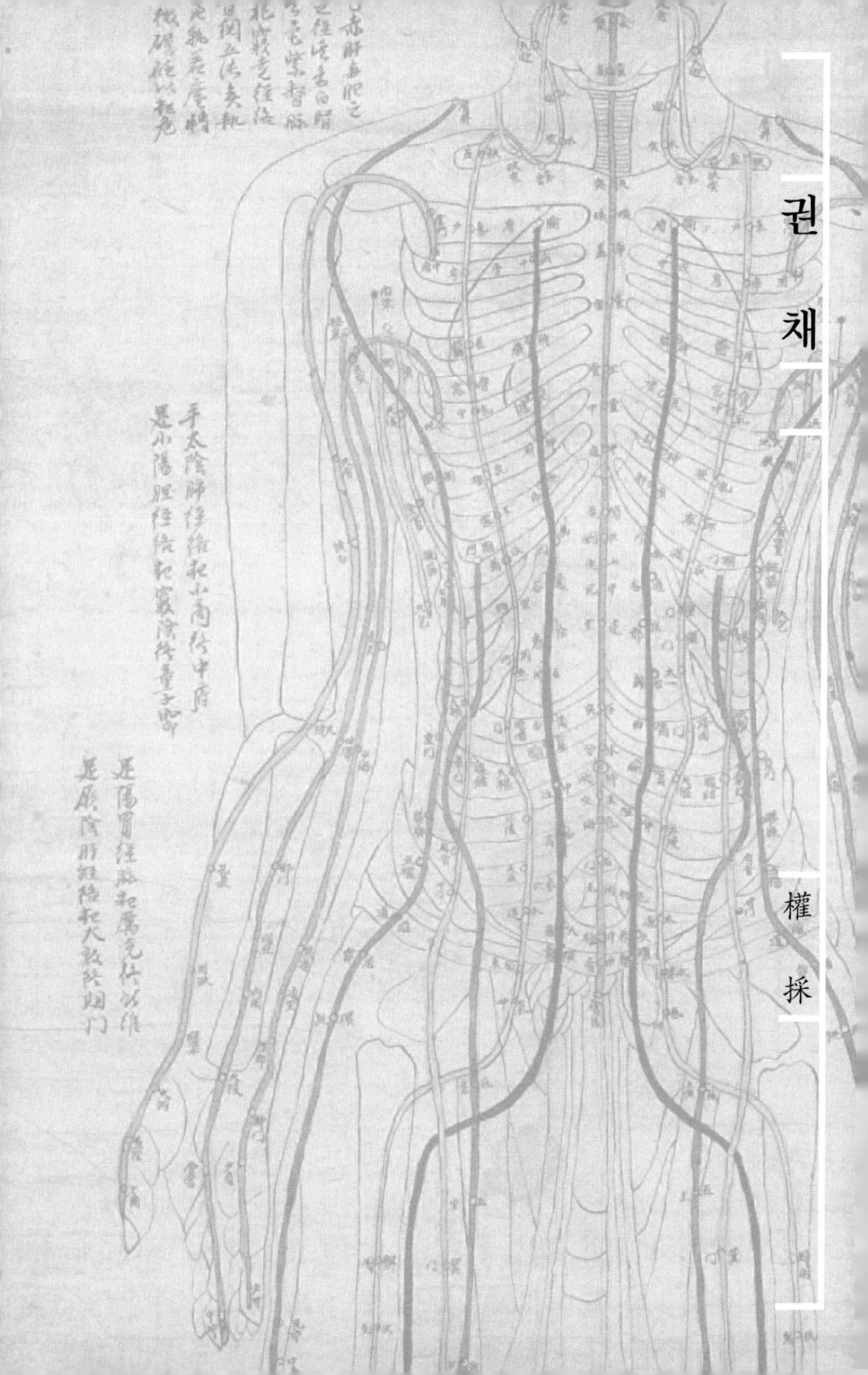

명문장가 집안에서 출생

권채는 대대로 중앙정계에서 정치가로 활약한 문벌이요, 모든 학풍의 중심인 시와 문장과 글씨로 명성을 떨친 집안에서 태어났다. 권채의 증조부인 권고權皐의 호는 성재誠齋로 공민왕조에 활약한 유명한 문신文臣으로 관직으로는 검교시중檢校侍中에 이르렀다. 그는 역동易東 우탁禹倬의 문인으로 시문詩文에 정교하고 예서체에 능하였다. 권채의 조부 권희權僖는 고려말 조선초의 문신으로 공민왕 12년(1363) 홍건적이 침입하자, 호군護軍으로 장단長湍에서 적을 평정하는데 공을 세웠다. 태조 이성계와 이문里門안에서 같이 살면서 가깝게 지냈으며 목은牧隱 이색李穡과 교유하였다. 1394년 태조가 한양으로 천도하고 기로소를 창시하였는데 그는 처음으로 같은 집안이며 당대의 문신으로 향약저서에 몰두한 권중화와 함께 화상畫像이 영수각靈壽閣에 진열됨으로써 안동 권씨가 자랑하는 '네 가지 시초' 중의 하나인 '기로소 입시 시초'의 한 인물이 되었다. 권희의 벼슬은 검교좌정승檢校左政丞에 까지 올랐다. 권채의 아버지 권우權遇는 호號가 매헌梅軒으로 『매헌집梅軒集』 6권을 남겼다. 초명初名은 원遠이고 자字는 중려中慮이다. 공민왕 12년(1363) 3월에 한양에서 출생하여 적성積城 구연龜淵에서 생장하였다. 적성 구연은 아버지의 별업別業으로 현재 연천군 백학면 구미리이다. 어려서 중형인 권근權近에게 초학初學을 익히고 포은圃隱 정몽주鄭夢周에게 수학하였다. 우왕 3년(1377), 15세 때에 진사시에 장원하고 우왕 11년(1385)에 문과에 급제하여 문첩녹사文牒

錄事에 제수받고 이어 성균관박사가 되었다. 1392년 조선이 개국하자 교서감승校書監丞으로 승진하고, 이어 중부유학교수관에 임명되었다. 정종 2년(1400) 성균관 직강, 집현전 지제교를 거쳐 집현전 직제학이 되었다. 태종 18년(1818) 6월에 세자가 된 충녕대군의 빈사賓師가 되어 매일 경사를 강론하자 세자가 감복하여 존경하였으나 병환이 들었다. 세종이 즉위한 뒤에도 매일 병후를 묻고 의약을 보내었으나 졸하였다. 세종이 권우의 조카 권제權踶가 경연에 입시하자 "네 숙부의 학문은 실로 정수하고 절실하였다."고 한다. 문인인 정인지가 "학문은 하도河圖와 낙서洛書를 궁구하였고 재예는 소식蘇軾과 한유韓愈를 이었다."라고 하였다. 성현成俔의 『용재총화慵齋叢話』에 의하면 "포은 정몽주가 이성계를 문병하고 귀가하던 도중 선죽교善竹橋에서 이방원의 문객 조영규趙英珪 등에게 격살당하던 날, 권우가 수행하고자 하였으나 정몽주가 따라오지 못하게 하였다."고 한다. 안지安止가 쓴 『매헌정梅軒集』 발문跋文에는 또 하나의 일화가 붙어있다. 그것은 권우가 형인 권근과 더불어 역易의 음양 개념에 통달하여 강의하였다는 이야기로 "기우寄耦의 수數를 논하면 이것은 알기 쉬운 것이다. 사람이 매양 밥을 대하면 먼저 숟가락을 잡고, 다음에 젓가락을 쓰는데 숟가락은 홑[單] 것이요, 젓가락은 쌍雙이니, 이것이 그 수數인 것이다. 다만 사람이 스스로 살피지 못하는 것이다."라고 말하였다고 전하며, 더불어 안지는 이로부터 "수를 알고, 물건에 접촉하여 이理를 관찰한 것이 또한 적지 않아서 가슴속에 깊이 받들어 간직하여 잃지 않으며, 내 몸을 마칠 것을 맹세하니, 선생은 참으로 나의 스승이로다."라고 하였다고 기록하고 있다. 이것은 권우가 성균관 대사성의 지위에 올랐을 때 성균관에서 역학易學 강의내용에 대하여 안지가 듣고 느낀 점을 언급한 것이다.

한편 권우는 변계량卞季良과 평생 종유하였다. 변계량은 조선이 개국하자 천우위우령千牛衛右領 중랑장 겸 전의감승典醫監丞 의학교수관醫學敎授官에 제수되었으며 1417년에 대제학大提學에 임명되어 20여 년 동안 외교문서를 도맡아 작성한 명문장가로 이름을 날렸다. 변계량의 문집인 춘정집春亭集에는 '권중려에게 드림[贈權中慮遇]', '섣달 그믐밤에 매헌에게 드림[除夜呈梅軒]', '중려가 병중에 쓴 시에 차운함[次中慮病中詩韻]', '여강에서 중려를 생각함[在驪江憶中慮]', '양곡의 운자를 써서 중려에게 드리며 경신일 밤에 만나 마실 것을 약속함[用陽谷韻呈中慮 約庚申夜會飮]', '중려에게 보냄[寄中慮]', '양곡, 중려와 금내에서 만나 중려의 시에 차운함[陽谷中慮會于禁內 中慮有詩 次韻]', '양곡에게 보내고 겸하여 중려에게 드림[寄陽谷 兼呈中慮]', '밤에 앉아 중

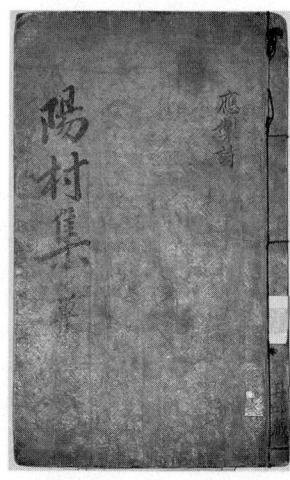

양촌의 응제시집(陽村應制詩集)이다.
현재 보물 제1090-1호로 지정되어 있다.
권채의 발문이 있다.

려와 양곡 두 벗에게 보냄[夜坐 呈中慮 陽谷二友]', '을유년 삼월에 시관으로 권중려와 함께 유후사에 들어가 10여 일이 지나자 꽃이 피기 시작하다가 떨어지니 시절을 느끼고 감회를 읊어 중려와 동서관의 여러 벗에게 드림[乙酉三月 以試員 同權中慮入留後司 經十餘日 始花之未開者 且落矣 感時詠懷 呈中慮兼東西館諸友]', '매헌의 시에 차운함[次梅軒韻]'과 같은 시와 '매헌기梅軒記' 등 권우에게 보낸 글들이 실려 있다.

권채의 작은아버지 권근權近은 호가 양촌陽村으로 목은牧隱 이색李穡과 포은圃隱 정몽주鄭夢周에게서 수학하였고, 권채와 야은冶隱 길재吉再 등의 문인을 두었다. 공민왕 17년(1368) 급제하고 『입학도설入學圖說』, 『역시서춘추천견록易詩書春秋淺見錄』을 저술하였다. 『입학도설入學圖說』은 조선왕조의 독특한 성리학적 기초인 인간관, 국가관, 세계관 등을 후학들에게 제공하였다고 한다. 태조 5년(1396) 명나라 임금에게 올린 정조표전正朝表箋에 잘못된 문자가 들어있다는 사건이 일어나자 권근은 하륜河崙과 함께 변설하기 위하여 남경에 간 적이 있는데 이때 응제시應制詩 24수를 지어 문명을 떨지고 '노실수재老實秀才'라는 명나라 임금의 칭찬을 들었다. 집현전 대제학, 세자이사世子貳師를 지냈다. 권근은 대제학 벼슬에 처음 제수되어 이른바 '문형지시文衡之始'가 되었다. 권근을 필두로 아들 권제權踶 그리고 손자인 권람權擥 3대가 다 대제학을 지냈다. 조선시대 일등양반을 평가하는 오랜 관습은 당연히 도학자를 몇 명 배출하였으며 대제학을 몇 명 배출하였느냐에 따라 일등 양반을 정하고 평하였다는 점에서 볼 때 3대가 연이어 대제학 벼슬을 지냈다는 것은 당시 이들의 신분적 지위가 어떠하였는지 짐작할 수 있다. 권근은 성리학의 도맥導脈이자 종장宗匠으로서 학문 뿐만 아니라 글씨에도 능하였는데, 사서오경을 구결하였다 하나 전하지 않고 문집 40권이 간행되어 전해진다. 한편, 권근의 아들이요 권채의 사촌형인 권제는 많은 성씨들 중에서 족보 간행을 시도하여 아들인 권람이 1476년에 『성화보』를 완성, 처음 간행하게 함으로써 이른바 족보지시族譜之始를 이루었다.

집현전 학자로서 일생

권채는 이렇게 당대의 문장으로 이름을 드높인 가문에서 1399년에 태어나 천재들이 그러하였듯이 1438년에 40세의 이른 나이에 졸하였다. 자는 여서汝鋤이고 호는 일재一齋이며 최초로 사가독서賜暇讀書하여 호당에 들어갔다. 태종 17년(1417)에 변계량과 맹사성이 실시한 생원시에서 장원하고 이어 문과文科에 급제하였다. 세종 2년(1420)에 집현전 부교리가 되고 세종 6년에는 집현전 수찬으로서 왜적을 물리친 전라도 수군도안무처치사水軍都安撫處置使 윤득홍尹得洪에게 세종을 대신하여 포상하였다. 다음 해인 세종 7년(1425) 5월에는 일본사신 범령梵齡에게 보내는 시권詩卷에 서문을 지었다. 이듬해인 1426년, 세종은 집현전 부교리인 권채, 저작랑 신석견辛石堅, 정자正字 남수문南秀文 등에게 "내가 너희들에게 집현관集賢官을 제수한 것은 나이가 젊고 장래가 있으므로 다만 글을 읽혀서 실제 효과가 있게 하고자 함이었다. 그러나 각각 직무로 인하여 아침저녁으로 독서에 전심할 겨를이 없으니, 지금부터는 본전本殿에 출근하지 말고 집에서 전심으로 글을 읽어 성과成果를 보이도록 하라. 다만 글 읽는 규범에 대해서는 변계량卞季良의 지도를 받도록 하라."고 명하였다. 이것이 사가독서賜暇讀書라는 것인데, 세종이 처음으로 독서당讀書堂을 설치해서 일체 조정의 업무를 보지 않고 유급휴가를 얻어 책을 읽도록 한 것이다. 세종 때에는 장의사藏義寺에서 사가독서賜暇讀書를 하게 했는데, 세조 때 일시 폐지되었다가 성종 22년(1491)에 상설기구로 '남호南湖 독서당'이라는 현호懸號를 달고 복구되었다. 이때부터 사가독서하는 것을 호당에 오른다고 표현하였다. 1517년 중종 12년에는 지금의 서울 성동구 옥수동玉水洞 한강 연안의 두모포豆毛浦에 독서당을 신축하고 '동호東湖 독서당'이라 하였다. 이때부터 임진왜란이 일어나 소실될 때까지 학문연구와 도서관의 기능을 담당하였으며, 정조 때 규장각이 설치됨에 따라 완전히 없어졌다. 사가독서는 유급휴가를 주면서 인재를 키워내는 제도이므로, 여기에 뽑힌 것 자체가 대단한 영광이며 이미 학문적인 기초가 튼튼하다는 것을 말하였다. 권채는 이 사가독서에 최초로 오른 세 인물 중 가장 앞선 사람이었기 때문에 차세대 문형으로 예약된 사람으로 추앙받았으며, 후대에 안동 권씨의 후손들이 호당지시湖堂之始의 하나로 꼽는 인물이 된 것이다. 집현전에서는 『치평요람治平要覽』, 『자치통감훈의資治通鑑訓義』, 『정관정요주貞觀政要註』, 『역대병요歷代兵要』, 『고려사』, 『고려사절요』, 『태종실록』, 『세종실록』, 『효행록』, 『삼강행실』, 『오례의주상정五禮儀註詳定』, 『세종조상정의주찬록世宗朝詳定儀註纂錄』, 『훈민정음』, 『운회언역韻會諺譯』, 『용비어천가주해』, 『훈민정음해례』, 『동국정운』, 『사서언해四書諺解』등 조선왕조의 입장에서 기록한 역사서, 윤리서, 한글관련 서적을 비롯하여 『향약집성방』, 『의방유취』, 『식료찬요』등의 서적을 출간하였다. 세종과 집현전 학자들은 끊임없는 연구와 교육으로 다방면의 서적을 만들었고 중앙집권 국가의 체제를 정비하는 데에 힘을 쏟았다.

　　권채는 집현전集賢殿 응교應敎, 검토관檢討官을 거쳐, 1427년 29살 때에는 문과중시文科重試에 급제하였고 1433년 성균관 대사성成均館 大

司成, 동부승지同副承旨, 우부승지右副承旨 등을 지냈다. 그가 맡았던 직책 중, 집현전 수찬, 부교리는 임금에게 경전과 역사 등을 강의하고 함께 현실 정치에 적용하여 토론하는 논사論思를 맡는 자리였다. 성균관은 고려시대부터 국가 최고의 교육기관으로 생원, 진사시에 합격한 사람들을 위주로 교육을 하던 곳이다. 1429년 세종 11년에 성균관의 정원은 개국초 150명에서 200명으로 증원되었는데 그 다음해에 권채는 성균관의 수장인 대사성의 지위에 올랐다. 마지막으로 1435년 동부승지, 1436년에는 우부승지가 되었는데 모두 승정원承政院의 직책이었다. 승정원은 왕이 신하들에게 내리는 교서敎書나 신하들이 왕에게 올리는 모든 문서를 담당하며 왕을 최측근에서 보좌하는 비서실의 역할을 하던 곳이다. 승정원의 우두머리는 도승지都承旨이고 그 밑으로 좌승지左承旨, 우승지右承旨, 좌부승지左副承旨, 우부승지右副承旨, 동부승지同副承旨의 5명을 두었다. 권채는 과거를 통해 우수한 성적으로 정계에 입문한 이후 약 20년 사이에 집현전, 성균관, 승정원 세 기관에서만 근무하였으며, 공통적으로 학문연구, 교육, 서적간행 및 문서작성의 업무를 담당한 것을 알 수 있다.

권채의 학문과 삶

권채의 학문을 이야기할 때 양촌陽村 권근權近과 춘정春亭 변계량卜季良을 빼고 이야기하기는 어렵다. 우선 태종 때까지 주로 활약을 했던 권근, 변계량은 불사이군不事二君의 성리학 학풍에서 자유롭지 못한 학자들이다. 권근은 이색, 정몽주의 문하로 고려 조정의 성균관에서 교육을 받았고 고려말에 정계에 진출하여 조정에서 많은 활약을 하였으면서도 조선이 건국되자 조선왕조의 기틀을 만들어가는 데 동조하였다. 변계량은 우왕 8년(1382)에 과거에 급제하여 10여 년을 고려 조정에서 활동하였으며 조선에 들어와서는 조선 태종 때부터 본격적인 중책을 담당하였다. 변계량이 아버지 권우와 둘도 없는 친구사이였기 때문에 권채는 영향을 많이 받았을 것이다. 또한 권채가 사가독서를 할 때 세종의 명대로 그의 지도를 많이 받지 않았을까 생각된다. 윤수尹粹에 의하면 "변계량卜季良이 표문에 능숙한 선비는 오직 권채權採 한 사람 뿐이라고 세종에게 말하였다."고 한다. 이렇게 변계량의 평속에서 권채의 문장실력이 얼마나 뛰어났던가를 가히 짐작할 수 있을 것 같다.

그러나 권채의 유일하게 남겨진 저술은 세상에 널리 알려진 『작성도설作聖圖說』이다. 이 책은 권채의 동생인 권지權持가 형의 원고를 책으로 출판한 것으로, 저술하게 된 동기가 적힌 권지의 서문序文과 권채와 함께 사가독서에 들어갔던 신석조의 발문이 붙어 있다. 그 내용은 조선 초기에 유행했다고 알려진 불가佛家의 성불도成佛圖와 비숫한 유가儒家의 종정도從政圖 주사위 놀이인 것으로 생각된다. 서문에 따르면 성불도가 세상에 널리 알려져있지만, 유가의 성인들의 가르침만 못하며 또한 사대부가 취할 것이 아니기 때문에 이 주사위 놀이를 고안하였다고 한다.

권채는 책의 도입부에서 "큰아버지인 양촌 선생님이 『입학도설』을 저술하였는데, 주자周子의 『태극도太極圖』와 주자朱子의 『중용장구中庸章句』에 의거하여 천인심성합일도天人心性合一圖를 만들었다 …… 이제 내가 태극도설과 주자의 『중용』, 『대학』의 장구章句와 혹문或問의 설에 의거하여 천도가 유행하고 조화 발육하는 형상과, 배우는 이가 기질氣質이 변화되어 성인이 되는 도를 지었는데, 그 덕으로 나아가는 선후의 조목은 공자, 증자, 맹자의 말을 인용하였고, 그 공부하는 방법의 깊이는 정자와 주자 제자들의 말로써 단정하였으며, 천인심성天人心性의 설은 『입학도설』의 뜻을 발양하였다."라고 하여 이 책을

권채가 쓴 『포은집』 서문

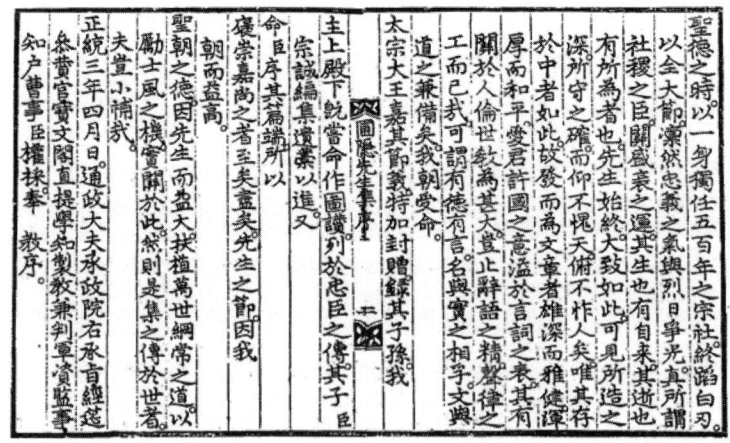

저술한 동기와 그 내용을 설명하고 있다.

이 책은 도식을 설명하기 위해 도상圖象, 성리性理, 음양陰陽, 조화造化, 기질氣質, 성경誠敬, 자질고하資質高下, 공부천심功夫淺深, 용공작철用功作輟, 현지과賢知過, 우불초愚不肖, 진덕선후進德先後, 총론總論 등 13개 항목으로 나누었고, 또 각 항목마다 몇몇 절목을 두어 설명하고 있다. 이 열세 항목은 모두 작성도라는 도식에 대한 설명일 것인데, 현재 남아있는 판본에는 이 작성도가 남아있지 않아 정확한 면면을 확인하기는 어렵다.

그러나 성리학적인 천인상응 사상을 쉽게 다가갈 수 있도록 책을 쓰고 주사위 놀이를 개발하였다는 것을 보면 그의 품성이 다재다능했음을 미루어 짐작하게 해주는데, 총론에는 주사위에 대한 설명이 있다. 주사위의 여섯 면에는 각각 성誠 2면, 경敬 2면, 위僞 1면, 사肆 1면의 글씨가 써 있다. 이러한 주사위 두 개를 동시에 던지면 성성誠誠, 성경誠敬, 성위誠僞, 성사誠肆, 경경敬敬, 경위敬僞, 경사敬肆, 위위僞僞, 위사僞肆의 경우의 수가 나오는데 아마도 작성도에는 각각의 경우에 해당되는 위치가 있었을 것이다. 주사위에 성과 경은 많고 위와 사는 적게 배치한 이유를 묻자 주자가 천하의 도는 선할 뿐이라고 한 문장을 인용하고 있다. 선善이라는 것은 천명이 품부한 바이며, 물욕에서 생기는 것이니 사람의 마음에는 선을 좋아하고 악을 싫어하는 마음이 있기 때문이라고 하였다. 그러므로 성인은 악은 숨기고 선한 것은 드러내려고 하며[隱惡而揚善] 군자는 양은 높이고 음은 억누르려고 하는 것[扶陽而抑陰]이므로, 성과 경은 두 번씩 써서 선은 기르고 악은 없애려고 한 뜻이라고 하였다.

범례에는 주사위 놀이의 세 가지 방법이 나오는데 세 가지 모두 세 사람 이상이어야 한다. 첫 번째에는 모든 사람이 성도聖道를 좇거나 혹은 두 사람은 성도를 좇는데 나머지 사람들은 학자들이 나아가는 것을 좇도록 하여 두 사람이 성인이 되면 한 번 완성되는 것이다. 두 번째는 한 사람은 성도를 좇고, 학자들 중 한 사람이 성인이 되면 한 번 완성된다. 세 번째는 세 사람 이상이 모두 학자들을 좇도록 하여 그 중 한 사람이 성인이 되면 한 번 완성되는 것으로 한다. 한 번 완성되었다고 하여 경기가 끝나는 것이 아니라 기질지도를 다시 좇아 나아가도록 되어 있다.

『용재총화』에는 『작성도』를 권채의 아버지인 권우가 지은 것으로 기술하면서 아래와 같은 설명을 붙여 놓았다. "승가僧家에 성불도成佛圖가 있으니, 지옥으로부터 대각大覺에 이르기까지 그 사이 제천諸天 제계諸界가 무려 수십여 처인데, 주사위 육면에 '나무아미타불' 6자를 써서 던지고 옮겨 오르락 내리락하면서 승부를 정한다. 정승 하륜河崙이 종정도從政圖를 만들었는데, 9품으로부터 1품에 이르기까지 관작의 차례가 있고, 주사의 육면에 덕德·재才·근勤·감堪·연軟·빈貧 등 6자를 써서 덕과 재면 올라가고, 연과 빈이면 그만두기를 마치 벼슬길과 같이 하였다. 제학提學 권우權遇는 작성도作聖圖를 만들기를 9분分으로부터 1분까지로 하여, 사람의 어질고 어리석음과 마음의 맑고 흐림이 같지 않음에 따라, 1분을 좇으면 올라가기 쉽고, 9분을 좇으면 올라가기 어려웠다. 주사위 육면에 성誠·경敬을 두 자씩, 사肆·위僞를 한 자씩 써서 던지는 대로 가는 것은 성불도의 규칙과 같았다."라고 하였으니 대강의 규칙을 알 수 있을 것 같다.

음양편을 보면 음양오행에 대한 권채의 생각을 읽을 수가 있고, 이를 통해 그의 성리학적인 세계관과 인체관의 단편을 추론해 볼 수 있다. 권채는 금목수화토를 오행의 질이라 생각하였고, 춘하추동을 오행의 기라고 보았다. 천지와 음양의 관계에서 기는 양에 속하므로 하늘의 상을 갖고 있으므로 위에다 두었고, 질은 음에 속하므로 땅의 상을 본받은 것이라고 하였다.

방위와 관련해서도 겨울은 비록 음이 성한 때이지만 일양一陽이 자월子月에 시작하므로 천일생수天一生水가 되며, 여름은 비록 양이 성한 때이지만 일음一陰이 오월午月에 시작하므로 지이생화地二生火가 된다고 하였다. 그러므로 비록 수화水火를 좌우左右에 배치하였다고 하더라도 양은 음에 뿌리를 두도록 그려놓았으며, 음은 양에 뿌리를 두도록 그렸다고 하였다.

이와 같은 『작성도론』의 내용을 미루어 볼 때 권채는 큰아버지 권근의 성리학 사상과 정주이학程朱理學을 깊이 이해하고 있으며, 조선 초기 정도전 등이 제기한 억불정책에도 동조하고 있음을 알 수 있다. 권근과 권채 등의 음양오행에 대한 생각들은 성리학적인 세계관과 자연관을 잘 보여주고 있으며, 의학자들의 세계관에도 영향을 끼쳤을 것으로 생각된다.

의학의 뿌리

권채는 아버지의 친구이자 종유하였던 변계량의 성리학적인 지식과 의학에 대한 성찰, 그리고 지리지의 편찬을 통한 향약鄕藥의 활용에 대한 의식을 충분히 교육받았을 것으로 생각된다. 조선개국과 동시에 변계량이 받은 직책은 천우위우령千牛衛右領 중랑장 겸 전의감승典醫監丞 의학교수관醫學敎授官이었다. 이미 조선왕조에 합류하기 전부터 학문이 뛰어난 유학자였던 그가 전의감승의 의학교수관에 임명된 것은 진료가 아닌 전문의사들의 진료를 관리감독하고, 의학 취재取才를 담당하며, 의학을 가르치는 업무에 종사했던 것으로 짐작되지만, 의학적 소양이 매우 깊었다는 것을 방증하는 것이기도 하다. 1421년에는 성균관에 의관 2명을 배치하여 학업과 독서로 과로가 누적되어 부종으로 병든 학생들을 구료하도록 주청하였다는 실록기사를 통해 그의 의학에 대한 통찰력은 존경의 대상이 될 만하며 또한 의학인물로 존경의 대상이 되고도 남는다.

권채가 1433년 성균관 대사성으로 재임할 때 『향약집성방』이 완성되었는데 세종은 그에게 서문을 쓰도록 명하였다. 권채는 서문에서 "이름난 의사가 병을 진찰하는 것과 약을 쓰는 것이 모두 지역의 풍토에 따랐으니, 애초에 한가지 방법에 구애된 것은 아니었다. 무릇 백리마다 풍속이 같지 않고 천리마다 풍습이 같지 아니하며, 초목의 생겨남도 각각 마땅한 바가 있어서, 사람이 먹고 마시고 좋아하고자 하는 바 또한 익숙한 것이 있다. 이에 옛 성인들이 온갖 약초의 맛을 보아서 사방의 성질에 따라 치료하신 것이다. 우리 나라는 하늘이 한 구역을 만들어 주어 동쪽 땅에 웅거해 있으니, 산과 바다에 보배로운 것들을 부여받았고 온갖 초목 약재들이 생산되어서 백성의 생명을 기르고 질병을 치료할 수 있는 것이 모두 갖추어져 있다."라고 하여 지역과 풍토의 차이를 강조하고 있으며, 중국과 조선의 차이를 명백히 하고 있다. 그러나 중국와 조선의 차이를 분명히 인정하고 있으면서도 아울러 "우리 주상전하께서 특별히 이에 마음을 두시어 가려뽑은 의관들에게 명령하여 매번 사신을 따라 북경에 가서 널리 방서를 구하게 하시었다. 또 이를 바탕으로 태의원에 나아가 약물 이름의 잘못된 점을 고찰하여 바로 잡도록 하셨다."라고 하여 중국과의 교류를 통해 좀 더 정밀한 의학정보를 만들어가려고 하는 노력의 모습도 보인다. 우리 약초가 우리의 풍토와 우리의 질병에 맞는다고 하여 쇄국의 모습을 보이고, 조선만의 전통을 유지하려고 하지 않고 중국과의 교류를 통해 보다 폭넓은 치료법을 찾아가려고 한 것이다. 중국과의 교류를 통해 『향약집성방』은 『향약제생집성방』에 비해 권수로는 30권에서 85권으로, 증상은 338개에서 959개로, 처방은 2,803개에서 10,706개로 늘어나게 되었으며, 이 외에도 침구법 1,476조와 향약본초와 포제법이 새로이 첨가되었다.

특히 1권에서 75권까지 병증부분에서는 『태평성혜방太平聖惠方』을, 76권에서 85권 본초부분에서는 『중수정화증류비용본초重修政和證類備用本草』의 분류형식을 채택하고 있으면서도 향약만을 가지고 쓸 수 있는 처방과 향약만을 본초의 대상으로 삼았기 때문에 실제 내용에 있어서는 두 책과 상당히 상이한 모습을 갖게 되었다. 이렇듯 형식은 중국의 것을 취하되 내용은 우리만의 독특한 면을 수용하고 있는 것은 향약의학의 특징이기도 하지만, 같은 시기 집현전에서 이루어진 다양한 분야의 집필작업에서도 유효한 방법이었던 것 같다.

이와 함께 "민간에 사는 노인이 능히 한 개의 약초로 한 질병을 치료하면서도 그 효과가 매우 신묘한 것이 어찌 땅의 성질과 잘 맞기 때문이 아니겠는가? 약과 병이 잘 맞아 떨어져 그러한 것이다."라고 하여 단방으로도 질병을 잘 치료할 수 있으며, 이것은 약과 병이 잘 맞아 떨어져서 진찰과 치료가 정밀한 것 이외에도 약초와 질병 그리고 땅의 성질이 일치하여 더 좋은 효과를 낼 수 있다는 생각의 표현이며, 근래 들어 향토불이鄕土不二의 정신과 일맥상통한다.

『향약집성방』서문에는 "1431년 가을에 집현전직제학 유효통, 전의감정 노중례, 부정 박윤덕 등이 향약방을 취하여 모든 의서들을 모아 편집하고 샅샅이 뒤져 빠짐이 없게 하고 같은 내용을 나누고 첨가하도록 하여 1년 정도 지나 일을 마쳤다."고 하였는데, 1431년은 유효통, 노중례, 박윤덕 세 사람이 『향약채취월령』을 완성한 해이다. 그러므로 이 작업은 일련의 의학 정책이 치밀한 계획 아래 진행되었음을 확인할 수 있는 대목이다. 『향약집성방』과 『향약제생집성방』의 서문을 보면 예천백 권중화가 『삼화자향약방』을 『향약간이방』으로 고쳤는데, 이 과정은 권중화의 개인적인 노력에 의한 것임을 알 수 있다. 그러나 1398년 정종1년에 『향약간이방』을 『향약제생집성방』으로 만드는 과정은 조준, 김사형, 권중화, 김희선이 국가기관인 제생원에서 집필하였으며, 김희선이 강원도 관찰사로 재임할 시기에 판각 간행되었다. 태종의 통치기간이 지나면서 세종이 즉위하고 집현전의 역할이 강화되면서 세종은 즉위 6년 째 되는 해인 1424년 대제학이던 변계량에게 『지리지』의 편찬을 명령하였고, 1431년에는 『향약채취월령』이 간행되었다. 2년 뒤인 1433년에는 『향약집성방』이 간행되었지만 부족하다고 생각되었는지 성종대에 이르러서는 1478년 성종 9년에 예조의 건의에 따라 『향약집성방』을 증보하였다. 당시 예조에서는 "『본초本草』에 기재된 향약은 이미 쓰고 있습니다. 그러나 농촌의 백성들이 단방單方으로 치료하여 효험을 얻은 자가 있으니, 여러 도道에 자문하여 비록 『본초』에 실려 있지 아니하더라도 병을 치료하여 효험을 본 약은 『향약집성방』 본초의 뒷부분에 추가하여 기입하게 하소서. …… 전에 찬집撰集한 『향약집성방』 본초에는 여러 약초를 채취하여 건조시키는 법을 다 기록하지 못하였는데, 다 기록하지 않았을 뿐만 아니라, 뒤따라 발견하여 개발해서 쓰는 약재도 추가로 기재하지 아니하였습니다. 그러므로 각 고을에서 약재를 바치는 것이 임의로 채취한 것이어서 본래의 성분을 잃어 병을 치료하여도 효험이 없으니, 매우 미편未便합니다. 아울러 모두 찬집撰集해서 인쇄하여 널리 배포하게 하소서."라고 하여 향약본초 부분에 대대적인 증보작업이 이루어졌음을 알 수 있다. 이어 다음 해에는 향약본초에 그림을 그려넣은 『도설향약집성방圖說鄕藥集成方』을 간행하였으며, 1488년 성종 19년에 성종은 서거정 등에게 명령하여 "나는 본래 약방문을 몰랐으나, 이제 대비께서 편찮으시기 때문에 대개를 조금 알았다. 대저 당약唐藥은 민간에서 얻기 어려우나 『향약집성방』에 실려 있는 약으로 말하면 서민庶民이 다 분별하여 알아서 쓸 수 있게 하고자 한 것이니, 노숙老熟한 의원을 시켜 일상

쓰기에 절실한 것을 초록抄錄하여 언문諺文으로 번역하여 주자鑄字로 박아서 민간에 펴도록 하라."고 하여 『향약집성방』을 언해하여 백성들이 쓰기 편하도록 하였다. 길게는 『향약제생집성방』으로부터 90년, 짧게는 집현전의 지리지 사업의 착수로부터 65년에 걸친 국가주도의 향약의학 육성정책이 진행된 것이다.

   마지막으로 권채는 한두 명의 사람들을 고치는 것보다 의서를 짓고 만백성들에게 혜택을 주는 것은 그 혜택의 규모가 매우 크다고 강조하고 있다. "옛 임금들이 혹 스스로 약물을 제조하거나 혹 수염을 깎아서 약물에 섞어 한 사람에게 혜택을 베푼 경우가 후세에 여전히 칭송되고 있지만, 어찌 의서를 편수하여 방론方論을 널리 보여서 만백성들에게 혜택을 주고 만세에 혜택을 베푸는 것만 같겠는가. 의서를 만들어 베푸는 규모는 매우 큰 것이다." 이것은 의서를 짓고 나누어주고 의약을 관리하는 것이 국가의 일로서 만백성들에게 큰 혜택을 준다는 의식을 갖고 있는 것이다. 조선 왕조가 개국 이래로 국가에서 전국의 약재를 관리하고 의서를 찍어 전국에 내려보내는 일을 해왔고, 특히 향약의서들을 의사가 없는 시골지역에 보내왔는데 이러한 작업이 왕조의 기틀을 다지는데 중요한 역할을 할 수 있다는 관료들의 생각이 드러나는 권채의 문장이다.

권채와 얽힌 일화들

권채에 대한 다양한 이야기가 여럿 전한다. 서거정徐居正이 쓴 『필원잡기』에서는 대제학이 되지는 못하고 일찍 죽었던 권채에 대한 이야기가 실려있다. 서거정은 권채의 작은아버지인 권근의 외손자이다. 권채에게는 오촌생질이 된다. 그가 전하고 있는 권채 이야기는 다음과 같다.

> 조선 초 무과에 급제하여 유명했던 김자웅金自雄 장군이 권채가 젊은 나이에 일찍 죽은 것을 애석히 여기는 박이창朴以昌에게 "자네는 문형을 주관할 사람이 없다고 걱정하지 말라. 이목은이 죽으니 권양촌이 주관하였고, 양촌이 죽으니 변춘정이 주관하였으며, 춘정이 죽으니 윤청경이 주관하였고, 윤회가 죽으니 권지제가 주관하고 있다. 만약 권제가 죽으면 남수문南秀文이 주관할 것이다. 수문이 만약 죽으면 내가 또 있고, 내가 죽으면 당신이 있는데 채採가 일찍 죽었다고 무엇 때문에 그리 걱정하는가."라고 하였다.

윤회는 『팔도지리지』, 『자치통감훈의資治通鑑訓義』를, 권제는 『동국연대東國年代』, 『용비어천가龍飛御天歌』를 저술한 문장가들이다. 이야기 속에서 이색, 권근, 변계량, 윤회, 권제로 이어지는 문장과 학맥의 계보를 읽을 수 있으며, 한편으로는 이들을 이을만한 인물로 권채를 꼽았는데 권채가 요절하여 그 아픔과 아쉬움이 느껴진다. 많은 사람들이 증명하듯이 권채는 당대를 대표하는 문장가로 이름이 드높았다.

다음에는 그의 성품에서 생긴 일화를 정리한다. 권채는 집현전 학자이며 성리학자인 권근과 권우의 영향을 받았지만, 스물여덟의 나이에 발생한 가첩 학대사건과 서른여덟의 나이에 발생했던 술자리에 대한 탄핵사건을 보면 그의 학문이나 가풍과는 대비되는 성품과 기질의 소유자였음을 알 수 있다.

먼저 여종 학대사건이다. 실록기사에 의하면, 권채는 자신의 종인 덕금德金을 첩으로 삼았는데 아내 정씨가 덕금을 질투하였다. 이때 덕금이 병든 할머니를 문안하려고 휴가를 청하였는데 허가해 주지 않고 정씨가 덕금이 다른 남자와 간통하려고 도망가려 했다고 거짓으로 고하여, 덕금의 머리카락을 자르고 매질을 하며 침으로 항문을 찌르고, 억지로 똥오줌과 구더기를 먹이며 음식을 주지 않고 가두어 놓기를 몇 개월 동안 하였다. 이 일이 형조에 알려져 권채는 의금부에서 국문을 받게 되었는데 변계량과 윤회 등이 국문은 받되 직첩은 회수하지 말도록 청하였다.

또다른 이야기는 세종 19년(1438)에 있었던 일로 강원도 감사 권맹손權孟孫이 정연, 이사관, 권채, 이계린, 성염조를 철원 민가에 초청하여 술자리를 벌였는데, 지평 이영상李寧商이 염탐하고 탄핵하였다. 다행히 세종은 없던 일로 처리하였다.

맺는말

권채는 성리학을 관학官學으로 깊숙이 도입한 당대 지식인들의 대표적인 인물이었다. 특히 안동 권씨의 학맥을 이으면서 최고 학문의 경지에 도달한 권근, 권우, 변계량 등을 통해 교육을 받고 지원을 업어 세종의 즉위와 함께 성장한 각광받는 학자였다. 최초의 사가독서의 혜택을 받아 안동 권씨 집안에서는 권중화, 권근과 함께 '사시'의 한 명으로 추앙받고 있으며, 마흔의 나이에 요절하기 전까지 집현전의 요직과 성균관 대사성, 승정원의 주요 직책을 두루 섭렵하여 차세대 문형으로 예상되던 인물이었다. 이미 권중화가 『향약간이방』과 『향약제생집성방』을 짓고, 권근이 『향약제생집성방』의 서발문을 썼으며, 변계량이 『지리지』와 『향약채취월령』의 간행에 관여한 사실을 볼 때 당시 최고의 문장가 반열에 오르던 권채가 『향약집성방』의 서문을 지은 것은 우연이 아닐 것이다. 현존하고 있는 『작성도론』의 저술을 통해 그의 성리학적인 세계관과 음양오행에 대한 깊은 이해를 추론해볼 수 있으며, 『향약집성방』의 서문을 통해 의학의 시혜를 의사와 환자 개개인들의 문제로 생각하지 않고 국가의 정책으로 인식하고 있는 것을 알 수 있다. 이러한 사고방식은 권채가 세종의 집현전 체제에서 키워진 인물이라는 것으로 볼 때 개인적인 생각이 아니라 세종과 조선왕조의 통치철학이었음을 방증하고 있는 것이다.

정종 1년(1399)	(1세) 아버지 권우權遇와 어머니 남양南陽 홍씨洪氏의 둘째로 태어나다.
태종 5년(1405)	(7세) 12월 19일, 할아버지 희僖가 향년 87세로 졸하다.
태종 17년(1417)	(19세) 2월, 예조판서禮曹判書 맹사성孟思誠, 예문관제학藝文館提學 변계량卞季良 등이 관장한 생원시生員試에 장원하다. 문과文科에 급제하다.
태종 18년(1418)	(20세) 8월, 아버지의 병환이 중해지다.
세종 1년(1419)	(21세) 3월, 아버지의 병환으로 왕실에서 의약이 끊이지 않고 내려졌으나 3월에 아버지 권우가 졸하다.
세종 6년(1424)	(26세) 9월, 전라도에서 윤득홍尹得洪이 왜적을 물리치자 내온內醞 160병과 안장 갖춘 말과 옷 한 벌을 포상하러 전라도에 다녀오다.
세종 7년(1425)	(27세) 5월, 일본국 사신 범령梵齡에게 주는 시권詩卷에 서문을 짓다.
세종 8년(1426)	(28세) 12월, 사가독서賜暇讀書의 명을 받다.
세종 9년(1427)	(29세) 8월, 문과 중시重試에 급제하다. 비첩을 학대한 죄로 파직부처되다.
세종 10년(1428)	(30세) 3월, 임금이 젊은 인재들의 사가독서 효용성에 대해서 묻다. 4월, 변계량이 문과의 초장에 강경講經하는 것의 불가함을 상서한 것에 대해 임금에게 답하다.
세종 12년(1430)	(32세) 5월, 임금이 경서 이외에 두보의 시와 한유, 유종원 등의 글을 익히라고 권하다. 윤12월, 벼슬을 제수하는 폐단에 대해 답하다.
세종 13년(1431)	(33세) 3월, 임금에게 이색, 정몽주, 권근 등의 문공과 이재吏才에 대해 답하다.
세종 14년(1432)	(34세) 2월, 조선의 삼군총제에 대해 보고하다. 10월, 『삼강행실도三綱行實圖』 서문을 짓다. 5월, 천재지이天災地異에 대하여 답하다.
세종 15년(1433)	(35세) 6월, 『향약집성방鄕藥集成方』 서문을 짓다. 8월, 인재양성, 과거제도와 학교운영에 관한 상소문을 올리다.
세종 16년(1434)	(36세) 3월, 사전謝箋을 지어 왕의 치제와 덕을 찬미하다.
세종 17년(1435)	(37세) 3월, 동부승지同副承旨에 오르다. 5월, 흥천사의 탑전을 중수하게 하는 권문을 짓다. 6월, 자식을 죽인 자의 처벌 문제를 건의하다. 『통감훈의通鑑訓義』의 찬집 기념 잔치에 참여하다. 숙부 권근의 『응제시應制詩』에 서문을 짓다. 사신 김각金角이 옥과玉果를 다녀올 때 한강에 나가 맞이하고 사신들에게 문안하다.

세종 18년(1436)	(38세) 3월, 집현전당상集賢殿堂上들과 함께 과거시험의 폐단을 지적하다. 6월, 흥천사의 탑전 철거를 보고하다.
세종 19년(1437)	(39세) 8월, 공법의 시행 여부를 다시 의논하라고 지시받다. 의정부와 육조에 가서 의논하여 공법을 버리고 예전대로 손실법을 행하기로 하다. 9월, 전시殿試에서 임금이 친히 심사하는 것에 대해 토론하다. 10월, 강원도 감사 권맹손權孟孫 등과 탄핵을 받았으나 불문에 붙여지다.
세종 20년(1438)	(40세) 2월, 맹사성을 불러들여 전폐錢幣와 미포米布를 사용할 방책을 논의하다. 3월, 우승지右承旨의 관직을 제수받다. 3월에 『양촌응제시』 중간본에 대한 발문을 쓰다. 정몽주의 『포은시권』에 서문을 짓다. 5월 10일, 졸하다. 졸기에 의하면, 쌀 20석과 콩 10석, 종이 1백 권卷, 관곽棺槨 등이 부의賻儀로 내려졌다. 권채는 부윤府尹 우遇의 아들로 소시부터 문명文名이 있었으며, 장성함에 이르러 시문詩文을 다 잘하여 권제權踶와 더불어 문장의 전형銓衡을 받아 왔는데, 나이 겨우 사십에 죽어 세상 사람들이 탄식하다. 5월 11일, 임금의 명으로 예조에서 치제致祭하다.

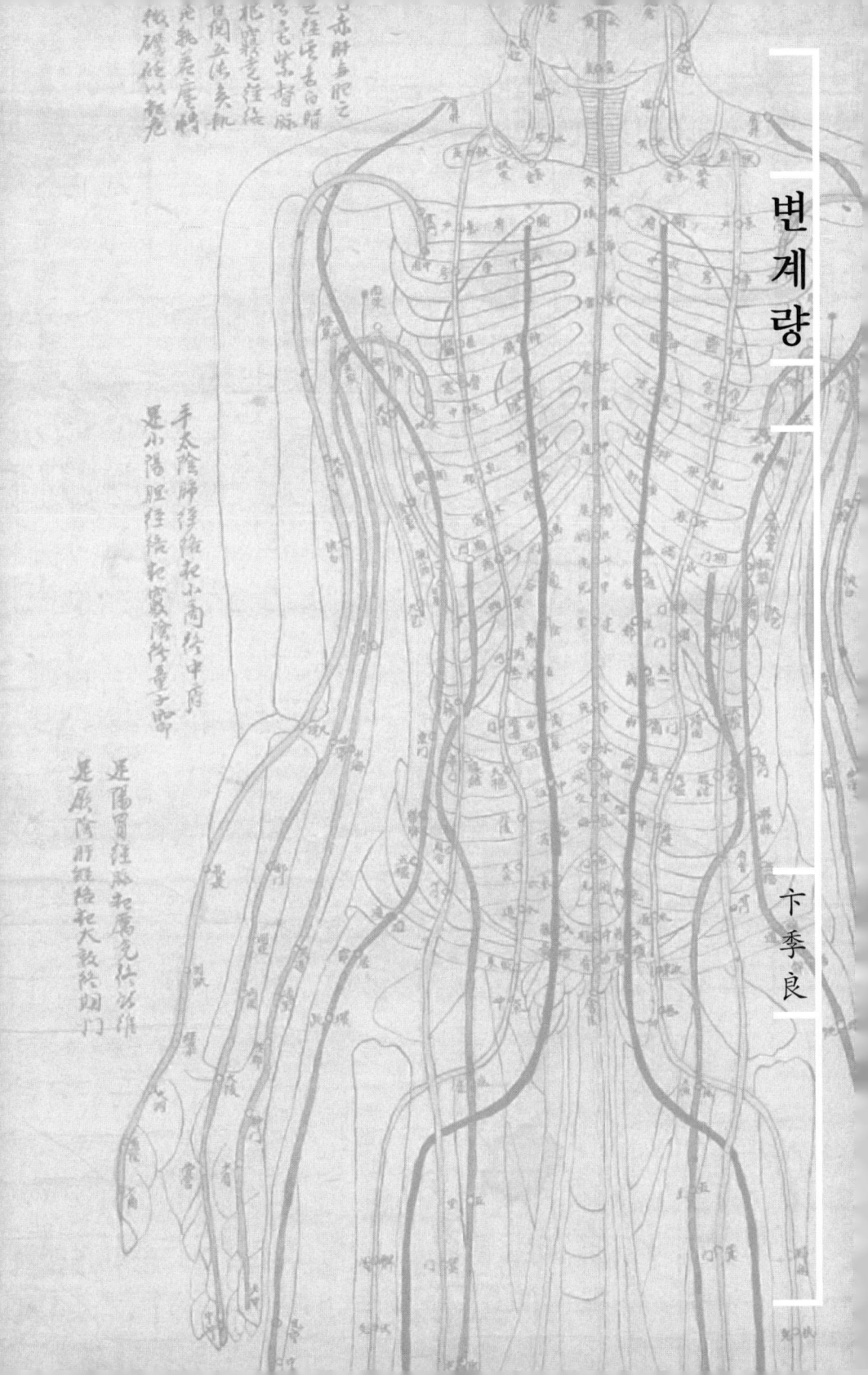

들어가는 글

조선유학사朝鮮儒學史에서 변계량이 차지하는 위치는 결코 가볍지 않다. 그는 조선 초기 관학파官學派의 한 사람으로 새 왕조의 수성守成에 적극 관여하여 태종조에서 세종조에 이르는 시기에 정권의 기반을 단단히 다져놓았다. 그는 또한 유학자이면서 동시에 불교를 폭넓게 이해하였으며, 도학에 대해서도 일가견을 지니고 있었다.

그는 중국과는 사대관계에 있었던 조선의 관리로서 제천祭天의 의식을 마다하지 않았으며 왜구를 토벌하기 위하여 대마도를 정벌할 것을 요청하여 이를 실현시켰다. 재상 중심의 정치체제를 구상하였던 정도전鄭道傳과는 달리, 그는 국왕 중심의 정치체제를 지향하였다. 국익國益을 위해서 또 국왕을 위해서는 주자학朱子學의 형식논리에 매몰되지 않고 권도權道를 사용하는데 인색하지 않았던 인물이었다.

그는 유교 외에 불교와 도가사상 등을 폭넓게 받아들였지만 곧바로 당대의 사관史官들로부터 "살기를 탐하고 죽음을 두려워하며, 귀신을 섬기고 부처를 받들며, 하늘에 절하는 일까지 못하는 게 없다."는 신랄한 비판을 받았다. 그는 조선 초기 의학사에서도 그 후대에 이르기까지 지속적인 영향을 끼치는 족적을 남겼다. 『세종실록』지리지와 『향약채취월령鄕藥採取月令』에서 그가 조사하고 수집 분류하였던 향약들은 이후 『향약집성방鄕藥集成方』과 『의방유취醫方類聚』의 편찬으로 이어지면서 세종대의 의학사에 큰 획을 남겼다. 따라서 변계량에 대한 올바른 이해는 초기 유학사의 공백을 메우는 일이며 또한 향약사의 체계를 바로잡는 일이기도 하다.

가계와 학통

변계량卞季良의 관향은 밀양密陽으로, 그의 선대는 대대로 이곳에서 살았으며, 그의 부친 변옥란卞玉蘭 때에 와서야 비로소 중앙정계에서 두각을 나타내기 시작하였다.『태조실록』에 실려 있는 변옥란의 졸기卒記에 따르면, 그는 증찬성사贈贊成事 변원卞元의 아들이며, 감찰어사監察御史 변현인卞玄仁의 후손이다. 그러나 이들 가운데『고려사』에 그 이름이 나오는 것은 변옥란뿐으로, 공양왕 3년 9월에 이조판서에 임명되었다는 한 건의 기사가 남아 있다. 변원과 변현인에 대해서는 전혀 알려진 것이 없다. 부상父喪을 당한 어린 변옥란이 복을 벗은 뒤에 그의 어머니에게 "서울에 가서 벼슬하여 조선祖先의 업業을 계승하겠습니다."라고 말한 것으로 미루어 볼 때, 변현인 이후 관직을 지낸 인물은 거의 없었음을 알 수 있다.

변옥란은 고려조에서 전라도 안렴사按廉使와 수원부사水原府使, 청주목사淸州牧使, 충주목사忠州牧使 등 주로 외직을 지내다가 모친상을 당한 뒤에는 10년 동안 재야에 있었다. 그 뒤 공양왕대에 와서야 호조와 병조, 이조의 판서判書를 두루 지냈으며, 조선 건국 후에는 개국원종공신에 책봉되었으며, 노직老職으로 검교판중추원사檢校判中樞院事의 직책을 받았으나 이내 죽었다.

변옥란은 이처럼 고위 관직에까지 오르기는 했지만 정치적으로 뚜렷한 활동을 했던 기록은 찾아볼 수 없다. 또한 조선의 건국과정에 참여하기는 했지만 원종공신에 그치고 있어서 그 역할 또한 미미

했던 것으로 보인다. 뒷날 변계량이 자신을 일컬어 "초야의 빈한한 가문[山林冷族]이자 외로운 일개 서민[韋布孤踪]"이라고 한 것은 단지 겸양의 언사만은 아니었다. 이렇게 볼 때 조선왕조에서 변계량의 출세는 거의 그 자신의 집념과 노력에 따른 결과였다. 그러나 그 출세 과정은 결코 간단하지 않았다.

변계량은 1381년(우왕 7)에 13세의 나이로 성균관에 들어가 수학하면서 이듬해 진사시에, 그리고 또 다음해에 생원시에 연거푸 합격하였으며, 1385년 문과에 급제하였다. 당시 과거를 주재한 시험관은 정몽주鄭夢周였다. 그 뒤 전교서典校署 주부主簿와 시랑侍郎, 비순위낭장備巡衛郎將 겸 진덕박사進德博士 등을 지낸 변계량은 조선이 건국한 그 해 1392년 창신교위彰信校尉 천우위중랑장千牛衛中郎將 겸 전의감승典醫監丞에 제수되었으나, 병을 이유로 나아가지 않았다. 1395년(태조 4)에 부친상을 당한 그가 관직에 나간 것은 그로부터 2년여가 지난 1397년(태조 6)으로 이 때 그는 교서감승校書監丞 지제교知製教에 임명되었다. 그러나 다음해 8월 1차 왕자의 난이 일어났을 때 정몽주의 문인이었던 그의 형 변중량卞仲良이 정도전의 일파로 몰려 참살되었다. 변중량은 태조 이성계의 서형庶兄 이원계李元桂의 사위였다. 그는 이방원이 정몽주를 제거하려는 것을 미리 알고 스승이 이성계에게 문병을 가는 것을 만류하기도 하였다. 그는 조선 건국 후 정도전과 남은 등 일부 공신들에게 지나치게 권력이 집중된 점을 비판하고 그들을 탄핵하였지만 오히려 공신을 무고하였다는 혐의로 귀양을 갔으며, 다시 등용되었지만 태조에서 태종으로 권력이 넘어가는 과정에서 결국 죽음을 당하고 말았다. 변중량의 죽음은 동생에게도 큰 영향을 끼쳤다. 변계량이 "가문까지 몰락하여 외로운 그림자를 의지할 데가 없었다."고 말하며 자신의 처량한 신세를 한탄한 것은 바로 이 시절의 일이었다. 변계량이 오랜 한직 생활에서 벗어나 문형文衡의 자리에 오르는 길을 걸어갈 수 있었던 것은 태종이 왕위에 오른 이후에야 가능했다.

이상에서 태종대에 이르기까지 변계량의 출세 과정을 살펴본 데서 알 수 있듯이 그의 학통學統은 무엇보다도 고려말 성균관에서의 수학 및 과거 급제시의 인연과 밀접히 연관되어 있다. 우선 시험관으로 과거에서 그를 선발했던 정몽주와의 학연學緣을 들 수 있다. 고려시대에 좌주문생座主門生의 관계는 일찍이 신돈辛旽이 그 폐단을 지적한 바 있지만, 부자의 인연처럼 평생토록 끈질기게 계속되었다. 정몽주는 더욱이 그의 형 변중량의 스승이기도 하였다. 변계량은 정몽주 외에 이숭인李崇仁과 권근權近을 또한 스승으로 섬겼다. 그의 문집 『춘정집春亭集』의 초간본 구서舊序를 쓴 성균대사성成均大司成 권제權踶는, 변계량이 "타고난 자질이 명민하고 학문이 정박精博하여 약관弱冠 이전에 포은圃隱, 도은陶隱과 나의 선친先親인 양촌陽村 문충공文忠公을 스승으로 섬겼다."고 술회하고 있다. 정몽주와 이숭인은 목은牧隱 이색李穡과 함께 고려말의 삼은三隱으로 당시 유학계를 이끈 인물들이었다. 이들은 모두 성균관의 대사성大司成으로 또는 학관學官으로 성리학性理學을 수용하여 왕조의 전환기에 그 사상의 전개과정에서 일정한 역할을 담당하였다. 학통과 연륜을 놓고 볼 때 이색과 이숭인은 깊은 사제지간의 의리를 맺고 있어서 연원상으로 이색의 학통이 이숭인에게 전해졌음이 분명하다. 한편 정몽주는 이색보다는 연배가 아

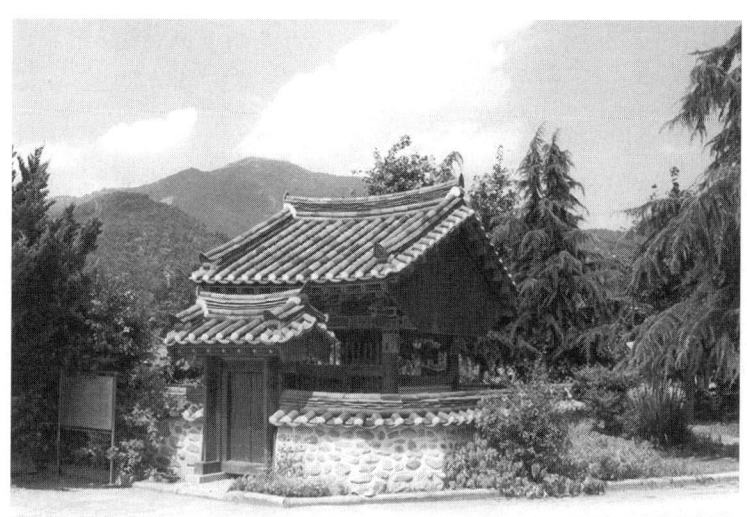

경상남도 밀양시에 있는 변계량 비각(문화재청 소장 이미지)

래로 그 학문의 영향을 받지 않았다고 할 수 없지만, 이색이 정몽주를 일컬어 '동방이학東方理學의 조祖'라고 한 데서 보듯이 독립된 하나의 학통을 세운 인물로 인정을 받았다.

이숭인보다 다섯 살 연하인 권근은 고려말 이숭인이 간관들로부터 탄핵을 받아 유배당하였을 때 그를 구출하기 위하여 앞장서기도 하였다. 권근은 뒷날 변계량이 문신 중시重試에서 장원하였을 때 그를 선발한 독권관讀卷官이기도 하여서 뗄레야 뗄 수 없는 깊은 인연이 있었다. 권근은 성리학자로서 정치적으로는 정도전과 어긋나는 면이 있었지만 학문적으로는 의기투합하여 그를 스승으로 높였다. 심지어 정도전의 대표적인 척불 서적인 『불씨잡변佛氏雜辨』에 주석을 더하기도 하였다. 변계량은 이처럼 고려말 성리학의 핵심적인 인물들과 학연學緣이 닿아 있었다. 그러나 그는 또 불교의 승려들과도 활발한 교우관계를 맺었으며, 유학자이면서도 불교를 적극적으로 이해하였던 인물이었다는 점에서 조선 중기 이후의 성리학자들과는 다른 면모를 보이고 있다. 그는 사장詞章을 중시하며 국가 행정에 적극적으로 참여하여 이른바 관학파의 단서를 열었다는 점에서 이후 등장하는 사변적이며 도통道統을 중시하는 인물들과는 그 성격을 달리하였다.

유학자로 국익과 군주를 앞세우다

조선 건국 당시 변계량은 아직 젊은 나이였을 뿐만 아니라, 개국과정에 적극적으로 개입한 흔적도 보이지 않는다. 또한 형 변중량의 죽음과 관련하여 상당한 시련을 겪었다. 그러나 태종대에 들어오면서부터 그의 뛰어난 문재文才를 바탕으로 왕의 돈독한 신임을 받으면서 문형文衡에 오르는 길을 밟아나갔다. 태종대에서 세종대에 이르는 시기는 관력상 그의 절정기에 해당하며, 각종 책문과 교서 등 많은 국가 문서들이 그의 손에서 작성되었다. 그는 분명 이 시기의 걸출한 문장가임에 틀림없지만, 그를 후대의 유학자들과 구별짓게 하는 것은 특히 국익과 군주를 앞세웠던 그의 독특한 행적에서 찾아볼 수 있다.

우선 태종 16년(1415) 제천祭天의 의식을 올릴 것을 청하며 그가 올렸던 상소는 당시 그의 의식세계를 극명하게 드러내 준다. 원래 우리나라에서의 제천 의례는 동맹東盟과 무천舞天의 전통을 이어받아 신라와 고려에서 팔관회八關會를 국가적인 행사의 하나로 실시한 데서 보듯이 이미 오랜 전통을 지니고 있었다. 그러나 조선이 건국된 후에 중국과의 사대관계를 의식한 정부에서 차츰 팔관회를 폐지하였으며, 제천의 의례를 펼치는 장소인 원구圓丘를 원단圓壇으로 격하하였다. 중국에 조공朝貢을 바치는 제후국으로서 천자제천지례天子祭天之禮를 행할 수 없다는 것이 그 이유였다.

제도 개혁을 통해 건국 초의 불안정한 왕권을 다지려고 했던 태종은 원구에서의 제의祭儀에도 특별한 관심을 기울였다. 그는 이곳에서 풍년을 비는 기곡제祈穀祭와 비를 비는 기우제祈雨祭를 여러 차례 지냈다. 즉위 5년에는 좌정승 하윤에게 원단을 새로 축조하여 기우제를 지내게 하였으며, 11년에는 중국 한漢과 당唐, 송宋의 제도 및 고려의 제도를 참작하여 예조에서 마련한 원단의 제의祭儀를 수용하기도 하였다. 그러나 '천자제천지례'에 입각하여 신료들이 반대를 표명하자 태종은 이 문제를 놓고 고심하지 않을 수 없었다. 제의를 새로 마련한 뒤에 제단을 허물고 다시 쌓는 일이 거듭되었던 것도 바로 이 때문이었다. 태종은 결국 "제후로서 천지에 제사를 지내는 것은 예가 아니다."라고 하면서 원단 혁파를 청하는 신료들의 요청을 받아들였다. 변계량의 상서는 바로 이러한 시기에 올려진 것으로 태종의 마음을 돌이키는데 결정적으로 작용했다. 뿐만 아니라 그의 상서를 받아들여 기우제를 올린 그 날 공교롭게도 큰비가 내렸다. 태종은 그 뒤에도 제천에 대하여 오락가락 행보를 계속하지만 그것은 그만큼 그가 이 문제에 대하여 지대한 관심을 갖고 있었다는 반증이기도 하다.

이 때 "천자天子가 천지天地에 제사지내고 제후諸侯가 산천山川에 제사지내는 것이 제도이니, 비를 하늘에 비는 것은 참람僭濫하지 않은가?"라고 말하는 사람이 있지만 경승부윤敬承府尹으로 있던 변계량은 "천자가 천지에 제사지내는 것은 상경常經이요, 하늘에 비를 비는 것은 비상非常의 변變에 대처하는 것이다."라며 천제를 폐지해서는 안될 이유를 조목별로 구체적으로 제시하였다. 시조 단군이 하늘에서 내려왔으며 천자가 분봉한 나라가 아니며, 천 년 넘게 하늘에 제사하여 왔으니 함부로 폐지할 수 없다. 일찍이 명의 태조도 "고려는 산을 경계로 삼고 바다를 사이에 두고 있으니, 이는 하늘이 동이東夷를 만든 것이어서 우리 중국이 다스릴 땅이 아니다."라며, 제황이 백성을 교화하는 "성교聲敎는 자유롭게 할 수 있다."라고 지적한 바 있다고 그 전거를 제시하였다. 또한 비상시에는 제후국에서도 제천을 행할 수 있음은 공자와 주자도 인정한 바 있으니 상도常道는 아닐지언정 권도權道를 사용하여 제천을 할 수 있다고 하였다.

변계량은 세종 원년(1419)에도 원구단에서 천제를 올려 가뭄을 극복하자고 망설이는 세종을 설득하였다. 전조前朝 2천 년 동안이나 계속해서 천제를 지냈으며, 국토가 수천리나 되기 때문에 옛날 백리 제후의 나라에 비할 바가 없고, 또한 평상시에 늘 제사지내는 것은 불가하겠지만 극심한 가뭄을 당했으니 하늘에 제사를 지낸들 무슨 혐의가 있겠느냐는 것이 그의 주장이었다.

요컨대 변계량은 가뭄을 극복하기 위한 현실적인 목적을 위해서는 권도를 사용하는데 결코 인색하지 않았다. 그러나 이를 국가의 자주성을 강조한 것으로 해석하기에는 무리가 있다. 그 역시 당대의 여느 유학자 못지않게 명분론을 고수하는 인물이었다. 예컨대 그는 세종 연간에 『고려국사高麗國史』의 개수작업에 참여하면서 그 이전에 정도전과 하륜이 편찬하였던 『고려국사』에서 사용하였던 '제칙制勅'이나 '태자太子' 등 분수에 넘친다고 생각되는 용어들을 '교敎'나 '세자世子' 등으로 낮춰서 고쳐 썼다. 변계량은 그 뒤의 편찬과정에서도 이 같은 개서주의改書主義 원칙을 고집하였지만 결국 직서주의直書主義 원칙에 따라 『고려사』가 편찬되었다. 아마도 그는 직서의 역사책이 중국과의 관계에서 초래할 지도 모르는 논란을 우려한 것이 아니었을까 생각한다.

한편 변계량은 문신임에도 불구하고 진법陣法에도 깊은 관심을 기울였다. 그는 세종 3년(1421) 상왕인 태종의 명을 받들어 옛 진법 제도를 상고하는 한편 대궐 안에서 제작하여 세종이 하사한 진법 한 축軸을 참고하여 마침내 오진법五陣法을 만들어 올렸다. 이 진법을 토대로 하여 교습을 받은 오위五衛의 진陣을 이때 세종이 태종을 모시고 열병하였다. 변계량의 진법은 이제현李齊賢과 정도전, 그리고 하륜의 진법을 두루 섭렵하고 그 장·단점을 분석하여 절충한 끝에 만들어진 것이다. 그는 또 일찍이 공자가 군진軍陣의 일에 대하여 배우지 않았으며, 맹자 또한 이를 큰 죄라고 하였는데, 이것은 춘추전국시대의 패권 다툼과 민생의 도탄이라는 시대적인 상황을 염두에 두고 이해해야 한다고 하였다. 문신인 변계량이 진법에 대하여 이처럼 깊은 관심을 가졌던 것은 왕조의 건국기에 국방의 중요성이 무엇보다 크다는 것을 인식하고 있었기 때문일 것이다.

이런 맥락에서 볼 때 그가 대마도의 정벌을 청하여 이를 성사시킨 일은 아주 당연한 일이었다. 정척鄭陟이 지은 변계량의 행장에 따르면, 1419년(세종 1)에 왜구가 우리나라 남쪽 변방에 침범하여 노략질을 했다. 이 때 상왕인 태종이 세종과 함께 신료들을 불러 왜구 토벌 문제를 놓고 의논했는데, 모두 불가하다고 하였으나, 변계량만 홀로 토벌의 계책을 진언했다고 한다. 따라서 이 해 이종무李從茂의 대마도 정벌은 그의 진언에서 비롯된 셈이다.

대마도 정벌은 이미 고려말인 1389년(창왕 1) 2월에 박위朴葳를 시켜 전함 1백 척 이상과 1만 이상의 군사를 대마도에 파견하여 왜선 3백여 척을 불태우고 고려인 남녀 1백여 명을 데리고 돌아오는 등 상당한 성과를 거둔 바 있었다. 고려말 이래 극심했던 왜구의 침입을 뿌리 뽑기 위한 것이었다. 그리고 1396년(태조 5)에는 김사형金士衡, 남재南在, 신극공辛克恭, 이무李茂 등이 이키도[壹岐島]와 대마도를 정벌하였으며, 이어서 세종 연간에 와서 다시 대마도 정벌이 감행된 것이다. 흔히 기해동정己亥東征으로 불리우는 이때의 정벌은 왜구를 종식시킨 결정적인 사건으로, 이를 계기로 하여 대마도를 비롯한 서부 일본 각지의 도적들이 차츰 평화적인 내왕자로 변하였다.

 변계량은 이처럼 제천 의식을 올릴 것을 요청하고 진법을 저술하며 대마도의 정벌을 건의하는 등 문신으로서 수성기守成期 조선왕조의 기반을 다지는데 적극 나섰다. 초창기의 정도전이 재상 중심의 정치체제를 주장한 것과는 달리, 변계량은 국왕 중심의 정치체제를 강조하였다. 그는 "권력은 천하 사람들이 두려워하는 바이고 이익은 천하 사람들이 추구하는 바이므로, 권력과 이익의 칼자루는 하루라도 아랫사람에게 넘어가서는 안된다."고 지적하고, "임금은 외롭고 신하는 매우 많은데, 많은 사람들이 외로운 사람에게 복종하는 것은 권력과 이익이 있기 때문인데, 아래로 넘어가서야 되겠는가."라고 반문하고 있다. 그는 또한 "신하를 통솔하는 도리가 무엇인가 하면 사랑과 공평뿐이다."라면서 "천하에 사적으로 베푸는 은혜의 길을 막고 천하에 사사로이 부리는 계략을 깨뜨리며, 천하의 권력을 총괄하여 스스로 쥐고 천하의 이익을 거두어 친히 사용하는 것이 바로 신하를 통솔하는 방법"이라고 주장하였다. 이처럼 그가 권력이 국왕에게 있는 것이 이상적이라 생각했던 이유는 자신의 시대가 수성守成의 시대라는 인식 때문이었다. 그는 자신의 시대가 수성의 시기이므로 안정성이 귀중하며 국왕중심의 정치일 때 정치적 안정성은 높아진다고 보았다.

국왕을 권력의 중심에 놓고 바라보는 그의 인식은 1425년(세종 7)에 태조와 태종의 공적을 찬양하면서 지은 「화산별곡華山別曲」에서 그 정점을 이룬다.

태조와 태종께서
창업하여 법도를 끼치시니
아, 지켜나가는 광경 그 어떠한가
안으로는 선위禪位하고 위로는 황제의 명을 받았으니
광명 정대하네
절도를 금지시키고 상인을 통하게 하여
왜국을 복종시켰네
전왕前王의 뜻과 일을 잘 이어
천지가 교감하여 태평하매
사방 경계가 안녕하니
아, 태평한 광경 그 어떠한가
지성으로 충효하고
이웃 나라와는 도로써 화목하게 지내니
아, 둘 다 잘하는 광경 그 어떠한가
경외의 마음 보존하고 안일한 욕심 경계하여

몸소 인의를 행하시고

경연을 열어 경사를 열람하시니

학문이 천리 인사를 꿰뚫었네

집현전을 두어

사시로 학문을 강론하고

춘추로 시문을 짓게 하니

아, 문교를 숭상하는 광경 그 어떠한가

하늘이 내리신 성인이시고

학문이 아름다우시니

아, 고금의 광경 그 어떠한가

(중략)

하늘이 성군을 낳아

동국 백성의 부모 되게 하시니

아, 만세를 이으소서

농상을 권장하고 민생을 후하게 하여

나라의 근본인 백성을 기르고

예양禮讓을 높이고 충신忠信을 숭상하여

민심을 굳게 결속케 하였네

덕택德澤이 빛나고

풍속이 교화되매

칭송의 소리 넘쳐나니

아, 길이 태평할 광경 그 어떠한가

화산華山과 한수漢水가

조선의 왕업과 함께

아, 아울러 장구할 광경 그 어떠한가[1]

화산곡은 조선의 창업과 선왕先王을 찬양하는 또다른 '용비어천가龍飛御天歌'였다. 그로부터 22년 뒤에나 세상에 나오게 될, 그리고 변계량의 사후 17년 뒤에야 세상에 나올 『용비어천가』보다 훨씬 앞서 조선의 건국과 왕실의 안녕을 기리는 찬가가 지어졌던 것이다. 그러나 그는 절대군주를 결코 지지하지는 않았다. 군주에게 필요한 것은 무엇보다도 애민愛民의 마음이라고 그는 강조하면서, 군주가 독단을 배제하고 민심에 따라 정치를 해야 한다고 주장하였다.

---

1 『춘정속집』 1 악장(樂章) 화산곡(華山曲). 화산곡의 번역문은 『국역 춘정집 2』 103-107쪽에서 옮겼음.

유·불·도를 넘나들며 관인문학官人文學을 정립하다

조선 초기의 일부 유학자들에게서 찾아볼 수 있는 주요한 특징 가운데 하나는 그들이 후기의 유학자들과는 달리 주자학의 엄격한 형식논리에 얽매이지 않고 비교적 융통성 있게 현실을 인식하려고 하였다는 점이다. 특히 불교에 대한 태도에서 그같은 파격성을 찾아볼 수 있는데, 이 점은 변계량의 경우도 예외가 아니었다. 그의 『춘정집』에는 유학자의 문집으로서는 이례적으로 불교 관계의 글이 다수 실려 있어 눈길을 끈다. 초간본에 있는 이 글들은 그가 왕명을 받들어 쓴 것들이 대부분이어서, 숭유억불崇儒抑佛 정책을 추진하는 가운데 숭불행사崇佛行事를 공공연히 행하였던 조선 초기 국왕과 왕실의 양면성을 그대로 드러낸다.

    건국 초기의 불교 관련 글들은 주로 권근權近이 왕명을 받들어 썼으나, 그의 타계를 전후해서는 그의 문하인 변계량이 그를 대신하였다. 이 글들 가운데에는 상왕인 태조의 병환을 다스리기 위해 태종이 약사여래에게 치성을 올리고자 지었던 소疏가 있으며, 부왕과 모후의 사후에 사찰을 창건하거나 법회와 재를 올리고자 지었던 소가 있다. 또한 대군의 병환을 다스리기 위해 암자를 짓고 불공을 드리는 행사 때 지었던 소가 있으며, 태종이 원주의 각림사覺林寺 등지에서 불법을 강설하는 법연法筵을 베풀 때 지었던 소가 있다. 왕실의 숭불행사에 관한 글뿐만 아니라, 양주楊州 해촌海村의 덕해원德海院 조성을 위한 연화문緣化文과 감로사甘露寺 중창重創을 위한 원문願文, 그리고 진주晉州 오대사五臺寺의 중수문重修文처럼 일반 불사 관계의 글까지 두루 지었다.

물론 변계량이 불교를 완전히 수용한 것은 아니었다. 그 역시 이 시기의 여느 유학자와 마찬가지로 불교에 대해 비판적인 입장을 지니고 있었다. "부처와 노자[佛老]가 이 세상에 나타난 뒤에 인륜이 급격히 어지러워졌다."라는 게 그의 생각이었다. 자연적인 인륜을 저버리고 군친을 저버리는 불교의 태도를 비판한 것이다. 사실 그뿐만 아니라 이 시기에 조정에 몸을 담근 유학자들은 정도의 차이는 있을지언정 기본적으로 숭유억불의 정책에 공감하고 있었다. 심지어 정도전같은 이는 극도의 척불론斥佛論을 주장하였다. 그러나 사찰에 유숙하기도 하며 승려와도 깊은 교분을 나누었던 변계량은 오히려 불교에 대해 상당한 애착을 느끼고 있었다. 사실 그를 비롯하여 권근, 최항 등 이른바 관학파의 계열에 있는 학자들은 강력하게 불교를 배척하기보다는 불교를 포용하면서 조심스럽게 조화를 도모하였다. 엄연하게 사회의 주요 세력으로 자리잡고 있는 불교와 완전히 대립하면서 날을 세우는 일은 수성과 안정이 무엇보다 필요한 시기에 무척 부담스러운 일이었다. 더욱이 당시의 왕실이 내부적으로 호불好佛의 경향이 강했으며, 관학파들 또한 그 사상의 내용에서 '이理'보다는 '심心'을 중시하고 있었던 사정으로 인해 유교와 불교의 절충과 포섭 내지 조화가 가능했던 것이다.

이렇게 볼 때 변계량이 왕실의 불교 행사에 관한 글, 예컨대 교서敎書와 소疏, 제문祭文 등을 으레 도맡았던 것은 단지 그의 뛰어난 문장 때문만이 아니라 불교에 대한 그의 깊은 이해와 공감이 있어서 가능했다고 할 수 있다.

한편 변계량은 도가사상에도 상당한 조예가 있었다. 그의 문집을 살펴보면 곳곳에서 장자에 대한 그의 지식이 얼마나 해박하였는가를 알 수 있다. 예컨대 열네 살의 어린 나이에 홍역으로 죽은 태종의 넷째아들 성녕대군誠寧大君을 위한 법화法華 법석法席의 소疏에서, 변계량은 "정이 깊어 사랑한 나머지 천상의 기린으로 여기었는데, 어찌 갑자기 죽어 꿈 속의 나비처럼 될 줄 예상이나 하였겠습니까. 그 누가 사생死生이 미리 정해진 줄을 알았겠습니까. 그지없는 슬픔을 금할 수 없습니다."라 하면서 애달픈 심사를 술회하고 있다. 이것은 말할 것도 없이, 장주莊周가 꿈에 나비가 되어 날아다니며 자신과 세상일을 잊었다는 『장자莊子』 제물론齊物論의 이야기에서 그 모티브를 따온 것이다. 또한 조정승의 아내를 기리는 만사輓詞에서는 아내의 죽음을 맞이한 장자莊子가 동이를 두드리며 노래를 부르고 있었다는 그 '고분가鼓盆歌'를 인용하고 있다.

이재頤齋와 김대언金代言의 시운에 따라 지은 다음의 한시에서는 좀더 직설적으로 장자에 대한 학문적 관심을 드러낸다.

병이 많으니 어찌 천하를 다 걱정하겠는가
소요逍遙하면서 나는 장자의 주유[莊游]를 배우고 싶다.

이밖에도 『춘정집』에서는 '장춘莊椿', '장생견도정莊生見道精', '지둔支遁', '진재眞宰', '일거日車' 등 『장자』에서 인용한 대목들을 쉽게 찾아볼 수 있다. 도가사상에 대한 해박한 지식은 변계량의 사상이 갖는

폭의 크기를 엿볼 수 있는 대목이지만, 사실 이러한 경향은 유독 그에게서만 찾아볼 수 있는 것은 아니었다. 각기 정도의 차이는 있을지언정 이 시기 관학파 계열의 학자들에게서 공통적으로 찾아볼 수 있다. 이러한 현상은 불교와 마찬가지로 도가사상에 대해서도 왕실이 깊은 관심을 갖고 있었던 당대의 현실과 무관하지 않았다.

한편 변계량의 문집에는 소격전昭格殿에서 비를 기원하고 유성流星의 재앙이 없기를 빌면서 올리는 제사에 쓰여진 청사靑詞가 여러 편 실려 있으며, 북두칠성의 초례 때 지은 청사도 실려 있다. 또한 산천단제山川壇祭를 위하여 풍운뇌우風雲雷雨의 신과 국내 산천의 신, 그리고 성황당의 신에게 바쳐진 악장樂章도 실려 있다.

소격전은 1466년(세조 12) 이후 소격서昭格署로 개칭된 기관으로 국가적인 도교의 행사를 주관하던 관청이었다. 연산군대에서 중종대에 걸쳐, 특히 중종대에 이 기관의 혁파를 둘러싸고 조광조와 중종이 대립한 끝에 결국 조광조가 승리를 거두면서 혁파되었지만, 조광조가 축출된 이후 곧바로 소격서가 복구된 데서 보듯이 초기 왕실은 도교의 행사에 깊은 관심을 기울였다. 당시 정부는 표면적으로 무격신앙과 이에 입각한 각종 음사陰祀를 배척하였지만 내부적으로는 이를 묵인하는 형편이었으며, 오히려 왕실에서 이같은 행사를 자주 베풀었다. 변계량 또한 산천에 대한 치제를 찬성하는 입장이었으며, 왕명에 의한 것이기는 하지만 그 스스로 그 행사들을 위해 여러 편의 글을 작성하였다.

그는 또한 주역에도 관심을 가져 주역을 읽다 하늘의 묘리를 주시하고 밤새도록 앉은 채 잠들지 않을 때도 있었다. 그가 사주四柱에 밝았던 점은 당시의 조정에서도 널리 알려져 있어서 한때는 세종이 그를 불러 세자의 배필을 점쳐서 알려달라고 할 정도였다.

　유학자이면서도 이처럼 불교와 도가사상과 무속을 넘나드는 변계량의 자유분방한 인식세계는 분명 조선 후기의 유학자들에게서는 결코 찾아볼 수 없다는 점에서 그를 비롯한 조선 초기 관학파의 특성의 일단을 보여 준다. 그는 태종대에서 세종대에 걸쳐 오랜 기간 문형文衡을 관장하면서 그러한 자신의 사상과 의식을 국가적인 행사를 위한 글에 담아놓았다. 그는 분명 정도전과 권근의 뒤를 이어 관인문학의 토대를 단단히 다져놓은 인물이다.

향약鄕藥의 정리와 보급에 노력하다

변계량은 조선 초기에 문형을 관장한 유학자로 널리 알려져 있지만, 사실 그는 초기 의학사의 한 페이지를 장식하기에 충분할 만큼 뚜렷한 업적을 남겼다. 1424년(세종 6) 11월 대제학으로 있던 그는 임금으로부터 조선 전역의 지지地志와 주州·부府·군郡·현縣의 연혁을 편찬하라는 명을 받았다. 이에 따라 이듬해『경상도지리지慶尙道地理志』가 발간되었으며, 나머지 7도의 지리지도 이어서 발간된 것으로 보인다. 그리고 이를 한데 모아 편찬한 것이 1432년(세종 14)에 완성된『신찬팔도지리지新撰八道地理志』이다. 그로부터 22년이 지난 1454년(단종 2)에 이를 저본으로 다시 손질을 가해『세종실록지리지』가 만들어지게 되었다. 요컨대 현존하는 조선조 최고最古의 전국지리지인『세종실록지리지』는 바로 변계량에 의해서 그 편찬의 실마리가 풀리게 된 셈이다.

 의학사의 측면에서 이들 지리지의 편찬이 중요한 의미를 갖는 것은, 이 중 현존의『경상도지리지』와『세종실록지리지』에 각 지역마다 '약재藥材'와 '토산土産' 항목이 빠짐없이 실려 있어서 향약鄕藥을 수집하고 분류하는 계기가 되었다는 점이다. 더욱이 위의『신찬팔도지리지』의 편찬과 그 시기를 거의 같이하여 1431년에『향약채취월령鄕藥採取月令』이 간행되었던 점은 특히 주목할 만하다. 이 책은 책명 그대로 일반인이 향약을 채취하는데 편리하게 활용할 수 있도록 춘하추동 12개월로 나누어서 토산의 약재를 배열하여 각 약초들을 채취하는데 적합한 월령을 드러내고, 또한 약초의 이름 아래에는 이두로 된 향약명을 부기해 놓고 있어서 우리 옛말 연구에도 귀중한 자료가 되고 있다.『향약채취월령』은 왕명에 따라 유효통兪孝通, 노중례盧重禮, 박윤덕朴允德 등이 편찬하였으며, 윤회尹淮가 발문을 썼다. 그리고 그 사본의 말미에 비록 발문은 실려 있지 않지만 "선덕삼년윤사월宣德三年閏四月 일日 숭정대부崇政大夫 변량경발卞良敬跋"이라 기재해 놓고 있어서 이 때 변계량이 발문을 지었을 가능성이 있다. 발문의 경우 이름 뒤에 흔히 '경발敬跋'이라고 붙이고 있는 점으로 미루어 볼 때 '변량卞良'은 원본을 급히 전사轉寫하는 과정에서 '계季'자가 누락되었던 것으로 보인다. 발문 역시 누락되지 않았는가 추정된다. 시기적으로 보더라도 선덕 3년은 세종 10년(1428)에 해당하여 지리지의 편찬 시기와 거의 일치한다. 즉 지리지의 편찬과정에서 얻어진 향약에 대한 지식이『향약채취월령』의 편찬에 크게 반영되었으리라고 생각한다. 1428년에 그 편찬이 시작하여 3년만에 완성된 이 책은 다시 그로부터 2년 뒤인 1433년(세종 15)에 완성된『향약집성방鄕藥集成方』의 토대가 되었다.

지리지의 편찬에서 시작된 향약 정리작업이 세종대 향약의서鄕藥醫書의 편찬으로 결실을 보게 되는 과정에서 변계량은 이처럼 그 편찬의 과정에 깊숙이 관여하였다. 그러나 단지 고위관료로 발문을 쓴 것만은 아니었다. 그가 향약 정리작업에 개입한 것은 결코 우연이 아니었다. 그는 의학에 대하여 상당한 지식을 갖춘 인물이었다. 일찌기 스물 한 살의 나이에 병이 든 그는 관직 생활 내내 병으로 고생을 하였다. 오죽하면 젊은 시절 그의 부모가 그의 병수발을 하다가 병이 들 정도였다. 그는 자신을 일컬어 '다병多病' 또는 '구병久病'하였다고 지적하면서 스스로 '병객病客'을 자처하기도 하였다. '다병'으로 약재에 여생을 맡기고 있다고도 하였다. 비록 병을 이유로 취임하지는 않았지만 그가 젊은 시절 전의감승典醫監丞에 임명되었던 점이나, 뒤에 의학교수관醫學教授官을 지냈다는 이야기가 나온 것도 그의 의학지식과 무관하지 않았을 터였다. 1422년(세종 4), 그러니까 지리지 편찬에 착수하기 2년 전의 그는 부증浮症을 앓기 시작하여 숨이 차고 부어 올라 날이 갈수록 심해지자 사직을 요청하기도 하였으며, 이에 세종은 그를 예문관 대제학에 임명하는 한편 의관醫官을 그의 자택에 보내 조석으로 돌보게 하는 한편 약방藥房에서 좋은 약재로 약을 지어 주었다.

자신이 질병을 앓고 있었던만큼 다른 사람들의 질병을 못본 체 넘기지도 않았다. 세종 3년(1421) 의정부 참찬으로 있던 변계량은 예조판서 이지강李之剛과 함께 임금에게 아뢰어, 성균관 생원들이 원점圓點을 채우려고 하는 데다가 고강考講의 제도로 인하여 한 자리에 오래 앉아서 글 읽기에 열중하다 보니 결국에는 부종을 앓다 심지어 죽는 사람까지 생기니 의원을 보내어 치료하도록 청하여 재가를 받았다. 질병에 대한 그의 깊은 관심을 보여주는 대목이다.

변계량은 말년에는 "평소 병을 많이 앓았으므로 의약醫藥을 조금 알고 있습니다."라고까지 말하였다. 허한성許漢城의 시권詩卷에 부친 아래의 시는 바로 그러한 그의 의학세계의 일단을 드러내 준다.

내 성질은 본래부터 사슴과 같은지라

그윽한 절경을 사랑해왔으나
오고 갈 때 명리의 굴레에 얽매이어
세상의 티끌에 파묻혀 버렸다네.
기쁘게도 백정옹柏亭翁을 만나뵈면
가슴 속에 사물이 저절로 사라지지.
소원은 오로지 창생을 구제하여
오한과 발열을 잘 치료하는 것뿐이지.
온갖 초목 약재로 남김없이 채취하여
뜸질을 시작해 혈맥을 뚫었었지.
한 시대의 사람을 모두 다 치료한 뒤
나와 함께 나루터 달이나 읊어 보세.[2]

위에서 보듯, 약재를 채취하는 일의 궁극적인 목적이 민생을 구제하기 위한 것이며 그 자신 스스로 그 일에 적극적으로 동참하고 싶다는 열망을 드러내고 있다. 변계량이 약재의 정리작업에 참여했던 것이 단순히 고위관료로서의 감독에 머무르지 않고 구체적인 실무의 세세한 대목에까지 이르렀으리라고 생각하는 이유도 바로 이 때문이다. 이렇게 볼 때 변계량은 세종대의 전국지리지와 『향약채취월령』의 편찬에 이르기까지 일련의 과정에 적극 관여하여 이 시기 향약의서의 집대성 작업에 적지 않은 역할을 하였을 것으로 추정된다.

---

[2] 『춘정집』 3, 허한성의 시권에 쓰다[題許漢城詩卷]. 이 시의 번역문은 『국역 춘정집 1』 124쪽에서 옮겼음.

맺는말

변계량은 고려 우왕대에 17세의 나이로 일찍 문과에 급제하였지만 조선 태종대 이후에야 비로소 그 문재文才를 인정받고 끝내는 대제학의 자리에까지 올랐다. 학통상으로 볼 때 이색과 이숭인, 권근 등에게서 수학하였으며, 정몽주와도 좌주 문생의 깊은 학연을 가졌던 유학자였다. 그러나 그는 유학의 범주 안에만 머무르지 않고 불교와 도가사상과 무속 등 다양한 사상을 폭넓게 받아들이려고 노력하였다. 그가 권도權道를 사용하는데 인색하지 않은 것은 바로 그 때문이었다. 가뭄을 극복하기 위하여 다른 관료들의 반대를 무릅쓰고 제천의식을 행할 것을 요청하여 이를 추진한 것이나 진법을 저술한 것은 그가 책상 물림의 유학자가 아니라는 사실을 반증한다.

그는 유학자로서 국익과 군주를 앞세우며 국가의 각종 행사에 필요한 글들을 저술하면서 관인문학의 토대를 다져 놓았다. 그러나 그가 절대군주를 지지한 것은 물론 아니었다. 군주에게는 또한 애민愛民의 마음가짐이 필요하다는 것을 역설하여 권력에 균형이 필요하다는 것을 간과하지 않았다.

변계량은 또한 오랫동안 투병생활을 했던 병자였으며, 그 과정에서 의학에 관한 지식도 적지않게 지니게 되었다. 그가 왕명으로 지리지를 편찬하는 과정에서 전국에 흩어져 있는 다양한 약재들을 정리하고 분류하여 『향약채취월령』에서 『향약집성방』에 이르는 세종대의 향약 의서 편찬에 상당한 영향을 끼칠 수 있었던 것은 결코 우연이 아니었다.

변계량 연보

고려 공민왕 18년 (1369)	(1세) 3월, 밀양密陽 귀령리龜齡里에서 변옥란卞玉蘭과 조석曺碩의 딸과의 사이에서 태어나다.
우왕 7년(1381)	(13세) 성균관에 유학하다. 그리고 유관柳寬에게서 가르침을 받다.
우왕 8년(1382)	(14세) 진사시에 합격하다.
우왕 9년(1383)	(15세) 생원시에 합격하다.
우왕 11년(1385)	(17세) 문과에 급제하다. 당시 과거를 주재한 지공거知貢擧는 정몽주鄭夢周이다.
우왕 13년(1387)	(19세) 전교서典校署 주부主簿에 임명되었다가 곧 전교시랑典校侍郞으로 자리를 옮기다.
창왕 1년(1389)	(21세) 비순위낭장備巡衛郞將 겸 진덕박사進德博士가 되다.
조선 태조 1년 (1392)	(24세) 창신교위彰信校尉 천우위중랑장千牛衛中郞將 겸 전의감승典醫監丞에 제수되었으나 병을 이유로 나아가지 않다.
태조 4년(1395)	(27세) 1월에 부친상을 당하다.
태조 6년(1397)	(29세) 여름에 교서감승校書監丞 지제교知製敎가 되다.
태조 7년(1398)	(30세) 시사헌시試司憲侍史가 되다. 8월에 1차 왕자의 난이 일어나 일찍이 정몽주鄭夢周의 문인이었던 형 변중량卞仲良이 정도전의 일파로 몰려 참살되다.
태종 1년(1401)	(33세) 봄에 성균학정成均學正 지제교知製敎를 거쳐 사재소감司宰少監이 되다.
태종 5년(1405)	(37세) 예문응교藝文應敎를 겸하다.
태종 6년(1406)	(38세) 겨울에 시예문관직제학試藝文館直提學이 되다.
태종 7년(1407)	(39세) 4월에 문신文臣 친시親試에서 을과乙科 1등을 하여 예조참의禮曹參議에 특별 제수되고 수문전직제학修文殿直提學 지제교知製敎를 겸하다. 8월에 예문관藝文館의 중월仲月 부시賦詩의 시험에서 1등하다.
태종 8년(1408)	(40세) 10월에 좌참의左參議 겸 시강원좌보덕侍講院左補德이 되다.
태종 9년(1409)	(41세) 3월에 우보덕右補德이 되다. 윤4월에 예문관제학藝文館提學 동지춘추관사同知春秋館事가 되다. 8월에 동지경연사同知經筵事를 겸하다. 봉사封事를 올려 세자에게 내선內禪하는 일이 불가하다고 아뢰다.
태종 10년(1410)	(42세) 1월에 하륜河崙, 유관柳觀, 정이오鄭以吾 등과 함께 『태조실록太祖實錄』의 편찬에 참여하다.

卞季良年譜	태종 12년(1412)	(44세) 3월에 세자우부빈객世子右副賓客이 되었다가 곧이어 검교판한성부사檢校判漢城府事가 되다.
	태종 14년(1414)	(46세) 2월에 남재南在 등과 함께 문과 회시會試를 주재하여 조서강趙瑞康 등 33명을 뽑다.
	태종 15년(1415)	(47세) 1월에 다시 예문관제학藝文館提學이 되다. 6월에 왕명을 받고 하륜河崙과 함께 동전법銅錢法을 의논하다. 경승부윤敬承府尹이 되다.
	태종 16년(1416)	(48세) 4월에 수문전제학修文殿提學 좌부빈객左副賓客이 되다. 6월에 상서를 올려 하늘에 비를 내려줄 것을 기원하는 제천祭天의 예를 올리자고 청하다. 8월에 하륜 등과 함께 문과文科 친시親試를 관장하다.
	태종 17년(1417)	(49세) 2월에 예조판서禮曹判書 맹사성孟思誠과 함께 생원시生員試를 관장하여 권채權採 등 1백 명을 뽑다. 좌의정 박은朴訔과 함께 춘추중월제술의 법春秋仲月製述之法을 실시할 것을 청하여 윤허받다. 3월에 영의정 남재南在, 예조판서 맹사성 등과 함께 문과를 주재하다. 4월에 문무과文武科 복시覆試의 독권관讀券官이 되다. 예문관대제학 겸 성균관대사성成均大司成이 되다. 5월에 예조판서 겸 지경연춘추관사知經筵春秋館事가 되다. 12월에 제천祭天의 예를 올리자고 청하다. 겨울에 의정부참찬議政府參贊이 되다. 이어 제조의금부사提調義禁府事가 되었는데, 옥사獄事를 잘 다스려 십수 년간 이 직을 겸하다.
	태종 18년(1418)	(50세) 1월에 예조좌랑禮曹佐郞 설순偰循이 진헌물목進獻物目을 잘못 이기移記한 일로 사헌부의 탄핵을 받고 파직되다. 다시 예문관대제학에 제수되고 우빈객右賓客을 겸하다. 6월에 여러 관료들과 함께 세자世子 제禔를 폐하고, 충녕대군忠寧大君을 세자로 삼을 것을 계청하여 윤허받다. 예조판서 겸 지경연춘추관사가 되다.
	세종 즉위년(1418)	(50세) 8월에 다시 예조판서 겸 지경연사知經筵事가 되다. 10월에 참찬의정부사參贊議政府事가 되다. 11월에 상왕(태종)에게 존호尊號를 올리는 책문冊文과 악장樂章을 짓다.
	세종 1년(1419)	(51세) 1월에 왜구의 정벌을 주장하다. 2월에 예조판서 허조許稠와 함께 생원시를 감독하다. 9월에 예문관대제학 유관柳觀과 함께 정도전이 지은 『고려사』의 개수改修 작업에 착수하다. 12월에 왕명에 의하여 「하성명가賀聖明歌」 3장을 지어 올리다.
	세종 2년(1420)	(52세) 집현전대제학이 되다. 3월에 이원李原, 허조 등과 함께 문과 복시覆試의 독권관讀券官이 되다. 5월에 『고려사』에 재이災異의 사실을 기록하여 올리다.

세종 3년(1421)	(53세) 1월에 유관과 함께 『고려사』를 교수校讎하여 올리다. 5월에 임금의 명으로 지어올린 진법陣法에 따라 훈련된 병사들의 열병식에 참관하다.
세종 4년(1422)	(54세) 5월에 태종이 승하하자 빈전도감殯殿都監 제조提調가 되어, 비문碑文을 지어 올리다. 10월에 예문관대제학이 되다.
세종 5년(1423)	(55세) 6월에 집현전 부제학 신장(申檣)이 왕명을 받고 와서 수학하다. 9월에 병을 이유로 사직을 청하나 윤허받지 못하다. 12월에 윤회尹淮와 함께 『정종실록』과 『태종실록』의 편찬을 주청하다.
세종 6년(1424)	(56세) 7월에 임금을 공정왕(정종)의 손자로 칭할 것을 청하나 중의衆議가 이를 그르다고 하여 시행되지 아니하다.
세종 7년(1425)	(57세) 4월에 태조와 태종의 공적을 찬양하는 「화산별곡華山別曲」을 지어 올리다.
세종 8년(1426)	(58세) 6월에 판우군도총제부사判右軍都摠制府事 겸 세자이사世子貳師가 되다. 10월에 권채權採, 남수문南秀文, 신석조辛碩祖 등을 뽑아 호당湖堂에 들게하다.
세종 10년(1428)	(60세) 4월에 상서하여 문과의 초장初場에 강경講經으로 시험과목을 하는 것의 옳지못함을 역설하고 제술製述로 시험을 치를 것을 주장하다.
세종 12년(1430)	(62세) 4월 24일에 병으로 죽다. 문숙文肅의 시호를 받다. 6월에 임강현臨江縣 구화리仇和里 선영에 장사지내다.

변계량연보

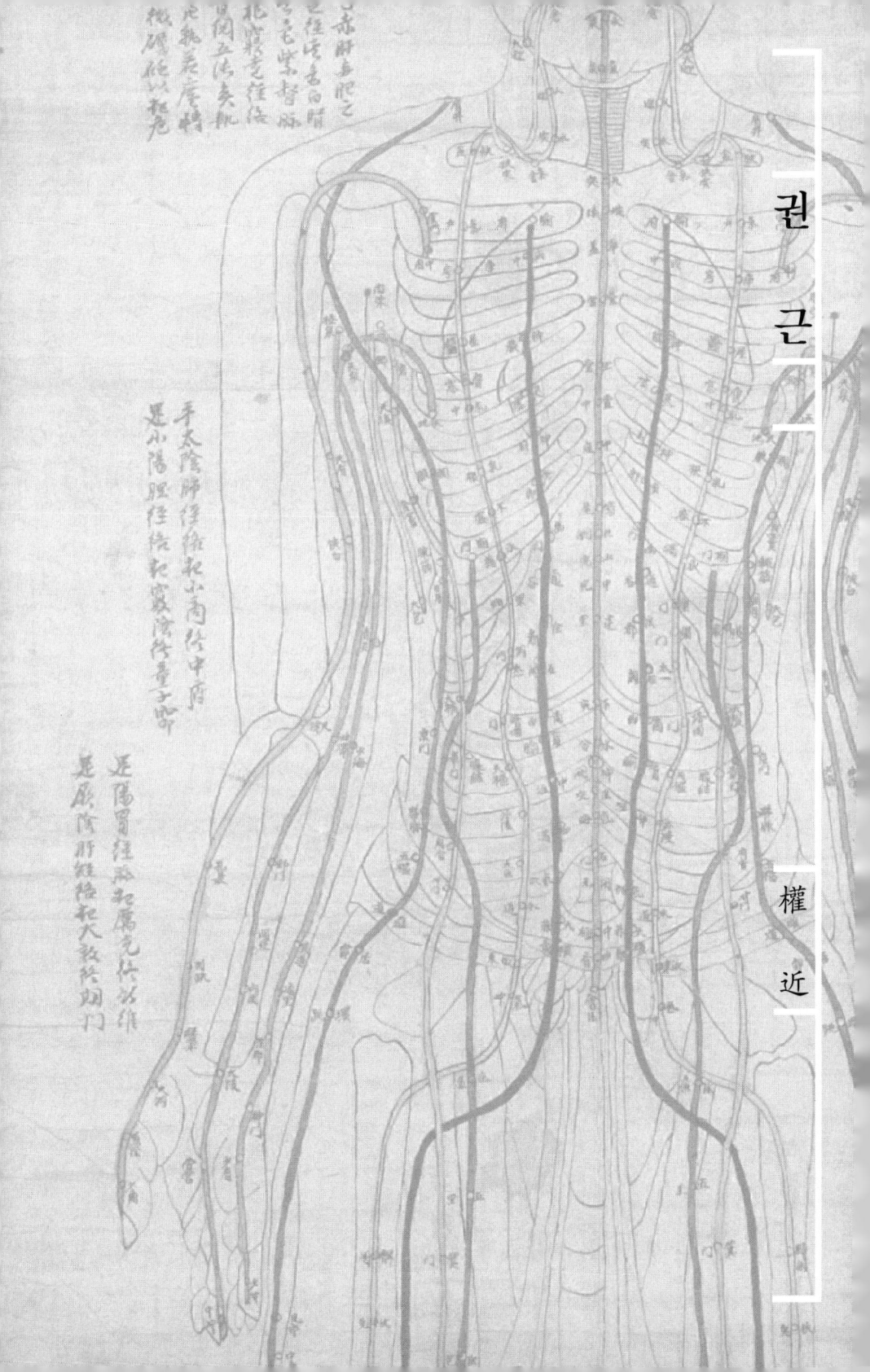

들어가는 글

권근權近은 고려말 조선 초기의 대표적인 유학자이자 사상가이고, 뛰어난 문장가이자 교육자였으며, 당대 정치무대의 중심에서 활동하였던 비중있는 정치인이기도 하였다. 특히 그의 경전 주석서는 우리나라에서 가장 오래된 것이라는 점에서 그를 조선경학사의 비조鼻祖로 부를 정도이다. 그는 주자朱子의 학문을 단순히 되풀이한 것이 아니라 자신의 독창적인 해석을 추구하였으며, 현실의 여러 문제를 해석하는데 이를 응용하였다. 이런 점에서 권근은 성리학 도입기에 경학에 대한 철저한 연구를 통하여 성리학의 토대를 확고히 하였으며 새로운 지평을 열었다는 평가를 받고 있다.

한편 그는 자신의 정치적 행보와 관련하여 끊임없이 논란의 대상이 되었다. 고려에 봉직하였던 보수정객으로서 조선의 조정에 다시 들어가 관료생활을 한 행위에 대하여 실절失節하였다는 비판이 바로 그것이다. 새 왕조의 개국과 이성계李成桂의 선조를 찬양하는 일련의 그의 시와 산문들은 변절變節이라는 의혹을 불러일으키기에 충분하였지만, 그는 적극적으로 자신의 행위를 정당화하고자 하였다.

권근은 『향약제생집성방鄕藥濟生集成方』의 서문과 발문을 집필했다는 점에서 의학醫學과도 깊은 관련을 갖고 있다. 뿐만 아니라 그의 대표적인 저서 『입학도설入學圖說』은 정도전鄭道傳이 편찬한 것으로 알려진 『진맥도결診脈圖訣』의 영향을 받았다고 전해진다. 그리고 권근이 깊은 교분을 나누었던 이숭인李崇仁 또한 의학에 대한 깊은 식견을 갖고 있었다는 점을 미루어보더라도 권근이 그들 못지않게 의학에 대한 지식을 갖고 있었을 것으로 추정된다. 따라서 성리학자 권근의 이면에 의학자로서의 모습을 엿볼 수 있을 것으로 기대된다. 아래에서 학자이자 관료로서의 그의 삶의 궤적을 추적해가면서 의학분야에서 그가 차지했던 역할을 살펴보도록 하겠다.

가계家系

권근은 고려후기의 대표적인 문벌가문의 하나인 안동 권씨 출신으로, 그 자신을 포함하여 다수의 직계선조들이 『고려사』 열전에 실려 있을 정도로 대단한 명성을 구가한 집안이었다. 이 가문의 번창은 무인정권 이후로부터 비롯되지만, 그 시조는 후삼국 시기로 한참 거슬러 올라간다. 왕건과 후백제 견훤 간의 고창古昌(안동) 전투때에 그 지역의 지방관이었던 권행權幸은 왕건에 귀순해 공을 세워 권씨성權氏姓을 하사받는다. 그는 삼한공신三韓功臣에 녹훈되었지만 중앙에 올라가 벼슬하지는 않았다. 거의 대부분 호장戶長에 그쳤던 그의 후손들의 신분에 변화가 왔던 것은 7대손 권적權適에 이르러서였다. 권적은 예종 7년(1112)에 이 가문의 일원으로서는 최초로 과거에 급제하였으며, 뒤에 송나라의 태학太學에 들어가 그곳 과거에도 급제할만큼 출중한 능력의 소유자였다. 귀국 후에는 국자감과 한림원 등 주로 문한직文翰職을 역임하였다. 권적은 비록 재상직까지 오르지는 못했지만 그의 딸은 당대의 유력한 문벌가였던 해주海州 최씨崔氏와 혼인을 하였으며, 그의 손자 권준權濬은 재상직인 추밀원부사樞密院副使에 오르는 등 그의 후손들이 중앙의 관계에서 자리를 잡으면서 양반가문으로 성장하였다. 그러나 무인난 이후 안동 권씨가 크게 번성한 것은 권적에게는 3종손從孫이 되는 9대손 권중시權仲時의 가닥이다.

부호장副戶長으로 향리에 머물렀던 권중시에게는 맏아들인 권수평權守平을 비롯하여 네 아들이 있었으나 둘째와 셋째는 대가 끊겼으며, 첫째인 권수평과 네째인 권수홍權守洪의 후손만이 계속되었다. 그 중 권수평의 후손이 수에 있어서나 출세에 있어서나 월등히 우세하였다. 권수평은 말단 장교직인 대정隊正에서 견룡군牽龍軍에 발탁된 적도 있으며 고종 말년에는 추밀원부사로 승진하였다. 그는 또한 청렴한 성품으로 『고려사』 열전에도 올랐다. 이같은 권수평의 출세는 매우 이례적인 것으로 여기에는 그의 아들 권위權韙가 최씨무인정권의 집권자인 최이崔怡의 두터운 신임을 받고 있었던 점과 무관하지 않은 것으로 추정된다. 이후 권수평의 후손 가운데 앞에서 말한 권위를 비롯하여 과거급제자가 계속 배출되어 고위 관직에 오른 사람들이 거듭 나오면서 안동 권씨는 일약 명문가로 부상하게 되었다. 권중시를 안동 권씨의 실질적인 시조始祖로 여기는 것도 바로 이 때문이다.

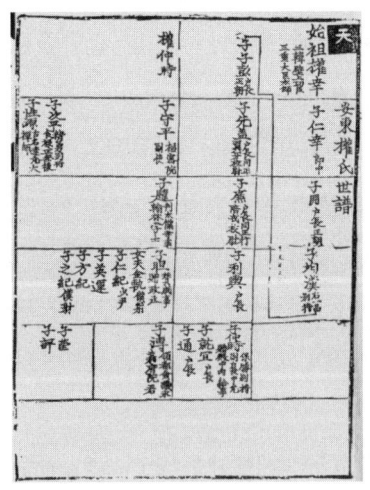

『안동권씨』 성화보에서 찾아본 안동 권씨의 역사

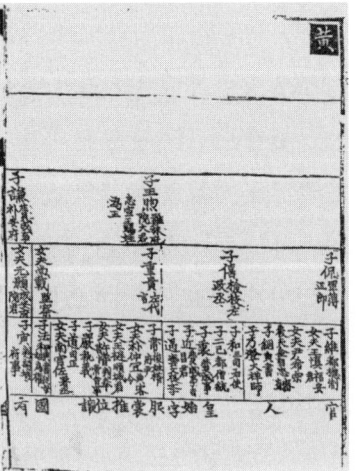

『안동권씨』 성화보 속의 권근

권위의 큰 아들 권단權㫜은 『고려사』 열전에 그 이름이 올랐는데, 고종 41년(1254) 과거에 급제한 뒤 재상직까지 승진하였으며 과거시험관을 맡기도 하였다. 권위의 또다른 아들 권인기權仁紀는 원종元宗 측근의 내시內侍직을 지냈다. 권단의 아들 권부權溥는 충렬왕 때 과거를 통해 관에 들어간 뒤에 각종 요직을 두루 거쳤으며, 충선왕 때에는 사림학사詞林學士로 국왕의 개혁정치에 참여하였다. 그는 뒷날 첨의정승僉議政丞 곧 수상의 자리에까지 올랐으며, 문인으로 유명한 익재益齋 이제현李齊賢은 그의 문생門生이자 사위가 된다. 권부는 주자朱子의 『사서집주四書集註』를 간행하여 고려말 성리학의 수용과정에서 일정한 역할을 하였다. 그는 또한 『고려사』 열전에 실린 그의 아버지 권단의 전기에 부전附傳되어 있는데, 그를 포함하여 아들과 사위 등 모두 9명이 군君에 봉해져 1가家 9봉군封君으로 명성을 드날렸다.

　　한편 권중시의 또다른 아들, 권수홍 계열의 경우 그의 증손자인 한공漢功은 충선왕의 최측근으로 재상의 자리에 올랐으나 충선왕이 원나라에 의해 축출되자 그 또한 유배를 당하는 등 부침浮沈을 겪었다. 권한공은 특히 이제현과 함께 원나라에서 충선왕을 시종侍從하였으며, 권부 등과 함께 강남에서 서적을 구입하여 고열考閱하고 성균관 유생에 대한 경학 교육 등에 힘썼다. 권한공의 동생 권한유權漢有는 정2품직인 문하평장사門下平章事를 지냈다고 족보에 기재되어 있으나 구체적인 내용은 알 수 없다. 권한공의 아들 권중달權仲達과 권중화權仲和는 각각 화원군花原君과 영의정부사領議政府事가 되는 등 후손이 크게 번창하는 계기를 마련하였다. 유명한 목은牧隱 이색李穡은 권중달의 사위이다. 그러나 권수홍 계열의 성세聲勢는 앞서 언급한 권수평 계열과 비교하면 그리 활발하였다고 말할 수는 없다.

　다시 권수평 계열로 되돌아가자. 안동 권씨는 권부의 직계후손 대에 이르러서 가장 번창하게 되는데, 시기적으로 볼 때 원간섭기에 해당하여 이 계열의 성장에 친원세력과의 연결이 작용하였을 가능성을 보여준다. 또 한편으로는 과거 또는 음서를 통한 관계의 진출이 이어지며 고위관직자를 많이 배출하였던 점도 출세의 한 요인이 되었다. 그리고 왕실이나 다른 유력가문과의 혼인도 크게 작용하였다. 아울러 권부와 권근, 사위인 이제현과 이색의 경우에서 보듯이 걸출한 학자들을 배출한 점도 간과할 수 없을 것이다. 우선 권부의 5남 4녀 가운데 출가하여 불교계에서 영향력을 행사하였던 둘째아들 종정宗頂을 제외한 네 아들이 재상직까지 승진하였다. 큰아들 권준權準, 권고權皐, 왕후王煦, 권겸權謙이 바로 그들이다. 이 중 특히 왕후는 초명이 권재權載였지만 충선왕의 총애를 받아 그의 아들이 되어 대군大君에 봉해졌다. 권부의 둘째 딸은 앞에서 언급한 바와 같이 이제현에게 출가하였으며, 셋째딸과 넷째딸은 모두 왕실에 출가하였다.

　권부의 다음대에서는 큰아들인 권준의 계열이 가장 번창하여 그의 두 아들 권렴權廉과 권적權適이 모두 재상을 지내고 두 딸은 당대의 명문인 남양南陽 홍씨洪氏 집안으로 나란히 출가하였다. 권렴대에 들어서면 그 딸들 가운데 하나는 충숙왕비忠肅王妃가 되고 또다른 하나는 원나라 한림학사 승지와 혼인을 맺었으며, 다섯 아들이 모두 재상 또는 장관직에 올랐다.

　권근은 권부의 셋째 아들 권고의 손자이다.『고려사』107, 권단

전에 부전附傳된 권고의 전기에 따르면, 권고는 영가군永嘉君으로 봉해 졌으며 검교시중檢校侍中까지 지냈으나 아들 권간權侃과 밭을 놓고 다 투다가 며느리를 발로 차서 죽일 정도로 탐욕스럽고 잔학한 인물이 라는 혹독한 평판을 얻었다. 권고는 권간 외에 권엄權儼과 권희權僖 등 세 아들을 두었는데, 권희가 바로 권근의 아버지이다. 권희는 문음으 로 관에 들어간 뒤에 대호군大護軍, 홍주도洪州道 병마사兵馬使, 문하門下 찬성사贊成事를 거쳐 영가군永嘉君이 되었다. 공민왕 때에는 홍건적을 물리친 공으로 이등공신에 녹훈되기도 하였다. 그는 조선조에 들어 와서는 검교문하시중檢校門下侍中, 검교좌정승檢校左政丞 등을 역임했다.

권희는 명문 한양漢陽 한씨韓氏 출신으로 재상을 지낸 한종유韓宗愈 의 딸을 맞이하여 그 사이에서 권화權和, 권이기權二己, 권충權衷, 권근 權近, 권우權遇 등 5남을 두었다. 큰아들 권화는 그의 전기가 『고려사』 권단전에 실릴 만큼 두드러진 활약을 보인 인물로 청주목사淸州牧使, 밀직부사密直副使, 전주목사全州牧使 등을 역임했으며, 조선조에 들어와 서 원종공신에 녹훈되었고 삼사우복야三司右僕射를 지냈다. 둘째 권이 기는 출가하여 도승통都僧統이 되었으며, 셋째 권충은 문하찬성사門下 贊成事를 지냈다. 권우는 정3품의 예문제학藝文提學을 지냈다.

이상에서 권근의 대에 이르기까지 안동 권씨의 가계를 간략하게 나마 살펴보았다. 같은 안동 권씨 일족이라고 하더라도 계파에 따 라 그리고 시대에 따라 그들이 누리는 명망名望과 성쇠盛衰는 달랐지 만, 전반적으로 볼 때 이들은 고려 후기 권문세가權門勢家의 범주에 포 함시켜도 될 만큼 당대의 정치와 사회 및 학계에 큰 영향력을 행사 하여 왔다. 그 때문에 그들의 성향은 매우 보수적이어서 사회의 급격한 변화에 저항하고 기득권을 보호하는 방향으로 나타났다. 권근이 조선의 개국에 대하여 처음에 부정적인 인식을 가졌던 것은 당연한 결과였다. 이로 인해 조선 초기 정계에서 그의 입지는 매우 불확실하고 불안정한 것이 될 수밖에 없었다.

관직생활

권근은 공민왕 17년(1368)에 성균시成均試에 합격하여 성균관에 들어간 뒤에 이듬해 회시會試와 전시殿試에 잇달아 합격하여 벼슬길에 나아갔다. 그의 나이 불과 18세 때의 일이었다. 그의 뛰어난 능력은 명나라의 과거 응시자를 선발하는 국내에서의 향시鄕試에 두 번이나 합격했지만 연령 미달로 가지 못했다는 데서도 짐작할 수 있다. 그는 젊은 나이에 벌써 과거의 시험관으로도 활약했다. 29세와 34세 때 각각 성균시의 시험관이 되었으며, 37세 때인 우왕 14년(1388)에는 본과거의 시험관인 동지공거同知貢擧를 맡았으며, 조선조에 들어와서는 51세 때인 태종 2년(1402)에 지공거知貢擧를 맡았다. 실로 초고속 출세의 길을 달려왔다고 해도 지나친 말이 아니다. 안동 권씨라는 탄탄한 가문의 배경과 경제적 안정, 그리고 문인가문으로서의 학맥學脈과 인맥人脈에 더하여 그 자신의 출중한 능력이 이를 가능하게 하였다.

그러나 그는 정치권력의 핵심관서에서 활동하지는 않았다. 과거에 급제하자마자 춘추관 검열檢閱에 임명되었던 권근은 이후 예문관 수찬修撰, 장흥고사長興庫使 겸 진덕박사進德博士, 태상박사太常博士, 시성균직강試成均直講, 예문관응교藝文館應教 지제교知製教, 춘추관편수관春秋館編修官 등을 거쳐 우왕 11년(1385) 성균대사성成均大司成, 우왕 13년 예의판서禮儀判書, 우왕 14년 밀직사 좌대언密直司 左代言, 예문관 제학藝文館提學과 밀직사지신사密直司 知申事 서연시강書筵侍講 겸 판전의시사判典儀寺事

우문관제학右文館提學 지제교知製教 등 주로 교육과 문한文翰 관련 직책에서 근무했다. 따라서 고려말의 정치적 사회적 격변 속에서도 30대 후반에 이르도록 그의 관직생활은 비교적 평안하였다.

그의 신상에 커다란 변화가 일어났던 것은 창왕 1년(1389) 6월 명나라에 사신으로 갔다오면서 부터이다. 당시 권근은 새로 즉위한 창왕이 명나라에 직접 조근朝覲할 것을 청하는 사행使行에 정사正使 윤승순尹承順의 부사로 처음 중국에 다녀왔다. 개성에서 출발하여 압록강과 요하를 건너 대륙의 수도를 왕복하는 장장 1만여 리에 이르는 긴 여정은 그의 문집『양촌집』에 「봉사록奉使錄」이라는 제목으로 쓰여진 120여 편의 시에 담겨 있다. 그는 귀국 후 여러 차례에 걸쳐 탄핵과 투옥, 그리고 유배를 당하는 혹독한 시련을 겪었다. 그의 고난은 이성계李成桂의 위화도 회군 이후 조준趙浚 등 새 왕조의 주체세력이 전제개혁田制改革을 단행하고 공양왕恭讓王을 옹립하는 등 개국開國을 위한 조치들을 진행하는 과정과 거의 때를 같이 하여 일어났다. 그의 좌주座主이자 스승이었던 이색이 숙청을 당한 것도 바로 이 무렵의 일이었다. 요컨대 권근의 축출에는 조선건국의 주체세력과의 갈등이 하나의 요인으로 작용하였을 것으로 추정된다. 그 해 즉 창왕 1년 9월 그가 탄핵을 받은 표면적이고 직접적인 이유는 동료 이숭인李崇仁을 변호하는 상소를 올렸다는 것 때문이었다. 이숭인은 모친상을 당한 지 3년이 채 되지 않았는데 과거의 시관試官이 되는 불효不孝를 저질렀다는 점과, 그 행실이 의심스러운 종실 영흥군永興君 환環을 변호하며 임금의 명을 어기는 불충不忠을 저질렀다는 죄목 등으로 대간臺諫의 탄핵을 받았다. 이숭인과 함께 이색의 문생으로 정치적인 노선을 같이 하였던 권근은 그를 변호하는 상소를 올렸지만 오히려 대간으로부터 거짓을 꾸민다는 탄핵을 받고 황해도 우봉牛峯으로 유배 가는 신세가 되었다.

그 해 12월에 이르러 권근은 또다시 대간의 탄핵을 받았다. 이번에는 지난 9월 명나라에서 귀국하면서 가지고 왔던 예부禮部의 자문咨文을 도중에 열어보았다는 죄목이었다. 그는 우봉에서 경상도 영해寧海로 유배지를 옮겼다가 이듬해 계림옥鷄林獄에 갇혔으며, 그 뒤 흥해興海, 김해金海 등지로 옮겨졌다. 5월에는 이른바 윤이尹彛와 이초李初의 사건에 연루되어 청주옥淸州獄에 갇혔다가 이내 석방되었으나 7월에 이르러 다시 익주益州로 유배되었다. 윤이와 이초가 명나라 황제를 찾아가서 이성계가 고려의 중신들을 유배 보내고 장차 명나라를 칠 계획을 하고 있다며 무고한 이 사건으로 말미암아 우현보, 권중화, 홍인계, 윤유린, 최공철 등이 순군옥巡軍獄에 투옥되고, 이색, 우인열, 이숭인, 이종학 등과 권근이 청주의 감옥에 갇히는 옥사가 벌어졌다. 개국에 걸림돌이 되는 구세력에 대한 숙청작업의 빌미가 마련된 것이나 다를 바 없었다. 그 해 11월 유배에서 풀려난 권근은 이후 충주 양촌陽村으로 내려갔으며, 사은謝恩을 위해 잠시 개경을 다녀온 것을 제외하면 조선 건국 후 태조를 만날 때까지 그곳에서 계속 머물렀다. 그의 저술로 유명한 『입학도설入學圖說』과 『오경천견록五經淺見錄』은 모두 익주와 양촌 시절에 쓰여진 것이다. 개인적으로는 불우한 시절이었지만 학문적으로는 오히려 큰 결실을 거두었던 셈이다.

권근이 3년여에 걸친 유배와 은둔생활을 끝낸 것은 새 왕조가 들어선 그 이듬해 2월 계룡산에 행차한 태조의 부름을 받고 달려가서 정총鄭摠과 함께 환왕桓王 즉 태조의 부친 이자춘李子春의 신도비명神道碑銘을 쓰면서부터이다. 그는 다음달 태조와 함께 서울에 올라왔으며 9월에 검교예문춘추관태학사檢校藝文春秋館太學士 겸 성균대사성成均大司成에 임명되어 공식적으로 조선왕조의 조정에 첫발을 내딛었다.

권근은 위의 묘비명에서 개국의 불가피성을 아래와 같이 힘껏 주장했다.

일찍이 맹자孟子가 말한 것을 보니, 5백 년이면 반드시 왕도정치王道政治를 할 사람이 나온다고 하였다. 전조前朝가 시조 왕씨王氏 이래로 거의 5백 년이 다 될 무렵에 국운이 쇠진하여 공민왕恭愍王의 후사가 끊어지니, 요승妖僧 신돈辛旽의 아들 우禑가 왕성王姓을 모칭하고 왕위를 빼앗았는데 거칠고 음란하며 패려하고 포학하였다. 무진년(1388, 우왕 14)에 그의 정승 최영崔瑩과 공모하고 망녕되게 군사를 일으켜 천자天子의 나라를 침범하려 하니, 백성들에게 미칠 화단은 이루 형언할 수 없었다. 그 때에 우군도통사右軍都統使가 된 우리 주상 전하께서 정의를 지켜 군사를 되돌리므로, 우가 비로소 죄를 알고 그의 아들 창昌에게 왕위를 넘겨주었다. 이듬해 천자가 타성으로 왕씨의 후사로 삼은 것을 문책하자, 지금의 전하께서 시중侍中으로 국정을 맡고 있으면서 여러 장상將相들과 상의하여 왕씨의 후예인 요瑤를 세워 임금으로 삼았다.

처음 우왕 때부터 정권이 권신權臣들의 손아귀에 들어 있어 벼슬과 형옥刑獄을 돈으로 팔고 사며 조정을 어지럽혔다. 남의 토지를 약탈하고 산야를 농락籠絡하여 기강이 크게 무너졌으며 독해와 병폐가 날로 심해지고 백성의 원망이 높자 밤낮으로 올바른 정치를 생각하였다. 전하께서 재상이 되자 묵은 병폐를 없애고 다스리는 방법을 새롭게 고쳤다. 사전私田의 제도를 폐지하여 경계를 바로잡았으며, 쓸데없는 관원을 도태하여 관직의 제도를 존중하였다. 준수하고 어진 사람을 등용하여 높이고, 완악하고 음흉한 자는 내쫓아 귀양보냈다. 무력의 위엄을 떨쳐 변방의 외적을 물리치고, 어진 정사를 베풀어 백성의 생업을 흥왕하게 하였다. 기강과 제도를 정돈하고 예악禮樂을 닦아 밝히므로 온 나라 백성은 부모처럼 사랑하게 되었다.

그런데 요瑤는 혼미하여 대체를 살피는 데 어두워, 간악한 자를 신임하고 충직한 이를 내쫓는가 하면, 부녀자와 내시들의 말을 받아들여 정당한 전지 제도를 문란하게 하였고, 사사로이 친근한 자들을 임용하여 공정한 행정을 어지럽혔다. 또 정령政令이 일정하지 못하여 국가의 제도를 파괴하며, 용도의 절도가 없어 백성의 재산을 손상시키는가 하면, 점차적으로 파고드는 소인배들의 참소를 믿고 국사를 바로잡은 전하의 공로를 잊었다. 이에 그의 정승 정몽주鄭夢周와 함께 전하를 모함하였다. 몽주는 남몰래 대간臺諫으로 있는 그의 무리들을 사주하여 공신 및 바른말하는 자에게 죄를 꾸며 법망에 끌어 넣고자 상서上書하게 하였다. 그리하여 전하에게 닥쳐올 화禍가 헤아릴 수 없게 되므로 온 나라 사람들은 분개하고 원망하지 않는 자가 없었다.

홍무洪武 25년(1392, 태조 1) 7월 16일에, 좌시중左侍中 배극렴裵克廉과 우시중右侍中 조준趙浚 등 52명이 천명의 소재와 민심의 돌아가는 바를 알고 대의를 주창하니, 백관부로百官父老들은 서로 모의한 일도 없건만 한마음이 되어 입을 모아 왕위에 오르기를 권하였다. 전하께서는 두세 번 사양하였으나 여러 사람들의 뜻이 더욱 굳은 것을 보고 억지로 보위寶位에 올랐다. 그러나 저자에는 가게를 바꾸는 소동이 없고 병기에 피를 묻히는 일 없이 온 천하가 하루아침에 밝아지므로 백성들은 크게 즐거워하였다.

권근은 이 묘지명에서 고려왕조 말기의 혼탁이 극도에 이르렀다고 설명하고, 태조가 여러가지 어려움 속에서도 정치를 일신하려다가 좌절되었지만 결국 신료들과 백성들의 추대를 받아 왕위에 오르게 됨으로써 왕도정치가 이루어지게 되었다고 개국의 정당성을 강조하였다. 그는 또 말미에서 이씨 왕실이 만대무궁할 것을 바란다는 말을 빼놓지 않았다.

아, 높으신 선리仙李여. 근본이 군건하고 뿌리가 깊도다. 멀리 사공司空으로부터 대대로 덕행의 명성이 높더니, 길이 상서를 꽃피워 환왕桓王에 이르러서, 우리 밝으신 전하가 탄생하여 문득 동방의 나라를 소유하였도다. 천명과 운수가 그에게 돌아감이라. 융의戎衣를 입지도 않았고, 백성과 함께 국정을 새롭게 고치고 빛나게 밝은 덕을 폈도다. 임금(태조)은 말씀하기를 '어질지 못한 내가 천명을 얻을 수 있었음은, 진실로 경사를 길러 온 조종의 힘을 말미암은 것이라'하고 곧 옛법을 고찰하여 왕王으로서 시호를 올렸도다. 음덕이 쌓여짐이 여기에 이르니 그 광채가 빛나지 않겠는가. 번성한 공성公姓은 경사를 더욱 두텁게 하니 그 자손들은 만세에 영원하리. 저 귀주歸州를 바라보니 높다란 언덕이 솟았는데, 왕기가 가득히 서려 끝없이 아름답도다.

뒷날 권근의 출사出仕에 대하여 실절失節했다는 논란이 일어나게 된 것도 이처럼 급격한 변신變身 때문이었다. 조정에 들어온 그는 자신의 행위를 적극 정당화했으며 문한文翰활동을 통하여 자신의 능력을 인정받으며 출세의 길을 걸었다. 태조 3년(1394) 첨서중추원사簽書中樞院事 도평의사사都評議司事 보문각학사寶文閣學士를 거쳐, 4년 예문관춘추관학사藝文館春秋館學士 겸 예조전서禮曹典書가 되었다. 이듬해 표전表箋 문제가 일어나 명나라와의 관계가 긴급하게 돌아가자 권근은 명나라에 가기를 자청하고 나섰다. 바로 그 전년에 조선이 명나라 황제에 올린 표전의 내용 가운데 모욕적인 언사가 있었기 때문에 그 작성자를 압송하라는 명나라의 요구를 놓고 당시 조정에서는 의견이 분분하였다.

표전의 작성자는 정도전이었다. 명의 입장에서는 이를 계기로 요동정벌을 추진했던 정도전을 견제하려고 하였다. 전년에 왔었던 하정사賀正使 일행도 억류시켰다. 조선은 김약항金若恒 등을 사신으로 보냈으나 상황은 개선되지 않았다. 명은 표전의 작성자가 김약항이 아니라 정도전과 정탁鄭擢이라는 사실을 확인하고 이들을 압송할 것을 계속 요구했다. 정도전은 명에 가기를 거부하며 강경한 입장을 취하였다.

이같은 외교적 긴장이 고조되는 가운데 권근은 자진하여 명에 가서 명제明帝의 노여움을 말끔히 해소시키는데 성공하였다. 그가 황제의 요청에 부응하여 지어올린 응제시應製詩 24편은 중국과 명제의 덕을 찬양하는 시들로, 어제시御製詩 3편을 하사받을 정도로 명제의 환심을 사기에 충분하였다. 그 시가 갖는 사대성보다는 외교적 성과에 좀더 주목할 필요가 있는 것도 이 때문이다. 이로 인해 그의 문명文名은 국내뿐만 아니라 중국에서도 널리 알려지게 되었다.

그러나 표전문제의 처리과정에서 정도전 세력과의 갈등이 심화되었으며, 그 결과 권근은 귀국 후 한때 대간의 탄핵을 받기까지 하였다. 태조 7년(1398) 그가 신왕조에 대한 자신의 충성심과 공로를 장황하게 열거하면서 개국원종공신에 녹훈되기를 요청하여 재가를 받았던 것도 자신의 불안정한 정치적 입지를 절실히 깨달았기 때문이었다. 신왕조에서 권근의 권력기반이 확고하게 되었던 것은 그 해 8월 정도전이 피살되고 이방원李芳遠이 권력을 장악하고나서부터였다.

정종 1년(1399) 권근은 첨서중추원사簽書中樞院事 도평의사사都評議使司事 수문전학사修文殿學士를 거쳐 정당문학政堂文學 동판도평의사사사同判都評議使司事 지경연예문춘추관사知經筵藝文春秋館事가 되었으며, 이듬해에는 사헌부대사헌司憲府大司憲의 요직을 맡았다. 이어 참찬문하부 지의정부사參贊門下府知議政府事가 되었다.

태종의 즉위 후 권근은 좌명공신佐命功臣에 녹훈되었으며, 지경연예문춘추관사知經筵藝文春秋館事 겸 성균대사성成均大司成에 임명됨으로써 태종대의 문형文衡을 관장하기에 이르렀다. 이로써 관학계官學界에서의 그의 위치는 절대적인 것이 되었으며, 이후 교육과 사서편찬史書編纂 및 과거제의 운영에 이르기까지 광범위한 분야에서 상당한 영향력을 행사하였다. 그는 태종 3년(1403)에 왕명을 받아 하륜河崙, 이첨李詹 등과 함께 『동국사략東國史略』을 편찬하였으며, 4월에 판예조사判禮曹事 집현전제학集賢殿提學에 임명되었고, 이듬해 7월 참찬의정부사參贊議政府事 판형조사判刑曹事 보문각대제학寶文閣大提學 지경연춘추성균관사知經筵春秋成均館事 세자좌빈객世子左賓客이 되었다. 태종 7년(1407) 3월 그는 이른바 권학사목勸學事目 8조를 올려 당시 운영되고 있던 과거제도와 교육제도 및 문신고과법文臣考課法 전반에 대한 개선안을 제시하였다. 여기에서 그는 특히 경학經學에 경도된 학풍을 비판하고 경세經世의 한 방편으로서의 문학이 갖는 실용성에 주목하고 시부詩賦와 사장詞章의 중요성을 강조하였다. 문과文科 초장初場에서 강경講經이 아니라 제술製述로 치를 것을 주장한 것도 바로 이 때문이었다.

권근은 그 뒤 의정부찬성사議政府贊成事를 지내다가 태종 9년(1409) 58세의 나이로 졸하였다.

학문세계

권근은 고려에서 조선으로 넘어가는 시기에 등장하여 새로운 시대의 이념적 기반을 구축하는 데 주도적인 역할을 한 인물이다. 정도전이 제도면에서 조선 건국의 기틀을 다졌다고 한다면 권근은 학술적인 면에서 그와 똑같은 기여를 하였다. 그는 조선 초기 문한文翰을 관장하면서 관학파官學派의 선구적인 인물로 활약하였다. 그는 경학과 성리학에 두루 정통하였지만, 실용의 면에서 문장을 중시하여 장려함으로써 경학과 사장詞章을 조화시키려고 노력한 인물로 평가된다.

권근의 학문에 대해서는 이미 많은 연구가 진행된 바 있으므로 여기에서는 그 성과를 바탕으로 하여 그 학문의 성격을 몇가지로 나누어 정리하도록 하겠다. 첫째, 그는 경전에 대한 치밀한 주석작업을 통하여 건국 초기에 성리학의 토대를 굳건히 하였을 뿐만 아니라, 이를 경세經世의 논리로 구체화하였다. 『오경천견록五經淺見錄』과 『입학도설入學圖說』은 그같은 성과를 보여주는 뛰어난 저서이다. 특히 『오경천견록』은 우리나라에서 가장 오래된 경전經傳의 주석서로 그의 경학사상을 이해하는데 빼놓을 수 없는 자료이다. 그는 유배에서 풀려나 충주에 머물던 시절 『역경易經』, 『시경詩經』, 『서경書經』, 『춘추春秋』 등의 경서에 주석을 붙여 『주역천견록周易淺見錄』, 『시천견록詩淺見錄』, 『서천견록書淺見錄』, 『춘추천견록春秋淺見錄』 등을 저술하였다. 『예기禮記』에 대한 주석은 처음에 『예경절차고禮經節次考』라는 제목으로 작업에 들어가 54세 때인 태종 5년(1405)에 『예기천견록禮記淺見錄』이라는 제목으로 완성하였다. 이로써 마침내『오경천견록』을 완성하게 된 것이다. 이 책은 경학에 대한 그의 독창적인 해석을 가장 잘 엿볼 수 있는 책으로, 한국경학사의 신기원을 이루었다.

　권근이 수기修己 중심의 사서보다는 치인治人 중심의 오경을 먼저 주석의 대상으로 삼았던 것은, 유교이념에 토대를 두고 건국한 새 왕조가 지향해야 할 통치의 원리와 방법을 제시하여 한 사회의 이념을 구체화하려는 현실적인 의도에서 비롯된 것으로 보인다. 이와 관련하여 오경가운데 그가 특히 심혈을 기울인 것이 말년에 이르기까지 14년 동안이나 집필했던『예기』의 주석서인『예기천견록』이라는 점도 의미심장하다. 그는 예禮가 지닌 국가통치질서 내지 사회규범으로서의 성격을 강조함으로써 유교이념에 토대를 둔 새 왕조의 사회질서를 구축하려고 했던 것이다. 그는 예의 본질을 '경敬'이라 규정하여 인간의 수양을 강조함으로써 실천적인 도덕이 무엇보다도 중요하다는 점을 지적하였다. 이처럼 경을 중시하는 권근의 경학론은 이후 조선 성리학의 주요한 특징의 하나가 되는 경 사상의 전개에서 그 시원을 이루는 것이었다고 할 수 있다. 그가『예기천견록』의 곳곳에서 효孝의 가치와 그 실천의 중요성을 역설한 것도 바로 그 때문이다. 실제로 그는 그의 조부 권부權溥가 일찍이 편찬한『효행록孝行錄』을 태종 5년(1405)에 주석을 덧붙여 편찬하는 등 유교윤리의 보급에도 노력을 기울였다.

　한편 그는『주역천견록』에서는『주역』의 논리를 바탕으로 불교이론이 갖는 여러가지 문제점들을 비판하였다. 자비사상과 멸인륜성, 생사관 등 불교의 근본교리 등이 그의 도마 위에 올랐다. 그의 불교 비판은 정도전의 배불론排佛論의 연장선상에 있지만 그가 극단적으로까지 불교를 배척한 것은 아니었다. 그는 불교를 비판하면서도 정치·경제적인 문제와 결부시키는 것은 되도록 피하였으며, 유교와 불교의 공통점도 어느 정도 인정함으로써 양자의 조화가 모색될 수 있는 여지를 남겼다.

한편 『입학도설』은 그림을 곁들여 성리학의 기본적인 문제와 개념들을 해설한 일종의 성리학 입문서이다. 이 책은 경전의 도상화圖象化를 통하여 구조적 해석을 시도한 것으로 후대에 이르기까지 많은 영향을 끼쳤다. 예컨대 이황李滉의 『성학십도聖學十圖』, 조식曺植의 『학기도學記圖』등은 경학에 대한 도상적 해석의 한 부류이며, 그 출현에 『입학도설』이 어느 정도 영향을 끼쳤다는 점을 부인할 수 없다.

둘째, 권근은 실용과 경세經世의 학문을 지향하면서 건국 초 관학파가 태동胎動하는 실마리를 열었다. 고려의 신하로 조선의 조정에 뒤늦게 참여한 그는 자신의 문학적 능력을 이용하여 그 행위를 정당화하고자 하였으며, 경세를 위한 수단으로 활용하는데 주저하지 않았다. 이미 앞에서도 언급한 이성계의 부친 이자춘의 신도비명을 비롯하여 표전문제와 관련해 명나라에 가서 지은 응제시應製詩들, 조선의 개국을 찬양하고 이성계의 덕을 요와 순에 비교한 「천감天監」, 「화산華山」, 「신묘神廟」 등 일련의 송축시頌祝詩들은 그의 문학적 지향점이 어디에 있는가를 분명하게 보여준다. 특히 위의 송축시들은 또다른 '용비어천가龍飛御天歌'라고 불러도 될만한 것이었다. 그에 대한 실절失節의 비판은 여기에서 더욱 증폭된 감이 없지 않지만 그의 문장이 어용御用의 한계를 넘어설 수 있었던 것은 그것이 실질적인 효용성을 가졌음은 물론 경세면에서나 학문적인 면에서나 상당한 업적을 남겼기 때문이다. 표전문제에서 그가 보여준 놀랄만한 외교적인 활동은 그 두드러진 사례이다. 뒷날 정조正祖가 그를 일컬어 관각체館閣體의 원조로 부른 것도 바로 이 때문이다.

> 우리나라의 관각체는 양촌陽村 권근權近으로부터 비롯되었는데 그 이후 춘정春亭 변계량卞季亮, 사가四佳 서거정徐居正 등이 역시 이 문체로 한 시대를 풍미하였다. 근고近古에는 월사月沙 이정귀李廷龜, 호곡壺谷 남용익南龍翼, 서하西河 이민서李敏敍 등이 또 그 뒤를 이어 각 체가 갖추어졌다.

이미 앞에서도 지적하였지만 태종 7년(1407) 그가 권학사목을 국왕에게 올려 과거제도에서 초장강경법初場講經法을 폐지할 것을 요청한 것도 결국 실용의 관점에서 과거제를 재정비할 것을 주장한 것이다. 지나치게 경학을 중시하고 사장詞章을 외면할 경우 명나라와의 사대관계에도 악영향을 끼칠 수 있다는 것이 그의 생각이었다. 권근을 비롯한 조선 초기 관학자들에게서 사장학적 경향이 농후하게 나타나는 것은 이처럼 경국에 필요한 문장의 실용성에 그들이 주목하였기 때문이었다.

셋째, 권근은 국왕 중심의 정치체제를 통해 왕조를 안정된 토대 위에 놓고자 하였으며, 이를 위해서는 권도權道의 사용이 불가피하다고 생각하였다. 이러한 생각의 이면에는 그가 새 왕조에 출사出仕한 것을 합리화하려는 의도도 있었지만, 국왕의 강력한 후원을 통해서 조선 초기 정계에서의 불안정한 자신의 신분을 벗어날 수 있었던 현실적인 상황도 고려가 되었을 것이다. 예컨대 그는 왕자의 난으로 즉위한 태종의 행위를 개국초의 비상한 상황에서 불가피한 권도로 설명하였으며, 이를 통해 군신간의 명분 질서를 확고하게 다지려고 하였다. 그가 태종에게 사병私兵의 혁파를 요청하는 소를 올린 것도 사병을 혁파하여 군사력을 중앙에 집중시키려고 한 왕조의 의도에 부합하는 것이었다는 점에서 위와 같은 맥락으로 이해될 수 있을 것이다.

그러나 그의 행위를 왕권강화와 이에 토대를 둔 자신의 정치적 입지 구축이라는 관점에서만 이해하려고 한다면 이는 잘못이라고 생각한다. 권근을 비롯한 초기 관학파들은 왕권의 안정이 궁극적으로는 군주가 민심을 살펴 그들의 생활을 안정케 할 때 가능하다고 하는 애민愛民의 치도론治道論을 펼쳤다. 심心과 경敬을 위주로 하는 그의 실천수양론도 이러한 치도론의 실천을 위한 한 방편이었다고 할 수 있다.

성리학자로서 그의 처신은 바로 그 성리학에 의해서 비판의 여지가 있었던 것이 사실이지만, 권근은 이를 권도로 합리화하면서 자신이 추구하였던 경세의 논리와 가치를 현실의 사회에서 실천하기를 주저하지 않았다. 그리고 많은 성과를 거두었다. 그런 점에서 그는 수성守成의 시대에 걸맞는 인물이었음에 틀림없다.

실절失節을 둘러싼 논란

권근은 문장으로 일세一世를 풍미한 인물이었다. 그의 행장行狀의 언급처럼 "문장을 이루는 붓끝이 도도滔滔하여 세상을 다스리는 예문禮文이나 중국에 올리는 사명詞命이 모두 그의 손에서 나왔다."는 평가를 받았다. 관직 또한 재상의 반열에까지 올랐다. 그가 죽자 태종은 3일 동안 조회를 중지하며 신료들과 함께 그의 죽음을 애도하였다. 명문가에서 태어나 한 시대의 문형文衡을 장악하면서 많은 업적을 남기고 평화로운 죽음을 맞이하였으니 남부럽지 않은 삶을 살았다고 할 수 있을 것이다. 그러나 다른 한편으로는 고려의 신하로서 조선의 조정에 벼슬한 처신으로 인하여 생전과 사후에 끊임없이 포폄襃貶의 대상이 되었다. 더욱이 유교이념의 기치를 내세운 조선왕조에서 성리학적 가치가 차츰 자리를 잡아가면서 그의 행위는 실절失節이라는 비판에 직면하지 않을 수 없었다.

물론 당대인들이 경학과 문학에 끼친 권근의 영향을 전혀 외면한 것은 아니다. 권근의 뛰어난 문장은 국내뿐만 아니라 중국에서도 널리 알려졌으며, 심지어는 중국의 문인으로 우리나라에 오는 사람들은 국경에 이르면 반드시 권근의 안부를 묻고, 뒤에 만나게 되면 그 시문을 꼭 얻어갈 정도였다. 훨씬 후대의 일이기는 하지만 정조正祖는, "정도전鄭道傳과 권근權近은 출처出處는 비록 야은冶隱 등 제현諸賢에 미치지 못했지만 그 문장과 경륜經綸은 본디 한 시대의 영웅이었다."라고 하여 권근의 업적을 인정하였다.

그러나 그가 고려의 신하로서 조선의 조정에 출사出仕하여 실절한 사실은 두고두고 그의 흠집으로 남았으며, 비난의 표적이 되었다. 선조·광해군대의 학자 허균許筠은 고려의 신하로 조선에 출사한 정도전과 권근에 대하여 논하는 글에서 두 사람의 실절을 비난하면서 "권근의 입장에서는 틈을 두지 않고 계속해서 물러나기를 요구함이 마땅한 일이었으나, 겁을 먹고 그의 목숨을 아껴 마지 못하여 몸을 굽히지 않을 수 없었다. 그렇기 때문에 이름과 지위가 높게 되었고 제 명대로 살다가 죽었다. 이것은 남의 신하 노릇하는 사람이 경계 삼을 일이다. 고려가 망할 때를 당해서 정도전이 만약 충忠에 죽었고, 권근이 돌아가기를 애걸하여 벼슬하지 않았다면, 사람들이 포은圃隱과 야은冶隱을 숭앙崇仰하는 것과 왜 다르게 하겠는가. 그러한 계책을 내지 못하고 나라를 팔아 넘긴 죄악에 빠지고, 더러는 비겁하게 죽었다는 비난을 받게 되니, 사대부士大夫의 사생존망死生存亡에 대한 처세에, 취하고 버리는 일을 삼가지 않을 수 있겠는가?"라고 한탄하였다.

안정복安鼎福은 권근이 "어려서부터 학문을 좋아하였고, 이색·정몽주의 문하에 출입하였으며 문장과 학술이 당세에 으뜸이었으나 혁명 후에 절개를 지키지 못하여 청론淸論에서 버림을 받았다."면서 '양촌의 화신개적化身改迹은 실로 사문斯文의 수치'라고 한탄하였다.

우암尤庵 송시열宋時烈도 한 목소리로 권근의 처세를 비난하였다. "충신이 두 임금을 섬기지 않고, 열녀가 두 남편을 섬기지 않는 것은 똑같은 의리이다. 그런데 우리나라에서는 무슨 까닭으로 두 임금을 섬기지 않는 법은 세우지 아니하고 다만 두 남편을 섬기지 않는 법만 엄하게 했단 말인가. 그 의의가 다를 것이 없으니, 모두 같은 법으로 다스린다면 권양촌權陽村 이하가 모두 중형重刑을 받았을 터인데, 어찌하여 그 누累가 자손에게 미치지 아니하는가."

세상의 차가운 비난에 대하여 생전의 권근이 묵묵히 감내한 것만은 아니었다. 그 또한 적극적으로 나서서 자신의 행위를 정당화하고자 하였다. 그는 권도權道를 중시하면서 상황 중심의 시국관時局觀을 가지고 있었다. 그리하여 시의에 따라 세상에 나와 도를 행하거나 세상을 등지고 의리를 지키는 행위를 같은 차원에서 인정하였다. 예컨대 중국의 역사에서 볼 때 이윤伊尹과 태공太公이 처음에 세상을 등지고 숨었다가 나중에 정치에 참여한 반면, 범여나 장자방은 처음에 나와 나중에는 은둔하여 서로 다른 출처出處를 보였는데, 그 진퇴에서는 모두 잘한 일이라고 평가했다. 요컨대 권근은 세상에 나와 도를 행하거나 세상을 등지고 의리를 지키는 행위를 같은 차원에서 인정한 것이다. 그가 처자식을 죽이고 전투에 나선 백제의 계백階伯을 비난한 것도 같은 맥락에서 이해할 수 있다. 그는 "먼저 사기를 떨어뜨려 싸우기도 전에 남에게 굴복하게 되었다."고 계백을 비판하였다. 당시의 상황에 맞는 처신이 아니었다는 게 권근의 생각이었다. 고려에서 조선으로 말을 갈아탄 권근으로서는 망해가는 나라를 붙잡고 장렬히 전사한 충신을 차마 인정할 수 없었던 것이다.

그러나 권근은 그가 죽은 지 2년도 채 되지 않은 태종 11년(1411) 7월에 3공신과 대간들로부터 '대불경지죄大不敬之罪'라는 혐의로 하륜河崙과 함께 탄핵을 받았다. 두 사람이 지은 이색의 행장行狀과 비문碑文의 내용이 문제가 되었다. "공양군恭讓君이 즉위할 때에 용사用事하

權近

는 자가 공公(이색)이 자기를 따르지 않는 것을 꺼려서 논핵하여 장단長湍에 폄출貶黜하였다."고 적었는데, 여기에서 용사하는 자가 태조를 가리킨다는 것이었다. 대간이 계속 공격하였지만 태종이 앞에 나서서 용사자는 태조를 가리킨 것이 아니며 "설령 하륜과 권근이 처음에 비록 태조에게 두 마음이 있었다고 하더라도 지금은 나의 충신이 되었다."고 변호하였기 때문에 두 사람은 탄핵을 면할 수 있었다. 이때의 탄핵이 정치적인 배경에서 나온 것이라고 한다면 세종 연간에 권근의 문묘배향文廟配享을 둘러싸고 벌어진 논란은 그의 삶 전체에 대한 동시대인들의 평가와 관련된 도덕적인 문제를 포함하고 있었다. 특히 한 개인의 삶을 평가하는데 그의 공적을 고려해야 할 것인가 아니면 그의 절의節義를 우선해야 할 것인가 하는 점이 집중적

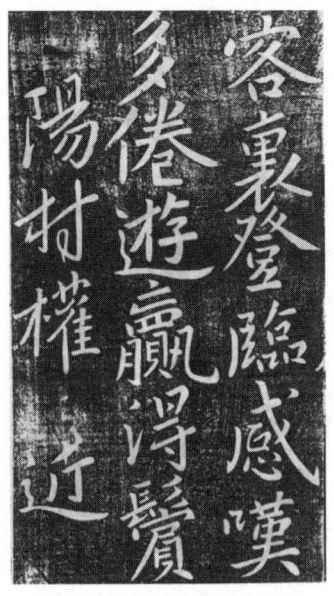

권근의 필적(『역대명가필집』)

으로 거론되었다. 이것은 또한 조선왕조가 지향해야 할 가치관의 우선순위 문제와도 결부된 심각한 것이었다.

권근의 문묘 배향 논의는 세종 1년(1419) 그의 문생이었던 좌사간대부 정수홍鄭守弘 등이 소를 올려 권근이 『입학도설入學圖說』과 『천견록淺見錄』 등을 지어 사문斯文의 발전에 큰 업적을 남겼으며, 표전문제를 해결하여 외교적으로도 공헌을 세운 점 등을 지적하면서 그를 문묘에 배향할 것을 요청하면서 시작되었다. 태종은 이를 의정부와 육조에 내려보내 의논하게 했으나 아무런 진전이 없었다. 이 문제가 다시 거론된 것은 그로부터 한참 세월이 지난 세종 15년(1433) 2월의 일이었다. 권근의 문생이었던 성균사예成均司藝 김반金泮이 상언上言하여 "최치원·설총·안향의 뒤에 오직 익재益齋 이제현李齊賢이 도학道學을 창명唱鳴하였고, 목은牧隱 이색李穡이 실로 그 정통正統을 전하였는데, 신의 스승 양촌 권근이 홀로 그 종지宗旨를 얻었다."면서, 권근을 문묘에 배향하여 줄 것을 다시 요청하였다. 세종은 이 문제를 예조에서 의논하도록 조치하였고, 예조에서는 이를 6품 이상 문신들의 의논에 부쳤으나 후속조치가 뒤따르지는 않았다.

그 뒤 세종 18년(1436) 5월에는 성균생원成均生員 김일자金日孜 등이 상언上言하여 이제현, 이색, 권근 등 세 사람이 사문斯文에 끼친 공적을 거론하면서 이들 모두의 문묘배향을 요청하였다. 그러자 이번에는 임금이 분명하게 '불윤不允'의 의사를 표시하였다. 이후 세종대에는 더이상 권근의 문묘배향 문제는 거론되지 않았다.

세조 2년(1456) 3월에 이르러 집현전직제학集賢殿直提學 양성지梁誠之가 상소하여 고려조의 쌍기雙冀, 최충崔沖, 이제현, 정몽주鄭夢周와 함께 권근을 문묘에 배향할 것을 요청하면서 문묘배향 문제가 수면 위로 다시 떠올랐다. 이때 처음으로 정몽주의 문묘배향이 제기되었는데, 그 뒤에는 권근보다는 오히려 정몽주와 길재吉再를 중심으로 하여 배향논의가 진행되었다. 성종 8년(1477) 7월의 어느 석강夕講에서 당시 우승지右承旨 임사홍任士洪이 문묘배향 문제에 대하여 성종과 나눈 아래의 대화는 당시의 분위기가 어떠했는가를 잘 보여준다.

임사홍: "우리 나라에서 문묘에 들어간 자는 최치원崔致遠·안향安珦·설총薛聰뿐입니다. 그 뒤 (거론된) 이제현·정몽주·이색·권근은 모두 우리나라 사람으로 어진 이들입니다. 정몽주는 진실로 이의가 없습니다만 그러나 이제현의 학문이 과연 순정純正한 것인지는 알지 못하겠습니다. 그리고 이색과 권근에 대해서는 근래에 의논하는 자들이 많이 있습니다."

성종: "이색은 부처를 섬긴 자이니, 어찌 문묘文廟에 들어갈 수 있겠는가?"

이색과 권근에 대하여 이처럼 부정적인 견해가 제기된 것은 당시 조선이 고려왕조의 불교적 가치관에서 벗어나 유교국가로 나아가고 있으며, 특히 성리학적 가치관이 뿌리를 내려가고 있는 현실과 무관하지 않았다. 조광조趙光祖 등 사림파士林派가 집권하고 있던 중종 대에 정몽주가 절의의 상징으로 문묘에 배향될 수 있었던 것도 바로 이 때문이었다. 사림들의 입장에서는 성리학의 발전에 아무리 커다란 공헌이 있더라도 실절失節한 권근을 문묘에 배향할 수는 없었을 것이다. 아니 권근은 정몽주의 문묘배향 논의가 시작된 이후로는 사실상 거론조차 되지 않은 형편이었다. 조선의 건국에 반대하다 죽음을 당한 인물이 칭송을 받는 반면, 조선의 건국 이후 조정에 참여하여 적극적으로 학문과 교육활동에 나섰고 외교적으로도 큰 업적을 남긴 인물이 오히려 배척당하는 현실은 참으로 아이러니한 일이었다. 그러나 그것이 당시의 시대적 조류였다. 조선은 권근보다는 정몽주를 택함으로써 조선이 앞으로 나아가야 할 방향을 분명히 제시한 셈이었다.

『입학도설入學圖說』을 통해서 본 권근의 의학관醫學觀

권근이『향약제생집성방』의 서문과 발문을 집필한 것은 결코 우연이 아니다. 먼저 그의 문집『양촌집陽村集』에 실려 있는『향약제생집성방』의 서문과 발문을 살펴 보자. 서문은 아래와 같다.

의술과 약으로 요찰夭札과 질병을 구제함은 인정仁政의 한 가지 일이다. 옛적에 신농씨神農氏가 기백岐伯으로 하여금 풀과 나무의 성질을 맛보게 해서 의원의 직을 맡아 병을 고치게 하였고,『주례周禮』에는 "의사는 의약에 관한 정사를 맡아, 약초를 모아서 의료하는 일에 이바지한다."고 하였으며, 그 뒤에는 의술을 잘 아는 사람으로 유부兪跗(황제 때의 명의)·편작扁鵲(전국 시대의 명의)·의화醫和(춘추 시대 진나라의 명의)·의완醫緩(춘추 시대 진 나라의 명의)의 무리 등 전기典記에 나타나 있는 사람이 많다. 그러나 그 서적이 모두 전하지 않고, 당唐 나라 이래로는 그 방문이 시대마다 증가되어, 방문이 많아질수록 의술은 더욱 소루해졌다.
대개 옛적에 용한 의원은, 한 가지 약종만을 가지고 한 가지 병을 고쳤었다. 그런데 후세 의원들은 여러 가지 약종을 써서 공효 있기를 노렸기 때문에, 당 나라의 명의 허윤종許胤宗은 "사냥하는데 토끼가 어디 있는지를 몰라, 온 들판에다 널리 그물을 치는 격이다."라고 조롱하였으니 참으로 비유를 잘 한 것이다. 그렇다면 여러 가지 약을 합쳐서 한 가지 병을 고치는 것이, 한 가지 약종을 알맞게 쓰는 것만 못한데, 다만 병을 제대로 알고 약을 제대로 쓰기가 어려운 것이다.

우리나라는 중국과 멀어서, 이 땅에서 나지 않는 약종을 누구나 구득하기 어려운 것이 실로 걱정이었다. 그러나 나라 풍속이 가끔 한 가지 약초를 가지고 한 가지 병을 치료하되 그 효험이 매우 신통했었다. 일찍이 삼화자三和子의 『향약방鄕藥方』이 있었는데, 이는 자못 간단하게 요령만 뽑아 놓아, 논병論病하는 사람들이 오히려 너무 간략함을 결점으로 여겼더니, 요전에 지금의 판문하判門下 권공중화權公仲和가 서찬徐贊이란 사람을 시켜 거기에다 수집을 더하여 『간이방簡易方』을 편저編著하였다. 그러나 그 책은 아직도 세상에 널리 퍼지지 못했다.

삼가 생각하건대, 우리 주상 전하께서 인성仁聖한 자품으로 천명을 받아 나라를 세우시고, 널리 은혜를 베풀어 많은 사람을 구제하려는 생각을 미치지 않는 데가 없이 하였으나, 매양 가난한 백성이 병이 나도 치료할 수 없음을 염려하여 몹시 측은하게 여겼었다. 좌정승평양백左政丞平壤伯 조공趙公 준浚과 우정승상락백右政丞上洛伯 김공金公 사형士衡이 위로 성상의 마음을 체득하고 "서울에 제생원濟生院을 설치하고 노비奴婢를 지급하여 향약鄕藥을 채취시켜서, 약을 만들어 널리 펴서 백성이 편히 쓸 수 있게 하기"를 주청하매, 중추中樞 김공金公 희선希善이 그 일을 도맡았었다. 각 도道에도 또한 의학원醫學院을 설치하고 교수敎授를 나누어 보내어 이와 같이 약을 쓰게 하여 영구히 그 혜택을 입게 하였다. 또 그 방문에 미비한 것이 있을까 염려하여, 특명관特命官 권공權公·약국관藥局官과 함께 모든 방문을 다시 상고하고, 또 우리나라 사람들이 경험한 방문을 채집하여 부문部門으로 분류 편집하여 『향약제생집성방鄕藥濟生集成方』이라 이름하고, 『우마의방牛馬醫方』을 부록附錄하였는데, 김중추金中樞가 강원도 관찰사江原道觀察使로 있을 때 공장工匠을 모아 인쇄하여 널리 전파하니,

모두 구득하기 쉬운 약물이요, 이미 증험한 방문들이다. 이 방문에만 정통하다면 한 병에 한 약물만 쓰면 되니, 무엇 때문에 이 땅에서 나지 않는 구하기 어려운 것을 바라겠는가.

또 오五 방方(동서남북과 중앙)이 모두 성질이 다르고, 천千 리里면 풍속이 같지 않아, 평상시의 좋아하는 음식의 시고 짬과 차고 더움이 각각 다른 것이니, 병에 대한 약도 마땅히 방문을 달리해야 하며 구차하게 중국과 같이할 것이 없는 것이다. 더구나 먼 지역의 물건을 구하려다가 구하기도 전에 병만 이미 깊어지거나, 혹은 많은 값을 주고 구하더라도 묵어서 썩고 좀이 파먹어 약기운이 다 나가 버린다면, 토산 약재가 기운이 완전하여 좋은 것만 같지 못한 것이다. 그러므로 향약을 써서 병을 고친다면 반드시 힘이 덜 들고 효험은 빠를 것이니, 이 『향약제생집성방』이 이루어진 것이 얼마나 백성에게 혜택을 주는 것인가.

전傳에 이르기를 "용한 의원은 나라도 치료한다." 하였다. 지금 밝은 임금과 어진 신하가 서로 만나 원대한 국운國運을 열어서, 도탄에 빠진 백성의 고통을 건지고 만세의 반석 같은 기초를 세워, 밤낮없이 부지런히 다스리기에 마음을 다하고, 백성을 살리고 국운을 장구하게 하는 방법을 더욱 꾀하매, 백성을 인애仁愛하는 정사와 나라를 풍요하게 하는 도리가 본말本末이 아울러 시행되고 대소大小가 다 갖추어져서, 의약으로 병을 고치는 일까지도 정성을 다하였다. 백성을 잘 보호하고 배양하기를 이토록 지극하게 하니, 나라 다스리기를 원대하게 한 것이다. 어진 정사가 한 시대에 덮이고 은택이 만세토록 흘러갈 것을 어찌 쉽사리 헤아리랴.

홍무 31년 무인 여름 6월 하한下澣

한편, 같은 『양촌집』에 실려 있는 『향약제생집성방』의 발문은 아래와 같다.

제생원濟生院의 『향약집성방鄕藥集成方』은 백성에게 혜택을 주기 위하여 지은 것이다. 처음에 평양백平壤伯 좌정승左政丞 조공趙公 준浚과 상락백우정승上洛伯右政丞 김공金公 사형士衡이 국사를 다스리던 여가에, 곤궁한 백성들이 병이 들어도 치료하지 못함을 불쌍하게 여겨 널리 구제하고자, 동지중추同知中樞 김공金公 희선希善과 협력하여 제생원을 설치하고 약제를 모아놓고 치료를 하였으며, 또 예천백醴泉伯 권상權相 중화仲和와 더불어 그가 전에 저술한 『향약방鄕藥方』을 토대로 다시 더 수집하여 전서全書를 만들어서 중외에 반포하고 영원히 전하여, 보는 자로 하여금 모두 지역에 따라 약을 구할 수 있고 병에 따라 치료할 수 있음을 알게 하였다. 또 우마牛馬의 병에 약을 잘못 써서 죽게함을 염려하여 그 처방處方을 집성하였으니, 백성을 사랑하고 짐승을 아끼는 마음이 깊고 또 간절함이 이와 같았다. 건문建文 원년(1399, 정종 1)에 그 책이 완성되자, 김중추金中樞가 강원도 관찰사로서 각공刻工을 시켜 목판에 새겨 그 전함을 영원하게 하였다. 아! 평양백과 상락백의 인후한 덕으로 그 일을 총괄하였으며, 예천백의 정박精博한 학문으로 그 책을 편찬하였으며, 김공이 또 능히 힘을 써서 그 일을 시종 성취하였으니, 네 분이 우리나라 백성에게 혜택을 베푼 바가 마땅히 이 책과 함께 만세에 전하여 무궁함을 기할 것이다. 이 제생원의 일을 주간主幹하는 이는, 서원군西原君 한상경韓尙敬 · 순흥군順興君 안경량安敬良 · 김원경金元冏 · 허형許衡 · 이종李悰 · 방사량房士良으로서 모두 여기에 공로가 있는 이들이다. 그러므로 아울러 책머리에 밝힌다.

기묘년(1399, 정종1) 여름 5월 상순上旬

위의 서문과 발문을 통해『향약제생집성방』이 간행된 전말을 파악할 수 있을 뿐 아니라 이 과정에서 다음과 같은 권근의 의학사상을 가늠해 볼 수 있다.

첫째, 의학사에 대한 깊이 있는 이해이다. 권근은『향약제생집성방』이 조선 건국 후 간행된 것을 동아시아 의학사의 전체적인 맥락에서 이해하고 있다.『주례』, 편작, 유부, 의화, 의완 등의 역사적 사실과 유명했던 의사들을 열거하면서『향약제생집성방』이 간행되게 된 것을 역사적 흐름 속에서 필연적 귀결임을 강변하고 있는 것이다. 즉, 의설과 처방들은 많아졌지만 이제 정리가 필요한 시점에 와 있다는 것이다.

둘째, 한국의학의 독자성에 대한 상기想起이다. 중국의학과 다르게 한국의학은 독자적인 전통 속에서 번쇄한 치료법보다 간결한 치료체계로 정평이 나 있다는 것으로서, 이것은『향약제생집성방』서문에서 "나라 풍속이 가끔 한 가지 약초를 가지고 한 가지 병을 치료하되 그 효험이 매우 신통했었다."라고 한 것을 통해 알 수 있다.

셋째, 향약의술의 위민적爲民的 측면의 부각이다. 향약의술은 태생적으로 간이의학적簡易醫學的 측면이 강한데, 그 중심에는 백성들이 있다. 이것은 제왕은 백성들을 건강하고 부유하게 만들어주어야 할 의무를 가지고 있다는 유교적 국가주의와 일맥상통하는 것으로서『향약제생집성방』의 완성은 이러한 목표에 한걸음 더 나아가는 것이 되

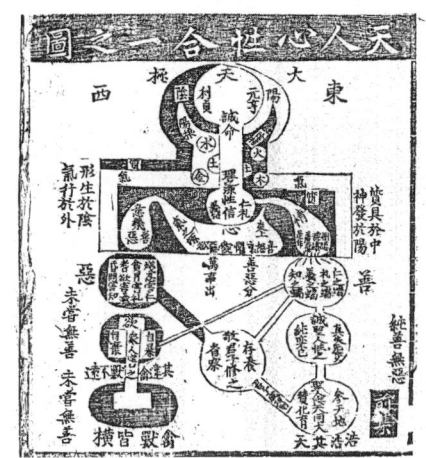

천인심성합일지도(天人心性合一之圖)

는 것이다.

　권근의 의학관을 논할 때 『입학도설』은 중요한 의미를 갖는다. 이 책은 권근이 성리학의 기본 원리를 도식화하여 설명한 책으로서, 주돈이의 『태극도설太極圖說』을 바탕으로 주희朱熹의 『대학』, 『중용장구』를 참고하면서 선유들의 격언을 취하고 여기에 학생들과의 문답을 부기한 것이다. 전집과 후집으로 나뉜 이 책의 전집에는 천인심성합일지도天人心性合一之圖, 대학지장지도大學指掌之圖, 중용수장분석지도中庸首章分釋之圖 등 26종의 도설이 있고, 후집에는 십이월괘지도十二月卦之圖, 주천삼신지도설周天三辰之圖說, 일기생윤지도설日期生閏之圖說 등 14종의 도설이 실려 있다.

　이 책은 권근의 심성론心性論에 대한 인식을 담아내고 있다는 점에서 그의 성리학에 대한 통찰력을 담고 있다. 그는 인간의 심성心性이 이기理氣와 선악善惡의 구분을 분명하게 한다고 주장한다. 그리고 이러한 선악의 구분은 심心에 의하며 이 심心은 그 자체에 주어진 성性이 이理에 연원한다는 의미에서 이理가 제대로 드러나게 됨으로서 나타나게 된다고 보았다.

권근이 의학에 깊은 관심을 가지게 된 것은 이러한 그의 철학적 관심과 밀접히 관련되어 있다. 오장五臟은 오신五神인 혼신의백지魂神意魄志와 밀접히 관계되며 이러한 관련은 심心의 변화와 깊은 관련이 있기 때문에 이理가 현화顯化된 심心의 작용은 오장의 상태와 깊이 관련이 있기 때문이다. 성리학에서 심心은 육신을 움직임을 주장하며 그 작용은 천天으로부터 종래從來하므로 육신은 심心에 따라 움직인다고 보았다. 권근이 그린 '천인심성합일지도'는 인간의 모습을 형상화한 것이다. 머리, 어깨, 가슴 등이 유기적으로 연결된 천天과 인人의 관계를 도시한 그림이다. 인간의 성性에 들어있는 오상五常(仁, 義, 禮, 智, 信)의 덕德에 따라 선악이 갈라진다는 것으로서 이 성性이 발동發動하여 사단四端(是非, 羞惡, 惻隱, 辭讓)이 생겨난다는 것이다.

그가 그린 그림들은 하도오행상생지도河圖五行相生之圖, 낙서오행상극지도洛書五行相剋之圖, 태극생양의사상팔괘지도太極生兩儀四象八卦之圖 등과 같이 의학에서 많이 활용되는 그림들이 다수 포함되어 있다. 이러한 그림들은 그가 인간의 심성론心性論을 다루기 위해 설정한 것들이다. 그런 의미에서 의학적 논의와 연계되어 있다고 할 것이다.

이러한 그림들은 역학적易學的 인간론人間論과 깊은 관련이 있다. 한국에서의 의역학연구醫易學研究의 전통은 유구하다. 기록상 고려시대부터 역학易學에 조예가 깊었던 몇몇 유의儒醫들에 의해 집중적으로 연구된 후에 조선시대에 들어 많은 유의들이 본격적으로 의역학醫易

學을 연구하기 시작하였다. 『의방유취醫方類聚』, 『향약집성방鄕藥集成方』, 『동의보감東醫寶鑑』같은 의서醫書들은 이러한 전통 속에서 의역학을 수용하고 있으며, 이것은 조선 후기를 통틀어 깊이 나타난다.

권근은 고려시대까지 존재했던 의역醫易의 전통을 그대로 계승하여 이를 인간의 심성이라는 문제와 연계시켜 논의하고자 한 것이다. 그가 『향약제생집성방』의 서문과 발문을 지어 의학적 견해를 피력한 것도 그런 의미에서 그의 의철학사상의 일단을 엿볼 수 있는 단서를 제공하는 것이다.

맺는말

권근은 조선 초기 유교이념의 토착화 과정에서 중요한 역할을 담당하였다. 고려의 권문세가 출신이었던 그는 조선의 조정에 참여한 행위 때문에 실절失節하였다는 비판을 받기도 하였지만, 경학에 대한 정밀한 주석을 통하여 초기 성리학의 수준을 한 단계 높인 점은 부인할 수 없다. 또한 이른바 관학파官學派의 형성을 통하여 학문과 정치를 긴밀하게 접목시키면서 새 왕조의 이념적 기반을 구축하는데 주도적인 역할을 하였다는 점도 기억할 필요가 있다.

권근은 또한 성리학뿐만 아니라 의학분야에 대해서도 상당한 지식을 지니고 있었다. 그가 『향약제생집성방』의 서문과 발문을 집필한 것은 결코 우연한 일이 아니었다. 이 글들에는 의학사에 대한 그의 해박한 지식이 녹아 있으며, 무엇보다도 한국 의학의 독자성과 향약의술의 위민적 성격을 그가 철저하게 인식하고 있었음을 알 수 있다.

권근의 의학관은 특히 그의 『입학도설』에서도 엿볼 수 있다. 이 책은 성리학의 기본원리를 도식화한 책이지만, 그가 그린 그림들은 의학에서도 많이 활용되는 그림들이다. 또한 그 그림들이 역학적 인간론과 깊은 관련이 있다는 점에서 미루어 볼 때, 그가 고려시대 이래 전해 내려온 의역학의 전통을 인간의 심성이라는 문제와 연계시켜 논의하였음을 알 수 있다.

공민왕 1년(1352)	(1세) 11월 6일 개성開城에서 태어나다. 아버지는 희희요 어머니는 한양漢陽 한씨韓氏로 종유宗愈의 딸이다. 초명初名은 진晉이었다. 공민왕조 연천군 백학면 구미리에서 생장하다. 목은牧隱 이색李穡과 포은圃隱 정몽주鄭夢周에게서 수학하다.
공민왕 17년(1368)	(17세) 8월에 성균식成均試에 합격하여 성균관에 들어가다.
공민왕 18년(1369)	(18세) 과거에 급제하다. 춘추관 검열에 임용되다.
공민왕 19년(1370)	(19세) 중국 향시鄕試에 합격하였으나 연령 미달로 불합격처리되다. 예문관 수찬이 되다. 12월에 밀직사당후密直司堂後가 되다.
공민왕 20년(1371)	(20세) 장흥고사長興庫使 겸 진덕박사進德博士가 되다. 12월에 태상박사太常博士가 되다.
공민왕 21년(1372)	(21세) 예조좌랑에 임명되고 비어대緋魚袋를 하사 받다.
공민왕 22년(1373)	(22세) 지제교에 임명되다.
공민왕 23년(1374)	(23세) 재종질 진璡이 공민왕 시해사건에 연좌되자 근近으로 개명하다.
우왕 1년(1375)	(24세) 삼사판관三司判官이 되다.
우왕 2년(1376)	(25세) 봉선대부奉善大夫에 오르다. 전교사부령典校寺副令이 되다.
우왕 3년(1377년)	(26세) 춘추관편수관이 되다. 봉상대부奉常大夫에 오르다.
우왕 5년(1379년)	(28세) 5월 조부 고皐가 졸하다.
우왕 6년(1380)	(29세) 성균시를 관장하다.
우왕 9년(1383)	(32세) 1월에 부인 고성固城 이씨李氏가 졸하다. 이씨는 문경공文敬公 망崗의 딸이다. 1남 2녀를 생육하였다.
우왕 12년(1386)	(35세) 성균시를 관장하다. 성균 대사성이 되다. 경주 이씨를 아내로 맞이하다. 이씨 부인은 정언正言 존오存吾의 딸로 화상畵像이 현재 일본 천리대박물관天理大博物館에 소장되어 있다.
우왕 13년(1387)	(36세) 우왕이 폐위되다. 이색과 정몽주, 이성계 등과 함께 개혁세력으로서, 요동정벌과 최영崔瑩의 흉계에 대해 주장한 글과, 이 해 위화도회군 후 최영과 우왕을 추방해야함을 주장한 글이 고려사에 명문장으로 실려있다. 내시다방사內侍茶房事를 겸하다. 스승인 목은 정몽주가 창왕을 옹립하다. 6월에 아들 제踶가 태어나다.
창왕 1년(1389)	(38세) 6월에 창왕이 즉위한 것에 대하여 명나라에 조근朝覲을 청하는 사행사使行使 윤승순尹承順의 부사로 예부禮部의 자문咨文을 가지고 9월에 돌아오다. 처음으로 중국에 다녀온 것으로 이에 대한 120편

權近年譜	창왕 1년(1389)	의 시를 남기다. 9월에 이숭인李崇仁을 변호하는 상소를 올려 대간臺諫의 탄핵을 받고 우봉(牛峰)에 유배되다. 12월에 지난 9월 명나라 예부의 자문을 도중에 열어보았다는 죄목으로 우봉에서 영해寧海로 옮겨지다.
	공양왕 1년(1389)	(38세) 창왕이 폐위되고 공양왕이 오르다.
	공양왕 2년(1390)	(39세) 계림옥鷄林獄으로 이배되었다가 흥해興海로, 다시 김해金海로 이배되었다. 5월에 윤이尹彝·이초李初의 사건에 연루되어 청주옥淸州獄에 수감되었다가 7월에 익산으로 이배되다. 이 무고한 사건으로 권중화, 우현보, 이색, 이숭인 등이 투옥되다. 익산 유배지에서 『입학도설入學圖說』을 저술하다.
	공양왕 3년(1391)	(40세) 특별사면되자 충주忠州 양촌에서 은거하다. 이로부터 2년 여를 은거하며 『오경천견록五經淺見錄』을 저술하다.
	조선 태조 1년(1392)	(41세) 이성계가 즉위하다.
	태조 2년(1393)	(42세) 2월에 환조桓祖 이자춘李子春의 신도비명神道碑銘를 짓다. 9월에 검교예문춘추관태학사檢校藝文春秋館太學士 겸 성균관대사성成均大司成에 임명되다. 아들 규踐가 태어나다.
	태조 3년(1394)	(43세) 하륜河崙 등과 함께 동국역대현인東國歷代賢人들의 비록秘錄을 상고하다.
	태조 5년(1396)	(45세) 표문표文사건이 일자 하륜 등과 함께 남경에 가서 이를 해결하다. 이때 문연각文淵閣에 억류되었는데 응제시應製詩 24수를 지어 문명을 떨치고 친제시親製詩 3수와 의복 등을 하사받다.
	태조 6년(1397)	(46세) 화산군花山君에 봉해지다.
	태조 7년(1398)	(47세) 개국원종공신開國原從功臣 녹권을 받다. 『향약제생집성방鄕約濟生集成方』의 서문과 발문을 집필하다. 7월에 모친상을 당하다. 8월에 왕자의 난이 일어나다.
	정종 1년(1399)	(48세) 정당문학이 되다.
	정종 2년(1400)	(49세) 2차 왕자의 난이 일자 사직 상소를 올리다. 참찬문화부사參贊門下府事가 되다.
	태종 1년(1401)	(50세) 추충익재좌명공신推忠翊戴佐命功臣에 책훈되다. 길창군(吉昌君으로 개봉개封되다. 예문관대제학藝文館大提學이 되다.
	태종 2년(1402)	(51세) 지공거知貢擧로 33인을 선발하다. 예문관대제학이 되다.

태종 3년(1403)	(52세) 왕명을 받아 하륜·이첨李詹과 함께 『동국사략東國史略』을 편찬하다. 4월에 판례조사判禮曹事 집현전제학集賢殿提學에 임명되다. 10월에 제릉齊陵의 비문을 짓다. 이첨과 함께 복시覆試실시를 상정詳定하다. 12월에 아들 규가 태종의 딸 경안궁주慶安宮主와 결혼하다.
태종 4년(1404)	(53세) 제릉의 비를 세우는 데 공헌하여 안마를 상으로 받다. 4월에 윤권尹權이 동여진東女眞을 치고 변경에다 비碑를 세운 것을 조사하다. 7월 참찬의정부사參贊議政府事 판형조사判刑曹事 보문각대제학지경연춘추성균관사寶文閣大提學知經筵春秋成均館事 세자우빈객世子右賓客이 되다. 11월에 『예경천견록禮經淺見錄』을 찬집하고자 하여, 전箋을 올려 사면辭免하기를 구하나 윤허하지 아니하다. 12월에 고려관제官制를 『고려사高麗史』에서 상고하다.
태종 5년(1405)	(54세) 1월에 의정부 찬성사贊成事가 되다. 8월에 한양 환도의 불가함을 상소하나 윤허하지 않다. 8월에 아들 준蹲이 태어나다. 10월에 국사國史를 경복궁 근정전의 서랑西廊에 간수하다. 김반金泮과 김종리金從理를 천거하다. 이궁離宮의 완성 축하연에서 화악시華嶽詩를 지어 바치다. 예문응교藝文應敎를 겸하다. 12월에 아버지 희僖가 졸하다.
태종 6년(1406)	(55세) 복제服制 중에 육선肉膳을 하사받고, 4월에 기복起復되어, 예문관대제학에 임명되다. 11월에 『예기천견록』을 찬하다. 12월에 세자이사世子貳師가 되다. 겨울에 시예문관직제학試藝文館直提學이 되다.
태종 7년(1407)	(56세) 독권관讀卷官이 되다. 3월에 근학사목勸學事目 8조를 올려 과거제도와 교육제도 및 문신고과법文臣考課法 전반에 대한 개선안을 제시하다. 6월에 의정부찬성사議政府贊成事가 되다. 9월에 병으로 사직하다.
태종 8년(1408)	(57세) 세자의 이사貳師가 되다. 『예기』 상제를 베껴서 바치다. 5월에 상복색제조喪服色提調가 되다. 8월 국장도감國葬都監의 추가로 정한 제조提調가 되다.
태종 9년(1409)	(58세) 2월 14일에 졸하다.
태종 11년(1411)	7월에 3공신과 대간들로부터 '대불경지죄大不敬之罪' 혐의로 하륜과 함께 탄핵을 받았으나 태종이 변호하여 탄핵을 면하다.

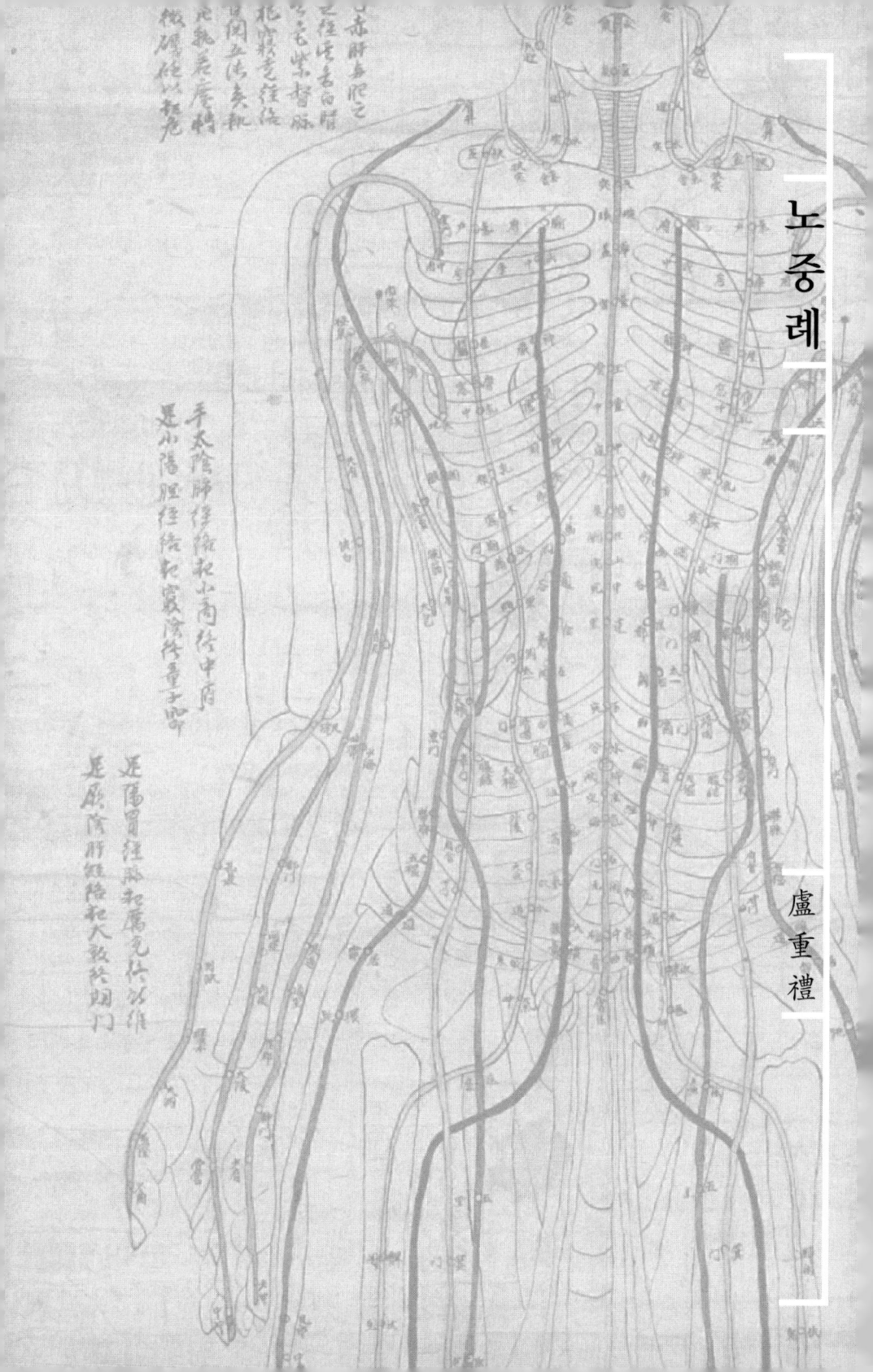

들어가는 말

노중례盧重禮(?-1452)는 조선 세종대에 어의御醫로 근무하면서 조선의학을 재정립하는데 중추적인 역할을 한 의원醫員이요 의학자醫學者였다. 특히 한약재의 표준화 작업과 여러 종류의 의서편찬은 조선 초기 의학에 대한 기초를 다지는데 크게 기여했다. 또한 그는 중국과의 의학교류에 빠질 수 없는 인물이었으며, 창진瘡疹 및 종기치료까지 그의 다양한 치료법은 의료발전에 크게 기여했다. 이처럼 조선 초기 의학사에 중요한 인물로 평가를 받고 있는 그가 의관醫官으로서 당상관堂上官에까지 오르는 입지전적의 인물이 된 것은 의술을 중히 여겼던 세종이 총애한 까닭이다.

그러나 비록 지위는 당상관에 올랐지만 정치가들의 반발로 벼슬은 첨지중추원사僉知中樞院事에 머물렀다. 그의 가계家系를 상고하기 어려우나 처음에는 무과출신자였다. 따라서 그가 당시 처했던 상황은 실록기사를 통하여 찾을 수밖에 없다. 그것도 무과에 급제하였지만 어떠한 상황에서 의학과 만났는지 알 수 없는데, 여기에서는 그가 의관으로서 그리고 의학자로서 충실하게 세종을 가까이서 보필하며 한의학사에 선구적인 역할을 하였다는데 초점을 맞춰 살펴보도록 한다.

노중례의 생애

노중례는 세종과 소헌왕후, 그리고 양녕대군을 비롯한 왕실 측근들의 치료를 주된 임무로 한 이름난 어의御醫였지만 가계기록은 분명치 않다. 다만 노씨족보에는 동명이인同名異人으로 보이는 인물이 등장하는데, 같은 무렵 중추부사中樞府使를 지낸 노중례盧重禮가 곡산 노씨족보에 수록되어 있다. 이 곡산인谷山人 노중례는 의관 노중례와는 대조적으로 명망있는 벌족집안 출신으로 첨지가 아닌 동지同知 벼슬을 지냈다. 그는 훗날 의학사에 이름을 남긴 양성지梁誠之의 동생 양신지梁信之와 동서지간이요, 또한 율곡栗谷 이이李珥의 처고조妻高祖가 되는 인물이다.

이에 비하여 의원 노중례는 의관으로서 당상관에까지 오르는 등 사회적 기반을 공고히 하였음에도 그의 집안에 대해서는 알려진 바가 없다. 다만 그 자신이 무과에 급제하여 의관으로 들어섰으며, 그 공로로 세종의 신임을 얻고, 그로 인해 그의 조카 노고헌盧高憲까지 지위가 한 등급 올라갔다는 기록이 있을 뿐, 그의 가족사의 배경에 대해서는 알 수 없다. 금은 보배나 벼슬이 아닌 관작官爵을 가지고 권상權賞하는 당시 상황에서 그의 조카까지 등급을 올려주었다는 것은 적어도 그에게는 크나큰 가문의 영광이었을 것이다.

노중례는 세종 3년(1421)에 의원醫員으로서 양녕대군의 사저인 이천利川에 가서 치료를 한 것으로 실록 기사에 처음 보인다. 이때가 몇 살이었는지는 모르나 삼사십대 중반의 나이가 아니었나 생각된다.

그 뒤 그는 의원으로서 부정副正벼슬을 지낸 것으로 세종 9년(1427) 기사에 나오며 그 이듬해에 내의內醫벼슬로 나온다. 이 후 3년 뒤에는 절일사행節日使行의 압물관押物官으로 절일사였던 서선徐選을 수행하여 명나라에 다녀온다.

『향약집성방鄕藥集成方』이 완성되던 세종 15년(1433)에는 판전의감사判典醫監事를 지냈고, 당시 유효통兪孝通, 박윤덕朴允德과 함께 향약방문鄕藥方文에 대한 자료수집과 분류, 검열을 담당하였다. 관직이 첨지중추원사僉知中樞院事로 당상관 지위에 오른 것은 세종 27년(1445)의 일이며 그는 이 첨지중추원사의 직위로『의방유취醫方類聚』를 감수監修하였다.

그러나 이듬해인 세종 28년에는 왕비인 소헌왕후 심씨가 훙薨함으로써 치료의 책임을 물어 직첩이 거두어지고 전의권지典醫權知로 강등되었다. 뿐만 아니라 며칠 뒤 수양대군이 학질에 걸리자 전의감영사典醫監令史로 또다시 강등되었다. 다만 영사방令史房에서 영사令史 두건頭巾은 쓰고 근무하지만 다른 영사들과 처우는 다르게 받으며 의술을 겸하게 하였다. 그리고 몇 달 뒤 사간원의 만류에도 불구하고 세종은 직첩을 돌려주었으며 그 뒤 동궁의 질병을 치료치 못한 이유를 들어 직첩을 다시 회수하였다가 또다시 돌려주었다. 사헌부에서 죄를 주자는 상소가 있었으나 세종은 허락하지 않았다. 훗날 수양대군도 왕위에 오르자 자신이 학질이 걸려 죽음의 고비를 넘길 때 치료해 준 공로를 인정하여 노중례를 원종 공신에 녹훈하였다. 이 문제와 관련하여 지평持平 유성원柳誠源이 올린 상소에서 노중례를 영사로 내려앉히고 그리고 의술을 함께 하도록 한 이유에 대하여 다음과 같

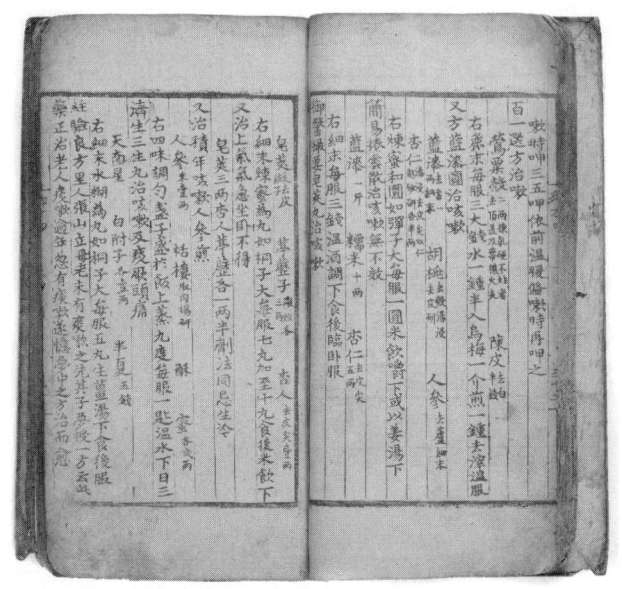

보물 제1235호 『향약제생집성방(鄕藥濟生集成方)』 (한독의약박물관 소장)

이 구체적으로 밝히고 있다.

노중례의 죄는 여러 날 약藥을 시탕侍湯하다가 피곤하여서 잠이 들었는데, 세종께서 두세 번이나 그를 불렀으나 노중례가 즉시 대답하지 않았으므로, 세종께서 공경恭敬하는 마음이 없다고 생각하여서 영사令史로 정하였지만, 일찍이 치료治療하는 데 잘못하지는 않았습니다.

하지만 노중례를 신망한 세종이 몇 달 뒤 종기를 앓다 훙薨하자 전순의全循義 등과 함께 직첩이 또다시 회수되었다. 세종을 이은 문종은 그의 의술을 높이 사 바로 고신을 돌려주었다. 그러나 2년 뒤 노중례는 상호군上護軍의 지위로 생을 마감하였다.

그가 졸하였을 때 쌀과 콩, 그리고 관곽棺槨이 부의로 내려졌으며, 실록기사에 그의 졸기를 남겨 그의 성품과 생애를 그대로 기록하였다.

의원을 직업으로 삼아 의술醫術에 정통精通하여 근세近世의 의원으로서는 그에 비할 이가 드물었다. 성품이 겸손하고 공손하여 내의內醫가 된 지 수십 년 동안에 처음부터 끝까지 경신敬愼하였으며, 두 임금에게 은혜를 받아 상사賞賜가 이루 기록할 수 없을 정도였다. 비록 미천한 사람이라도 약을 물으면 반드시 곡진하게 가르쳐 주면서 싫어하는 기색이 없었다. 세상의 의원은 대개 미천한 데서 일어나서 관질官秩이 겨우 높아지면 지기志氣가 갑자기 교만해져서 비록 사대부士大夫 집안에서 초청하더라도 반드시 난처難處한 기색을 보이며, 또한 높은 값을 요구하였다. 그러므로 사람들이 노중례를 어질다고 여겼던 것이다.

아마도 노중례는 세상사의 이해에는 관심을 두지 않고 오직 의원으로서 충실하게 타고난 의술에만 능력과 집중력을 발휘하고자 하였던 것 같다. 뿐만 아니라 세종이 황희黃喜가 하혈下血병을 앓아 치료가 어렵자 그로 하여금 요동遼東에까지 가서 명나라 사신들에게 치료법을 묻도록 하였음을 볼 때 그의 의술에 대한 세종의 신망과 그의 집념을 엿볼 수 있겠다. 이렇듯 노중례의 생애는 의술과 의학의 정점에 있었다 하겠다.

의원醫員으로서의 인생역정

盧重禮

태조는 조선 개국과 동시에 의학을 국가의 중요정책 중 하나로 삼았다. 의학醫學을 사람을 살리는 방법으로 여기고, 글을 알면서도 조심성 있고 온후한 사람들을 중심으로 뽑도록 하였다. 그리고 그들로 하여금 백성의 질병을 고치는 경험방經驗方을 익히게 하였는데 주로 향약鄕藥을 중심으로 배우고 또 능히 통달하면 지방의 관원으로 파견하여 치료법을 설명하고, 때때로 약재藥材를 채취하여 처방處方에 따라 제조하게 하였다. 백성 중에 병에 걸린 사람이 있으면 즉시 구료救療하게 하였다. 또한 향약을 채취採取하는 정부丁夫들을 감독하는 업무까지 담당하게 하는 등 의학이 지방에까지 활용되도록 하였다.

노중례는 세종이 "의술醫術은 인명을 치료하므로 관계되는 것이 가볍지 않으나, 그러나 그 심오深奧하고 정미한 것을 아는 자가 적다. 판사判事 노중례盧重禮의 뒤를 계승할 사람이 없을까 염려되니, 나이 젊고 총명 민첩한 자를 뽑아서 의방醫方을 전하여 익히게 하라."고 치켜올려 세울 정도로 당대를 대표하는 명의였다. 그는 주로 왕실주치의로서 일반 백성들의 치료와는 무관한 어의御醫였지만 때로는 지방 온천의 제사 등에도 관여하는 등 지금으로 말하면 혁신적인 업무도 게을리 하지 않았다.

앞에서 말했듯이 뛰어난 임상가였던 그의 활약은 대부분 왕실중심의 치료만이 남아있을 뿐이다. 의관 노중례가 의원으로서 활약했던 내용은 진료한 기록과 그것으로 인하여 작위를 받은 사람들로부터 확인할 수 있다.

 양녕대군은 태종 18년(1418)에 죄로 인하여 세자에서 대군으로 강봉降封되어 이천利川으로 나가 살았다. 세종 3년에 양녕대군이 병이 나자 우애가 깊었던 세종은 노중례를 이천으로 보내 치료를 당부하였다. 이때부터 그의 왕실에서의 진료기록이 시작된다. 노중례가 의원으로서 대활약을 펼친 것은 그로부터 4년 후의 일로, 이번에는 세종을 치료함으로써 말 1필을 하사받게 된 것이다. 세종은 얼굴빛이 파리하고 검어질 정도로 오랫동안 병석에 있었다. 당시 대신들이 종묘사직과 산천에 기도를 드려 해결하려고 하였다는 점에서 세종의 병환이 얼마나 깊었는가를 알 수 있다.

 또한 명나라 사신 제현齊賢을 따라온 요동 의원醫員 하양河讓이라는 사람에게 청해서 세종의 병을 진찰하게 하였을 정도이다. 이 때 세종은 하양河讓에게 "죽엽석고탕竹葉石膏湯을 복용하는 것이 어떠한가?"라고 물었고 하양은 "좋지만 국의國醫와 의논해 보겠다."고 하였다. 하양이 나와서 노중례 등 시의侍醫들에게 말하기를, "전하의 병환이 상부上部는 성하고, 하부는 허虛한 것은 정신적으로 과로한 때문이다. 그래서 맥도脈度가 (한 번 호흡하는 동안에) 4번씩 뛰어 평화한 맥과 같은 듯하나, 오른쪽 맥은 침沈하면서 활滑하고, 왼쪽 맥은 침하면서 허하고, 담痰 또한 흉격胸膈 사이에 쌓여서, 기氣가 유통流通하지 못하고 있으며, 이로인해 수승화강이 안되니, 먼저 소담消痰할 약을 복용하고, 다음에 비위脾胃를 온화溫和하게 할 약을 복용한 다음에 조리調理할 약을 진어進御하여야 할 것이다."라고 하면서, 향사칠기탕香砂七氣湯과 양격도담탕涼膈導痰湯을 합제合劑한 방문을 내었다.

그러나 노중례을 비롯한 시의侍醫들은 비록 요동 의원醫員 하양河讓이 명의였지만, 이 약방문이 의서醫書에 보이지 않는 것이므로 진어하지 않고 다른 처방문으로 치료하였다. 그 덕에 50여 일을 앓던 세종은 다만 음식이 소화되지 못하고 기력이 충실充實하지 않았지만 열기熱氣는 사라지자 노중례를 비롯한 시의 양홍달, 조청 박윤덕에게 말 1필씩을 하사하였다.

노중례와 세종은 하양河讓이 명의였기에 그를 통해 의술을 부분적으로나마 배우고자 하였다. 청백리 정승으로 많은 일화를 남긴 황희黃喜가 하혈下血병으로 치료하기가 어렵게 되자 세종은 노중례로 하여금 포백布帛을 가지고 요동까지 가서 하양을 찾아가 묻도록 하였던 것이다. 그러나 중국의 명의에게 비법을 배우고자 하였지만 그가 추구한 기본적인 처방은 전통적인 향약에 입각한 방법이었다.

노중례는 세종 13년(1431)에는 진평대군晉平大君 이유李瑈의 창진瘡疹을 치료한 공로로 의복을, 세종 22년(1440)에는 왕비의 풍병을 치료한 공로로 내구마內廐馬 한 필을, 같은 해 6월 21일에는 금성대군錦城大君 이유李瑜의 창진瘡疹을 치료한 공로로 안구마鞍具馬 한 필을 하사받는다. 금성대군은 시추를 잴 정도로 매우 위독하여 세종은 영추문迎秋門을 열어 놓고 모든 일을 제쳐두고 있던 터였는데 완치케 하자 노중례의 조카 노고헌盧高憲에게까지 품계를 한 등급 올려주는 특혜를 주었다. 세종은 이러한 은전 뿐만 아니라 "젊고 총명한 자를 골라 그의 심오하고 정미한 의술을 익히고 계승하도록 하라."는 전교를 내렸다. 요컨대 세종은 직접 노중례의 의술을 경험하였기에 젊고 총명한 인재를 발탁하여 그의 의방醫方을 전수토록 하였던 것이다.

노중례의 의술을 높이 산 왕실은 이번에는 왕비의 어머니 순흥 안씨를 진료케 하였다. 이듬해 4월에 세종을 치료한 공로로 그는 특별히 당상관堂上官에 임명되고 판전의감사判典醫監事에 이르렀다.

하지만 왕비인 소헌왕후 심씨가 세종 28년 3월 24일 훙薨하게 되자 직첩職牒이 거두어지고 전의권지典醫權知로 강등되었다. 대간臺諫들은 방서方書를 고루 상고하지 않고, 성상의 분부만 기다린 뒤에야 겨우 약을 쓰는 등 치료의 실패를 이유로 그간의 총애를 받으며 승승장구한 노중례를 제거할 기회라 생각하여 징계할 것을 청하였다. 그러나 세종은 약을 잘못 쓴 것 때문이 아니라, 그의 마음이 게으르고 풀어져 있어서 이를 경계하기 위해 그의 직첩을 회수한 것이라고 말하며 허락하지 않았다. 이러한 상황으로 보아 노중례가 얼마나 완만한 성격의 소유자였는지 알 수 있다. 하지만 그의 천성적으로 게으른 성격에 대하여 세종 또한 현실적으로 무조건 두둔할 수 있는 처지가 아니었다.

이번에는 수양대군首陽大君이 학질에 걸리어 다급한 상황이었다. 세종은 노중례에게 전에 자신의 학질을 치료하던 약에 대해서 물었지만, 그는 다 잊어버리고 기억하지 못하고 있었다. 이에 세종은 이조吏曹로 하여금 그를 전의감영사典醫監令史로 삼았다가 바로 첨지중추원사僉知中樞院事의 직첩을 돌려주면서 "노중례는 이미 징계하였으며, 또 끝내 쓰지 않을 수 없다."라고 하였다. 아마도 노중례의 근면하면서도 소극적이고 느린 성격을 세종은 이해하였던 것이다. 또한 그의 의술이 절실히 필요로 하였음을 인지하였던 것으로 보인다.

하지만 대간들은 여기서 그치지 않고 계속하여 그의 징계를 청하였는데, 세종 31년 12월에 세자가 종기가 나자 능히 약으로 대처하지 못하고 독이 올라 세자를 괴롭힌 이유를 들어 사간원은 죄주기를 청하였다. 이에 세종은 동궁의 질병에 있어서 치료를 삼가지 못한 노중례 등의 직첩을 빼앗고 조교助敎로 삼으라 하였다. 이에 하연河演 등은 성상의 뜻에 따라 직첩은 빼앗고 그대로 내의원內醫院에 근무하게 하다가 몇 달 지난 뒤에 특별히 은혜를 베풀도록 청하였다. 노중례의 의술이 얼마만큼 왕실에서 필요하였는지 알려주는 대목이다.

하지만 왕실에서 그의 역할이 얼마나 컸는지를 말하여 주듯이, 동궁은 며칠 뒤에 또다시 종기가 났으며 겨우 창근瘡根이 빠지고 평복될 기미가 보이자 이번에는 세종 또한 종기가 나 세종 32년(1450) 2월 17일에 훙薨하게 됨으로써 노중례는 다시 곧바로 징계를 받았다. 그러나 곧이어 즉위한 문종은 바로 노중례의 고신告身을 돌려주도록 명하였다.

의술에 전념하였지만 실패하여 세종을 잃게 된 노중례의 의술은 이번에는 좀 더 현실적인 오행이론이 절충되었다. 문종 즉위년 경오(1450) 11월 19일의 실록기사를 보면 임금이 직접 동교에서의 군사사열을 친히 하려고 하자, 노중례는 "겨울철에는 양기陽氣가 숨어 있는데, 만약 도리어 어지럽게 움직이신다면 봄에 병이 생길 것입니다. 아침부터 저녁까지 행행行幸하심은 상체上體를 피로하게 할까 두려우니, 청컨대 이를 정지하소서."라고 청원하였다. 하지만 문종은 "해가 나온 뒤에 동가動駕하면 무슨 피로함이 있겠는가?"하며 세종과 달리 받아들였다.

세종의 훙함과 동시에 그의 맑고 고아한 뜻이 더이상 의술로 피어날 수 없게 되자 그는 의술의 심묘한 비결들을 모두 내려놓고 1452년 만년의 삶을 마감하였다.

조선산 약재와 중국산 약재의 비교검토

당시 조선은 개국과 동시에 향약鄕藥의 활용을 국가정책으로 인식하고 학문이 뛰어난 학자들에게 의학적 소양을 갖추어 백성의 생명을 기르고 질병을 치료할 수 있도록 하였다. 향약의 보급을 통해 백성들로 하여금 의료 시혜를 받을 수 있도록 의원醫員들의 교육에도 힘을 기울였다. 향약이 강조하고 있는 것은 근본적으로 중국과의 풍토 차이로 약성의 차이가 있다는 것이다. 약재에 관한 대대적인 점검이 필요하였다. 먼저 중국과 교류를 통해 좀더 정밀한 의학정보를 얻어 약물이름의 잘못된 점을 고찰하여 바로잡도록 하였다.

이에 사재감司宰監 부정副正으로 있던 노중례는 가장 먼저 향약재의 문제를 해결하기 위해 향약과, 중국에서 생산되어 황제가 특별히 하사한 당재 62종을 검토하여 14종이 다름을 세종에게 보고하였다. 세종은 재위 5년째 되는 해 3월에, 중국산과 서로 다른 향약鄕藥인 단삼丹蔘, 방기防己, 후박厚朴, 자완紫菀, 궁궁芎藭, 통초通草, 독활獨活, 경삼릉京三棱을 사용하지 못하게 하였다.

뿐만 아니라 노중례는 세종 7년(1425)에 연경 사행에 수행하여 온 당시 요동의 명의였던 하양河讓 등과 교유하였다. 당시 세종의 질병과 처방에 대한 논의를 하면서 명나라 의학을 비롯한 요동지방의 의학 등을 접하고 배울 수 있었다. 그들이 중국으로 돌아갔을 때에는 세종의 명을 받고 요동까지 찾아가 명나라 의학을 탐구하고 논의할 수 있었다.

세종 12년(1430)에는 절일사節日使 압물관으로 중국에 가서 태의원 의사太醫院醫士 주영중周永中과 고문중高文中과 함께 약재를 감별하고 분류하였다. 뿐만 아니라 세종 15년(1433) 11월에는 중국 사행 의사 醫士인 모담毛琰과도 세종의 증세에 대하여 협의하였다. 이렇듯 그가 연경 사행 의원들과 교유하며 긴밀한 유대관계를 지속하면서 명나라 의학에 대한 연구활동을 할 수 있었던 것은 이미 그가 이전에 전통의학과 중국의학 등을 섭렵하고 진료를 하는 전문의사이자 향약재와 당약재 등 약재에 대한 매우 깊은 의학적 소양을 갖추고 있었기 때문이다.

과연 노중례가 어떻게 의학적인 지식과 약재들에 대한 분류, 향약의 구별 등에 대한 지식이 해박하였는지에 대해서는 기록된 바는 없다. 다만 노중례가 무과에 급제하였지만 의학에 밝아 의업에 종사하였던 것으로 생각된다. 그는 의술인으로서, 향약재 전문의로서, 그리고 압물사로서 중국에 가는 사신일행 뿐만 아니라 세자가 명나라 황제에게 조현朝見할 때에도 수행하였다. 당시 세종 9년(1427)에 세자는 병을 무릅쓰고 중국 황제를 알현하기 위해 서장관書狀官 겸 검찰관檢察官인 직제학 정인지鄭麟趾 등을 대동하였고 이때 의원으로 참여하였던 것이다. 또 한번은 세종 12년(1430)에 절일사節日使 판한성부사判漢城府使 서선徐選을 수행하고 압물관押物官으로 다녀왔다.

당시 노중례는 중국에서 요구하는 의원과 약재의 진상에 대해 담당관으로 다녀온 것이다. 그는 돌아와 세종에게 보고하기를, "신 등이 예부에 글월[狀]을 올리기를, '우리 나라가 바다 모퉁이에 있어 본시 좋은 의원은 없으나, 다행히 몇 가지 약초가 나오되 그 진가를 알지 못하여, 이제 본국 소산 약재를 가지고 와서 그에 비슷한 이름을 붙이고 발기를 벌여 적어서 갖추어 올리오니, 자세히 살피시고 밝은 의원으로 하여금 진가를 가려 증험하여 주시기를 바랍니다'고 하였더니, 예부에서 위에 아뢰어 보낸 태의원太醫院 의사醫士 주영중周永中과 고문중高文中 등이 관관에 이르러 변험辨驗한 결과 합격된 약재 열 가지는 적석지赤石脂 · 후박厚朴 · 독활獨活 · 백부百部 · 향유香薷 · 전호前胡 · 사향麝香 · 백화사百花蛇 · 오사烏蛇 · 해마海馬이고, 알 수 없는 약재 열 가지는 왕불류행王不留行 · 단삼丹蔘 · 자완紫菀 · 지각枳殼 · 연자練子 · 복분자覆盆子 · 식수유食茱萸 · 경천景天 · 비해萆薢 · 안식향安息香입니다."라고 하여 중국에서 요구하는 이름난 의사도, 약재도 마땅한 바가 그렇게 많지 않음을 보고하고 진상약재를 적당히 진헌할 수 있도록 주청하였음을 보고하였다. 당시 우리나라는 중국에서 요구하는 인삼을 거두어들이는데 황해도와 평안도 백성들이 몹시 괴롭게 여겼기 때문이다.

노중례가 명나라 의원들과 교류하면서 두 나라의 의학에 대해 본격적인 연구를 하게 된 것과 향약의 중요성을 통찰하게 된 배경에도 세종의 특별한 배려와 향약에 대한 관심이 있었기 때문이다.

의서 편찬에 참여

무과에 급제하여 의원醫員으로부터 활동을 시작한 노중례가 당시 의원들과 함께 조정의 안팎에서 의술을 시행하며, 또 한편으로는 명나라 의원들과 의약에 대해 연구 검토한 것은 일개 의원으로서는 파격적인 일이라 할 수 있다. 사실 의원들이 중국의원들과 직접 약재를 검토하고 병증에 대해 논의하고 처방을 상의한 사례는 그다지 많지 않았다. 그것은 그만큼 노중례가 의학과 의술에 깊은 조예가 있었음을 보여주는 하나의 증거라 생각된다. 그러나 그가 의학이론에 얼마나 밝았는지를 직접적으로 보여주는 것은 그가 『향약채취월령鄕藥採取月令』 등 4권의 의서편찬에 참여하였다는 점이다.

『향약채취월령』은 노중례를 비롯한 집현전 제학 유효통兪孝通과 전의감정 박윤덕朴允德이 세종의 명을 받아 세종 10년(1428) 윤 4월에 집필 완성한 것이다. 그 후 3년 뒤인 세종 13년(1431)에 집현전 제학 윤회尹淮의 발문을 붙여 간행하였다. 하지만 간본은 남아있지 않으며, 다만 일본에 우리나라 경종 2년(1722)에 해당되는 해에 일본인 오우메우大栂塢가 일부 필사하였던 것을 시라이 미츠白井光가 소장하고 있었다. 이를 다시 1929년 오카다 노부토시岡田信利가 필사하고, 이를 다시 1931년에 하야노 류早野龍가 필사한 책이 즉, 세 번에 걸쳐 필사한 전사본이 서울대도서관에 소장되어 남아있다.

원래 『향약채취월령』은 먼저 토산약재 수백여 종에 대하여 향명을 주석하고, 다음으로 약성藥性과 그리고 춘추채취의 시기, 음양건

폭陰陽乾曝의 장단점에 대해서 정리한 책이다. 그러나 현재 남아 있는 내용은 토산약재 160종의 채취시기가 월별로 분류되어 있으며 약재의 동명同名이나 향약명鄕藥名이 주석으로 붙여져 작성된 내용뿐이다.

노중례와 박윤덕은 의원이면서도 약재를 집중 관리하는 전의감 소속 의원이었다. 당시 세종은 좋은 향약재가 많이 생산되나 때가 아닐 때 채취함으로써 좋은 약재가 약성을 제대로 활용되지 않음을 알고 제 때에 약재를 채취하여 약을 제조함으로써 백성들의 질병을 치료케 하고자 하였던 것이다. 그뿐만 아니라 중국 예부禮部에서도 태의원太醫院에 주청하여 천자가 특별히 약재를 하사함으로써 약재의 변별을 할 수 있도록 편의를 주었다.

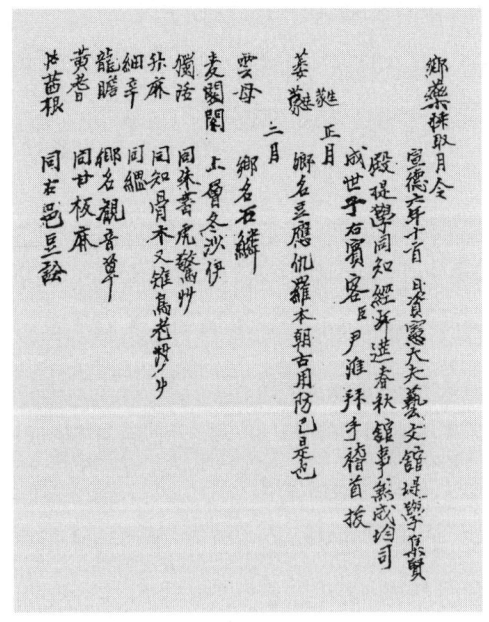

「향약채취월령」

『향약채취월령』의 편찬은 일체의 중국 중심의 의서와 약재를 배격하고, 높은 식견과 안목, 그리고 직접 체험한 향약재 처방에서 나오는 전통 향약의 세계를 구축하고자 노력하였다는 점에서 중요한 의미를 가지고 있다.

세종은 노중례가 『향약채취월령』를 완성시키자, 이번에도 유효통, 박윤덕과 함께 향약방에 관련된 모든 의서들을 빠짐없이 모아 내용들을 샅샅이 모아 분류하여 『향약집성방』을 편찬토록 하였다. 이 작업은 가을에 시작되었는데, 서문에서 알 수 있듯이 세종과 노중례 등은 예로부터 대대로 의관을 두어 만민의 질병을 관장하였다. 하지만 이름난 의사가 병을 진찰하는 것과 약을 쓰는 것에 오직 한 가지 방법만 쓰지 않고 모두 그 지역의 풍토에 따라 다르게 처방하였다. 약재 또한 각 지방마다 풍속이 같지 않고 바람이 같지 아니하여 각각 그 지방에 맞게 생기고, 사람도 그 지방에 맞게 먹고 마시고자 하였다. 따라서 백성도 그 지역의 풍토에 따라 질병이 발생하고, 약재도 그 지역의 질병에 효험이 있도록 생산되고, 의원 또한 그 지역 백성들의 생명에 맞게 처방하여 치료하였으므로 무조건 중국의 것만을 빌어다 쓰면 안된다고 보았다.

물론 토산약재만 우리의 풍토와 질병에 맞으므로 무조건 우리 약재만 보급하고자 한 것이 아니라 향약재를 유지하면서 중국과의 교류를 통해 보다 많은 의서들을 구해 탐구하여 조선만의 치료법을 찾아가고자 하였다. 따라서 『어의촬요방御醫撮要方』, 『제중입효방濟衆立效方』, 『향약구급방鄕藥救急方』, 『향약고방鄕藥古方』, 『삼화자향약방三和子鄕藥方』, 『동인경험방東人經驗方』, 『향약혜민경험방鄕藥惠民經驗方』 등의 향약방서鄕藥方書들을 활용하면서 중국의서인『태평성혜방太平聖惠方』,『중수정화증류비용본초重修政和證類備用本草』,『자생경資生經』,『천금방千金方』등 200여 종 의서의 이론과 처방, 분류법을 활용하였으며, 특히 갈홍葛洪을 비롯한 20인의 명의名醫들의 처방도 인용하였다. 뿐만 아니라 역사서歷史書, 도가양생서적道家養生書籍, 병서兵書, 잡록雜錄, 법의서法醫書 등까지도 망라하여 활용하였다.

요컨대『향약집성방鄕藥集成方』은 세종 13년(1431) 가을에 세조의 명을 받아, 태조조에 완성된『향약제생집성방』을 기본으로 하면서 더 많은 의학 서적과 증상 및 처방을 수집하고 정리한 것이다.『향약제생집성방鄕藥濟生集成方』에 비해 권수로는 30권에서 85권으로, 증상은 338개에서 959개로, 처방은 2,803개에서 10,706개로 늘어났다. 거기에 침구법 1,476조와 향약본초와 포제법을 비롯한 임상경험방 등이 새로이 첨가되었다.

이 책은 세종 15년(1433)에 85권 30책으로 완성되었으며 권채權採의 서문을 붙여 간행하였다. 하지만 성종 9년(1478)에 예조의 건의에 따라 향약본초 부분에 대하여 대대적인 증보작업이 이루어져 다시 증보간행되었다. 당시 예조는 본초本草에 실려있는 향약은 이미 쓰고 있지만, 실려 있지 않은 약재 중에 백성들이 병을 단방單方으로 치료하여 효험을 본 것들을 추가하여 널리 인쇄하여 배포하자고 건의하였다. 또한『향약채취월령』에 실려있는 약초채취시기, 건조법 등도 함께 실어 각 고을에서 임의로 채취하여 본래의 성분을 잃어 병을 치료하는데 효험이 없는 약재가 나오지 않도록 하였다. 또한 백성들이 쓰기 편하도록 언해본으로도 펴냈다.

『향약집성방』이 완성되자 이듬해 봄 3월에 세종은 또다시 노중례에게 단독으로 『태산요록胎産要錄』을 편찬하여 주자鑄字로 인쇄하여 널리 반포하게 명하였다. 이에 노중례는 상권에는 태아[胞胎]의 교양법을 상세히 논하고, 하권에는 영아嬰兒의 보호 육성법을 구체적으로 기록하여 7월에 완성하였으며 집현전 제학 정인지鄭麟趾의 서문을 실어 철주자본으로 간행하였다.

『태산요록』은 태교와 영아보호에 대하여 설명한 책으로서 임산부들을 위한 전문의서이다. 상권에는 포태胞胎 시의 교양법, 달 수에 따른 태아의 성장과정을 비롯한 금기하는 음식을 먹었을 때 태아에 영향을 주는 상태 등을 상세하게 논하고 있다. 하권에서는 영아의 보호, 육성법을 구체적으로 실어 놓았다.

상권인 태산문胎産門의 목차는 태교론胎敎論, 전녀위남법轉女爲男法, 양태근신법養胎謹愼法, 식기론食忌論, 십이월산도十二月産圖, 활태례滑胎例, 임신난산유오姙娠難産有五, 산보제방産寶諸方, 장호산부將護産婦, 산후피기産後避忌 등으로 구성되어 있다.

하권인 영아장호嬰兒將護의 목차는 식구법拭口法, 치부제법治不啼法, 단제법斷臍法, 초생세아법初生洗兒法, 택유모법擇乳母法, 유모기신법乳母忌愼法, 소아시포법小兒始哺法, 소아변증小兒變蒸, 소아식기小兒食忌, 소아행지小兒行遲 등으로 구성되어 있다. 그리고 이 책에서는 『성혜방聖惠方』, 『천금방千金方』, 『부인대전양방婦人大全良方』, 『득효방得效方』, 『전씨소아방錢氏小兒方』 등의 인용서를 밝히고 있다.

이 책이 비록 나중에 허준許浚이 『태산집요胎産集要』를 찬한 다음에는 그다지 활용되지 않았다고는 하나 조선초기에 산서産書로 널리 쓰였기에 조선초기 부인·소아과 의학의 수준을 가늠해 볼 수 있는 자료이다. 그러므로 허준의 『태산집요』가 간행되어 대체되기까지 『태산요록』이 조선시대 산부인과·소아과에서 차지하는 비중이 높았음을 알 수 있다.

노중례는 의서 편찬뿐만 아니라 감수監修에도 참여하였다. 『의방유취醫方類聚』는 세종 24년(1442)에 집현전集賢殿 부교리副校理 김예몽金禮蒙과 저작랑著作郞 유성원柳誠源·사직司直 민보화閔普和 등이 방서方書를 수집해서 분문류취分門類聚하여 한 책으로 만든 뒤에, 집현전 직제학直提學 김문金汶과 신석조辛碩祖, 부교리副校理 이예李芮, 승문원承文院 교리校理 김수온金守溫 그리고 의관醫官인 전순의全循義, 최윤崔閏, 김유지金有智 등에게 편집하게 하고, 다시 이것을 안평대군安平大君 이용李瑢과 도승지都承旨 이사철李思哲·우부승지右副承旨 이사순李師純·첨지중추원사僉知中樞院事 노중례盧重禮가 감수監修하여 편찬이 시작된 지 3년만인 세종 27년 10월에 365권이나 되는 방대한 책으로 완성되었다.

『의방유취』에는 조선 초기까지의 중국을 비롯한 우리나라의 200여 종 가량의 의서와 의학관련서가 인용되었기에 이 책은 당대 최대 규모의 의학백과전서이다. 하지만 방대한 분량으로 곧바로 간행되지 못하였다. 세조는 이 책의 간행을 위하여 양성지梁誠之와 임원준任元濬에게 교정작업을 진행시키고 이극감李克堪에게 인쇄를 검토시켰다. 그러나 이극감은 "『의방유취』가 의서의 대전大全이므로 평소 사용에 긴요하고 절박하지만 약재의 근냥斤兩의 차이와 약성藥性의 한온寒溫에 있어서 만약 조금이라도 착오가 있게 되면 사람을 해치기가 쉬우므로 문리에 통달하고 의서를 습독하여 방서에 익숙한 의원들로 하여금 다시 한번 교정하도록 하고, 의방醫方을 통달한 유사儒士로 하여금 감독 검찰檢察하여 완성된 후에 인쇄하자."고 건의하였다. 성종대에야 이르러 교정 검토가 완성되고 260여 권으로 줄여 30여 질만이 간행되었다. 현재『의방유취』원본은 일본에 1질이 전해지고 있을 뿐이며 국내에서는 260권 중 단 한 권만이 한독사료관에 보관되어 있다.

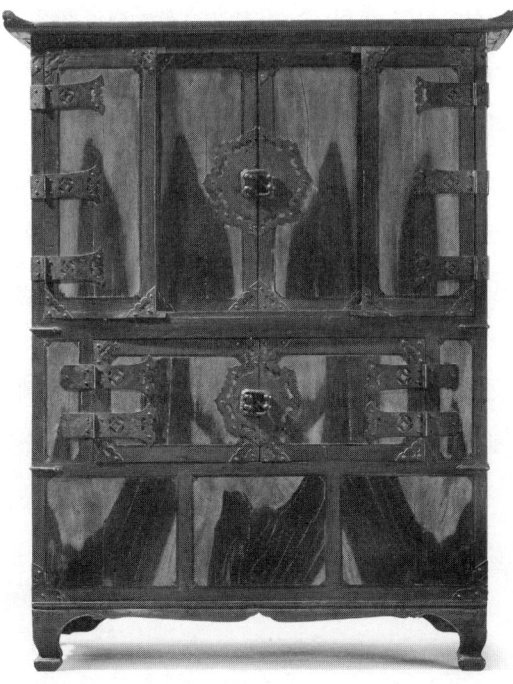

먹감나무 약장
(한독의약박물관 소장)

맺는말

노중례盧重禮(?-1452)는 세종대의 어의御醫요, 의학자요, 대외의학에 활약한 인물이었고 교류가였다. 의학에 대한 그의 깊은 밑바탕은 세종대왕의 의학사상 및 의료정책과 밀접하게 관련되어 있다. 세종은 전조前朝에서부터 시행해 오던 향약을 집대성하는데 주력한다. 노중례가 편찬한 『향약채취월령』과 『향약집성방』 등은 질병치료에 있어서 토산으로 생산된 단방약재를 사용하여 백성들을 치료하도록 하는 세종의 의학사상이 담겨 있는 것이다. 따라서 그의 의학관도 전적으로 향약과 환자중심이라고 논할 수 있겠다. 『향약채취월령』과 『향약집성방』은 향약재 중심의 처방을 열거한 책으로서 향재鄕材와 당재唐材의 약효 차이를 연구 비교하여 편찬하였다는 점에서 중요한 의미를 갖는다.

그리고 『태산요록』의 집필과 『의방유취』의 감수는 그가 의학이론에 뛰어난 의학자였음을 밝혀주고 있다. 다른 명의들이 그랬듯이 노중례 또한 오로지 전통의학을 생각하고, 명의들의 치법을 거스르지 않으면서 조선 천지의 자연과 조화를 이루며 자란 약재들을 가지고 무수한 사람들에게 건강한 생명을 이어갈 수 있도록 노력을 다하였다.

연대미상	출생사실을 찾기 어려우나 무과武科에 급제하여 입신하다.
세종 3년(1421)	이천에 있는 양녕대군을 문병하고 치료하다.
세종 5년(1423)	사재감司宰監 부정副正으로서 대호군 김정해金正亥 등과 함께 중국산 약재인 당재唐材 62종 중 토산 약재인 향재鄕材와 비교하여 약성藥性과 약명藥名 등에 대해 감별한 것을 임금에게 보고하다.
세종 7년(1425)	7월 하순에 임금이 정신적 과로로 인하여 위독하자 진료하다. 윤 7월 25일에 요동 의원 하양河讓과 함께 임금의 약방문에 대해 논의하다. 8월 26일에 임금의 병을 완쾌시킨 공로로 말 1필을 하사받다.
세종 9년(1427)	7월 23일에 명나라 황제의 연경행차 때 세자가 조현할 때 수행 의원으로 뽑히다.
세종 10년(1428)	1월에 이천으로 가 양녕대군의 병을 치료하다. 윤4월에, 집현전 제학 유효통兪孝通과 전의감정 박윤덕朴允德과 함께 세종이 집필을 명한 『향약채취월령鄕藥採取月令』을 완성하다.
세종 12년(1430)	절일사節日使 서선徐選을 수행하는 의원이자 압물관押物官으로 명나라에 가서 대의원大醫院 의사들로 하여금 토산약초들의 진가를 판험判驗하게 하다.
세종 13년(1431)	9월에 진평대군晋平大君 이유李瑈의 창진瘡疹을 완치한 공으로 의복을 하사받다. 가을에, 세종으로부터 『향약집성방』 저술을 명을 받아 박윤덕 등과 함께 편찬에 착수하다. 12월에 『향약채취월령』이 간행되다.
세종 15년(1433)	6월 11일에 『향약집성방』이 완성되다. 6월 14일에는 임호대군臨瀛大君의 부인 남씨의 질병에 대해 비밀리 알아보도록 명을 받아 의원 김사지金四知를 통해 광질狂疾을 보고하다. 11월 3일에는 세종이 직접 병증에 대해 질문하다.
세종 16년(1434)	봄에 『태산요록胎産要錄』을 편찬하다. 7월에 정인지의 서문을 붙여 간행되다.
세종 22년(1440)	4월 10일에 중전의 풍병을 치료한 공으로 내구마 1필을 하사받다. 6월에 금성대군錦城大君 이유李瑜가 창진으로 매우 위독하였는데 이를 치료한 공로로 안구마 1필과 밭 5결을 하사받다.
세종 24년(1442)	온정溫井의 신제神祭에 제문을 올리다. 뿐만 아니라 생축牲祝을 쓰도록 하다.
세종 26년(1444)	9월에 왕비의 어머니 순흥 안씨의 질병을 치료하다.

노중례연보

세종 27년(1445)		임금을 치료하다. 4월에 첨지중추원사에 임명되고 당상관에 오르다. 『의방유취醫方類聚』의 감수를 맡다.
세종 28년(1446)		3월 24일에 중전 소헌왕후 심씨가 훙薨하다. 4월 1일, 직첩이 거두어 지고 전의권지典醫權知로 강등되다. 4월 2일부터 대간臺諫들이 징계를 청하는 상소를 계속 올리다. 4월 12일에 전의감 영사로 좌천되다. 그러나 진료는 계속하도록 하다.
세종 29년(1447)		1월에 전의권지로 직첩을 돌려 받다. 11월 23일, 첨지중추원사로 관직이 돌려지다.
세종 31년(1449)		겨울에 세자가 종기를 앓자 이를 치료하기 시작하다. 12월 15일에서부터 23일까지, 대간들이 세자의 종기를 약으로 구료하지 못하고, 독까지 오르게 한 죄를 물어 징계를 청하는 상소를 올리다. 12월 23일 세자의 종기가 재발하다.
세종 32년(1450)		1월 14일, 사헌부에서 다시 세자의 종기를 구료치 못한 죄를 들어 벌을 청하였으나 역시 허락하지 않다. 2월 17일에 세종이 훙薨하게 됨으로써 직첩이 회수되고 징계를 받다.
문종 즉위년(1450)		4월 5일에 고신告身을 돌려받다. 사헌부에서 고신을 돌려주지 말라는 청을 두 번이나 올리다. 11월 19일, 20에 동교에서 시행하는 군대사열에 날씨가 추우니 친히 사열을 하지 말도록 청하다.
문종 2년(1452)		3월 11일, 상호군上護軍으로 졸하다. 쌀과 콩, 그리고 관곽이 부의로 내려지다.
세조 2년(1456)		좌익원종공신일등佐翼原從功臣一等에 녹훈되다.